Holistic Integrative Hepato-Gastroenterology

整合消化病学

整合胆胰病学

总 主 编　樊代明

副总主编　吴开春　赵青川

主　　编　潘阳林　李晓华

科学出版社

北　京

内 容 简 介

整合医学是从人的整体出发，将医学相关领域最先进的理论知识和临床各专科最有效的实践经验加以有机整合形成的更加符合人体健康和疾病预防与诊疗的新的医学知识体系。《整合消化病学》在整合医学理念指导下编写，共分五卷，即《整合食管病学》《整合胃病学》《整合胆胰病学》《整合肠道病学》和《整合肝病学》。《整合胆胰病学》用全新的医学认识论讨论了胆胰病学相关的科学知识，力求完成三大任务，即研究胆胰病学知识的本质特征、形成方法和价值取向；探索消化科医师合理应用消化病学知识正确诊治（防）胆胰病的方法和路径；通过整合融汇已知的一系列学科，以形成更高层次的胆胰病学认识论。

本书将相关医学知识做了有机融合，涵盖许多新见解、新方法、新认识，不仅体量大，且思路新颖，内容深广。可供临床医务工作者，特别是消化专科临床医师、全科医师和护理人员参考阅读。

图书在版编目（CIP）数据

整合消化病学.整合胆胰病学／樊代明总主编；潘阳林，李晓华本册主编.—北京：科学出版社，2022.8
ISBN 978-7-03-072513-4

Ⅰ.①整…　Ⅱ.①樊…②潘…③李…　Ⅲ.①胰腺疾病－诊疗　Ⅳ.① R57

中国版本图书馆 CIP 数据核字（2022）第 102059 号

责任编辑：李　玫／责任校对：张　娟
责任印制：赵　博／封面设计：吴朝洪

科学出版社 出版
北京东黄城根北街 16 号
邮政编码：100717
http://www.sciencep.com

北京画中画印刷有限公司 印刷
科学出版社发行　各地新华书店经销
*
2022 年 8 月第　一　版　开本：889×1194　1/16
2022 年 8 月第一次印刷　印张：22
字数：600 000

定价：230.00 元
（如有印装质量问题，我社负责调换）

编者名单

总 主 编 樊代明

副总主编 吴开春　赵青川

主　　编 潘阳林　李晓华

编　　者 （以姓氏笔画为序）

丁　斌	卫江鹏	王　旭	王　磊	王力涛
王玉军	王伟东	王向平	王丽梅	王依彤
王春丽	田苗苗	史　鑫	宁　波	任　贵
刘　坤	刘　浩	刘　康	刘少鹏	刘宇尧
刘建东	刘翔宇	刘群清	江登丰	李　虎
李孟彬	李剑平	李晓华	李婕琳	杨　钧
杨西胜	杨学文	肖书傲	时艳婷	吴平安
余鹏飞	闵　磊	沃龙飞	张　松	张　娟
张林慧	张荣春	张险峰	张鹏飞	陈　龙
陈和清	范红伟	罗　辉	金　雷	周中银
郑　颖	赵　玉	赵　晟	赵江海	赵丽娜
赵青川	相　祎	宫　健	贺永锋	袁强强
夏明星	倪　志	高小亮	高瑞祺	郭晓扬
席一斌	陶　芹	黄　蕊	曹田宇	康晓宇
梁树辉	韩岩智	储　屹	童梦凡	曾　波
曾伟伟	靳海峰	楼立君	翟卿苇	樊代明
潘阳林	薛　挺			

学术秘书 王　旭　陈　龙　史　鑫　王京京

前　言

　　医学发展至今,为人类的生存、繁衍乃至健康做出了巨大贡献。但随着社会进步,工业化进程加快,居住地城镇化发展,老龄化时代提前到来,特别是自然环境恶化及生活方式改变,医学面临着严峻的挑战:一方面,人类疾病谱正在发生根本性的变化,特别是人类对健康的需求日益提高,人们对医学发展的方向产生了质疑。另一方面,医学发展中呈现的专业过度分化、专科过度细化、医学知识碎片化,对医学理论和技术本身的发展形成了障碍。世界医学界曾先后提出转化医学、循证医学、精准医学等理念,试图解决上述难题,但最终均遭遇到了难以克服的困难。特别是这次新型冠状病毒肺炎(简称新冠肺炎)疫情大范围地损害了人类健康。传染病一次又一次像潮水般不断袭来,慢性病一个又一个呈爆炸式增长,对人类健康已形成了双重威胁。目前的状况提醒人类,克服这些困难单靠某个国家或某些地区的力量是不够的,单靠某个专业或某些专家的力量是不够的,单靠某项技术或某些方法、药品的简单使用也是不够的,甚至单靠医学界和医师的努力也是不够的。人类只有创建整合型的医学研究体系、医学教育体系、医疗服务体系、医学预防体系、医学管理体系等,然后将之有机融合,形成整合型的健康服务体系,才能在未来世界里"任凭风浪起,稳坐钓鱼船"。要创建整合型的健康服务体系,就必须有先进、科学且适时的医学理念引导,因此整合医学理念应运而生。

　　整体整合医学(holistic integrative medicine, HIM)简称整合医学,是从人的整体出发,将医学相关领域最先进的理论知识和临床各专科最有效的实践经验分别加以有机整合,并根据社会、环境、心理等的现实进行修正、调整,使之成为更加符合人体健康和疾病预防与诊疗的新的医学知识体系。从根本上讲,整合医学不是一门具体的医学专业,也不是一个局限的医学专科。但它适用于所有医学专业,也适用于所有医学专科。近期编者写过一篇3万多字的论文并已发表,题目是《整合医学——从医学知识到医学知识论》,再次阐明整合医学是知识论和方法学。关于医学知识,从事医学的人员都懂很多,不从医者也懂不少,但整合医学作为医学知识论则不然,它是研究医学知识的本质特征、形成方法和价值取向的认识论和方法学;是指导医师合理应用医学知识、正确诊治(防)疾病的认识论和方法学;也是利用现有普通医学知识凝聚、创造更高层次医学知识的认识论和方法学。

　　《整合消化病学》的撰写和出版是在整合医学理念指导下的又一次具体实践。全书共分《整合食管病学》《整合胃病学》《整合胆胰病学》《整合肠道病学》和《整合肝病学》五卷,共计300余万字,是目前中国乃至世界该领域大型的新版消化病学巨著。本书不仅体量大,且书中内容具有深而广的显著创新性。参加编写的200余位学者以整合医学作为医学知识论的理念,力求完成医学知识论要求的三大任务,即研究消化病学知识的本质特征、形成方法和价值取向;指导消化科医师合理应用消化病学知识来正确诊治(防)

消化系统疾病；在写作实践中学习整合消化病学相关内容，以形成更高层次的消化病学知识。由此提出了许多新见解、新方法、新认识，凸显出本书众多的新特点。以《整合胆胰病学》为例，至少可以总结出如下 10 个特点。

1. **胆胰与进化发育的整合思考**　以人为最高级动物，以倒叙方法，追溯并整合生物界从单细胞生物到不同代表性物种，再到人类，在数亿年进化过程中胆胰的结构和功能的形成与变迁，从而认识人类胚胎在母体子宫内仅用 10 个月便从一个受精卵发育成一个胆胰结构和功能完整的个体的过程。在此过程中对整体基因调控、发育分化基因的开放与关闭做出整合思考，为出生后整个生命周期中胆胰病的发生发展机制提供分子水平的理论基础。

2. **胆胰与生命周期的整合思考**　将胎儿、儿童、成年、老年四个阶段中胆胰的结构和功能变化与疾病的发生相联系、比较，整合思考其与健康维护和疾病诊治（防）关系的理论、策略及方法。

3. **胆胰与生化过程的整合思考**　将胆胰的结构和功能与人体重要生化过程，即甲基化、乙酰化、泛素化、糖基化、磷酸化五大生化过程相联系，整合思考胆胰病发生发展的分子机制，为胆胰病的诊断和治疗寻找生物学靶标奠定基础。

4. **胆胰与其他器官的整合思考**　本书整合分析了胆胰与皮肤、神经、肺、胃、肝、肠之间的关系，还整合分析了胆胰两者间的关系，为消化病今后在多学科整合诊治即 MDT（多学科会诊）to HIM 方面提供理论基础。用整合思维组建多学科整合诊治团队；制订个体化整合诊治方案；实现最优（大）化整合诊治效果。

5. **胆胰结构功能与胆胰病发生机制的整合思考**　本书在介绍胆胰的正常结构及功能的同时，对比介绍各种胆胰病所致胆胰结构及功能的改变，整合思考各种胆胰病的发生机制，以利于临床医师对胆胰病发生发展全程全貌的理解。

6. **胆胰病诊断与治疗方法的整合思考**　本书强调诊治（防）结合，诊治（防）并举。整合思考其相互关系，以便相得益彰。如对某一个胆胰病的外科治疗，既要考虑切除（resection）、修复（repairment）、移植（replacement），又要考虑该病的再生（regeneration）、康复（rehabilitation）和"返老还童"（rejuvenation）。

7. **胆胰病的中西医整合思考**　对每种胆胰病，充分展示中医和西医对其的不同认识和相同认识，且在诊断、治疗和预防上分别叙述，互为补充，整合思考实现中西医并重。

8. **不同胆胰病发生机制及治疗原则的整合**　胆胰病性质虽有不同，但可能有相互联系，都是从正常胆胰结构和功能出现变化开始，循序渐进，从量变到质变的过程。如从良性→恶性，功能→结构，急性→慢性，儿童→成人，成人→老年人，诊断→治疗，治疗→预防等，这些都应整合思考，做到同病异治、异病同治和防患于未然。

9. **首章设整合思考高度**　首章作为《整合胆胰病学》的概论，不仅从胆胰器官，而且从消化系统乃至全身整体角度，对近十年全球对胆胰病的研究成果进行整合分析，提倡观察问题要"连横"，横向扩展，即从观察→兴趣→分析→整合。首章不仅为读者提供前瞻性指引，而且为读者展现一个消化病学学术发展的新视野和新境界，实现整合医学知识论中的第一条和第二条功能，即研究医学知识的本质特征、形成方法和价值取向，从而指导医师合理应用医学知识，正确诊治（防）胆胰病。

10. **末章设整合思考前瞻**　末章作为《整合胆胰病学》的展望部分对书中各章提出的挑战性问题进行整合思考，对比分析，并根据医学未来发展的方向，提出可能的解决办法，提倡展望未来要"合纵"，即纵深到底，要从思考→思路→思维→思想，为读者未来开展整合胆胰病学的研究提供宝贵建议。实现整合医学知识论中的第一条和第三条功能，即研究医学知识的本质特征、形成方法和价值取向；从而利用普通医学知识创造更高层次的医学知识。

　　总之，整合是时代发展的特征，是解决划时代难题的法宝，医学同然。

　　最近国际医学界提出，疾病的整合诊治是未来医学发展的方向，不是之一，而是唯一。我曾在几年前说过，整合医学是未来医学发展的必然方向、必由之路和必定选择。但整合医学发展不会一蹴而就，这是一个需要不断总结，循序渐进，追求高度但又永远达不到最高点的永恒过程。作为主编，2020 年我曾组织全国近 1000 名学者撰写出版了中国乃至世界肿瘤领域大型的《整合肿瘤学》专著，共 6 册近 600 万字，受到广泛好评。《整合消化病学》是又一次对整合医学理念的具体实践。由我主编的《整合医学——理论与实践》已陆续出版至 9 卷。近期又有第 10 卷写成付梓，总计 10 卷，共 1083 万余字。尽管做出上述努力，但整合医学无论是理论研究还是实践探索只是开头，仍需要国内外医学同道群策群力，心往一处想，劲往一处使，这是世界、历史、人类赋予当代医务工作者的艰巨任务。当然在上述过程中尚有很多不完全、不完善，甚至不正确的地方，这也是本书不完美的地方，祈望广大读者给予批评指正，使整合医学沿着正确、健康的方向发展前行。

中国工程院院士

美国医学科学院外籍院士

法国医学科学院外籍院士

2021 年 11 月 11 日

目 录

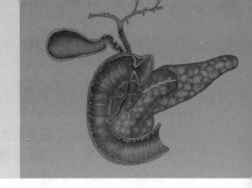

第1章 整合胆胰病学概论

传统的循证医学及基于组学的精准医学使现代胆胰疾病的治疗产生巨大进步。循证医学研究尽管可以为特定时间、特定医疗场所及特定人群提供高质量的治疗依据，但高质量证据的产生受到诸多因素的限制。胆胰疾病的精准医疗在实施过程中存在数据冗余、临床意义不明、花费高昂及相关干预手段有限等不足，仅在胆胰系统的恶性肿瘤诊治方面取得了一定的进展。整合是解决个体化诊疗、复杂疾病探索性诊治问题的系统方法。在高质量证据有限、精准诊疗受限、难治性疾病比例增多、个体化诊疗需求增大的前提下，整合胆胰病学更加注重个体的大数据、疾病的动态变化及不同学科的交叉融合，将为胆胰疾病提供更高水平的诊疗，更好地为广大患者服务。

胆胰系统是在生物漫长的进化过程中出现的消化辅助器官（见第2章）。人类胆胰系统的特点是共同开口于十二指肠乳头，位置较深。胆胰系统产生胆汁和胰液行使外分泌功能，辅助食物的消化；通过释放胰岛素、胰高血糖素、缩胆囊素等行使其内分泌功能，精细调节内环境的稳定（见第3章）。除此之外，胆胰系统衍生出的功能也颇为复杂，如胆汁酸不仅参与了脂肪的吸收，还与肠道微生态、免疫、肝脏再生和肿瘤的发生等密切相关。在生理和病理的状态下，胆胰系统与全身其他器官存在深刻的交互作用（见第6章），共同影响着人体的健康。

胆胰病学是现代消化病学的重要分支，其基础研究和临床诊治在近年来取得了长足的进步，突出表现在以下方面：①在胆胰系统肿瘤方面，癌变的遗传学（包括表观遗传学）变化基本得以阐明（见第5章）。②在化脓性胆管炎、胆总管良恶性梗阻治疗方面，内镜逆行胰胆管造影（endoscopic retrograde cholangiopancreatography，ERCP）作为内镜微创诊疗方法已经取代了绝大多数的胆道外科手术（见第11章）。③在不明原因胆道狭窄的诊断方面，新型胆道镜和成像方法的应用显著提升了诊断的准确性（见第15章）。④在急性胰腺炎的诊治方面，其重症化的预测更加准确，关键治疗要素得以确立，包括个体化液体复苏、早期肠内营养、潜在感染控制和积极并发症处理；在胰腺假性囊肿或包裹性坏死处理方面，已经发现了超声内镜引导下经胃、B超引导下经皮及手术微创等不同处理的选择指征（见第12章）。⑤在胰腺癌早期筛查方面，已经发现了胰腺黏液性肿瘤（见第17章）、新发糖尿病和携带易感基因等多种高危人群，为胰腺癌的早诊早治提供了新的切入点。⑥胆胰手术的方式不断改进，以代表性的Whipple手术为例，其在手术方式、操作时间及安全性方面得到较大的提升（见第13章）。

然而，上述诸多进展仅能涵盖胆胰疾病的少部分内容，胆胰疾病的临床诊疗和研究仍存在很多的问题。

一、胆胰疾病诊疗的高等级循证依据较为欠缺

高质量的胆胰疾病治疗证据仍然较少。以代表性胆胰疾病胆总管结石和急性胰腺炎为例，2017版的英国《胆总管结石处理指南》共提出了30项推荐意见，其中有中高质量证据支持的意见仅有40%，中等或强推荐的意见仅为67%；而2018版美国胃肠病协会《急性胰腺炎的初期管理》仅形成了9条意见，其中有中等质量证据支持或

强推荐的意见均为 44%。

1. 适于研究的患者数量有限 除了胆囊结石较为常见之外，其他的胆胰疾病的发病率均相对较低。例如，胆胰疾病相对常见的胆总管结石和急性胰腺炎的发病率为 0.03% ～ 0.1%。在疾病发生率低的情况下，研究纳入符合标准的患者难度较大，一定程度上阻碍了高质量证据的产生。例如，在肝门部胆管狭窄的姑息性胆道引流的治疗方面，ERCP 和经皮经肝胆道引流（percutaneous transhepatic cholangio-drainage，PTCD） 均有 30 余年的历史，但由于病例数有限，一直缺少两种手术方式头对头的比较，孰优孰劣缺少定论。Elmunzer BJ 等于 2017 年 1 月开展了一项多中心的前瞻性随机对照研究，旨在比较 Bismuth Ⅲ 型或Ⅳ型狭窄患者中，ERCP 胆道引流与 PTCD 的差异，该研究原定在美国 16 家医疗中心纳入 184 位患者，但历经 18 个月总共仅纳入了 13 例患者，远远不能达到回答该问题所预期的样本数，其无奈之下终止了该项研究。由上可以看出，较低的胆胰疾病发病率阻碍了高质量的临床诊疗证据的产生。

此外，胆胰系统有一些罕见病，包括原发性硬化性胆管炎、先天性胆总管囊肿、遗传性胰腺炎、胰腺实性假性乳头状瘤等，即便是在大型的胆胰专科中心，数年时间也仅能积攒极为有限的病例。在该类罕见疾病的临床研究中，往往使用历史对照和替代终点法进行探索，但难以获得确切的结论。

2. 研究人群的代表性不佳 以现有的急性胰腺炎的研究为例，绝大多数的研究仅纳入 18 ～ 70 岁的人群，其人群的代表性有限。这些研究所获得的诊疗证据难以直接应用到研究未能涵盖的人群。事实上，特殊人群的急性胰腺炎特点鲜明，如①高龄患者：高龄和慢性病是 APACHE Ⅱ评分预测重症胰腺炎的重要指标，70 岁以上患者一旦发生胰腺炎，易于出现重症化，而适用于中青年患者的大量补液的措施并不适用于心肺功能减退的老年患者；②儿童：儿童急性胰腺炎的病因多与胰腺炎相关基因突变、胆胰管发育异常或者胰腺外伤有关，前两者所致的胰腺炎容易出现复发和慢性化，甚至癌变的风险明显增加，后者易出

现胰管断裂和胰瘘等问题，其处理的重点有别于成人；③妊娠期女性：妊娠期急性胰腺炎多与胆系结石或高脂血症有关，其用药受到诸多限制，在妊娠的不同时期，积极干预的适应证（如合并胆管炎需要行 ERCP）和并发症处理策略有差别，需要考量孕妇和胎儿两方面的情况，更不同于一般人群的处理（见第 7 章）。

除了上述 3 类人群之外，少数族裔、部队系统人员、低收入人群等在既往各类的消化病包括胆胰疾病的研究中极少涉及，诊疗研究数据的缺失为此类人群的急性胰腺炎的治疗效果带来了较多的不可预测性。

3. 合作研究的门槛较高 胰腺炎特别是重症胰腺炎的规范临床诊疗往往需要多学科通力合作，包括消化内科及消化内镜、腹部外科、重症医学科、影像科和介入科等（见第 11 章第三节）。在重症胰腺炎的临床研究方面，同样需要上述学科的协调；另外，由于重症胰腺炎的严重并发症发生率和死亡率较高，开展临床研究的严重不良事件较多，通过伦理审查的难度较大。因此，组建相关合作研究团队的阻力较大，门槛很高。尽管大多数大型医院有重症胰腺炎的救治团队，但开展此类高质量研究的团队很少。实际上，从已有的报道看，近 15 年来能开展重症胰腺炎相关的高质量、多中心、大规模随机对照研究的团队全世界仅有 1 家，即荷兰胰腺炎研究小组。这一著名的研究小组在外科学教授 Gooszen HG、Besselink MG 等的带领下，几乎是以一己之力完成了重症胰腺炎领域的所有重要发现，具体涉及感染性坏死灶的内镜或手术升阶梯清创、胆源性胰腺炎的 ERCP 及胆囊切除、早期肠内营养方式及益生菌的使用探索及慢性胰腺炎的镇痛治疗等，相关人员在 *NEJM*、*Lancet* 或 *JAMA* 上发表近 10 篇论著。

二、胆胰疾病的组学研究尚未能实现精准诊疗的初衷

1. 基于组学的精准诊疗的局限性 近年来，随着技术的革新和成本的下降，各类高通量组学技术在胆胰疾病的基础研究和临床诊疗中发挥了

越来越大的作用。以胰腺癌为例，在分子诊断方面，传统超声内镜下穿刺的细胞病理学的准确性约为85%（见第 12 章），结合 KRAS、p53 等基因突变的检测，诊断准确性可提升至 95% 以上；在分子靶向和免疫治疗方面，BRAC1、BRAC2、KRAS 突变检测，以及 PD-1 表达水平的检测，可用于指导或探索后期的维持治疗，改善患者的生存（见第18 章）。

　　然而，基于个体化组学数据的胆胰疾病的精准诊疗仍存在若干问题，具体如下。①组学数据测量的准确性和性价比还有待进一步提高：在费用有限的情况下，各类组学难以达到足够的测序深度或完成单样本的重复检测，人群的大规模应用还有待更具性价比的方法。②组学数据的临床意义还有待进一步发掘：诚然，近年来生物信息学取得了较大的进步，在组学相关数据临床意义的解读方面有了一定的成绩，部分分子表达异常、基因突变或表观遗传学修饰变化与胆胰疾病诊断、治疗和预后的关系得以阐释，然而，绝大多数分子变化的临床价值还不清楚。③相应的药物研发大大滞后：肿瘤精准施治的初衷之一是在解析个体遗传学差异的基础上，开展靶向性的治疗，然而药物在靶点的有效性及可用的药物均较为有限。例如，尽管 90% 的胰腺癌都存在 KRAS 的功能获得性突变，但由于突变 KRAS 缺少传统可结合的药物作用靶点，在过去的 30 年中，均未能找到有效的 KRAS 抑制剂用于抗肿瘤治疗。直到最近这一问题才取得突破，KRAS 抑制剂sotorasib 获批用于非小细胞肺癌的治疗，但其在胆胰系统肿瘤治疗方面的价值还有待临床试验的结果。

　　2. 缺少理想的动物研究模型　探明胆胰疾病的发病机制是进行精准诊疗的基础，但遗传、环境甚至社会心理因素致病相关机制的研究仍然有诸多的难点，其关键之一在于缺少理想的动物模型，特别是良性的胆道疾病动物模型。以胆总管原发性胆色素结石的研究为例，与胆囊结石排石导致的胆总管胆固醇结石不同的是，据推测胆总管胆色素结石多与胆道的慢性炎症相关。编者前期的研究中，胆汁及结石的微生态组学测定发现，原发性胆色素结石（也包括复发性胆色素结石）

的菌群组成明显有别于胆固醇结石，后者与正常人的菌群基本类似（尚未发表）。那么，能否通过干预微生态菌群以减少胆管结石的复发呢？目前因为缺少胆管结石较为理想的动物模型，这一重要问题尚无法进行探索。缺少良好的动物模型也阻碍了其他新的溶石药物的研发（见第 9 章）。

　　另一个疾病是奥迪括约肌功能障碍（sphincter of Oddi dysfunction，SOD），其在欧美国家较为常见，甚至是一些大型 ERCP 中心的 ERCP 最常见适应证。SOD 的发病原因并不清楚，可能与奥迪括约肌的机械、化学或免疫损伤导致的炎性改变有关，可导致胆源性或者胰源性腹痛或急性胰腺炎等。SOD 是 ERCP 术后发生并发症的高危因素，其术后胰腺炎、出血、穿孔的发生率均较胆管结石升高 2 ～ 3 倍。目前还没有可用的 SOD 动物模型，导致以下问题无法研究：①推测某些易感基因可能与 SOD 的发病有关，但相关的在体基因编辑研究无法开展；②新的缓解平滑肌痉挛化合物的效果难以展开评价；③常用大动物模型也不适于体外内镜治疗研究，与人不同的是，猪和犬的胆管和胰管分别开口于十二指肠，没有共同的通道，因此也不适合于 ERCP 培训及 SOD 模型建立。

　　3. 精确机制与临床疗效脱节　胆胰疾病的精准治疗依赖于精确机制的发现。然而，尽管部分胆胰疾病的关键机制较为清楚，相应的干预策略却被证实效果有限。例如，在急性胰腺炎方面，细胞因子风暴被认为是其进展的关键机制之一，急性胰腺炎早期患者血清中有大量白介素 -6（IL-6）、肿瘤坏死因子 -α（TNF-α）等炎症因子的释放，但前期的临床试验显示 IL-6 单抗（如托珠单抗）和 TNF-α 单抗（如英夫利昔单抗）并不能减少急性胰腺炎并发症的发生，改善其预后；在慢性胰腺炎方面，氧化应激和胰腺星状细胞的持续活化被认为是慢性胰腺炎发病的重要原因，但相应的抗氧化治疗也未获得阳性结果；在胆道复发结石方面，胆道慢性炎症和胆汁淤积被认为是微结石成核和复发性胆色素结石形成的关键之一，然而利胆治疗（如熊去氧胆酸胶囊）和抗生素的预防性使用并不能减少结石的复发。

　　此外，某些消化系统疾病的有效治疗方法

缺少相应的精准机制。例如，粪菌移植（fecal microbiota transplantation，FMT）可用于难治性艰难梭状芽孢杆菌感染的治疗，其具体起效的某一种或者某几种细菌或微生物并不明确。目前，FMT在包括消化系统疾病的各种不同类型难治性疾病的疗效探索方面受到了广泛的重视。同时，低可发酵的低聚糖、双糖、单糖、多元醇（fermentable oligosaccharides，disaccharides，monosaccharides and polyols，FODMAP）饮食可有效改善肠易激综合征的症状，然而，低FODMAP饮食包含相当多种类的食物，其共有的作用途径或代谢产物到目前为止也并不清楚。FMT和低FODMAP饮食的具体组成类似于"黑箱"，尽管其有效性得到了临床的验证。这也提示在部分疾病中，所谓的精准治疗策略常在某些实践中不可行，混杂性、整合性治疗及中医药治疗（见第8章）可能更具有重要价值。

三、亟待建立符合卫生经济学原则的胆胰疾病诊疗体系

部分胆胰疾病的花费巨大，如难治性原发性硬化性胆管炎、重症胰腺炎及胆胰恶性肿瘤等，其综合治疗的代价巨大。在经济条件有限的情况下，患者常难以支撑长期、高昂的、指南所推荐的所谓标准治疗。与美国相比，我国在医疗领域的投入约为其1/4，人口约为其4倍，因此我国的人均医疗投入远远低于美国，使用同样的指南进行胆胰疾病的诊治显然不符合我国的现实情况。

以胰腺癌为例，仅有15%～20%的初治患者可接受根治性切除，术后接受规律的随访。手术后的患者大多要接受改良FOLFIRINOX、吉西他滨＋白蛋白紫杉醇或吉西他滨＋替吉奥等方案化疗（见第18章）。在维持治疗或疾病进展的情况下，基于基因检测的分子靶向治疗及以PD-1单抗为代表的免疫治疗是重要的选择，而嵌合抗原受体T细胞（chimeric antigen receptor T cell，CAR-T）疗法、肿瘤疫苗、各类局部消融治疗均处于探索试验阶段。上述每一项治疗的花费从数万元到数十万元不等，即便是有医保覆盖的部分，胰腺癌的全周期治疗费用也往往超过了大多数中国家庭的经济承受能力。即便是这样，术后患者的五年生存率多不足20%。不同经济状况显著影响了胰腺癌治疗的决策。因此，在对比不同治疗方案对生存期影响的同时，引入经济因素的考量有重要的价值。

四、整合胆胰病学的必然需求和使命

在多数胆胰疾病及某一特定疾病的多种处理措施方面，中高质量的临床证据仍然有限，精准的诊疗方法仍然不多。此外，在胆胰疾病的临床诊疗过程中，难治性疾病的比例增多，个体化诊疗的需求增大。得益于整合医学的系统理念，整合胆胰病学应运而生。作为整合医学的重要分支，整合胆胰病学也正是为了突破当今胆胰疾病诊疗局限性及面对疾病发展变化趋势的必然选择。也应当看出，整合胆胰病学的方法学和研究策略仍在不断完善之中，编者认为整合胆胰病学在未来若干年有若干使命，具体如下。

1. 强调对胆胰疾病的大数据进行分析整合　循证医学的核心方法是基于传统统计学的随机、双盲、对照研究；精准医学的核心方法是基于生物信息学的各类组学数据的分析。在编者看来，与上述两者有别的是，整合医学（包括整合胆胰病学）的核心方法可能是以深度学习为代表的大数据分析和挖掘，其方法在近年来逐渐被探索和成熟。

近年来，各类新型检测手段不断进步，整合理念逐渐得以推广，数据产生和存储便捷性增加，相关的花费更低，使胆胰疾病患者的数据无论是在深度、广度还是复杂度上都有了大幅的提升。一方面，智能设备的应用可实现血氧、血压、运动、呼吸、各类呼出气体、胃肠图像、心电、脑电甚至胃电等的长期动态检测，而基于微传感器的其他类型的新数据也在不断出现；另一方面，整合理念已经突破了传统的多学科会诊（MDT）范畴，复杂胆胰疾病的整合诊治过程中引入了营养、免疫、生理、心理、中医、经济及人文关怀等相关的内容，各自均引入了相应的定性或定量数据。这些数据有别于传统的胆胰疾病临床诊疗数据，在判断疾病的变化或治疗效果方面需要进行深入数据挖掘。传统的统计学方法在处理多维和高通

量数据时有其局限性。探索和运用各种机器学习的算法，可能会提升相关数据与模型在复杂胆胰疾病诊断、治疗和预后中的价值。整合医学的数据挖掘难点在于：①来源于真实世界的大数据包含较多的混杂因素，需要控制，特别是在阐明因果关系时尤其需要谨慎，如羟氯喹在大规模人群中显示可减少新冠肺炎的发病率及死亡率，但后被证实其治疗价值有限；②在引入更多的直接或间接相关的参数后，模型可能更加复杂，内部及外部验证需要更加严格，医师可能需要依靠具体的软件工具以辅助决策；③整合胆胰病学强调获得个体化诊疗的最优解，针对某特定人群或某难治性疾病，可能病例数较少，需要长期的病例积累及相应算法的探索，以获取对某种诊断策略或治疗新方法的效果评价。

2. 强调胆胰疾病动态变化的对比整合 对于慢性或者反复发作的胆胰疾病，如胆胰系统肿瘤或不明原因反复发作的胆管炎或胰腺炎，既往对随时间动态变化的数据的重视有所欠缺。已有的发现表明，CA19-9 的动态变化可用于胰腺癌术后复发的监测，血脂的动态监测可以用于判断高三酰甘油血症性急性胰腺炎的复发风险，肝功能酶学指标的定期监测可以有助于判断胆道狭窄或胆道支架的通畅程度。然而，更多症状、影像学或实验室检查的动态变化的价值还需要进一步挖掘，其分析也存在一定的难度。主观症状经常受到多种因素的影响，建立更加准确的评分系统，将有助于比较不同时间同一症状的动态变化；影像学的动态变化，特别是若干次同一部位影像学的变化，常给医师的判断带来挑战，图像识别及可视化技术将有助于对差异进行更准确的显示；实验室检查中定量数据的动态变化较易展示，对其变化趋势的研究有可能发掘出新的价值。

3. 强调胆胰专科走向交叉融合

（1）不同医学学科间的交叉融合：传统的 MDT 给胆胰疾病特别是胆胰系统肿瘤的诊疗带来了明显的益处。多学科的会诊常改变了原有的治疗决策，改善了患者的预后。然而，传统胆胰肿瘤的 MDT 仅局限于肝胆胰腺外科、放化疗、影像科、内镜 / 介入和病理科等，其深度和广度常难以覆盖疾病诊治的方方面面。近年来逐渐认识到，免疫、营养、心理及运动极大影响了各类肿瘤患者的预后，甚至经济因素在部分人群中也有重要的影响。因此，有必要在胆胰肿瘤的诊疗中整合上述不同医学学科的进步。编者所在单位近期每月开展的 "MDT to HIM" 的整合医学会诊工作，单次在线人数已经超过 200 万，取得了重要的影响，这也从一个侧面说明了困难疾病的诊治中不同学科的整合有广泛的临床需求。

（2）强调与基础工科的交叉融合：传统的胆胰疾病内科诊疗大都有较为清晰的临床决策路线图可遵循，随着人工智能的进步，机器给出的胆胰疾病的诊断和药物治疗建议将逐渐接近甚至超过人类专家的水平，可以预测专科医师将逐步向微创或者手术治疗者为主的角色转变。近年来，胆胰疾病微创和手术治疗的进步与内镜附件或手术器械革新的关系密切，因此，尤其需要重视与医学之外的工科交叉融合。以内镜下胰腺坏死物清除为例，多只塑料支架置入引流的方法操作较为烦琐，而传统金属支架容易发生移位。来自加州太平洋医疗中心的 Binmoeller K 教授与器械工程师合作，开发了一款双蘑菇头金属支架（lumen-apposing metal stent，LAMS），其两端膨大，可分别释放并固定于两侧腔内，由于 LAMS 带有电切头端，可一步完成穿刺 - 释放的操作，极大地简化了胰腺坏死灶引流的手术过程，也为坏死物清创提供了便捷的通道。由于 LAMS 设计精良、使用便捷，其应用逐步扩大到经胃胆囊引流、经十二指肠胆道引流、胃 - 空肠吻合术、食管空肠吻合术后的空肠 - 残胃吻合术等，将内镜治疗带入了新的领域。LAMS 是医工结合的典范。

（3）强调与人文学科的交叉融合：胆胰疾病中有较多疑难危重的情况，包括晚期胆胰肿瘤，患者住院时间长、治疗花费大，但预后不尽如人意。仅靠现有的胆胰疾病指南难以使部分患者获得满意的效果。因此，一方面在胆胰疾病的研究中不仅要评估客观指标，还要注重以患者为中心的疗效等主观指标的评估；另一方面，要注重患者的人文关怀，使患者逐渐学会以较平和的心态面对不良的预后。

（潘阳林 樊代明）

参考文献

樊代明 , 2016. 整合医学：理论与实践 . 北京：世界图书出版公司 .

樊代明 , 2021. 整合肿瘤学：临床卷 . 北京：科学出版社 .

樊代明 , 2021. 整合医学：理论与实践 7. 北京：世界图书出版公司 .

樊代明 , 2021. 整合肿瘤学：基础卷 . 北京：世界图书出版公司 .

Allegretti JR, Mullish BH, Kelly C, et al, 2019. The evolution of the use of faecal microbiota transplantation and emerging therapeutic indications. Lancet, 394(10196): 420-431.

Bertagnolli MM, Singh H, 2021. Treatment of older adults with cancerad-dressing gaps in evidence. N Engl J Med, 385(12): 1062-1065.

Boxhoorn L, van Dijk SM, van Grinsven J, et al, 2021. Immediate versus postponed intervention for infected necrotizing pancreatitis. N Engl J Med, 385(15): 1372-1381.

Crockett SD, Wani S, Gardner TB, et al, 2018. American Gastroenterological Association Institute Guideline on initial management of acute pancreatitis. Gastroenterology, 154(4): 1096-1101.

Elmunzer BJ, Smith ZL, Tarnasky P, et al, 2021. An unsuccessful randomized trial of percutaneous vs endoscopic drainage of suspected malignant hilar obstruction. Clin Gastroenterol Hepatol, 19(6): 1282-1284.

Hong DS, Fakih MG, Strickler JH, et al, 2020. KRASG12C inhibition with Sotorasib in advanced solid tumors. N Engl J Med, 383(13): 1207-1217.

Issa Y, Kempeneers MA, Bruno MJ, et al, 2021. Effect of early surgery vs endoscopy-first approach on pain in patients with chronic pancreatitis: the ESCAPE randomized clinical trial. JAMA, 323(3): 237-247.

Mitjà O, Corbacho-Monné M, Ubals M, et al, 2021. A cluster-randomized trial of hydroxychloroquine for prevention of Covid-19. N Engl J Med, 384(5): 417-427.

Mizrahi JD, Surana R, Valle JW, et al, 2020. Pancreatic cancer. Lancet, 395(10242): 2008-2020.

Moayyedi P, Simrén M, Bercik P, 2020. Evidence-based and mechanistic insights into exclusion diets for IBS. Nat Rev Gastroenterol Hepatol, 17(7): 406-413.

Siddiqui AA, Adler DG, Nieto J, et al, 2016. EUS-guided drainage of peripancreatic fluid collections and necrosis by using a novel lumen-apposing stent: a large retrospective, multicenter U.S. experience (with videos). Gastrointest Endosc, 83(4): 699-707.

Williams E, Beckingham I, El Sayed G, et al, 2017. Updated guideline on the management of common bile duct stones (CBDS). Gut, 66(5): 765-782.

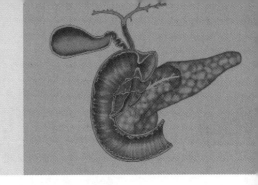

第 2 章　胆胰系统的物种起源和胚胎发育

第一节　胆胰系统的进化

胆胰系统与消化系统管腔（食管、胃和肠道）不同，不直接接触食物，属于辅助消化器官，其分泌的胆汁、胰液、胰岛素等可促进食物的分解和吸收，调节体内的能量平衡。在地球生物进化的漫长历程中，胆胰系统是何时出现的？拥有胆胰系统的动物相对于其他动物而言，有着怎样的生存优势？胆胰系统进化的研究将有助于揭示这些问题的答案。

一方面，传统生物宏观进化的研究资料往往来自化石，而胆胰系统同其他内脏器官一样无法有效保存，因此缺少相关的研究材料，可提供的证据极为有限；另一方面，分子遗传学和比较生物学的进步则为研究胆胰系统的进化提供了一些间接方法，包括大体解剖学分析、光/电镜组织学分析、肽类激素刺激的酶学实验、针对特异性多肽表位的免疫组化和免疫荧光法，以及基因表达、测序分析和表观遗传学分析等。

一、胰腺形态学进化

1.胰腺的进化　对于生物体维持能量的平衡有重要意义，更稳定的血糖水平和对低血糖更强的耐受能力有助于生物在适应性进化中更具优势。大脑对葡萄糖的需求高，是葡萄糖强依赖的器官，胰腺带来的稳定的血糖水平也有可能促进大脑的复杂性进化。基因测序分析结果也显示，胰腺与大脑（而非肝脏）的关系较为紧密。对胰腺进化的研究有助于加深对胰腺功能的理解。

所有的脊椎动物都有胰腺组织。然而，不同动物胰腺的形态和部位差异较大。在发育过程中，胰腺最多可由 3 个独立部分融合而来，其中 2 个来自腹侧胰芽，1 个来自背侧胰芽。在人类及大多数物种中，腹侧和背侧的胰芽会在成年后完全融合为胰腺器官，但也有例外。胰芽融合成胰腺后，多数情况下相应的胰管会融合成一个主胰管。然而，也存在胰管融合不全的情况，这时一个胰腺会伴有 2～3 个胰管，每个胰管分别排入十二指肠（或动物相应的前肠部位）。例如，3%～10% 的人有 2 个胰管（即主胰管和副胰管），而鸟类通常具有 3 个胰管。

在兔子、硬骨鱼类及其他一些物种中，没有独立的胰腺器官，它们的胰腺组织广泛分散于肠系膜、肝、脾等邻近器官内。胰腺组织分为内分泌成分和外分泌成分。在没有独立胰腺器官的物种中，多数情况下内、外分泌成分混在一起，散在分布于腹腔内。然而，在一些硬骨鱼中，胰腺组织的内分泌成分与外分泌成分截然分开，会各自融合成腹腔内的一个腺体结构。

软骨鱼类（如鲨鱼、鳐鱼和魟鱼等）的胰腺组织内含多种具有内分泌和外分泌功能的细胞类型。距离更远的脊椎动物谱系，如无颌类的盲鳗和七鳃鳗（其化石可追溯至早期泥盆纪，3.5 亿～4.0 亿年前），其胰岛仅包含产生胰岛素和生长抑素的内分泌细胞，没有产生胰高血糖素或具有外分泌功能的细胞；而在有颌类的猫鲨中，转录组学分析揭示其已经进化出独特的胰腺组织，兼具胰腺内外分泌功能，其基因编码了多达8种多肽类激素，包括胰岛素、胰高血糖素、生长抑素、YY多肽、促胃液素释放肽、血管活性肠肽等，但缺少胰多肽的基因。而在后期进化的腔棘鱼亚纲中，则出现了胰多肽的表达。据此，可以认为胰腺的进化存在着若干重要阶段。

多种不同类型的细胞聚集于胰腺组织中，可能是胰腺进化的重要环节。在生物进化的历程中，从肠道葡萄糖调控进化为血液葡萄糖调控，有利于建立"稳定的内部环境"，防止血糖过高或过低，这可能对于脊椎动物依赖于血糖的大脑进化有重要的作用。在昆虫中，葡萄糖依赖胰岛素多肽（glucose-dependent insulinotropic polypeptide，GIP）在葡萄糖代谢和生长繁殖中似乎也有稳定内环境的作用。这一现象表明，胰腺的部分组成可能具有更古老的起源。

2. 胰岛的物种差异　胰岛是胰腺组织内特有的、富含血供的微器官。胰岛内的内分泌细胞成分较为复杂，主要包括分泌胰岛素的β细胞、分泌胰高血糖素的α细胞、分泌胰多肽的PP细胞、分泌生长激素释放肽的ε细胞和分泌生长抑素的δ细胞。目前，对啮齿类动物老鼠的胰岛研究最为透彻，其β细胞位于胰岛的中心，比例为60%～80%，被外周的α细胞、PP细胞、ε细胞和δ细胞所包绕。而人胰岛的α细胞比例明显增加，约为40%，其他类型的细胞则散在分布于胰岛之中。不同物种的胰岛结构差异较大，有袋类动物的α细胞比例较高，鸟类的胰岛中以δ细胞为多，而两栖类动物没有专门的胰岛，内分泌细胞散在分布于胰腺组织之中。不同物种的胰岛组成和形态差异可能与不同的代谢需求有关。在进化历程中，胰岛的形态和细胞组成发生着渐进性或跳跃性的变化。

在同一物种中，胰岛的形态并非一成不变，在不同生理和病理状态下，胰岛的微结构可能会出现变化。小鼠在糖尿病、妊娠和肥胖状态下的胰岛形态和功能变化较大。在糖尿病小鼠中，α细胞和δ细胞比例明显增加，其中δ细胞散在分布于胰岛之中。在妊娠期小鼠中，胰岛细胞组成类似于普通小鼠，小型胰岛的α细胞比例增加，并且α细胞偶尔可能出现在胰岛的中心位置。在肥胖小鼠中，胰岛几乎完全被散在分布的α细胞和β细胞所占据。人的胰岛也在发育过程中不断发生变化，在5岁以前，β细胞的自我复制导致其在胰岛中的比例快速上升，到成年以后，β细胞的数量则不再增加。胰岛微结构的变化是面对不同代谢需求所做出的适应性改变。

二、胰腺内外分泌功能的进化

1. 胰岛素的进化研究　胰腺β细胞分泌的胰岛素在脊椎动物的血糖调节中发挥关键作用。胰岛素的发现、蛋白测序、三维结构解析和人工合成都是生命科学研究的标志性事件。例如，Banting和Best于1921年发现的胰岛素为第一个蛋白质激素，其可作为治疗糖尿病的特效药物，因此他们获得诺贝尔生理学或医学奖。1958年，Sanger因为胰岛素化学结构的解析工作获得诺贝尔化学奖。1965年9月，以钮经义、杜雨苍、龚岳亭和邹承鲁为首的中国科学家合成了具有活性的牛胰岛素，这也是世界上第一个人工合成的蛋白质，这个事件曾被誉为我国生命科学"前沿研究的典范"，他们取得了接近获得诺贝尔奖的重大成就。

在过去的20年中，各种生物的胰岛素多肽和基因序列得以揭示。结果发现，很多多细胞生物（包括昆虫和蠕虫等无脊椎动物）均存在胰岛素类似的多肽序列。胰岛素的基因的数目和结构在不同物种中有所不同。例如，大鼠和小鼠均存在两个胰岛素蛋白，分别由 Ins1 和 Ins2 编码。此外，研究发现胰岛素基因以稳定的速度发生着进化，但偶尔也会出现跳跃性的进化。例如，豚鼠及其近亲有多样性的胰岛素基因序列，其编码的蛋白主要发挥生长因子而非激素样的作用，这提示胰岛素基因在豚鼠上发生了加速性的进化；新世界猴的胰岛素基因也存在加速进化的痕迹，其胰岛素调节血糖的功能明显下降。

人胰岛素蛋白翻译后会经历信号肽剪切、C肽剪切和A、B链二硫键连接等过程，最终形成有激素功能的蛋白质分子。而其他动物的胰岛素蛋白翻译后修饰则并非遵循规律。例如，有一种非洲食蚁兽的 C 肽和 A 链出现了突变，导致蛋白剪切的差异；有两种蝙蝠的 A 链 /C 肽及 C 肽 /B 链的蛋白剪切均出现了突变，因此阻碍了蛋白的剪切。尽管胰岛素的蛋白质序列和剪切在各个物种有所不同，但其形成二硫键的半胱氨酸残基在进化中是保守的，因此形成的胰岛素三维结构是类似的，而胰岛素三维结构则是其发挥生物学功能的基础。

2. 胰高血糖素的进化　人的胰岛中 α 细胞分泌胰高血糖素，有升高血糖、抑制胃肠道蠕动的作用，与胰岛素的作用相对抗。在其他哺乳类动物中，Gip 发挥类似作用。Gip 基因与胰高血糖素基因和 exendin 基因关系最为密切。在脊椎动物进化的早期，Gip 就从胰高血糖素和 exendin 中分化出来。在哺乳动物中，胰高血糖素、Gip 和 exendin 均通过特定受体发挥作用，其受体均属于 7 次跨膜 G 蛋白偶联受体（GPCR）亚家族成员。在绝大多数脊椎动物的基因组中，都存在 Gip、exendin 及其相应的受体基因。然而，在脊椎动物软骨鱼和鸟类中，有 Gip 基因但缺乏其受体的基因，因此在这些物种中 Gip 可能通过其他的受体发挥其作用。很多的脊椎动物基因组中都含有 exendin 基因及其受体基因，但哺乳动物则缺少 exendin 及其受体。与胰高血糖素发挥类似作用的 Gip 和 exendin 在脊椎动物的生理功能调节中可能扮演了重要角色，但其作用也可被其他激素所替代。

3. 淀粉酶的进化　淀粉酶是胰腺重要的外分泌蛋白之一。人类的很多主食（大米、面包、土豆等）富含淀粉，淀粉酶是淀粉类食物分解吸收所必需的，其中 α 淀粉酶在胰腺和腮腺中均有表达。现代人类比人类的祖先有更多的淀粉酶基因拷贝数。尼安德特人和丹尼索瓦人的基因组仅有 2 个拷贝的淀粉酶基因，而现代人类有 20 多个拷贝的淀粉酶基因。研究表明，早在现代人类出现的早期，淀粉酶基因即出现了明显的适应性进化。另外，人类驯化的犬与未驯化的狼比淀粉酶基因拷贝数增加，甚至家鼠与野外小鼠比，淀粉酶基因拷贝数也增加，提示人类的生活习惯和环境促进了周围动物的淀粉酶甚至胰腺功能的进化。

4. 来自缩胆囊素（cholecystokinin，CCK）

受体研究的证据　CCK 是一种多肽激素，主要由十二指肠内分泌细胞、肠道神经系统或大脑神经元所分泌。CCK 通过其受体发挥功能。在人体，CCK 的功能主要包括三方面，它可以刺激胰腺的腺泡细胞，促进胰液的分泌，辅助消化脂肪和蛋白质；也可促进胆汁的排泄、刺激胆囊的收缩和松弛奥迪括约肌；还可以作用于大脑神经元的受体，从而产生早饱感，抑制食欲，其也与焦虑、恐慌等情绪和幻觉的产生相关。

胰腺和大脑都存在 CCK 的受体。在两栖类动物牛蛙中，硫酸化修饰和无修饰的 CCK 能无选择性地作用于胰腺和大脑；而在哺乳动物中，胰腺的 CCK 受体主要和硫酸化修饰的 CCK 相互作用，大脑中的受体则与硫酸化和非硫酸化 CCK 均能结合。从进化的角度看，两栖动物的 CCK 受体可能是哺乳动物大脑和胰腺的 CCK 受体的共同祖先，而 CCK 受体的第 70 位酪氨酸的硫酸化修饰是长期进化中导致大脑和胰腺 CCK 受体差异的关键。

5. 来自糖尿病相关基因 SLC16A11 的证据　据估计，到 2030 年，全世界糖尿病的患者数量将达到 3.6 亿人，而在 1985 年这一数量仅为 0.3 亿。糖尿病患者增多的主要原因之一是现代化进程中生活方式的改变。在人类历史的绝大多数时间里，人类与饥饿、高强度的运动和短寿命为伴；然而在现代社会，出现了食物过度供应、久坐的工作方式和明显延长的寿命等变化。由于人类现代化的进程仅短短数百年，传统的胰腺功能（特别是内分泌功能）尚未进化出相匹配的能力。

胰岛素抵抗和脂代谢异常是 2 型糖尿病的重要特征。研究发现，SLC16A11 与 2 型糖尿病相关，其可升高细胞内的三酰甘油的水平，从而影响脂代谢。对 3848 个 2 型糖尿病患者和 4366 个非糖尿病患者的全基因组关联分析（genome-wide association study，GWAS）研究发现，SLC16A11 有 5 个位点与 2 型糖尿病相关，其中有 4 个位点有氨基酸的替代性改变。流行病学研究发现，不同人种糖尿病的发病率有明显差异。例如，美洲原住民的糖尿病发病率约为非西班牙裔美洲人的 2 倍。而 GWAS 的研究表明，50% 美洲原住民和 10% 的亚洲人存在 SLC16A11 的突变，而欧洲和非洲人群的突变比例则很低。

通过骨骼化石的古基因组测序发现，*SLC16A11* 突变主要来自尼安德特人。在12万至2.4万年前，尼安德特人生活在整个欧洲、亚洲及非洲北部，这些地区的人类2%～6%的基因组来自尼安德特人，而现代智人的后代非洲人的基因组则几乎与尼安德特人无关。这也可以解释为何非裔人群的糖尿病发病率很低，而其他人种的糖尿病患者比例明显高于非裔人群。

三、胆道系统的进化

在人类进化的早期阶段，食物资源有限，饱一餐饿一顿的情况经常出现，人类间或会一次进食大量的肉类，此时胆囊辅助肉类消化的作用更加重要。随着社会的发展，人类的饮食和生活习惯发生了巨大的变化。一方面，在过多能量摄入的情况下，肥胖导致胆囊胆固醇结石的发生率增加；另一方面，在素食主义者中，由于缺少肉食的刺激，胆囊更易出现胆汁淤积、胆汁结晶并最终聚集成结石。当前，人群胆囊结石的发生率为10%，可能高于早期的人类。胆囊疾病可以追溯到人类文明的早期阶段，在公元前1500年埃及底比斯的木乃伊中就发现有胆囊结石；而据估计，公元前323年马其顿王国亚历山大大帝的死亡可能与急性胆囊炎有关。需要指出的是，胆囊还可以辅助吸收脂溶性维生素（如维生素A、维生素D、维生素E和维生素K），因此即便在素食主义者中其也有重要作用。

1.胆囊的进化　胆囊的主要作用是辅助蛋白质和脂肪的消化吸收。因此，大多数肉食动物都进化有胆囊，而草食动物（如哺乳动物马、鹿、大鼠和一些鸟类）则非必需。在大部分有胆囊的脊椎动物中，胆管的形态和部位差异较大。例如，人类的胆囊存储的胆汁会通过一个胆总管排到十二指肠；而在许多物种中，胆囊通过数条胆管连接于肠道。在七鳃鳗（无脊椎动物到脊椎动物之间的过渡类型）和所有无脊椎动物中，没有发现胆囊。

2.胆汁酸的进化　胆汁酸是胆汁的主要成分，它是胆固醇的终末代谢产物，对于肠道内脂质的吸收、蛋白的消化及肠道微生态的调节都有重要的作用。胆汁酸的合成途径较为复杂，人和鼠的胆汁酸合成最多需要16种催化酶，其中间产物在多种细胞器内产生并发生转运。

不同物种间的胆汁酸有明显的不同，但同一科生物的胆汁酸谱一般差不多。利用胆汁酸谱绘制的生物进化树与分子进化树有很大的相似性。对8000年前古人类粪便的胆汁酸分析发现，其胆汁酸谱和现代人十分相似。对1.2万年前的树懒残留的粪便分析发现，其胆汁酸谱也与现代的树懒相似，都富含甘氨酸交联的胆汁酸。对不同物种及古生物的粪便胆汁酸谱的对比研究，有助于从生化途径和代谢通路方面理解生物的进化。

四、小结

在过去的数十年中，随着分子遗传学和比较生物学的进步，学界对人类胆胰系统与其他物种的差异及胰腺在进化中发生的适应性改变有了初步的了解。随着气候变化、人类寿命的延长及生活方式的改变，可以预见胆胰系统未来也会出现新的适应性进化。

（潘阳林）

第二节　胆胰系统的发育

胆胰系统的发育异常可引起胆道闭锁、先天性胆管扩张、环状胰腺等疾病。小儿肝移植多数由发育异常造成胆道闭锁所导致，其对人类健康造成重要威胁。因此，重新认识胆胰系统的发育过程，明确胚胎发育过程中关键分子的调控机制，对未来胆胰系统疾病诊疗具有重要价值。

一、人类的胆胰胚胎发育

人胚胎在母体子宫中发育大约经历 38 周，该时期可分为三个阶段。①胚前期：从受精到第 2 周末二胚层胚盘的出现；②胚期：第 3 周至第 8 周，胚的各系统器官及外形初具雏形；③胎期：第 9 周至出生，该期胎儿各系统器官继续发育成形，并开始具备一定的功能。在胚期 3 周至 4 周，卵黄囊顶部的内胚层形成原始消化管，其头段称为前肠，尾段称为后肠，与卵黄囊相连的中段称为中肠，其中中肠主要分化为咽、食管、胃、十二指肠上段、肝、胆、胰及喉以下的呼吸系统。

1. 胚胎发育过程

（1）肝内外胆管系统的胚胎发育过程：在第 4 周时，前肠末端腹侧壁的细胞增生，形成一向外突出的囊状肝憩室，称为肝脏和胆的原基。肝憩室生长迅速并伸入至原始横膈内。憩室末端膨大，分为头支和尾支。头支形成肝脏的原基，尾支形成胆道和胆囊的原基。头支很快形成树枝状分支，近端则分化成为肝管及小叶间胆管，末端分支旺盛，形成肝索，肝索上下叠加形成肝板。肝板相互之间连接成网，网间隙之间形成肝血窦。肝板与肝血窦围绕中央静脉，两者共同形成肝小叶。第 2 个月，肝细胞之间形成胆小管，第 3 个月便开始合成胆汁。肝憩室尾支的近端伸长后形成胆囊管，远端扩张形成胆囊。肝憩室的基部发育形成胆总管，并与胰腺导管共同开口于十二指肠降段。

（2）胰腺的胚胎发育过程：在第 4 周末，前肠末端腹侧壁靠近肝憩室的尾缘，内胚层的细胞开始增生，向外突出形成腹胰芽，其对侧细胞亦增生形成背胰芽，后期将分别形成腹胰和背胰。由于胃与十二指肠的旋转及肠壁的不均等生长，腹胰转向右侧，而背胰转向左侧，进而腹胰转至背胰的下方并与之相合并，形成单一完整的胰腺。在胰腺发育过程中，胰芽反复分支，形成各级导管及其末端的腺泡，部分上皮细胞游离进入间充质，分化成胰岛细胞，第 5 个月便开始具备内分泌功能。

2. 胚胎发育过程中的关键分子调控

（1）胆道系统发育过程中的调控机制：转化生长因子 -β（TGF-β）是第一个被证明可在体内调节肝细胞分化的关键因子。在导管板形成之前，会形成 TGF-β 信号的梯度，即在门静脉周围区域水平高，在实质区域水平较低，该梯度在胆道分化中起着重要作用。其中，转录因子 HNF6 和 Onecut 2（OC-2）是维持该信号梯度的关键调控因子。Onecut 转录因子家族的两个成员在肝内胆管发育调节中起重要作用。Onecut 1（OC-1）是第一个被鉴定为胆管发育调节因子的转录因子，在胆管前体细胞中高度表达，OC-1 的缺失与胆管分化和形态异常有关。另外，多项研究表明，Wnt 信号与胆管发育存在重要调控关系。β- 连环素（β-catenin）是经典 Wnt 通路的关键组成部分，其在肝母细胞分化过程中的表达受到时间调控，肝脏中 β-catenin 的缺失与原始胆管的缺乏有关。此外，Notch1 或 Notch2 的异常表达足以诱导异位胆管细胞分化和小管形成。有研究指出，转录因子 Sox9 可调节不对称小管成熟的时间，Sox9 的缺失会导致胆管形态发生破坏。Sox9 可能是 Notch 信号的直接靶标，Notch1 能够直接与 Sox9 启动子结合，Notch1 的组成型活性形式表达可导致体内 Sox9 表达的上调。Tbx3 是 T-box 转录因子家族成员，其能够促进肝母细胞增殖和肝细胞分化，同时抑制胆管分化。另一种转录因子 Prox1 在肝细胞中表达，并持续存在于肝细胞中，但在胆管上皮细胞中不表达，表明 Prox1 可能在促进肝细胞并抑制胆管发育中起重要调控作用，但机制有待进一步探究。

（2）胰腺发育过程中的调控机制：在过去的几十年里，大量的研究阐明了胰腺发育的调控机制。胰腺早期的诱导和生长依赖许多信号通路，许多这些信号来自脊索、主动脉内皮和周围的间质。例如，在胰腺出芽之前，背侧内胚层靠近脊索可释放成纤维细胞生长因子（FGF）2 等以诱导胰腺的形成。该信号通路主要抑制背侧胰腺上皮中的 Shh 信号转导，以激活胰腺基因表达，从而诱导胰腺的形成。激活素受体 A 型和 B 型的信号转导也可抑制 Shh 活性。相反，激活素受体的突变可增加 Shh 表达，继而损害胰腺的形成。早期胰腺的发育还依赖于胰腺上皮和周围间充质。间充质可产生诱导胰腺发育的生长因子，如 FGF10、骨形成蛋白（BMP）和卵泡抑素等，

FGF10 及其受体 FGFR2b 的信号转导通过维持和增强 Pdx1 和 Ptf1a 的表达来诱导胰腺祖细胞增殖和胰芽生长。Notch/Delta 信号通路是已经被证实可调节多能祖细胞分化的关键信号通路。Notch 配体（例如，DLL1）的表达在胰腺上皮的初级转变中持续存在，该配体可诱导胰芽中 Hes1 的表达，以维持和增加祖细胞。这不仅可以通过增加多能祖细胞的增殖来实现，还可以通过保持祖细胞状态和阻止向内分泌细胞分化来实现。Notch 及其配体在胰腺发育中发挥了重要的作用。

二、干细胞与胆胰系统

干细胞具有强大的复制和增殖能力，它们具备正常细胞基本生理功能及一般干细胞的常见特性，在一定条件下可增殖并分化为多种不同形态及功能的细胞。近年来，干细胞成为研究热点，在人类疾病治疗中起至关重要的作用。

1. 干细胞的特点

（1）胆道系统的干细胞特点：胆管树干/祖细胞（biliary tree stem/progenitor cell, BTSC）是多能干/祖细胞，能够产生成熟的胆管细胞、肝细胞和胰岛。BTSCs 可以在胆周腺（peribiliary gland, PBG）底部发现，并可通过特定干细胞标志物（例如，Sox17、Pdx1、Sox9、EpCAM、Sall4 和 Lgr5）的表达来识别定位。它们通常缺乏成熟细胞的标志物（如胰液素受体 -SR、白蛋白、胰岛素），BTSC 亚群也表达多能干细胞的标志物（Oct4、Sox2 和 Nanog 等）。研究发现，BTSC 的自我更新特性可通过细胞培养得到证实，Kubota 培养基允许内胚层干细胞增殖，但不允许成熟上皮和间充质细胞增殖。在此培养条件下，BTSC 能够形成集落并且可以增殖数月，保持未分化/干细胞样表型（例如，Sox9$^+$/Sox17$^+$/Pdx1$^+$ 和白蛋白$^-$/SR$^-$/胰岛素$^-$）。

（2）胰腺的干细胞特点：胰腺干细胞是一类具有自我更新和多向分化潜能的细胞，具备正常细胞基本生理功能及一般干细胞的常见特性，特定条件下体外培养可增殖分化为胰腺各种类型的终末细胞，既可分化为可分泌胰岛素、生长抑素等激素的胰腺内分泌细胞，也可分化为可分泌消化蛋白质、糖类等消化酶类的胰腺外分泌细胞。在很长一段时间内，人们认为成年动物及人类胰腺中可能存在胰腺干细胞或祖细胞。这一假设最初是基于对单个胰岛细胞和小胰岛的组织学观察，发现在导管中出现了新的胰岛细胞。然而，使用外分泌驱动因子（Muc1-CreER）、腺泡特异性驱动因子（Cela-CreER、Ptf1a-CreER）和导管特异性驱动因子（Sox9-CreER、Hnf1b-CreER）的遗传谱系追踪研究，在各种损伤模型中，一致认为没有有效证据可以支持该假设。近年来，大量直接或间接证据表明了胰腺中胰腺干细胞的存在。有学者发现，将小鼠的胰腺导管结扎后，罕见的 NGN3$^+$ 内分泌前体细胞群出现在导管结构中。在 α 细胞到 β 细胞转分化的实验模型中观察到胰岛和导管周围的 NGN3$^+$ 细胞。

2. 干细胞与疾病

（1）干细胞与胆管系统疾病的关系：胆管病是一组异质性肝病，由先天性、免疫性、毒性、感染性或特发性胆管系统损伤引起。研究发现，PBGs 和 BTSCs 广泛参与原发性硬化性胆管炎的疾病发生和发展。在该疾病中，大胆管严重受损，伴有广泛的炎症和进行性纤维化，继而导致胆管狭窄、慢性胆汁淤积和继发性肝损伤。在原发性硬化性胆管炎的导管中，可观察到 PBGs 内炎症/间充质细胞显著增加，驱动 BTSCs 的 Hedgehog 通路中上皮间质转化（即 Hh 配体、αSMA、Snail 和 Twist 的表达增加），可能导致纤维生成增加，这可能是导致纤维化的重要机制。既往已经提出 Hedgehog 通路在先天性胆道闭锁疾病中发挥重要作用，有研究发现在该类患者的肝外胆管 PBGs 细胞中，Hh 配体明显增加。因此，以干/祖细胞活化进行组织修复，减少促纤维化信号，将是治疗胆管疾病的重要思路。

（2）干细胞与胰腺疾病的关系：诱导胰腺内分泌细胞衍生的一个重要研究，是通过信号分子的组合诱导人类胚胎干细胞（hES 细胞）经过四个连续阶段（定形内胚层、胰腺上皮、内分泌祖细胞和 β 细胞）获得成功。最近，人们正致力于生产对葡萄糖有应答的内分泌胰岛。这些体外衍生细胞簇的移植在小鼠胰岛移植模型中表现出较好的内分泌功能。因此，胰腺干细胞在糖尿病等胰腺疾病的治疗上具有很好的应用前景。

三、人类与动物胆胰的差异

人类与小鼠和斑马鱼等动物的肝外胆管系统，在结构上基本是相似的。在人类，肝总管由左右肝管合并而成，肝总管与从胆囊排出胆汁的胆囊管汇合形成胆总管。胆总管与胰管汇合后，形成Vater 壶腹后开口于十二指肠降段。人类与小鼠和斑马鱼之间的解剖学差异，在于形成肝总管之前在肝脏中出现的肝管数量及胆总管和肝胰管的比

例长度有所区别。在人类发育过程中，在受精后约第 26 天形成憩室，憩室顶端的内胚层细胞产生组织芽。在芽内，可以识别出肝脏、胰尾部、胆囊、胆总管以及胰腺。在小鼠中，肝外胆管树的起源与人类略有不同。它不是来自肝芽，而是来自位于肝憩室尾端的内胚层区域。该区域发育成腹侧胰腺组织、胆总管和胆囊，其特征是表达转录因子 Sox17 和胰腺十二指肠同源框因子 1（Pdx1）。在斑马鱼中，肝外胆管由位于肝脏和腹胰之间的细胞发育而来，并被划分为胰腺外管、胆总管、胆囊和胆囊管。

（杨西胜）

参考文献

樊代明，2016. 整合医学：理论与实践. 北京：世界图书出版公司.

樊代明，2021. 整合医学：理论与实践 7. 北京：世界图书出版公司.

Aguayo-Mazzucato C, Bonner-Weir S, 2018. Pancreatic β cell regeneration as a possible therapy for diabetes. Cell Metab, 27(1): 57-67.

Ahnfelt-Rønne J, Jørgensen MC, Klinck R, et al, 2012. Ptf1a-mediated control of Dll1 reveals an alternative to the lateral inhibition mechanism. Development, 139(1): 33-45.

Antoniou A, Raynaud P, Cordi S, et al, 2009. Intrahepatic bile ducts develop according to a new mode of tubulogenesis regulated by the transcription factor SOX9. Gastroenterology, 136(7): 2325-2333.

Bastidas-Ponce A, Scheibner K, Lickert H, et al, 2017. Cellular and molecular mechanisms coordinating pancreas development. Development, 144(6): 2873-2888.

Ben-Othman N, Vieira A, Courtney M, et al, 2017. Long-term GABA administration induces alpha cell-mediated beta-like cell neogenesis. Cell, 168(1-2): 73-85.e11.

Cardinale V, Wang YF, Carpino G, et al, 2011. Multipotent stem/progenitor cells in human biliary tree give rise to hepatocytes, cholangiocytes, and pancreatic islets. Hepatology, 54(6): 2159-2172.

Carpino G, Cardinale V, Folseraas T, et al, 2019. Neoplastic transformation of the peribiliary stem cell niche in cholangiocarcinoma arisen in primary sclerosing cholangitis. Hepatology, 69(2): 622-638.

Carpino G, Cardinale V, Onori P, et al, 2012. Biliary tree stem/progenitor cells in glands of extrahepatic and intraheptic bile ducts: an anatomical in situ study yielding evidence of maturational lineages. J Anat, 220(2): 186-199.

Carpino G, Cardinale V, Renzi A, et al, 2015. Activation of biliary tree stem cells within peribiliary glands in primary sclerosing cholangitis. J Hepatol, 63(5): 1220-1228.

Hagey LR, Vidal N, Hofmann AF, et al, 2010. Evolutionary diversity of bile salts in reptiles and mammals, including analysis of ancient human and extinct giant ground sloth coprolites. BMC Evol Biol, 10: 133.

Heller RS, 2010. The comparative anatomy of islets. Adv Exp Med Biol, 654: 21-37.

Inchley CE, Larbey CDA, Shwan NAA, et al, 2016. Selective sweep on human amylase genes postdates the split with Neanderthals. Sci Rep, 6: 37198.

Irwin DM, 2020. Molecular evolution of GIP and Exendin and their receptors. Peptides, 125: 170158.

Irwin DM, 2021. Evolution of the insulin gene: changes in gene number, sequence, and processing. Front Endocrinol, 12: 649255.

Kroon E, Martinson LA, Kadoya K, et al, 2008. Pancreatic endoderm derived from human embryonic stem cells generates glucose-responsive insulin-secreting cells in vivo. Nat Biotechnol, 26(4): 443-452.

Lemaigre FP, 2020. Development of the intrahepatic and extrahepatic biliary Tract: a framework for understanding congenital diseases. Annu Rev Pathol Mech Dis, 15: 1-22.

Mulley JF, Hargreaves AD, Hegarty MJ, et al, 2014. Transcriptomic analysis of the lesser spotted catshark (Scyliorhinus canicula) pancreas, liver and brain reveals molecular level conservation of vertebrate pancreas function. BMC Genomics, 15: 1074.

Pagliuca FW, Millman JR, Gürtler M, et al, 2014. Generation of functional human pancreatic β cells in vitro. Cell, 159(2): 428-439.

Pajic P, Pavlidis P, Dean K, et al, 2019. Independent amylase gene copy number bursts correlate with dietary preferences in mammals. ELife, 8: e44628.

Polakof S, Mommsen TP, Soengas JL, 2011. Glucosensing and glucose homeostasis: from fish to mammals. Comp Biochem Physiol B Biochem Mol Biol, 160(4): 123-149.

Rezania A, Bruin JE, Arora P, et al, 2014. Reversal of diabetes with insulin-producing cells derived in vitro from human pluripotent stem cells. Nat Biotechnol, 32(11): 1121-1133.

Steiner DJ, Kim A, Miller K, et al, 2010. Pancreatic islet plasticity: Interspecies comparison of islet architecture and composition. Islets, 2(3): 135-145.

Strazzabosco M, Fabris L, 2012. Development of the bile ducts: Essentials for the clinical hepatologist. J Hepatol, 56(5): 1159-1170.

Tan XP, Yuan YZ, Zeng G, et al, 2008. β-Catenin deletion in hepatoblasts disrupts hepatic morphogenesis and survival during mouse development. Hepatology, 47(5): 1667-1679.

The SIGMA Type 2 Diabetes Consortium, Williams AL, Jacobs SB, et al, 2014. Sequence variants in SLC16A11 are a common risk factor for type 2 diabetes in Mexico. Nature, 506(7486): 97-101.

Vigna SR, Thorndyke MC, Williams JA, 1986. Evidence for a common evolutionary origin of brain and pancreas cholecystokinin receptors. Proc Natl Acad Sci U S A, 83(12): 4355-4359.

Villasenor A, Stainier DYR, 2017. On the development of the hepatopancreatic ductal system. Semin Cell Dev Biol, 66: 69-80.

Wang YF, Lanzoni G, Carpino G, et al, 2013. Biliary tree stem cells, precursors to pancreatic committed progenitors: evidence for possible life-long pancreatic organogenesis: Stem Cells, 31(9): 1966-1979.

Xu XB, D'Hoker J, Stangé G, et al, 2008. β cells can be generated from endogenous progenitors in injured adult mouse pancreas. Cell, 132(2): 197-207.

Xuan SH, Sussel L, 2016. GATA4 and GATA6 regulate pancreatic endoderm identity through inhibition of hedgehog signaling. Development, 143(5): 780-786.

Zhou Q, Melton DA, 2018. Author correction: pancreas regeneration. Nature, 560(7720): E34.

Zong Y, Panikkar A, Xu J, et al, 2009. Notch signaling controls liver development by regulating biliary differentiation. Development, 136(10): 1727-1739.

Zong Y, Stanger BZ, 2011. Molecular mechanisms of bile duct development. Int J Biochem Cell Biol, 43(2): 257-264.

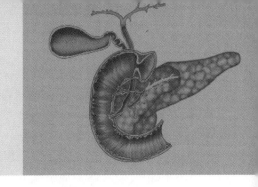

第3章　胆胰系统的解剖和生理

第一节　胆胰的解剖结构

一、胆道的解剖结构

胆道的应用解剖分为肝内和肝外两部分。

1. 肝内胆管　正常的肝内胆管很细，从毛细胆管开始汇集成为肝段、肝叶胆管和左、右肝管，其与肝内门静脉和肝动脉分支伴行，三者同时被包绕在结缔组织鞘（即 Glisson 鞘）内，又称为Glisson 系统。各肝段胆管为三级支，左内叶、左外叶、右前叶及右后叶胆管为二级支，左、右肝管为一级支。

2. 肝外胆管　包括肝外左、右肝管，肝总管，胆总管和胆囊。

（1）左、右肝管在肝门处呈 Y 形汇合成肝总管（common hepatic duct）。左肝管稍长，约 1.6cm，位于肝门部横沟内；右肝管较短，约 0.8cm；左、右肝管直径 0.30 ～ 0.35cm。右肝大，是肝左叶胆管结石及残余结石发生较多的原因之一。成人肝总管长 3 ～ 4cm，直径 0.5cm。肝总管长度与胆囊管汇入肝总管位置的高低有关，一般长 3 ～ 5cm。

（2）胆囊为囊样器官，分为底、体、颈、管四部分。其大小约 8cm×3cm，容积为 40 ～ 60ml，胆囊位于肝的脏面，是左、右半肝分界的标志点。胆囊被脏腹膜覆盖，借疏松结缔组织与肝相连；约 10% 的胆囊完全被腹膜包盖，其与肝连接部构成胆囊系膜。罕见胆囊被完全包埋在肝内，成为肝内胆囊。胆囊底为盲端，易因缺血而坏死穿孔。胆囊体为胆囊的大部分，与肝相连。胆囊颈是位于胆囊体与胆囊管之间的狭窄部分，呈漏斗状，称为 Hartmann 袋，胆结石可嵌于此处造成胆囊管梗阻。胆囊管与肝总管和胆总管相连接，是肝总管与胆总管的分界点。胆囊管长短不等，与肝总管汇合的部位和径路多变。胆囊管内壁有 4 ～ 10 个螺旋状黏膜皱襞，为 Heister 瓣。胆囊管是胆汁进入和排出胆囊的重要通道。

（3）胆囊的血供主要来自胆囊动脉，其 75% ～ 90% 来自肝右动脉，常有变异。胆囊动脉在胆囊三角内靠近胆囊管，分前、后两支供应胆囊。胆囊的静脉不与胆囊动脉伴行，经胆囊的肝面进入肝实质，注入肝静脉。胆囊淋巴引流丰富，胆囊淋巴结位于胆囊三角内。胆囊壁富含交感神经和副交感神经纤维的分支，其痛觉经内脏交感神经纤维传递；胆囊的收缩受迷走神经和腹腔神经节调节。胆囊壁由浆膜层、肌纤维层和黏膜层三层构成。胆囊肌层由纵行和螺旋状肌纤维组成。

（4）胆囊三角（calot triangle）：是由胆囊管、肝总管和肝下缘围成的三角区。胆囊动脉、肝右动脉、胆囊淋巴结及副右肝管在此三角区经过，是胆道手术，尤其是胆囊切除术极易发生误伤的危险区域。

（5）胆总管（common bile duct）：起自胆囊管与肝总管汇合点，至十二指肠乳头止。胆总管全长 4 ～ 8cm，直径 0.6 ～ 0.8cm，共分成四段：①十二指肠上段，位于肝十二指肠韧带右前缘，长约1.4cm；②十二指肠后段，长约2cm；③胰腺段，长1～2cm，位于胰腺组织内，是胰头癌侵犯及胆总管造成阻塞性黄疸的好发部位；④十二指肠肠壁内段，位于十二指肠降部中段内后侧壁，斜行走行，长1.5～2cm。约85%的人胆总管和主胰管汇合形成共同通路（common channel），开口于十二指肠乳头；约15%的人胆总管与主胰管分别进入十二指肠或有间隔。胆总管进入十二指肠前扩大成壶腹，即为Vater壶腹（ampulla of Vater）。壶腹癌常发于此处，其是胆总管下段梗阻的常见部位。胆总管的十二指肠壁内段和壶腹部外层均有环形和纵行平滑肌纤维环绕，包括胰管括约肌，统称为奥迪括约肌（Oddi sphincter），控制胆管开口和防止胆汁反流。

胆总管黏膜为单层柱状上皮，有微绒毛和细毛附在胆管细胞顶膜上，帮助胆管运输和运动；中层为较多结缔组织掺杂少量肌纤维；外层为浆膜层。胆总管的血流供应主要来源于胃十二指肠动脉分支，在胆总管周围相互吻合形成细小动脉丛，为胆总管供应养分；静脉汇入门静脉，上段直接入肝。

（6）肝门区的解剖特点：肝门位于横沟内，是左、右肝管，肝动脉分支，门静脉分支及神经和淋巴管出入肝脏的区域。在肝门区内，胆总管、肝固有动脉和门静脉在肝十二指肠韧带内呈倒"品"字形，左、右肝管汇合点位置最高，肝总管和胆总管位于肝十二指肠韧带的右前方，肝固有动脉位于肝十二指肠韧带的左前方，分支位置最低；门静脉分叉居中，位于胆总管和肝固有动脉后方偏左；肝右动脉也可来自肠系膜上动脉，经胆总管右后向上走行入肝。

（7）胆囊和肝外胆管的解剖变异：①胆囊异常：包括胆囊异位、多胆囊、胆囊缺如，最常见的是肝内胆囊。胆囊以系膜与肝连接称为系膜胆囊。②胆囊管与肝总管汇合异常：常见为胆囊管与肝总管伴行而不汇合，同时伴有胆总管短而肝总管长。③副肝管走行在胆囊三角内。④先天性胆道闭锁和先天性胆管囊状扩张。⑤胆囊动脉可来自副肝右动脉、肝固有动脉、肝中动脉、肝左动脉、胃十二指肠动脉。

二、胰腺的解剖结构

胰腺是消化道中重要的消化器官，形态扁平狭长、质软、色淡黄，包括许多微小分叶，它位于上腹部胃的正后方并且紧挨着小肠。在大多数成年人中，胰腺长15～25cm，宽约5cm，主要由一个管网或胰管组成，并通过胰导管将胰消化液分泌释放至十二指肠上部。大体上，胰腺通常被划分为3个部分，分别为胰头、胰体、胰尾。胰头为胰腺右侧端膨大部，被十二指肠包绕，位置平第2腰椎；胰头下向下舌形突出部分为钩突，伸向肠系膜上血管后面。胰头后方为下腔静脉和右肾静脉。胰颈较狭，约2cm，前上方毗邻胃幽门部，肠系膜上静脉和脾静脉在胰颈后方汇合为门静脉，临床上常以肠系膜上静脉和门静脉汇合点作为胰颈的识别标志。胰体在第1腰椎水平跨越主动脉，后方与乳糜池起始部、左侧膈肌脚、左肾上腺和左肾相邻。胰尾和胰体间无明显分界，胰体向左上方延伸的较狭窄的末端部分为胰尾，可到达脾门。脾动脉走行于胰体尾的上缘，脾静脉与脾动脉伴行在胰体尾的后方，胰尾与脾血管、淋巴管和神经在脾门共同构成脾蒂，脾蒂前层腹膜与胃脾韧带相延续，脾蒂的后层腹膜与覆盖肾前筋膜的后腹膜相连。

胰腺位于腹膜外，小网膜囊后。小网膜囊的后层腹膜覆盖胰腺构成胰包膜，向上与胰腺上缘的后腹膜相连，覆盖脾动脉、肝总动脉和腹腔动脉干及腹腔神经丛，向下与横结肠系膜相连。横结肠系膜的根部自右向左依次跨过十二指肠降部、胰头下部，经胰颈和胰体尾下缘，止于脾门下。肠系膜上动静脉从胰颈下缘跨十二指肠水平部向下穿行。

主胰管是引流胰液的主要管道，沿途汇集约20条次级分支，胰液从十二指肠乳头排入十二指肠，并通过奥迪括约肌的收缩和舒张调节胰液的排出。主胰管从胰尾开始，经过胰体，通过胰颈时折向下背侧，再向右行至胰头下部，于胰头右缘与胆总管汇合形成膨大的Vater壶腹。

胰腺的血液主要由腹腔动脉和肠系膜上动脉分支形成的血管网供应。胰头主要由胃十二指肠动脉的分支胰十二指肠上动脉和肠系膜上动脉的分支胰十二指肠下动脉供血，胰十二指肠上下动脉前后分支分别吻合形成胰十二指肠前、后弓。同时它们也支持十二指肠的血供。胰体尾部由脾动脉的分支供血，主要为胰背动脉、胰大动脉和胰尾动脉。胰背动脉从脾动脉根部分支出来后向下到达胰体背部，分出左、右支，右支与胰十二指肠动脉弓相吻合，左支走行于胰体尾下部，形成胰横动脉，与胰大动脉和胰尾动脉形成吻合。胰腺静脉大多与同名动脉伴行，汇入门静脉系统：胰头和胰颈的静脉汇入胰十二指肠上、下静脉；胰十二指肠上前静脉与胃网膜右静脉汇合，继续与结肠中静脉汇合，汇入肠系膜上静脉。胰头切迹和胰腺钩突有 2～5 支胰头和钩突小静脉汇入肠系膜上静脉的右壁或右后壁。胰体尾的静脉以多个小支在胰后上部向脾静脉汇入。

　　胰腺的淋巴管起自腺泡周围毛细淋巴管，在小叶间形成较大的淋巴管，输出管沿小血管到达胰腺表面，通过血管周围淋巴结，汇入腹腔动脉和肠系膜上动脉周围淋巴结。胰头的淋巴液与十二指肠和胆总管下部的淋巴液汇入胰头旁的各组淋巴结，再随胰十二指肠血管弓分别向上和向下两个方向回流：向上汇入胰头上缘淋巴结，进而向左流至肝总动脉旁淋巴结和腹腔动脉周围淋巴结；向下随胰十二指肠下动脉流向肠系膜上动

脉周围淋巴结。胰体尾部的淋巴结流向胰腺上缘淋巴结和脾门淋巴结，再沿脾动脉汇入腹腔动脉周围淋巴结。

　　胰腺的神经支配包括交感神经、副交感神经和内脏感觉神经。交感神经支配是内脏神经的传出纤维，其节前神经元位于第 5～9 或第 10 胸髓节段，节前纤维经内脏大神经至腹腔神经节，换元后节后纤维随支配动脉分布于胰腺。副交感神经是迷走神经的传出纤维，其节前纤维从右迷走神经发出的腹腔支，经腹腔神经丛终止于胰腺小叶间隔内的神经节，换元后发出节后纤维支配腺泡、胰岛和胰管。内脏感觉纤维通过腹腔神经丛伴随交感神经回到相应的胸髓节段，因此胰腺内产生的痛觉可表现为上腹部、两侧肋缘或后背痛。

　　胰腺的外分泌结构主要由腺泡和导管组成。腺泡细胞的排列使其顶端面对内腔，细胞膜伸出微绒毛，顶部有许多大且深染的酶原颗粒。泡心细胞衬于腺泡内腔，主要分泌电解质和水；来自腺泡的导管汇合形成小叶间导管，进而形成主要的外分泌导管。

（杨　钧　赵青川）

第二节　胆胰的生理功能

　　胆囊（gallbladder）和胰腺（pancreas）是人体消化系统的重要构成器官，在消化、免疫、内分泌等方面发挥着不可替代的作用。胆囊作为弹性的梨状囊袋，具有储存、浓缩、分泌、排泄、免疫等功能。胰腺是质地柔软且致密的呈分叶状的三棱形腺体，在消化、内分泌等系统扮演着重要角色。本节对胆囊及胰腺的功能进行详述。

一、胆囊的功能

　　1. 储存功能　肝产生的胆汁经肝管排出，先储存在胆囊内，当消化需要时，再由胆囊排出。肝脏每天分泌胆汁 800～1000ml，大部分经胆囊

浓缩后储存于胆囊。胆囊在人体空腹时的体积为 1.9～45.5ml，餐后的体积为 0.1～21.0ml。胆囊储存 68%～88% 的胆汁酸。

　　2. 浓缩功能　胆囊上皮细胞通过吸收胆汁中的水和无机盐来完成胆汁浓缩过程，每天进入胆囊的肝胆汁量为 800～1000ml，可浓缩 4～10 倍。其中，绝大部分肝胆汁是通过被动方式进入胆囊的，少部分肝胆汁通过主动方式进入胆囊。胆囊黏膜对水分的吸收率决定了肝胆汁进入胆囊的速度。其中，胆囊漏斗部黏膜对水分的吸收在胆汁的浓缩过程中发挥主要作用。

　　3. 舒缩功能　胆囊收缩排出胆汁并调节胆管内的压力。肝脏产生的胆汁，在胆总管括约肌

处于收缩状态时流入舒张的胆囊内储存并浓缩。人体进食后，胆囊持续收缩 30 ～ 60 分钟，当胆总管括约肌处于松弛状态时，胆汁排入肠腔。胆囊的舒缩功能受神经和体液及多种因素的调节。

（1）神经调节：交感神经兴奋可促进胆囊对水的吸收，可抑制胆囊的收缩，并使奥迪括约肌松弛；迷走神经兴奋可使肝细胞胆汁的分泌增加，并使奥迪括约肌收缩，当人体进食后，迷走神经兴奋，排出胆汁至十二指肠。

（2）体液调节：许多化学成分均可以影响胆囊的收缩和舒张。缩胆囊素（CCK）、乙酰胆碱、促胃液素释放肽、内泌素、缓激肽、前列腺素等可引起胆囊收缩；FGF15/19、去甲肾上腺素、肾上腺素、胆盐、血管活性肠肽、一氧化氮、甲状旁腺激素、孕酮等可舒张胆囊。

（3）其他因素：某些疾病可引起胆囊舒缩功能受损，如肝硬化、糖尿病、克罗恩病、地中海贫血、慢性胰腺炎、脊髓损伤、唐氏综合征等。某些药物也可影响胆囊的舒缩功能，如吗啡可收缩奥迪括约肌，硫酸镁可引起胆囊收缩和奥迪括约肌松弛，阿托品可同时松弛胆囊和奥迪括约肌。

4. 吸收功能　胆囊黏膜既能够吸收水和无机盐，又能够吸收非结合胆汁酸、卵磷脂等脂溶性化合物。胆囊胆汁中胆固醇的浓度决定了胆囊黏膜对胆囊胆汁中胆固醇的吸收率，胆囊黏膜可以吸收胆固醇单体或同时吸收磷脂囊泡和胆固醇，但不能吸收胆汁酸-磷脂-胆固醇的混合微胶粒。

5. 排泄功能　当胆囊收缩时，胆管内压力升高，奥迪括约肌舒张，胆囊内的胆汁立即排入十二指肠。

6. 分泌功能　胆囊黏膜上皮分泌黏蛋白 6、氢离子、氯离子等。其中，黏蛋白 6 可有效减少高浓度胆汁酸对于胆囊及胆管上皮的损伤。

7. 免疫功能　胆囊可产生免疫球蛋白，胆囊胆汁中的免疫球蛋白以 IgA 为主，其发挥免疫功能。Leslie 等研究认为，胆囊产生的 IgA 发挥的保护作用与其他黏膜细胞产生的免疫球蛋白的作用类似。

二、胰腺的功能

胰腺从结构上可分为两个部分：外分泌部和内分泌部。下文分别对两部分的功能进行详述。

1. 外分泌部功能　胰腺的外分泌部作为人体主要的消化腺，在食物的分解、消化过程中扮演着极为重要的角色。胰腺的外分泌部占胰腺组织的大部分，是有分支的泡状腺体，以腺泡细胞为主，腺泡细胞分泌含有蛋白酶、脂肪酶及淀粉酶等多种消化酶的胰液，能够分解并消化蛋白质、脂肪及糖类，分别将其分解为氨基酸、甘油和脂肪酸、麦芽糖，有助于食物的进一步吸收。此外，胰腺外分泌部未分化的上皮细胞索还可为外分泌细胞，甚至可能为内分泌腺细胞的更新提供干细胞。

2. 内分泌部功能　胰岛作为人体重要的内分泌器官，在糖类、脂肪、蛋白质三大物质代谢中发挥着非常重要的作用。胰岛多位于胰腺尾部，主要分为 α 细胞、β 细胞、δ 细胞及 PP 细胞。其中，α 细胞分泌胰高血糖素，约占胰岛细胞的 20%，胰高血糖素与胰岛素的作用相反，能够促进分解代谢，在促进糖原分解和糖异生中的作用很强，能够使血糖明显升高。δ 细胞分泌生长抑素，约占胰岛细胞的 10%，PP 细胞分泌胰多肽，但其数量较少。β 细胞分泌胰岛素，占胰岛细胞的 60% ～ 70%，胰岛素的靶器官主要是肝脏、脂肪组织及骨骼肌。

（1）在糖类、脂肪、蛋白质三大代谢中，以对糖代谢的作用为主，可通过以下 4 种途径影响糖代谢。

1）通过提高肝脏和肌肉中糖原合成酶活性，进而促进肝糖原及肌糖原的合成。

2）促进葡萄糖向肌肉及脂肪细胞内的转移。

3）通过对葡萄糖激酶的激活产生 6-磷酸-葡萄糖。

4）通过影响糖酵解过程中酶的活性抑制糖异生，此外，胰岛素促进肝合成脂肪酸，然后储存到脂肪细胞，完成对脂肪代谢的调节。

（2）胰岛素还可通过以下 3 种途径调节蛋白质的代谢。

1）促进氨基酸通过膜的转运进入细胞。

2）加快细胞核的复制和转录过程，使 DNA 和 RNA 的生成增加。

3）通过作用于核糖体，加速反应的过程，促进蛋白质合成。

（王伟东）

第三节 胆胰的生理病理

一、胆道的生理病理

胆囊在人体中是一个重要的消化器官。在正常情况下，胆囊具有扩张、收缩、吸收、排空及分泌的功能，除此之外，还具有调节胆道压力和调节免疫的功能。

1. 胆汁酸合成 胆汁酸（bile acid，BA）是胆汁的重要组成成分，在脂代谢中起重要作用，尤其是在乳化和吸收膳食脂肪和脂溶性维生素，以及维持胆固醇稳态方面发挥重要作用。人体胆汁酸池由初级胆汁酸［胆酸（cholic acid，CA）和鹅去氧胆酸（chenodeoxycholic acid，CDCA）］及次级胆汁酸［脱氧胆酸（deoxycholic acid，DCA）和微量石胆酸（lithocholic acid，LCA）］组成。

初级胆汁酸是由肝脏中的胆固醇合成的。一些初级胆汁酸通过肠道细菌中的酶转化为次级胆汁酸。在肝脏中，初级胆汁酸通过两种主要的胆汁酸合成途径合成：经典途径（也称为中性途径）和替代途径（由于产生酸性中间体也称为酸性途径）。经典途径合成的胆汁酸占总胆汁酸产量的 90% 以上，因此其被认为是主要的胆汁酸生物合成途径。由微粒胆固醇 7α- 羟化酶（microsomal cholesterol 7α-hydroxylase，CYP7A1）启动，该酶将胆固醇转化为 7α- 羟基胆固醇（7α-hydroxycholesterol），这是经典途径中的限速步骤。然后 3β- 羟基 D5-C27- 类固醇脱羟基酶（3β-hydroxyD5-C27-steroid dehydroxylase，3β-HSD）将 7α- 羟基胆固醇转化为 7α- 羟基 -4- 胆甾烯 -3- 酮（7α-hydroxy-4-cholestene-3-one，C4），这是 CA 和 CDCA 的常见前体，并可作为胆汁酸合成速率的血清标志物。替代途径在正常生理条件下产生不到总胆汁酸的 10%。在该途径中，线粒体 CYP27A1 催化胆固醇第一次羟基化反应生成 27- 羟基胆固醇和 3β- 羟基 -5- 胆甾烯酸，随后被氧甾醇 7α- 羟化酶（CYP7B1）在 C-7 位羟基化形成 3β，7α- 二羟基 -5- 胆甾烯酸。CYP7B1 在类固醇生成组织中的类固醇合成和外周组织中的氧固醇合成中催化许多羟基化反应。在外周组织中形成的氧甾醇中间体可以转运到肝脏，主要转化为 CDCA。

经胆盐水解酶（bile salt hydrolase，BSH）和肠道细菌等的作用，初级胆汁酸转化为次级胆汁酸，包括 CA 转化为 DCA 和 CDCA 转化为 LCA。

2. 胆汁分泌的调节 胆汁由肝内肝细胞及胆小管上皮分泌，在肝细胞中，高尔基体、微管和微丝均参与胆汁形成。高尔基体提供囊泡包裹胆汁内容物，新合成的 ATP 结合盒转运蛋白（ATP-binding-cassette transporter，ABC）将在高尔基体内的囊泡转移到小管膜，进而将囊泡中的胆汁排放到胞膜外，这个过程需要完整的微管和微丝。在空腹时，大部分胆汁储存在胆囊并被浓缩，进食后浓缩的胆汁被排入肠道，帮助消化吸收。胆囊黏膜具有很强的浓缩作用，胆囊胆汁中随着 Na^+、Cl^- 吸收的同时，水也被胆囊黏膜吸收，并且估计其吸收速率每小时为胆囊量的 10%～30%，胆囊胆汁中的总固体量的浓度比肝胆汁中的固体量高 10～20 倍，因此，虽然正常胆囊的容积比每小时所分泌的肝胆汁容积还要小，但由于它具有浓缩功能，可以存储每天所分泌肝胆汁量的一半。胆汁中固体的浓度很高，但由于其主要以胆汁酸盐这种较大的微胶粒颗粒形式储存，所以胆囊胆汁可以与血浆渗透压保持平衡。

在通常情况下，结合胆汁酸及结合胆红素、卵磷脂、胆固醇均不能通过胆囊黏膜，胆汁酸在胆囊胆汁中的浓度比肝胆汁中高10倍以上。当胆道感染时细菌将结合型胆汁酸去结合化，因此非结合型胆汁酸和游离胆红素能够通过胆囊黏膜，使病变的胆囊黏膜对胆汁中的胆汁酸的吸收增加、胆固醇沉淀析出。

胆囊是体内胆汁酸的储存场所，肝脏每日分泌800～1000ml胆汁，其大部分经胆囊浓缩后储存在胆囊内。通常处于饥饿状态下的人，胆汁储存在胆囊内，当进行消化的时候，再由胆囊排出，所以胆囊被称为"胆汁仓库"。同时胆囊可以调节胆道压力，胆囊积极吸收水分、减少胆汁容积，可以在一定程度上维持胆道内压力的平衡，当胆管出现梗阻时，胆道内压力便很快升高，一般在24小时内出现临床黄疸；而胆囊仍保持其正常吸收功能，则黄疸可能延迟至36～48小时后才出现症状；若切除胆囊后，产生的胆汁可以随时直接进入小肠。

胆汁的分泌和排出由体液和自主神经调节，胆囊收缩素（缩胆囊素，cholecystokinin，CCK）、促胰液素（secretin）、促胃液素（gastrin）及胰高血糖素（glucagon）等胃肠道激素可增加胆汁的产生和分泌。血管活性肠肽（vasoactive intestinal peptide，VIP）、铃蟾素（bombesin，BN）、生长抑素（somatostatin）、脑啡肽（enkephalin）及P物质等都具有可以抑制胆囊吸收、刺激分泌胆汁的作用。胆道受自主神经系统的胆道外在神经丛和内在神经丛的支配，包括胆囊和胆管壁上的肾上腺素能和胆碱能神经纤维及其他神经纤维。

奥迪括约肌调节胆汁的排出，胆总管括约肌段呈节奏性收缩，独立于十二指肠肌的收缩，在括约肌末端3～4mm处为一段高压区，基础压力接近15mmHg。奥迪括约肌肌段收缩波起始于胆总管与括约肌段的连接处，向下传递，将胆汁排入十二指肠内；括约肌舒张时，胆总管内胆汁流入括约肌段，周而复始。当奥迪括约肌功能紊乱时，可引发上腹部痉挛、疼痛，见于胆囊切除术后综合征；括约肌切开后可缓解。

3. 胆汁酸的肝肠循环　在肝细胞中合成的结合胆汁酸通过肝细胞表面的胆汁酸转运蛋白胆盐输出泵（bile salt export pump，BSEP）分泌到胆小管中，并被储存在胆囊中。进食后，十二指肠分泌缩胆囊素，刺激胆囊收缩并将胆汁酸释放到十二指肠中。胆汁酸沿肠道进入小肠，其中95%通过小肠刷状缘细胞表面的 Na^+ 依赖性胆汁酸转运体（apical sodium dependent bile acid transporter，ASBT）被回肠主动吸收，随后转移到肠上皮基底膜，通过基底膜上的有机溶质转运体（organic solute transporter α and β heterdimer，OSTα/OSTβ）异源二聚体排出细胞，被转运到门静脉系统中，进入肝脏的胆汁酸通过肝细胞膜表面的 Na^+ 依赖性牛磺酸盐协同转运肽（ Na^+-dependent taurocholate cotransport peptide，NTCP）吸收进入肝细胞。这一过程即为胆汁酸的肠肝循环（enterohepatic circulation of bile acid）。

剩余5%的总胆汁酸（约0.5g/d）被排泄到粪便中，这通过肝脏的合成来补充，从而维持胆汁酸总量代谢的动态平衡。

胆汁酸的肠肝循环过程促进了脂质和脂溶性维生素等营养物质的乳化吸收和摄入，同时使肝内胆汁酸和小肠内胆汁酸合成及重吸收处于代谢平衡的状态。

4. 胆汁酸盐的生理作用
（1）脂肪乳化作用。
（2）脂肪和脂溶性维生素的吸收。
（3）胆红素和过量胆固醇的排泄。
（4）提供碱性环境。
（5）具有杀菌活性。
（6）与肠道菌群的交互作用。

5. 胆道系统病理学　胆道系统病理性疾病包括自身免疫性疾病、阻塞性胆汁淤积、非阻塞性胆汁淤积、感染和恶性肿瘤等。

自身免疫性疾病中以原发性胆汁性胆管炎（primary biliary cholangitis，PBC）和原发性硬化性胆管炎（primary sclerosing cholangitis，PSC）为主。在PBC中，通常发生自身免疫介导的肝内中小胆管上皮细胞变性及坏死，进而导致肝内胆汁淤积，最终发展为肝纤维化及肝硬化、肝细胞性肝癌。PBC呈慢性进行性并伴有肝内肉芽肿发生，并且具有很强的家族聚集性和遗传易感性，在国内外的相关研究中发现，其发生的遗传易感性与人类白细胞抗原（HLA）、IL-1B、IL-6、肿瘤坏死因子-α（TNF-α）和 CTLA4，以及 HLA Ⅱ 类抗原、IL-12 等的基因位点密切相关。在 PSC 中，主要以慢性胆管炎和纤维化为特征，造成肝内及肝外胆管部分节段性狭窄，常可伴有胆管周围纤维化，主要表现为肝内胆汁淤积、继发性胆汁性肝硬化及门静脉高压。PSC 发生通常与溃疡性结肠炎密切相关。PSC 和 PBC 也常伴发其他自身免疫性疾病。

胆汁淤积的病理过程中，正常分泌的胆汁不能抵达十二指肠，伴有胆汁成分如结合胆红素、胆汁酸、胆固醇和碱性磷酸酶等反流入血。胆汁淤积中以胆红素、胆盐及脂质最为重要。胆红素在肝内及血中大量潴留引起混合性高胆红素血症，并且结合胆红素分子量小，在水中溶解度高，可通过肾小球滤过膜进入尿液中排出，引起胆红素尿。由于进入小肠的胆红素减少而引起粪便呈白色。由于胆汁酸盐是脂质类和脂溶性维生素摄入和吸收的必需营养物质，尤其在摄入维生素 K 和维生素 D 时，胆汁排出障碍可引起低凝血酶原血症（hypoprothrombinemia）和维生素 D 吸收障碍导致的骨质疏松或骨软化。长期胆汁淤积亦可伴有皮肤发黄、瘙痒等症状。另外也可造成血清总胆固醇升高和肝功能异常，这与肝内脂质代谢异常有密切关系。胆汁淤积可发生于肝细胞分泌胆汁到胆小管及 Vater 壶腹等中的任何环节，可分为肝内胆汁淤积和肝外胆汁淤积。常见的肝内胆汁淤积发生于病毒性肝炎、药物中毒性及酒精性肝病，也可发生于原发性胆汁性肝硬化和妊娠期胆汁淤积等。肝外胆汁淤积常见于胆总管结石和胰头癌及胆管癌等，也包括医学检查或手术造成的机械性梗阻。当肝细胞的胆汁分泌受损或胆汁流动受阻时，就会发生胆汁淤积。当体内缺乏 α1-抗胰蛋白酶（α1-antitripsin，AATD）时，人体对弹力蛋白酶、胰蛋白酶及糜蛋白酶等的活性抑制作用下降，导致肝细胞受损，进而产生胆汁淤积，这常是新生儿胆汁淤积的发生机制。

由于胆总管括约肌、胆汁流量及胆汁抑菌的环境特性，胆汁通常保持无菌。然而十二指肠和空肠含有少量的革兰氏阳性微生物，当胆道系统存在阻塞和胆汁淤积时，细菌会通过十二指肠乳头或肝门静脉系统进入胆道，并在胆道系统中进行定植。胆管部分梗阻比完全梗阻的感染率更高，并且在胆结石存在的情况下感染的可能性更大。此外，来自皮肤和口腔的微生物可能会通过内镜检查和手术等医学临床操作进入胆管中，特别是大肠埃希菌、克雷伯菌、肠球菌和肠杆菌。在介入性内镜检查或外科手术后也可能会发现假单胞菌。胆道厌氧菌感染最常在老年患者和胆道手术中出现。因此胆管感染并不少见，可能表现为发热、右上腹痛和黄疸。胆囊炎症（胆囊炎）也很常见，它通常与急性结石性胆囊炎发生有关。

二、胰腺的生理病理

1. 胰腺导管细胞的分泌和调节　胰腺的外分泌主要通过神经和体液调节：神经调节中，迷走神经节后纤维释放乙酰胆碱到腺泡细胞膜上，并与腺泡细胞膜上的特异受体结合进而刺激胰液的分泌；激素调节中，缩胆囊素和促胰液素是腺泡细胞的刺激激素。同时胰岛细胞也可分泌多种激素参与胰腺外分泌：胰高血糖素、生长抑素和胰多肽（pancreatic polypeptide，PP）可抑制胰液分泌，胰岛素（insulin）、血管活性肠肽及促胃液素可刺激胰液分泌。

胰液为无色透明液体，呈碱性，pH 7.0 ～ 8.7，通常每日分泌量 750 ～ 1000ml。胰液的成分包括水、电解质和消化酶。胰液中的 Na^+、K^+ 浓度与血浆中的浓度一致，HCO_3^- 的浓度较高，Cl^- 浓度相对较低。胰液中的主要成分碳酸氢盐由泡心细胞和小导管上皮细胞分泌，在休息状态下，碳酸氢盐浓度约在 20mmol/L，在受刺激时分泌碳酸氢盐可达到 150mmol/L。胰液中 Na^+、K^+ 相对保持恒定，与血清中一致，当碳酸氢盐分泌增加时，Cl^- 分泌减少，因此胰液中阴离子保持稳定，渗透压维持与血浆一致。碳酸氢盐与 Cl^- 的离子交换主要在导管和小叶间导管中进行，主胰管没有分泌或交换的功能。胰液的碱性环境可以使胰蛋白酶在进入小肠前不被活化，对胰腺腺体起到保护作用。

胰液中的胰酶主要成分包括胰淀粉酶、胰脂肪酶和胰蛋白酶，另外还包括糜蛋白酶、弹力蛋白酶、羧基肽酶、胰磷脂酶、胰麦芽糖酶、核糖核酸酶和脱氧核糖核酸酶等。胰淀粉酶和胰麦芽糖酶可以将淀粉水解为葡萄糖；胰淀粉酶以活化的形式分泌，在胰液碱性环境中可保持活性的稳定，在临床实践中，常以胰淀粉酶的活性检测作为胰腺炎的诊断依据；胰脂肪酶在胆碱和共脂酶（colipase）的共同作用下可以把脂肪水解为脂肪酸和甘油；胰蛋白酶是一种触发酶，自身分泌出来是无活性的酶原，它只有进入肠道酸性环境下自身分解或在肠激酶的激活下才能发挥作用，其在消化过程中可以活化胰凝乳蛋白酶、磷脂酶、羧基肽酶和弹力蛋白酶。

2. 胰腺腺泡细胞的分泌和调节　胰腺中主要以胰岛为内分泌的基本结构单元，其均匀地分布在胰腺内，共有 170 万～ 200 万个胰岛，占胰腺重量的 1%～ 2%。正常情况下，胰岛的内分泌细胞包括：α 细胞，占 20%，负责分泌胰高血糖素；β 细胞，约占 75%，分泌胰岛素；δ 细胞，占 5%，分泌生长抑素；胰多肽细胞（PP 细胞），位于胰岛周边或散在于外分泌部，数量少，分泌胰多肽，促进胃酸和胃蛋白酶原的分泌，抑制胆汁和胰蛋白酶的分泌；还包括其他内分泌细胞如 δ1 细胞分泌 VIP 和 G 细胞分泌促胃液素等。

由胰岛 α 细胞中的蛋白酶将胰高血糖素原切割成成熟的胰高血糖素，这个过程主要受到血糖稳态的调节。胰高血糖素主要作用于肝细胞，具有很强的促肝糖原分解和糖异生的作用，使血糖快速升高。同时，还可以激活脂肪酶，促进脂肪分解和脂肪酸 β 氧化，产生的酮体增多。

胰岛 β 细胞分泌产生的胰岛素是体内唯一可以降低血糖的激素，其主要作用于肝脏、肌肉和脂肪组织，控制糖、脂肪和蛋白质三大营养物质的代谢和储存。对糖代谢的调节：胰岛素能够促进全身组织细胞对葡萄糖的摄取和利用，同时抑制糖原的分解和糖原异生，进而降低循环中的血糖水平；胰岛素也可以抑制脂肪组织内激素敏感性脂肪酶，减少脂肪动员，增加组织对葡萄糖的利用。当胰岛素分泌过多时，血糖明显降低，循环血在脑组织中供应葡萄糖水平不足，影响脑组织对葡萄糖的摄取，可出现惊厥、昏迷，严重者可出现胰岛素性休克；若胰岛素分泌缺乏或相对不足时，循环血糖水平超过体内组织细胞对血糖利用摄取程度，导致血糖高于肾糖阈，引起糖尿，同时也会引起相应的并发症发生，如糖尿病酮症酸中毒、高血糖高渗状态、乳酸性酸中毒等急性并发症和心脑血管事件、肾脏和眼底病变及神经病变等慢性并发症。

生长抑素主要由下丘脑及胰岛、胃、十二指肠的 δ 细胞产生，通过与受体结合，抑制膜结合腺苷酸环化酶和 cAMP 的形成，进而抑制多种激素的分泌，包括生长激素、胰岛素、胰高血糖素、促胃液素、VIP 和促甲状腺激素。

促生长激素释放素（ghrelin）由胰岛的 ε 细胞、胃和下丘脑的内分泌细胞分泌。主要作用于胰岛 β 细胞和垂体前叶的生长激素细胞，其通过胰岛 δ 细胞和 β 细胞之间的旁分泌相互作用抑制胰岛 β 细胞分泌胰岛素。近期有研究报道，其在控制食物摄入量中起关键作用，同时也提出促生长激素释放素分泌与身体营养成分有直接相关性，然而可能其并不是食欲控制和体重的决定性因素。

（杨　钧　李孟彬　李晓华）

参考文献

樊代明，2016. 整合医学：理论与实践. 北京：世界图书出版公司.

樊代明，2021. 整合医学：理论与实践 7. 北京：世界图书出版公司.

郭绍红，2021. 人体胆囊的十种生理功能. 中华肝胆外科杂志，27(5): 397-400.

周厚纶，2011. 胰腺的生理功能. 临床肾脏病杂志，11(6): 244-245.

Adkins RB Jr, Chapman WC, Reddy VS, 2000. Embryology, anatomy, and surgical applications of the extrahepatic biliary system. Surg Clin North Am, 80(1): 363-379.

Böck P, Abdel-Moneim M, Egerbacher M, 1997. Development of pancreas. Microsc Res Tech, 37(5-6): 374-383.

Cesmebasi A, Malefant J, Patel SD, et al, 2015. The surgical anatomy of the lymphatic system of the pancreas. Clin Anat, 28(4): 527-537.

Charels K, Klöppel G, 1989. The bile duct system and its anatomical variations. Endoscopy, 21 Suppl 1: 300-308.

Crist DW, Gadacz TR, 1993. Laparoscopic anatomy of the biliary tree. Surg Clin North Am, 73(4): 785-798.

Donald JJ, Fache JS, Buckley AR, et al, 1991. Gallbladder contractility:

variation in normal subjects. Am J Roentgenol, 157(4): 753-756.

Frierson HF Jr, 1989. The gross anatomy and histology of the gallbladder, extrahepatic bile ducts, Vaterian system, and minor papilla. Am J Surg Pathol, 13(2): 146-162.

Henry BM, Skinningsrud B, Saganiak K, et al, 2019. Development of the human pancreas and its vasculature - an integrated review covering anatomical, embryological, histological, and molecular aspects. Ann Anat, 221: 115-124.

Hernandez-Jover D, Pernas JC, Gonzalez-Ceballos S, et al, 2011. Pancreatoduodenal junction: review of anatomy and pathologic conditions. J Gastrointest Surg, 15(7): 1269-1281.

Holzbach RT, 1984. Effects of gallbladder function on human bile: compositional and structural changes. Hepatology, 4(5 Suppl): 57S-60S.

Leslie GA, Stankus RP, Martin LN, 1976. Secretory immunological system of fowl. V. The gallbladder: an integral part of the secretory immunological system of fowl. Int Arch Allergy Appl Immunol, 51(2): 175-185.

Leung PS, 2010. Overview of the pancreas. Adv Exp Med Biol, 690: 3-12.

Oldham-Ott CK, Gilloteaux J, 1997. Comparative morphology of the gallbladder and biliary tract in vertebrates: variation in structure, homology in function and gallstones. Microsc Res Tech, 38(6): 571-597.

Pan FC, Wright C, 2011. Pancreas organogenesis: from bud to plexus to gland. Dev Dyn, 240(3): 530-565.

Portincasa P, Di Ciaula A, Wang HH, et al, 2008. Coordinate regulation of gallbladder motor function in the gut-liver axis. Hepatology, 47(6): 2112-2126.

Skandalakis LJ, Rowe JS Jr, Gray SW, et al, 1993. Surgical embryology and anatomy of the pancreas. Surg Clin North Am, 73(4): 661-697.

Turner MA, Fulcher AS, 2001, The cystic duct: normal anatomy and disease processes. Radiographics, 21(1): 3-22; questionnaire 288-294.

Turumin JL, Shanturov VA, Turumina HE, 2013. The role of the gallbladder in humans. Rev Gastroenterol Mex, 78(3): 177-187.

Williams JA, 2010. Regulation of acinar cell function in the pancreas. Curr Opin Gastroenterol, 26(5): 478-483.

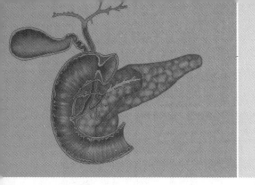

第4章　胆胰系统与微生态

第一节　胆道疾病的微生态研究进展

胆道疾病是一种影响人类健康的常见病，主要有胆道良恶性肿瘤、胆道结石、寄生虫病和先天发育异常等。胆道疾病可造成胆道梗阻、胆汁淤积，诱发肝脏受损或继发感染等。近年来，人们对微生物群与人类健康、疾病的关系越来越重视，认识也越来越全面、深入。众多相关研究表明，疾病患者与对照组人群的肠道或胆道微生物组成不同。在胆道疾病的研究中发现了胆汁环境的重要性，尤其是肠道微生物群及其胆汁酸稳态。本章将简要概述微生物群及其对胆道疾病的影响。

一、口腔、肠道与胆道微生态之间的关系

人体内微生物群对健康有着重要的影响。随着对微生态研究的深入和测序技术的发展，人们慢慢改变了健康胆道系统是无菌状态的观念。Jiménez 等在健康母猪的胆汁标本中发现了菌群的存在；Molinero 等首次在没有任何肝胆疾病个体的胆汁标本中检测到细菌群落。这表明正常的胆道也存在一个微生态系统，由于疾病的影响导致生态系统平衡的破坏，引起菌群丰度和多样性的改变。

口腔是消化道和呼吸道的入口，口腔微生物菌群失调不仅会引起口腔疾病，还会导致身体其他部位的疾病，如胃肠系统疾病、神经系统疾病、循环系统疾病及免疫系统疾病等。肠道微生态紊乱也与诸多慢性肝病、肝癌和胆道疾病的发生、发展相关。Stearns 等在 4 名健康受试者的胃肠道中取样分析发现，人体在口腔、胃、十二指肠、结肠和粪便之间有共同的微生物菌群。Ye 等运用 16S rRNA 测序技术研究了 6 例胆结石患者胆道、十二指肠、胃和口腔的细菌菌落，发现胆道中能够检测到的所有菌群在上消化道都可以检测到，胆汁微生物组与唾液的细菌组成有很大程度的相关性，而胆道微生物组与十二指肠微生物组有较高的相似性。这一结果也进一步支持胆道菌群来源于肠道菌群逆行感染的假设。Shen 等在 15 名胆结石患者的胆汁标本中通过全基因组鸟枪法（WMS）测序鉴定了人类胆道中以前没有报道过的 13 种微生物，其中有 8 种是人类口腔微生物分类群。这些研究表明：口腔、肠道与胆道微生态之间有着密不可分的联系。

二、微生态失衡的发病机制

微生物群影响胆道疾病的主要机制可能包括逆行定植或感染直接损伤胆道上皮细胞；影响胆固醇和胆汁酸合成、代谢、重吸收；调控肝脏和胆道周围免疫等。

1. 细菌的逆行定植或感染　细菌的逆行定植或感染直接损伤胆道上皮细胞，使胆道长期处于慢性炎症状态中或胆道的运动功能改变，从而引起一系列胆道疾病。细菌在胆道中的迁移和定植有多种可能途径，如幽门螺杆菌从十二指肠通过

奥迪括约肌移位或由血行进入肝脏,并进一步排泄到胆汁中,从而影响色素结石和混合胆固醇结石的形成。胆道慢性炎症是胆总管结石形成的潜在危险因素。另外,肠道微生物群也在原发性硬化性胆管炎(PSC)的发病机制中起作用,因为与其他肝病患者相比,在 PSC 患者的外植体肝脏中更频繁地发现了移位的细菌产物。

2. 胆汁酸　为胆汁的主要成分,在脂类物质消化吸收及调节胆固醇代谢方面起重要的作用。胆汁酸在肝脏中合成,其中 95% 的胆汁酸在回肠末端重吸收,并进行肠肝循环,剩余的随粪便排出体外。Sayin 等研究发现,胆汁酸的合成通过回肠和肝脏中的核受体法尼醇 X 受体(FXR)的激活受到负反馈控制。肠道微生物群通过 FXR 依赖机制调节回肠成纤维细胞生长因子 15 和肝脏胆固醇 7α- 羟化酶(CYP7A1)的表达。胃肠道和胆道的微生物群几乎参与胆汁酸合成、代谢、转化和循环的每一个阶段。肠道微生物组 - 胆汁酸池大小和组成之间存在动态平衡,这种平衡的破坏会导致病理状态(胃肠癌、胆结石、肝病)。有研究表明,肠肝循环障碍可能会导致胆结石的形成,原因包括胆汁酸转运蛋白及其调节性核受体和肠杆菌代谢异常等。在胆结石患者中,7α- 脱羟基细菌的水平比没有胆结石的患者高 42 倍以上($P < 0.01$)。Proungvitaya 等的研究结果显示,与健康对照组相比,胆管癌和良性胆道疾病患者血清中的结合胆汁酸特别是甘胆酸水平明显升高。Yoshimoto 等发现,胆汁酸会损伤宿主细胞的 DNA,最终导致癌变。

3. 免疫系统　是一个复杂的系统,与许多疾病的发生、发展有关。肠道微生物群参与消化过程,帮助塑造黏膜免疫系统,同时也包含潜在的机会性病原体,如果这种复杂的微生物群落不平衡,可能会对宿主造成伤害。肠道黏膜免疫系统通过控制致病生物,限制微生物过度生长,并对突破肠道化学和物理屏障的渗透性物质〔如分泌的可溶性免疫球蛋白 A(IgA)、抗菌肽(AMP)、黏液层和紧密连接的肠上皮细胞内层〕做出反应,来确保有益的微生物群组成。反过来,肠道微生物群在指导宿主免疫组织、免疫细胞群和免疫介质的发育和调节等几个方面中起着关键作用。有

研究证明肠道微生物群和细菌移位在小鼠自身免疫性胆管炎发病机制中具有重要作用,肠道微生物群驱动肝脏细菌移位,通过 Toll 样受体 2(TLR2)参与自身免疫性胆管炎的发病。在胆道中,慢性感染可激活胆管上皮细胞的免疫应答反应,分泌大量的炎性细胞因子,如 IL-6、IL-10、IL-12(p70)、IL-13, 以 及 sIgA、IgM 和 IgG 等免疫球蛋白,促使细菌聚集而参与结石的形成。微生物群通过免疫调节改变黏蛋白基因(*MUC1*、*MUC3* 和 *MUC4* 基因)的表达,从而改变黏蛋白凝胶的积累,黏蛋白凝胶是胆囊中胆固醇结石形成的成核基质。

三、微生态失衡与疾病的相关性

多项研究表明,微生态与多种胆道疾病有关,主要为胆结石、胆道肿瘤和原发性硬化性胆管炎(PSC)。

1. 胆结石　早在 1916 年就有学者发现胆石症患者的胆汁中存在病原菌,并提出胆道细菌感染是结石形成的重要原因之一。1966 年,日本学者 Maki 提出了经典的胆红素钙结石成因假说:感染胆汁中细菌产生的大量外源性 β- 葡萄糖醛酸苷酶(β-G)将水溶性的结合胆红素水解为不溶于水的游离胆红素和葡萄糖醛酸,游离胆红素再与胆汁中的钙离子结合形成胆红素钙沉淀析出。Swidsinski 等首次运用聚合酶链反应(PCR)技术和 16S rRNA 序列分析法在胆结石中发现了细菌 DNA。随着测序技术的不断进步,人们对菌群与结石的关系的研究更加深入。Ye 等发现复发性结石患者的胆汁微生态菌群多样性明显低于胆道狭窄患者,提示了胆道微环境变化在结石复发中的作用。类似的是,Chen 等比较了复发性结石和初发结石患者的微生态差异。Qi 等研究发现有和没有奥迪括约肌松弛的胆总管结石患者的微生物群落有显著差异。奥迪括约肌松弛是术后胆总管结石复发的关键危险因素,其中梭菌的存在可能与其诱导的胆总管结石的复发有关。有研究发现口腔细菌与胆结石的发病有关,但形成机制尚不清楚。在美国一项人口研究中,单变量分析表明口腔卫生不良和牙齿脱落是胆结石形成的危险因

素，多因素分析证实缺失牙是胆结石形成的独立危险因素。众多研究探索了关于幽门螺杆菌与胆结石形成的关系，出现了不一致的结果，其原因可能与研究样本、方法、人群种族差异等因素有关。

2.胆道肿瘤　胆管癌的发生常与慢性胆道炎症有关，常在 PSC、肝吸虫感染、胰胆管合流异常（PBM）或丙型和乙型肝炎患者中可见胆管癌。有研究在感染致癌性肝吸虫所致的胆管癌小鼠模型中，发现了肠道和胆汁微生物群发生了变化。Huisong 等研究成功地分析了胆管癌和良性炎症患者与正常健康成人组相比的微生物组组成，发现胆囊炎和胆管癌患者的微生物组组成相似。因此慢性炎症如慢性胆囊炎或胆管炎也与癌症的发展有关。F. Avilés-Jiménez 等研究强烈提示幽门螺杆菌在肝外胆管癌中的作用。在肝外胆管癌患者中，幽门螺杆菌毒力基因的丰度增加。在另一项研究中发现，与肝细胞癌或肝硬化患者和正常人相比，肝内胆管癌患者肠道菌群多样性最高，乳杆菌属、放线菌属、消化链球菌科和别斯卡多维亚属的丰度增加。

3.PSC　是一种特发性、慢性和典型的进行性胆汁淤积性肝病，其特征为肝内和肝外胆管的炎症和纤维化。PSC 与肠道微生物群有着先天的最强联系，传统上被认为是炎症性肠病（IBD）的肠外表现。60%～70% 的 PSC 患者患有 IBD。虽然 PSC 的发病机制尚未阐明，但是越来越多的证据表明，肠道微生物群也可能在其发病机制中发挥作用。全基因组关联研究已经确定了 PSC 的 16 个风险位点。其中一些风险位点，如 FUT2，与细菌和病毒感染风险的增加和微生物组组成有关。曾有一项在患有 PSC 的 Mdr2-/- 小鼠模型中的研究发现，当小鼠在无菌条件下饲养时，会导致更严重的 PSC 表型，这表明肠道微生物群在胆管损伤的发生中起作用。另有研究发现，与对照组患者相比，PSC 患者胆汁中微生物多样性降低和病原体粪肠球菌增加，胆汁中肠球菌的丰度与有害的次级胆汁酸牛磺胆酸的浓度密切相关（r=0.60，P=0.002 1）。

四、治疗前景

随着对微生物群的研究不断深入，其已成为治疗消化道疾病新的治疗方向。肠道微生态在炎症性肠病患者中的治疗效果是众所周知的，如粪菌移植（FMT）在治疗炎症性肠病中的运用，它可以被认为是系统的外部重置。Allegretti 等在合并炎症性肠病的非发热性 PSC 患者中研究发现，FMT 在该人群中是安全的。在 FMT 之后，微生物多样性和供体植入早期稳定性增加，碱性磷酸酶活性下降，但粪便胆汁酸谱没有显著变化。需要进一步的试验来发现 FMT 是否在 PSC 治疗中发挥作用。于浩等在以豚鼠为动物模型的研究中发现，破坏其肠黏膜屏障，胆色素结石的发病率明显增高，而与之相比，给予谷氨酰胺改善肠黏膜屏障功能可降低结石形成率。在我国及日本的研究中，均发现幽门螺杆菌的存在与胆结石发生呈正相关，根除幽门螺杆菌甚至可以预防胆结石。双歧杆菌科和假单胞菌科，以及棒状杆菌科棒状杆菌属、草酸杆菌科罗尔斯顿菌属和丛毛单胞菌属物种组成的差异可用于开发胆管癌的预测模型。

综上所述，随着技术的进步，微生态研究已从分析微生物数量、丰度的改变过渡到关注菌群结构、具体菌种甚至菌株水平；从肠道微生态过渡到胆道微生态；从炎症性肠病到肝胆疾病。虽然目前微生物群在胆道疾病的发病机制或进展中的活跃程度尚不清楚，但其作为诊断和治疗疾病的一种生物标志物，仍有临床潜力。未来研究应进一步深入探讨微生态与各种疾病之间相互作用的机制，关注和重新评估现有疾病治疗方案对微生态的影响，从而探索干预胆肠微生态治疗相关疾病的新方法，为个性化医学时代提供新的治疗选择。

（陶　芹）

第二节　胰腺疾病的微生态研究进展

胰腺曾经被认为是一个无菌器官，但目前越来越多的研究证实胰腺中存在一个正常、非病理状态的微生物群。越来越多的证据支持胰腺特异性疾病可能由人体微生物群调节，或通过局部（直接胰腺影响）或远程（非胰腺）方式调节。同时越来越多的临床研究强调了微生物组成对放化疗和免疫治疗反应的影响，提示了微生物稳态在调控肿瘤患者中的治疗潜力。

一、微生态与胰腺

1. 正常胰腺中的肠道微生物群　胰腺微生物群的存在已被证明发生在各种正常和疾病状态。在 Pushalkar 等的一项研究中，与胰腺导管腺癌（pancreatic ductal adenocarcinoma，PDAC）患者相比，正常人胰腺中短杆菌属和衣原体目相对丰度增加。此外，胰腺抗菌肽（AMP）是胃肠道抗菌天然免疫中的分泌成分，它们主要由肠上皮细胞直接分泌到肠腔，研究发现胰腺也参与了这种先天防御机制，胰液中约 10% 的蛋白质为胰腺的 AMP，剩下的主要是消化酶。腺泡细胞可分泌防御素 α1、胰岛细胞可分泌防御素 β3，而腺泡细胞和胰岛细胞均可分泌防御素 β2、防御素 α4 和 Cathelicidin 相关抗菌肽（cathelicidin related antimicrobial peptide，CRAMP）。这就形成了一种稳态双向串扰，其中胰腺 AMP 受肠道微生物群的影响，调节胰腺内免疫细胞，以及 AMP 通过胰液分泌到胃肠道，从而改变肠道微生物群和肠道免疫系统，胰腺产生的 AMP 减少会导致胃肠道微生物群过度生长和促炎症表型的发展。而胃肠道微生物群通过短链脂肪酸代谢物影响胰腺 AMP 的产生，从而诱导免疫调节胰腺环境，减少促炎性免疫细胞。

2. 胰腺的细菌定植　细菌进入胰腺的途径存在争议，但文献支持并举例说明了几种机制，如口服途径，通过门静脉循环或肠系膜淋巴结从下消化道移位等。其中一种机制考虑到胰腺和胃肠道的解剖关系，即由于胰腺靠近上消化道，食管、胃、

十二指肠或胆道的微生物可以通过胰管进入胰腺实质；考虑到肠道中细菌的丰富性，细菌植入胰腺的另一种方式可能是从肠道移位。在解剖学上，这种解释是可行的。事实上，细菌从肠道转移到肠系膜淋巴结既有自发的，也有通过免疫细胞运输的。研究发现，共生菌通过将 CX3CR1hi$^+$ 巨噬细胞与从肠腔捕获的细菌一起运送到肠系膜淋巴结，在调节肠道免疫监测方面具有重要意义。在这个过程中，细菌被"筛选"并从肠道转移到肠系膜淋巴结，这可能为细菌提供了通过解剖淋巴管引流途径进入胰腺的机会，但这种转移模式的细节目前尚不清楚。胰腺的细菌感染已经被证明是细菌通过结肠的跨壁移位或当胰腺内存在局部炎症（胰腺炎）时通过回流进入胰管而发生的。这些发现表明，无论是否有肠道炎症，细菌的移位都不是胰腺的正常生理过程，其可能是胰腺内潜在的病理学标志。移位细菌能够在胰腺内建立起生态平衡。

3. 口腔微生物群和胰腺疾病风险　口腔有 700 多种细菌组成的广泛细菌库。牙周炎是一种口腔炎症性疾病，有几种微生物与牙周炎的发生密切相关，包括牙龈卟啉单胞菌和放线菌聚集杆菌。牙龈卟啉单胞菌是一种革兰氏阴性口腔厌氧菌，越来越多的证据表明，宿主微生物群与胰腺癌的发生有联系，其中牙龈卟啉单胞菌增加了胰腺癌的发病风险。一项大规模的前瞻性研究表明，牙周病患者的 PDAC 发病率增高 64%，非吸烟牙周病者的相对危险性甚至更高。使用血浆抗体检测和口腔拭子检测微生物群组成的研究进一步支持牙龈卟啉单胞菌与胰腺癌之间的关联。此外，研究表明牙龈卟啉单胞菌还可加速胰腺上皮内瘤变（PanIN）疾病的进展且牙龈卟啉单胞菌在 PDAC 恶化中起直接作用。

4. 胃肠道微生物群和 PDAC

（1）与 PDAC 相关的幽门螺杆菌：幽门螺杆菌（Helicobacter pylori，HP）是一种革兰氏阴性细菌，寄生在人类的胃中，HP 产生多种毒力因子，这些毒力因子可以改变宿主细胞内信号转

导，影响肿瘤的转化。表达细胞毒素相关基因 A（Cag-A）的 HP 菌株与胃部炎症和溃疡有关，并促进胃癌的恶性转化。一项病例对照研究证实，75% 的 PDAC 患者体内存在 HP 菌属。一些研究探讨了 HP 可能导致 PDAC 的间接机制，包括炎症、免疫逃逸和亚硝胺水平升高。在 Takayama 等的一项研究中，HP 感染的人胰腺细胞系可促进核转录因子 -κB 和促炎细胞因子（如 IL-8）的上调，这些细胞因子激活 PDAC 启动和进展的信号通路。在自身免疫性胰腺炎和 PDAC 患者中发现一种 HP 抗原肽，然而在同一患者的十二指肠和 PDAC 组织中发现了相互排斥的 HP，这使得 HP 不太可能发生肠道移位，推测其传播机制为肝胆移位或血行播散。另一些研究发现 HP 感染与胰腺疾病之间没有关系，HP 感染在胰腺疾病中的作用仍存在争议。

（2）肠道微生物群：平衡的肠道微生物群落对宿主免疫系统有积极作用，可维持免疫稳态。肠道微生物失调是一种有规律的变化，可引发慢性炎症，上皮屏障破坏、有害细菌的过度生长都会导致癌症。在一项对 14 例胰头癌患者和 14 例健康对照者的小病例对照研究中，十二指肠黏膜微生物群的分析表明，PDAC 患者和健康对照者的十二指肠黏膜微生物群具有相似的种类，主要是厚壁菌门和变形杆菌门。最近的一项研究比较了 308 例接受十二指肠内镜检查的患者（包括 134 例正常胰腺者、98 例胰腺囊肿患者和 74 例 PDAC 患者）分泌的刺激性十二指肠液的细菌和真菌（16S rRNA 和 18S rRNA）谱。与年龄匹配的正常胰腺者和胰腺囊肿患者相比，PDAC 患者十二指肠微生物 α 多样性显著降低，双歧杆菌属丰富。对照组和胰腺囊肿患者的十二指肠液微生物组没有显著差异。此外已经观察到短期存活的 PDAC 患者的十二指肠液富含梭杆菌和罗氏菌属。研究者还发现胰腺癌患者体内真菌 DNA 含量较高，胰腺囊肿患者十二指肠液样本中子囊菌 DNA 含量较高。Del Castillo 等对 189 份组织样本（胰管、十二指肠、胰腺）、57 份拭子（胆管、空肠、胃）和 12 份粪便样本进行了 16S rRNA 基因测序，发现胰腺和十二指肠不同部位的细菌 DNA 有重叠现象，在癌症和非癌症受试者中具有高度

的受试者特异性，癌症受试者中梭杆菌的相对丰度高于非癌症受试者，而非癌症受试者中乳杆菌属的存在显著高于癌症受试者。与对照组相比，PDAC 受试者的胰腺 / 十二指肠组织样本中检测到双歧杆菌的感染率较高。与对照组相比，研究人员还检测到 PDAC 组织中口腔病原体（卟啉单胞菌属）的丰度更高。

5. 肿瘤内微生物群　在健康胰腺组织及肿瘤内组织的一些研究中，证实了不同细菌群的存在。在接受胰十二指肠切除术的患者中，Rogers 等检查了微生物群数据与术前胆道支架放置、新辅助化疗、术后胰腺漏和 1 年死亡率之间的关系。液体收集自胆管、空肠、胰腺和胰腺囊肿。从胰管和胆总管获得的液体中检测到许多细菌类群，包括普氏杆菌、嗜血杆菌、聚集杆菌和梭杆菌。他们发现术前胆道支架的放置与胰腺样本中不动杆菌和鞘氨醇菌的丰度增加及胆汁中嗜血杆菌丰度减少有关。与非肿瘤的健康胰腺组织相比，PDAC 患者胰腺组织变形杆菌和厚壁菌门的物种占检测到的细菌序列的大部分，类似于健康肠道微生物组的组成。癌症治疗可以重塑微生物群，反过来，微生物群通过调节免疫反应和代谢影响治疗效果。这种串扰是双向的、异构的和动态的。

二、微生态与胰腺炎

在急、慢性胰腺炎所致胰腺坏死中，约 30% 的病例最初是无菌的，但会感染细菌，这导致了关于在急性胰腺炎中使用预防性抗生素的争论。在这种情况下，研究发现坏死胰腺组织中的葡萄球菌、肠球菌、大肠埃希菌和克雷伯菌培养呈阳性。虽然细菌可能不是胰腺炎的诱因，但炎症环境可能使这些微生物进入胰腺，使局部和全身炎症状况恶化，这与临床败血症起源于肠道的理论是一致的。胰腺炎已被证明其可增加肠道通透性可能是通过降低闭合蛋白 4（claudin4）表达而改变肠道本身的紧密连接所致。理论上，这个过程可能导致了全身和胰腺细菌移位，并进一步导致持续的炎症状态。此外，与健康对照组相比，急性胰腺炎患者的类杆菌门和变形杆菌门丰富，而厚壁

菌和放线菌门较少。Jandhyala 及其同事评估了慢性胰腺炎患者肠道菌群改变的长期功能意义，分析显示健康人和慢性胰腺炎患者的粪便细菌群具有明显的聚集性。在物种水平上，健康对照组与慢性胰腺炎伴或不伴糖尿病组相比，早熟粪杆菌和瘤胃球菌的相对丰度均降低。在 Hamada 及其同事的一项研究中，他们证明了急慢性胰腺炎患者的肠道微生物群存在明显差异，这可能有助于深入了解每种疾病的致病因素，在这项涉及有限队列患者（8 例慢性胰腺炎患者和 12 例自身免疫性胰腺患者）的研究中，16S rRNA 基因测序显示与急性胰腺炎相比，慢性胰腺炎患者卵形类杆菌、南方链球菌、戈顿链球菌和乳酸梭状芽孢杆菌丰度较高（$P < 0.05$）。

三、微生态与胰腺癌

胰腺癌仍然是高死亡率性疾病之一，总的 5 年累积生存率低于 1%。胰腺导管腺癌（PDAC）是胰腺最常见的恶性肿瘤，研究发现肿瘤内微生物组通过致瘤基因突变、胰腺炎症、免疫抑制和治疗耐药性促进 PDAC 的进展。有关 PDAC 的口腔、粪便和器官特异性微生物群组成的关联研究已被报道。口腔和（或）肠道微生物群与患者 PDAC 的存在相关，牙龈卟啉单胞菌增加了胰腺癌的发病风险，加速胰腺上皮内瘤变疾病的进展且牙龈卟啉单胞菌在 PDAC 恶化中起直接作用。尽管 PDAC 形成的始发事件尚不清楚，但在小鼠模型中，来自远处（即非胰腺）的细菌参与了胰腺癌的加速发生，这也可能是由细菌代谢物介导的。另外，细菌可能从肠道或口腔转移到胰腺，并结合胰腺屏障功能受损，在胰腺内定植，以改变免疫耐受，促进 PDAC 进展。值得注意的是，这些过程随后导致 CD4$^+$T 辅助细胞 1（Th1 细胞）和 CD8$^+$T 淋巴细胞募集减少，从而阻碍肿瘤免疫监视和随后的 PDAC 进展。Gaiser 等观察到，与非胰腺导管内乳头状黏液性肿瘤（IPMN）相比，伴有高度发育不良的 IPMN 和伴有癌症的 IPMN 中的囊内细菌 16S DNA 拷贝数和 IL-1 定量显著增高。此外，在伴有高度发育不良的 IPMN 的囊肿液中发现有核梭杆菌等口腔细菌类群的共存和富集。

Erick Riquelme 等通过 16S rRNA 基因测序，分析了 PDAC 患者短期生存期（STS）和长期生存期（LTS）的肿瘤微生物组组成，肿瘤微生物多样性与 PDAC 切除患者的预后相关。肠道微生物群的失衡或失调与放化疗的不良反应有关，并与慢性疾病和癌症的发展有关。一项对 27 个 PDAC、21 个非 IPMN 和 57 个 IPMN 患者进行的研究表明，与非 IPMN 胰腺囊性肿瘤相比，重度异型增生的 IPMN 和癌变的 IPMN 的囊内细菌 16S DNA 拷贝数显著增高。其他几项研究表明，与非肿瘤性、健康的胰腺组织相比，PDAC 组织中的微生物数量增加。PDAC 组织中检测到的细菌序列大部分属于变形菌门和厚壁菌门，与健康的肠道微生物组组成相似。Aykut 等调查了胰腺癌中真菌菌群的存在，他们发现人类 PDAC 样本中马拉色菌显著富集，此外，用抗真菌药物消融真菌群落可减慢 PDAC 的进展，并使吉西他滨的疗效提高 15% ~ 25%，同时进一步发现真菌通过激活补体级联反应增加发生癌症的风险。同时在瑞典和中国台湾的两个大人群队列研究中也论证了口腔和消化道念珠菌感染与较高的 PDAC 风险独立相关，这证实了真菌也可促进胰腺肿瘤的发生。Del Castillo 等研究发现癌组中梭菌属的相对丰度高于非癌组，乳酸菌属在非癌组中明显高于癌组，并且梭杆菌瘤内状态与胰腺癌患者的预后独立相关，提示其有可能被用作胰腺癌的预后生物标志物。最近一项研究表明，肿瘤内微生物组组成可以作为预测 PDAC 患者生存的指标。

四、微生态与胰腺 β 细胞

糖尿病是葡萄糖稳态失调，可能是胰腺 β 细胞胰岛素分泌不足（1 型糖尿病）或可用胰岛素利用不足（2 型糖尿病）的结果。1 型糖尿病主要是一种免疫介导的现象，胰腺 β 细胞的破坏使患者永久依赖外源性胰岛素来确保葡萄糖稳态。为了鉴定与 1 型糖尿病发展相关的微生物变化，研究人员检测了 1 型糖尿病发病前 1 ~ 5 岁儿童的粪便微生物群，并将其与自身抗体阴性的儿童进行了比较分析，发现具有较多胰腺 β 细胞自身抗体的个体，其产生乳酸和丁酸的细菌丰度低于自身抗体阴性的个体。一项纵向研究对 1 型糖尿病遗传易感家庭或 1 型糖尿病一级亲属所生婴儿的微生物组变化进行了研究，发现与健康对照组相比，1 型糖尿病患者的肠道微生物群中短链脂肪酸（SCFA）生产者的相对丰度较低，其触发因素尚未确定。SCFA 特别是丁酸产生菌减少的患者，表现出更高水平的胰腺 β 细胞自身抗体，这可能导致胰腺 β 细胞破坏和 1 型糖尿病的发展。微生物群还与模式识别受体（PRRs）相互作用，如 Toll 样受体（TLRs）中的 TLR2 和 TLR4，通过"平衡信号"假说来调节 1 型糖尿病的发展，在该假说中，疾病的发展是基于耐受和促炎信号的平衡。TLR4 途径涉及适配器蛋白 MYD88 和 TRIF，被认为是减弱 1 型糖尿病发展的耐受途径。相反，通过 TLR2 通路的信号转导可以改变肠道微生物群，促进 1 型糖尿病的发生。这些机制被认为可促进淋巴细胞浸润和胰岛素下降并伴随胰腺 β 细胞破坏，故特异性胃肠道细菌与固有免疫系统的相互作用是 1 型糖尿病发展的一个影响因素。

五、未来应用

1.基于微生物群的胰腺癌治疗策略　对胰腺肿瘤基因工程小鼠模型的研究表明，肠道菌群对 PDAC 具有促肿瘤作用。无菌小鼠经口灌胃诱导的荧光标记细菌可侵入胰腺，证实了肠道菌群移位至胰腺的假说。

在一些研究中，抗生素治疗使小鼠肠道细菌群减少已被证明可减少 PDAC 的发生。此外，无菌小鼠的粪便微生物组移植诱导了 PDAC 肿瘤微环境中免疫细胞的变化。目前，PDAC 化疗方案的耐药性仍然是临床医师治疗患者的主要障碍。从动物模型中积累的证据表明，微生物群可能与化疗耐药有关。Geller 等进一步研究了 PDAC 组织的微生物群，发现 76% 的受试 PDAC 样本含有肿瘤内 γ- 蛋白杆菌类，这表明这些细菌导致了 PDAC 患者对吉西他滨的耐药性。

2.益生菌抑制胰腺癌的发生　近年来，对肠道微生物群与癌症的关系的研究越来越多。微生物失调与黑色素瘤、肺癌和 PDAC 的发生有关。常驻微生物群可以促进宿主体内药物的不同代谢，并对癌症化疗产生不同的作用。此外，微生物抗原如脂多糖在宿主体内引发炎症反应并影响癌症进展。研究发现，在伴有高度发育不良的 IPMN 的囊液中，口腔细菌类群（包括核梭杆菌和毗邻颗粒链菌）同时出现和富集，此外囊内细菌 DNA 升高与有创内镜手术相关，与质子泵抑制剂和抗生素的使用无关，胰腺侵入性内镜手术作为一种潜在的医源性细菌移位途径，其对肿瘤复发和进展的影响值得进一步研究。不同的细菌群落可以存在于 IPMN 伴低级别瘤变、高级别瘤变和 IPMN 的囊液中。虽然这些疾病组在细菌门水平上显示出明显不同的微生物组成，但在较低的分类水平上，差异则不显著。研究显示益生菌裂解物可显著降低胰腺癌细胞活力。乳酸杆菌可减少胰腺癌细胞的生长和存活，减少胰腺癌细胞中 PanIN 损伤的程度，抑制癌细胞上皮间质转化。TGF 信号通路可能参与牙龈卟啉单胞菌的促癌作用和益生菌的抑制作用。益生菌对 PD-L1 表达有抑制作用，应用益生菌可能被认为是未来胰腺癌患者的一种有希望的辅助治疗方法。鉴于微生物群影响胰腺疾病的证据，通过饮食操作或服用益生元或益生菌改变微生物群可能改变微生物群以使胰腺病患才获益。

3.粪菌移植（FMT）等应用的可能性　Riquelme 等通过靶向 16S rRNA 扩增子测序检测了不同生存结果的 PDAC 患者的肿瘤 DNA 样本，发现与短期生存者相比，长期生存者（5 年或 5 年以上的总生存期）具有更高的肿瘤内微生物组多样性。通过对长期存活的供体进行人 - 小鼠粪菌移植，移植的粪菌能够诱导肿瘤缩小并激活荷瘤小鼠的免疫系统，证实了肠道微生物组具有影响和调节 PDAC 肿瘤微生物组的能力。粪菌移植为通过操纵微生物瘤来提高 PDAC 患者的生存率开辟了新的治疗途径。

六、展望

通过调节胰腺肿瘤微环境中的微生物群，不

仅可以直接抗癌，还可以与其他治疗手段协同作用，为肿瘤治疗提供了新的方向。基于这一不断积累的证据，肿瘤内微生物群的控制正在成为一种新的潜在的治疗方法。这些策略主要是结合其他治疗方法如化疗或免疫治疗来提高疗效。其中，FMT、饮食干预、抗生素和益生菌正在研究中。另外，这些策略可以应用于预防高危受试者（如家族性胰腺癌或有遗传倾向的患者）发生PDAC，或预防 PDAC 患者术后复发。免疫耐受可能是由微生物群重塑引起的胰腺肿瘤微环境改变所致。因此，化疗和免疫治疗结合适当的微生物群调节可能会改善 PDAC 患者的癌症治疗效果和预后。细菌在胰腺疾病中的作用开启了微生物群宿主反应研究的新前沿。虽然对微生物组与胰腺疾病相关性的机制理解仍然有限，但很明显，这一研究领域正在向前发展，基于细菌相关功能的新的治疗干预方式可能在不久的将来产生。

（范红伟）

参考文献

樊代明，2016. 整合医学：理论与实践. 北京：世界图书出版公司.

樊代明，2021. 整合医学：理论与实践 7. 北京：世界图书出版公司.

李静，苗龙，周文策，2020. 消化道微生态与胆结石疾病关系的研究进展. 中国普通外科杂志，29(8): 1000-1005.

于浩，俊金哲，吴硕东，2010. 豚鼠胆色素结石模型的肠道免疫屏障研究. 中国医科大学学报，39(3): 187-190.

Agus A, Clément K, Sokol H, 2021. Gut microbiota-derived metabolites as central regulators in metabolic disorders. Gut, 70(6): 1174-1182.

Allegretti JR, Kassam Z, Carrellas M, et al, 2019. Fecal microbiota transplantation in patients with primary sclerosing cholangitis: a pilot clinical trial. Am J Gastroenterol, 114(7): 1071-1079.

Aykut B, Pushalkar S, Chen R, et al, 2019. The fungal mycobiome promotes pancreatic oncogenesis via activation of MBL. Nature, 574(7777): 264-267.

Bhandari S, Reddy M, Shahzad G, 2017. Association between oral hygiene and ultrasound-confirmed gallstone disease in US population. Eur J Gastroenterol Hepatol, 29(7): 861-862.

Bravo-Blas A, Utriainen L, Clay SL, et al, 2019. Salmonella enterica serovar typhimurium travels to mesenteric lymph nodes both with host cells and autonomously. J Immunol, 202(1): 260-267.

Burrows MP, Volchkov P, Kobayashi KS, et al, 2015. Microbiota regulates type 1 diabetes through Toll-like receptors. Proc Natl Acad Sci U S A, 112(32): 9973-9977.

Cai JS, Chen JH, 2014. The mechanism of enterohepatic circulation in the formation of gallstone disease. J Membr Biol, 247(11): 1067-1082.

Chen BR, Fu SW, Lu LG, et al, 2019. A preliminary study of biliary microbiota in patients with bile duct stones or distal cholangiocarcinoma. Biomed Res Int, 2019: 1092563.

de Vries AB, Janse M, Blokzijl H, et al, 2015. Distinctive inflammatory bowel disease phenotype in primary sclerosing cholangitis. World J Gastroenterol, 21(6): 1956-1971.

Del Castillo E, Meier R, Chung M, et al, 2019. The microbiomes of pancreatic and duodenum tissue overlap and are highly subject specific but differ between pancreatic cancer and noncancer subjects. Cancer Epidemiol Biomarkers Prev, 28(2): 370-383.

Fremont-Rahl JJ, Ge ZM, Umana C, et al, 2013. An analysis of the role of the indigenous microbiota in cholesterol gallstone pathogenesis. PLoS One, 8(7): e70657.

Gaiser RA, Halimi A, Alkharaan H, et al, 2019. Enrichment of oral microbiota in early cystic precursors to invasive pancreatic cancer. Gut, 68(12): 2186-2194.

Gao L, Xu T, Huang G, et al, 2018. Oral microbiomes: more and more importance in oral cavity and whole body. Protein Cell, 9(5): 488-500.

Hirschfield GM, Karlsen TH, Lindor KD, et al, 2013. Primary sclerosing cholangitis. Lancet, 382(9904): 1587-1599.

Hooper LV, Macpherson AJ, 2010. Immune adaptations that maintain homeostasis with the intestinal microbiota. Nat Rev Immunol, 10(3): 159-169.

Huang JQ, Roosaar A, Axéll T, et al, 2016. A prospective cohort study on poor oral hygiene and pancreatic cancer risk. Int J Cancer; 138(2): 340-347.

Jia XD, Lu SS, Zeng Z, et al, 2020. Characterization of gut microbiota, bile acid metabolism, and cytokines in intrahepatic cholangiocarcinoma. Hepatology, 71(3): 893-906.

Jiménez E, Sánchez B, Farina A, et al, 2014. Characterization of the bile and gall bladder microbiota of healthy pigs. Microbiologyopen, 3(6): 937-949.

Lee H, Lee HK, Min SK, et al, 2020. 16S rDNA microbiome composition pattern analysis as a diagnostic biomarker for biliary tract cancer. World J Surg Oncol, 18(1): 19.

Liu JZ, Hov JR, Folseraas T, et al, 2013. Dense genotyping of immune-related disease regions identifies nine new risk loci for primary sclerosing cholangitis. Nat Genet, 45(6): 670-675.

Liu Z, Kemp TJ, Gao YT, et al, 2018. Association of circulating inflammation proteins and gallstone disease. J Gastroenterol Hepatol, 33(11): 1920-1924.

Liwinski T, Zenouzi R, John C, et al, 2020. Alterations of the bile microbiome in primary sclerosing cholangitis. Gut, 69(4): 665-672.

Maemura K, Natsugoe S, Takao S, 2014. Molecular mechanism of cholangiocarcinoma carcinogenesis. J Hepatobiliary Pancreat Sci, 21(10): 754-760.

Molinero N, Ruiz L, Milani C, et al, 2019. The human gallbladder microbiome is related to the physiological state and the biliary metabolic profile. Microbiome, 7(1): 100.

Plieskatt JL, Deenonpoe R, Mulvenna JP, et al, 2013. Infection with the carcinogenic liver fluke *Opisthorchis viverrini* modifies intestinal and biliary microbiome. FASEB J, 27(11): 4572-4584.

Proungvitaya S, Sombattheera S, Boonsiri P, et al, 2017. Diagnostic value of serum bile acid composition patterns and serum glycocholic acid levels in cholangiocarcinoma. Oncol Lett; 14(4): 4943-4948.

Pushalkar S, Hundeyin M, Daley D, et al, 2018. The pancreatic cancer microbiome promotes oncogenesis by induction of innate and adaptive immune suppression. Cancer Discov, 8(4): 403-416.

Razumilava N, Gores GJ, 2014. Cholangiocarcinoma. Lancet, 383(9935): 2168-2179.

Ridlon JM, Kang DJ, Hylemon PB, et al, 2014. Bile acids and the gut microbiome. Curr Opin Gastroenterol, 30(3): 332-338.

Riquelme E, Zhang Y, Zhang L, et al, 2019. Tumor microbiome diversity and composition influence pancreatic cancer outcomes. Cell, 178(4): 795-806.e12.

Rizvi S, Gores GJ, 2013. Pathogenesis, diagnosis, and management of cholangiocarcinoma. Gastroenterology, 145(6): 1215-1229.

Robinson CJ, Bohannan BJM, Young VB, 2010. From structure to function: the ecology of host-associated microbial communities. Microbiol Mol Biol Rev, 74(3): 453-476.

Sayin SI, Wahlström A, Felin J, et al, 2013. Gut microbiota regulates bile acid metabolism by reducing the levels of tauro-beta-muricholic acid, a naturally occurring FXR antagonist. Cell Metab, 17(2): 225-235.

Sethi V, Kurtom S, Tarique M, et al, 2018. Gut microbiota promotes tumor growth in mice by modulating immune response. Gastroenterology, 155(1): 33-37.e6.

Shen HZ, Ye FQ, Xie L, et al, 2015. Metagenomic sequencing of bile from gallstone patients to identify different microbial community patterns and novel biliary bacteria. Sci Rep, 5: 17450.

Sommer F, Bäckhed F, 2013. The gut microbiota--masters of host development and physiology. Nat Rev Microbiol, 11(4): 227-238.

Stearns JC, Lynch MDJ, Senadheera DB, et al, 2011. Bacterial biogeography of the human digestive tract. Sci Rep, 1: 170.

Tabibian JH, O'Hara SP, Trussoni CE, et al, 2016. Absence of the intestinal microbiota exacerbates hepatobiliary disease in a murine model of primary sclerosing cholangitis. Hepatology, 63(1): 185-196.

Takahashi Y, Yamamichi N, Shimamoto T, et al, 2014. *Helicobacter pylori* infection is positively associated with gallstones: a large-scale cross-sectional study in Japan. J Gastroenterol, 49(5): 882-889.

Thomas RM, Gharaibeh RZ, Gauthier J, et al, 2018. Intestinal microbiota enhances pancreatic carcinogenesis in preclinical models. Carcinogenesis, 39(8): 1068-1078.

Xu MY, Ma JH, Yuan BS, et al, 2018. Association between *Helicobacter pylori* infection and gallbladder diseases: a retrospective study. J Gastroenterol Hepatol, 33(6): 1207-1212.

Ye C, Zhou W, Zhang H, et al, 2020. Alterations of the bile microbiome in recurrent common bile duct stone. Biomed Res Int, 2020: 4637560.

Ye FQ, Shen HZ, Li Z, et al, 2016. Influence of the biliary system on biliary bacteria revealed by bacterial communities of the human biliary and upper digestive tracts. PLoS One, 11(3): e0150519.

Yoshimoto S, Loo TM, Atarashi K, et al, 2013. Obesity-induced gut microbial metabolite promotes liver cancer through senescence secretome. Nature, 499(7456): 97-101.

Zhang Q, Ye M, Su W, et al, 2020. Sphincter of Oddi laxity alters bile duct microbiota and contributes to the recurrence of choledocholithiasis. Ann Transl Med, 8(21): 1383.

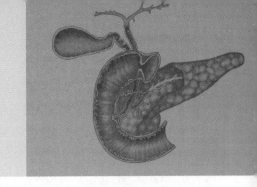

第5章 胆胰疾病与人体重要生化过程

第一节 甲基化与胆胰疾病

一、甲基化

疾病给人体带来的改变是多方面的，涉及不同的生理病理过程，其中重要的就有表观遗传学的改变。表观遗传学已成为近年医学研究的热点，为多种疾病的发病机制提供了新的研究方向和突破口。表观遗传是 DNA 在序列不改变的前提下，基因表达和功能发生可逆改变，并产生相应的可遗传表型。在生命的过程中，膳食习惯、环境或致病因素等都可改变正常的表观遗传机制，其多数是通过甲基化实现的。甲基化是烷基化反应的重要类型，是指在底物上增加甲基或利用甲基取代一个氢原子或基团的过程。生物系统中的甲基化是经酶催化的一种反应，参与基因表达调控、蛋白质功能调节、RNA 加工过程和重金属修饰等重要环节。生物体内的甲基化主要有三种类型，即 DNA 甲基化、RNA 甲基化和蛋白质甲基化。

1.DNA 甲基化（DNA methylation） 常指 DNA 序列上特定碱基在 DNA 甲基转移酶（DNA methyltransferase, DNMT）作用下，通过共价键结合方式，获得一个甲基基团的化学修饰过程，最常见的是把 S- 腺苷甲硫氨酸（S-adenosylmethionine, SAM）上一个甲基（—CH$_3$）基团转移到胞嘧啶的第 5 个碳原子上，形成 5- 甲基胞嘧啶（5-methylcytosine, m5C），这是在不改变基因序列前提下调控组织特异性表达的可逆过程，由

此保护 DNA 位点不被特定限制酶降解。此外，DNA 甲基化修饰还可发生在腺嘌呤的 N-6 位及鸟嘌呤的 N-7 位等碱基位点上。

DNA 甲基化主要见于基因启动子区和第一外显子区富含 GC 的 DNA 序列即 CpG 岛中。在全基因组范围内，CG 位点是甲基化程度高，且为最早发现、最常见的表观遗传修饰方式；DNA 甲基化能够在不改变 DNA 序列的前提下调节基因的表达和关闭，是一种重要的非永久性且相对长期可遗传的基因修饰，进而改变遗传表现。DNA 甲基化能引起染色质结构、DNA 构象、DNA 稳定性及 DNA 与蛋白质交互作用方式的改变，从而控制基因表达，在维持细胞正常的转录活性、DNA 损伤修复能力，以及在遗传印记、胚胎发育和肿瘤的发生发展中都有不可替代的作用。

DNA 甲基化还是一种与早期生活逆境相关的表观遗传学机制，如主动吸烟与甲基化水平降低有关，这种甲基化是可逆的，可能需要长达 20 年才会实现全面的"甲基化恢复"。还有长期暴露于污染的空气中，特异性 DNA 甲基化位点也会发生改变。如今，肥胖人群不断增多，Wahl 等的大样本研究发现，较高的体质指数（BMI）会导致人基因组中将近 200 个位点发生表观遗传变化，从而影响基因表达。除此之外，营养摄入对 DNA 甲基化有决定性作用，包括甲基代谢中的必需营养素（甲硫氨酸、胆碱、叶酸和维生素 B$_{12}$ 等）是延缓 DNA 甲基化模式进行性恶化的关键因素。已

证实姜黄素和大豆异黄酮可以竞争抑制 DNMT 活性，从而影响胞嘧啶进入活性位点，重新激活 p16 或 MGMT 等抑癌基因。

2.RNA 甲基化　与 DNA 甲基化相似，RNA 甲基化受甲基转移酶和去甲基酶调控，也在不改变碱基序列的情况下调控基因的转录后表达水平，但其调控机制远比 DNA 甲基化复杂。RNA 通常只有 4 种碱基（A、U、G、C），为实现结构和功能的多样性，RNA 甲基化修饰作为转录后水平的主要调控方式，在许多生物学过程中必不可少。研究表明，mRNA（messenger RNA）、tRNA（transfer RNA）、rRNA（ribosomal RNA）、长链非编码 RNA（long non-coding RNA，lncRNA）和非编码小 RNA[包括 miRNA（microRNA）、siRNA（small interfering RNA）、piRNA（piwi-interacting RNA）] 等各类 RNA 上均存在不同的化学修饰，分别由甲基转移酶和去甲基转移酶在特定位点上通过酶促反应来添加或移除，甲基化结合蛋白可以读取修饰信息并可成为下游功能的执行传递信号。不同的化学修饰通过对应的酶催化形成，这些酶具有脱氨基（deamination）、甲基化（methylation）、糖基化（glycosylation）、硫醇化（thiolation）、转糖基化（transglycosylation）和异构化（isomerization）等多种功能。化学修饰的多样性，以及在不同位点上的修饰可影响 RNA 可变剪接、运输、折叠、稳定性等不同层面的功能。RNA 修饰可直接影响 RNA 的化学性质，包括所带电荷、碱基配对、二级结构和蛋白质 -RNA 相互作用等，这些变化又通过控制 RNA 加工、定位、翻译和最终的衰变来调控基因表达。目前，在 RNA 中已发现了 170 多种修饰，主要有 6- 甲基腺嘌呤（N6-methyladenosine，m6A）、5- 甲基胞嘧啶和 1- 甲基腺嘌呤（N1-methyladenosine，m1A）等，其中 m6A 是真核生物 RNA 中最丰富的表观转录组学修饰，占 RNA 腺苷总和的 0.1% ～ 0.4%。

m6A 甲基化修饰主要由相关的催化酶催化形成，METTL3（methyltransferase-like 3）和 METTL14（methyltransferase-like 14）结合形成的异二聚体 METTL3-METTL14 是典型的 m6A 甲基转移酶复合物，负责大部分哺乳动物细胞内 mRNA 的 m6A 甲基化修饰。该复合物能与 WTAP（Wilms' tumor 1-associated protein）形成相互作用，在甲基供体 S- 腺苷甲硫氨酸或者 S- 腺苷高半胱氨酸（S-adenosylhomocysteine）存在下，使腺嘌呤第 6 位含氮基团发生甲基化。METTL3 和 METTL14 两者具有协同作用，其中 METTL14 通过变构和识别 RNA 底物激活 METTL3，从而大大提高 METTL3 的催化活性。此外，WTAP 本身没有甲基转移酶活性，但其可作为一个亚基与 METTL3-METTL14 复合物结合并相互作用，从而将甲基转移酶复合物定位于核小点处（nuclear speckles）。除了上述成员，还有 VIRMA（vir-like m6A methyltransferase associated）、RBM15（RNA binding motif protein 15）、ZC3H13（zinc finger CCCH domain-containing protein 13）及 METTL3 同源物 METTL16（methyltransferase-like 16）等甲基转移酶复合物亚基，它们通过选择性识别甲基化位点来实现精确的转录后调控。不同种类的 RNA m6A 甲基化修饰由不同的催化酶催化形成，不同物种之间同类 RNA m6A 甲基化转移酶在序列上存在较高的保守性。

作为表观遗传学的一个重要组成部分，RNA 甲基化与机体多种生理病理过程相关。目前大多数研究集中在 RNA 发生甲基化后对生理病理调控的作用，但也有研究发现，当机体发生特定的生理病理情况后，机体相应会发生 RNA 甲基化的改变。由于 RNA 甲基化在体内是以动态可逆的形式存在，所以机体在发生特定生理病理情况时会反向影响 RNA 甲基化的改变，这主要通过改变 RNA 甲基化酶、去甲基化酶及结合蛋白的表达水平或拮抗 RNA 甲基化相关修饰酶的作用来实现，但其具体分子机制目前研究很少。人 RNA 螺旋酶 DDX3 在多种肿瘤细胞增殖、侵袭、转移和耐药中发挥重要作用，其中一个重要作用就是增加 m6A 去甲基化酶的表达，从而使癌细胞 FOXM1 中 m6A 修饰水平升高，从而促进癌细胞耐药。目前研究集中在 RNA 甲基化修饰酶对其下游通路的影响从而影响生理病理功能，但对生理病理作用反馈调节甲基化修饰酶的上游通路研究极少，所以对甲基化修饰的上游调控的分子机制尚不明确。

3. 蛋白质甲基化（protein methylation）　是指将甲基酶转移到蛋白质的某个残基上，通常是赖氨酸或精氨酸，也包括组氨酸、半胱氨酸和天冬酰胺等。蛋白质甲基化是一种普遍修饰，是常见的表观遗传修饰，多发生在组蛋白上。蛋白质的甲基化供体是 S- 腺苷甲硫氨酸，受体通常是赖氨酸的 ε- 氨基和精氨酸的胍基。另外组氨酸的咪唑基、谷氨酰胺和天冬酰胺的酰胺基、半胱氨酸的巯基、半胱氨酸的羧基、谷氨酸和天冬氨酸的侧链羧基都可发生甲基化反应。

在真核生物体内，染色体主要由 DNA 和蛋白质构成，蛋白质包括组蛋白和非组蛋白。染色体的基本单位是核小体（nucleosome），其中包含一个组蛋白八聚体，由两组 H3-H4 和 H2A-H2B 二聚体组成，该八聚体是与 DNA 结合的部分。组蛋白的功能最初被视作是 DNA 包装的静态支架，最近研究显示组蛋白是一种动态蛋白，参与多种类型的翻译后修饰并影响众多胞核功能。赖氨酸甲基化是其中一种修饰，并且是基因组结构和基因组活化及沉默区域形成的主要决定因素。赖氨酸有三种不同的甲基化状态（单甲基化、二甲基化和三甲基化），与不同的核特征及转录状态有关。为形成上述甲基化状态，细胞利用相应的酶在组蛋白的特定赖氨酸中添加［赖氨酸甲基转移酶（KMTs）]和去除［赖氨酸去甲基化酶（KDMs）]不同程度的甲基化。到目前为止，所有组蛋白赖氨酸甲基转移酶中除 DOT1L/KMT4 外都有一个保守的 SET 催化结构域，这一催化结构域最早是在果蝇 Su[var]3-9、zeste 增强子和 Trithorax 蛋白中发现的。而组蛋白赖氨酸去甲基酶则有两种不同的类型：黄素腺嘌呤二核苷酸（FAD）依赖型单胺氧化酶和含 JmjC 酶。KMTs 和 KDMs 各自对特定的赖氨酸残基及赖氨酸尾部的甲基化程度都有特异性。因此，所有 KMTs 和 KDMs 在转录效应方面的生物学功能或作用不尽相同。

在转录激活（H3K4、K36、K79）和沉默（H3K9、K27、H4K20）中都涉及赖氨酸甲基化。甲基化程度与不同的转录效应相关。例如，在激活基因的主体上能观察到 H4K20 单甲基化（H4K20me1），而 H4K20 三甲基化（H4K20me3）

则属于基因抑制和压缩的基因组区域。就 DNA 序列而言，基因调控也受到甲基化赖氨酸残基位置的影响。例如，位于启动子区域的 H3K9me3 与基因抑制相关，而某些诱导基因的基因主体含有 H3K9me3。因为这一修饰是不带电且具有化学惰性的，所以这些修饰是通过其他带有结合基序的相互作用蛋白发挥作用。赖氨酸甲基化协调了染色质修饰酶的聚集。染色质域（例如，在 HP1、PRC1 中找到）、PHD 指结构域（例如，在 BPTF、ING2、SMCX/KDM5C 中找到）、Tudor 域（例如，在 53BP1 和 JMJD2A/KDM4A 中找到）、PWWP 域（例如，在 ZMYND11 中找到）和 WD-40 域（例如，在 WDR5 中找到）都属于不断增多的甲基化赖氨酸结合模块，这些模块主要是在组蛋白甲基转移酶、去乙酰酶、甲基化酶、去甲基酶及 ATP 依赖型染色质重塑酶中发现的。赖氨酸甲基化为这些酶提供了结合表位，因而可调控染色质凝聚、核小体迁移、转录激活和抑制及 DNA 修复和复制。此外，对于可与未甲基化组蛋白发生相互作用的蛋白质，赖氨酸甲基化可阻止其与此种蛋白质的结合，甲基化也可直接抑制对邻近残基其他调控修饰的催化作用。

近年来还有越来越多的研究发现，甲基化酶的作用底物不仅局限于组蛋白，还有一些非组蛋白，如核转录因子 -κB（nuclear factor kappa B，NF-κB）、p53（tumor protein p53）、成视网膜母细胞瘤蛋白（retinoblastoma protein，Rb）等也可被这些酶修饰，且功能受到相应的调节。非组蛋白的甲基化还在诸多信号通路转导过程中起重要调控作用，例如，MAPK、Wnt、BMP、Hippo 和 JAK-STAT 等，甲基化修饰与其他翻译后修饰之间，以及组蛋白与非组蛋白之间的通路交互调控，影响并调控大部分细胞功能如染色体重组装、基因转录翻译、蛋白合成信号转导及 DNA 损伤修复等。

甲基化修饰除了通过结合或招募不同的蛋白质来发挥功能外，还可通过"接收或发送"信号给其他修饰位点来协同调控生物功能。这种不同修饰之间的相互调控称为交互作用（crosstalk）。与磷酸化、乙酰化等修饰方式不同，甲基化修饰不改变蛋白质的电荷性质，往往是作为一个标记，通过招募不同的蛋白质识别甲基化位点，达到产生不同生物学效应的目的。甲基化修饰的交互作用主要发生在相同位点的不同修饰形式之间，或者相互邻近的位点之间。以 p53 蛋白为例，其上的 370、372、373、382 位均可发生一甲基或二甲基修饰。SMYD2 催化的 K370me1 抑制靶基因的转录，但 K370me2 则可招募 53BP1 蛋白促进 p53 靶基因转录，并且这两种修饰都可被邻近的 K372me2 所抑制。在非组蛋白交互作用中，报道最多的一种通信方式是甲基化与磷酸化修饰之间的交互。这两种修饰的联系多发生于相近的丝氨酸 / 苏氨酸与赖氨酸 / 精氨酸之间，且磷酸化与甲基化功能相互排斥。如转录因子 FOXO1 可被激酶 AKT 在 S253 位磷酸化，促进其由细胞核向细胞质转移，进而泛素化后被蛋白酶体降解。在氧压力作用下，PRMT1 可以甲基化修饰 FOXO1 的 R248/R250 位点，抑制了 S253 的磷酸化发生，从而增强 FOXO1 的蛋白稳定性和转录活性，导致细胞凋亡。而 SETD7 可以催化 JAK 信号通路因子 STAT3 的 K140me2，影响 Y705 的磷酸化，负调控 STAT3 活性。

在蛋白甲基化发育过程中对基因组进行适当编程很重要，而甲基化机制的异常调节可导致如癌症等疾病状态。事实上，恶性肿瘤基因组分析揭示了恶性肿瘤中富含 H3K27 和 H3K36 的赖氨酸突变。因此，随着人们对这些酶、修饰对基因组的影响，以及与疾病相关的突变的了解，一个崭新的治疗和生物标志物发展方向开始浮现。目前已有证据表明，生物系统中的甲基化水平和许多重大疾病（如肿瘤、心脑血管疾病、糖尿病等）的发生发展存在密切联系。基于此，诸多学者及专家将甲基化过程的知识，广泛应用于生命科学和疾病研究的诸领域，其中包括癌症、产前诊断、感染性疾病及临床免疫、先天性疾病及获得性疾病等的发生发展。但目前对这些疾病形成过程中的甲基化等表观遗传现象的认识不足，这是在预防、诊断和治疗等方面还存在许多疑点和难点的原因之一。因此，对于甲基化的进一步研究很可能推动许多重大疾病的预防、诊断和治疗。

二、甲基化与胆胰疾病发病的关系

1. 甲基化与原发性胆汁性胆管炎　原发性胆汁性胆管炎（PBC）是一种常见的自身免疫性肝病，表现为 $CD4^+$ T 细胞浸润及随后胆管上皮细胞（BEC）的靶向损伤。作为 CD4 亚群的重要组成部分，据知，Treg/Th17 轴在肝脏微环境中自身耐受和炎症之间维持免疫平衡。然而，Treg/Th17 轴在 PBC 中的作用和调控机制尚不清楚。Jiang 等检查了 PBC 患者的 Treg/Th17 轴，发现 PBC 中 Treg/Th17 轴在转录和细胞水平上均不平衡，这种不平衡的 Treg/Th17 轴很可能受到 FoxP3 高甲基化的影响，且与 DNA 甲基转移酶的增加有关。此外，他还研究了 5-Aza-2- 脱氧胞苷（DAC）介导的 FoxP3 去甲基化对 PBC 小鼠的影响。证实 DAC 显著抑制 FoxP3 甲基化并重建 Treg/Th17 平衡，从而可减轻肝脏病变和炎症。总之，该研究表明，DAC 通过抑制 FoxP3 的 DNA 甲基化，重建平衡的 Treg/Th17 轴，在缓解 PBC 的进展方面发挥积极作用。DAC 可被视为开发新的抗感染策略治疗 PBC 的潜在候选者。

2. 甲基化与胆囊癌　胆囊癌（gallbladder cancer）是胆道恶性肿瘤中的一种主要类型，占胆道恶性肿瘤的 1/2 左右。临床特点是恶性度高、预后很差，确诊时大多数病例处于晚期。早期发现后手术治疗是胆囊癌的有效治疗手段，放化疗等均无明显疗效。

孔雷等收集 2014 年 1 月至 2017 年 12 月在上海交通大学医学院附属瑞金医院北院行手术切除的 21 例胆囊癌患者的组织标本，采用甲基化特异性聚合酶链反应，检测胆囊癌组织 6 种消化肿瘤相关基因的甲基化状态，同时以 20 例慢性胆囊炎组织标本作为对照。其中，*APC* 基因是重要的 Wnt 信号途径抑制因子，异常甲基化的 *APC* 基因会导致启动增殖的相关基因的异常转录；*P16* 基因调控细胞周期，调节细胞的分裂和增殖。在该研究的 21 例胆囊癌患者中，有 19 例（90.5%）胆囊癌可以检测到至少 2 个基因的甲基化。在 6 个基因中，*APC*、*p16* 和 *RUNX3* 三种基因的甲基化率相对较高，推测该 3 种基因的甲基化所导致的基因失活促进了胆囊癌的发生与进展。结果还显示，6 个基因的甲基化状态与性别、年龄、疾病组织学类型、病理分级及 Nevin 分期均无相关性。p16 基因异常甲基化与淋巴结转移有相关性（$P < 0.05$），其余基因无相关性。胆囊癌组织基因组总甲基化水平 [（4.1±0.8）%] 明显低于慢性胆囊炎基因组总甲基化水平 [（6.8±1.2）%，$P < 0.05$]。21 例胆囊癌组织均存在异常甲基化状态。在 6 个基因中，胆囊癌组织甲基化率较高的 3 个基因为 APC、p16 和 RUNX3，分别为 66.7%、57.1% 和 52.4%，明显高于另外 3 个基因 p15、PTEN 和 hMLH1 的 38.1%、33.3% 和 28.6%（$P < 0.05$）。20 例慢性胆囊炎组织中仅有 2 例检测到单个基因的超甲基化。该研究表明，在胆囊癌组织中可以同时检测到多个肿瘤相关基因的超甲基化，启动子区域超甲基化可能与胆囊癌的发生和发展密切相关。

House 等报道了 6 种候选抑癌基因在胆囊癌中的异常甲基化率高达 72%，最高的前 3 种基因分别是 p16、p73、APC。多个基因异常甲基化在胆囊癌中是一个普遍、频繁的事件。文献报道，同一种抑癌基因及多种抑癌基因甲基化率存在较多差别，究其原因，与检测方法的灵敏性、准确性有关，与胆囊癌的病理学类型、临床分期有关，同时也与种族差异、人群分布密切相关。

总之，在表观基因组水平制定胆囊癌完整的 DNA 异常甲基化变化图谱并提供高效的肿瘤相关基因来检测胆囊癌，探索其表观遗传学机制，同时将甲基化与基因沉默途径、基因印记、性别、年龄、病理学类型及分期等进行综合分析，是进一步努力的方向。

3. 甲基化与胆管癌　胆管癌（cholangiocarcinoma）是一种致命的恶性程度很高的肿瘤。由于临床表现和血液检查的隐匿性，导致治疗不当或延误，这可能导致胆管癌和其他胆道疾病的误诊。因此，医学界一直期望有一种用于区分胆管癌与其他胆道疾病的准确且微创的方法。

OPCML 和 HOXD9 的血清游离 DNA（cfDNA）甲基化在胆管癌和其他胆道疾病鉴别诊断中的应用，由于其侵入性较小且具有临床实用性，可以通过预防误诊来使患者受益。Wasenang 等对血清游离 DNA 中 OPCML、HOXA9 和 HOXD9 的甲基化进行了量化，使用甲基化敏感的高分辨率熔解（MS-HRM）对胆管癌和其他胆道疾病进行分析。并使用受试者工作特征（ROC）曲线评估了其作为胆管癌与其他胆道疾病之间差异生物标志物的效力。通过 cfDNA 甲基化的血清学检测发现，HOXD9 甲基化水平在胆管癌中显著上调。OPCML 和 HOXD9 的血清 cfDNA 甲基化作为胆管癌和其他胆道疾病的差异生物标志物的评估显示，OPCML 的曲线下面积（AUC）为 0.850（95%CI 0.759～0.941），其敏感度、特异度、阳性预测值（PPV）、阴性预测值（NPV）、准确率分别为 80.00%、90.00%、88.88%、81.81% 和 85.00%。HOXD9 的 AUC 为 0.789（95%CI 0.686～0.892），敏感度、特异度、PPV、NPV 和准确度分别为 67.50%、90.00%、87.09%、73.46% 和 78.75%。OPCML 与 HOXD9 联合标志物的敏感度、特异度、PPV、NPV 分别为 62.50%、100%、100%、72.72%，其应用有助于减少胆管癌与其他胆道疾病的误诊。

4. 甲基化与胰腺炎　最新研究表明，甲基化在胰腺炎的发生发展中发挥重要作用。Sandoval 等的研究结果显示，特定且严格有序的表观遗传标记，如组蛋白乙酰化和甲基化，以及包含 BRG-1 的重塑复合物的募集与急性胰腺炎早期和晚期促炎基因的上调有关。研究结果强调表观遗传调控机制在控制炎症级联反应中的重要性。Zeng J 等的研究发现了一个新的信号通路，其中 DNA 甲基化和炎症刺激共同调节 CPM 复合物以激活 CASC2 表达，进一步激活 IL-6 和 IL-17 的表达，最终加剧炎症反应并导致胰腺炎的病理过程。

此外，自身免疫性胰腺炎（AIP）作为一种具有代表性的 IgG$_4$ 相关炎症性疾病，目前病因不明。为了阐明 AIP 致癌的机制，Kinugawa Y 等重点研究了 AIP 中的甲基化异常和 KRAS 突变。选取在胰腺癌中表现出高甲基化的 6 个抑癌基因（NPTX2、Cyclin D2、FOXE1、TFPI2、ppENK 和 p16）对 10 例 AIP 标本、10 例无病史的胰腺癌病例进行定量 SYBR 绿色甲基化特异性聚合酶链反应检测，包含癌区（CA）和非癌区（NCA）的 AIP，以及 11 个正常胰腺（NP）样本。还使用直接测序研究了密码子 12、13 和 61 中的 KRAS 突变。结果分别在 1、2、2、0、2 和 0 个癌区中的 NPTX2、细胞周期蛋白 D2、FOXE1、TFPI2、ppENK 和 p16 中发现了超甲基化事件（发生率 ≥ 10%），但这 6 个候选基因在 AIP、NCA 和 NP 中未发现类似变化。然而，AIP 中的 *TFPI2* 甲基化率明显高于 NCA 和 NP。*KRAS* 的直接测序结果显示 AIP 中没有单点突变。这一研究表明，AIP 的炎症状态可能与致癌作用有关。随后，Kinugawa Y 等又通过定量 SYBR 绿色甲基化特异性聚合酶链反应评估 *SKI* 的甲基化率，并通过免疫组织化学法评估了 10 例 AIP、14 例胰腺病和 9 例正常胰腺中 *SKI* 的表达，结果表明 *SKI* 低甲基化和致癌作用可能与 AIP 相关。此外，血清 IgG$_4$ 浓度与 *SKI* 甲基化水平之间的相关性表明 *SKI* 可能参与 AIP 的发病。

5. 甲基化与胰腺癌　胰腺癌是最致命的疾病之一，其发病率几乎与死亡率相当。表观遗传异常与胰腺癌关系密切。DNA 甲基化是首要的表观遗传修饰，异常 DNA 甲基化模式被认为是人类肿瘤的常见标志。在胰腺从癌前病变到胰腺导管腺癌的多阶段癌变过程中，表观遗传变化起重要作用。因此，需要新的分子治疗靶点来改善治疗、预后和患者的生存。

胰腺导管腺癌（PDAC）是胰腺癌最常见的形式，占 80% 以上。这种恶性肿瘤的隐匿性是由于它的无症状特征，通常只有当它已经扩散到周围组织时才被发现。PDAC 的发生发展经历了一个较长的时期，是一个逐步进展的过程，即正常胰管向侵袭前病变即胰腺上皮内瘤变（PanIN）、黏液性囊性肿瘤（MCN）和导管内乳头状黏液性肿瘤（IPMN）逐步转变。在胰腺癌患者样本中观察异常甲基化，进一步研究在前体病变中的甲基化模式，最终检测 PDAC 患者中通常甲基化的基因。在癌前病变和 PDAC 中均可检测到一些甲基化基因。这些基因将对 PDAC 从癌前阶段的发展和进展产生更大的影响。以前的研究报道了两个基因，ppENK 和 p16，它们在 PanIN 和 PDAC 中有异常甲基化。正如 Omura 和 Goggins 在一篇综述中所记录的，在 IPMN 和胰腺癌细胞系中观察到 *CDKN1C* 启动子 CpG 岛的部分甲基化致其表达减少。根据 Iguchi 等的综述，*WNK2* 在 PanIN 进展为 PDAC 期间被沉默，这在 PanIN 和 PDAC 的

发病进程中均有重要作用。还观察到 *MUC4* 在前体病变和 PDAC 中过表达。*APC* 和 *p16* 基因在细胞周期调控中至关重要，因为 *APC* 基因是 APC/β-连环蛋白途径中极其重要的组分。*p16* 也起着至关重要的作用，*p16* 的 DNA 甲基化导致 PanIN 和 PDAC 中 *p16* 的沉默，因此促进了从癌前病变到 PDAC 的致癌进展。

异常的 DNA 甲基化似乎发生在早期肿瘤中，导致关键过程和信号特性的功能丧失和（或）获得。异常 DNA 甲基化的检测在技术上简单，且具成本效益。胰腺癌患者中有超过 5% 的已知基因出现启动子甲基化。因此，异常 DNA 甲基化可能是现有胰腺癌的良好早期评估指标，甚至是胰腺癌未来发展的风险指标。

表观遗传生物标志物也可作为检测 PDAC 的潜在底物。许多糖蛋白和蛋白编码基因由于其在启动子区的表观遗传改变而被认为是生物标志物，因此它们有可能被作为 PDAC 诊断和预后评估的生物标志物。最近，已有多个报道成功使用各种体液如粪便、痰液、唾液、尿液对各种癌症进行 DNA 甲基化筛查。DNA 超甲基化或甲状腺功能低下可以在血浆和血清中的 cfDNA 中检测到，并且可能在肿瘤特异性和血液诊断 PDAC 的重要标志物中检测到。内镜下从 PDAC 患者体内收集的胰液也具有检测甲基化的诊断用途。内镜技术如内镜胰腺功能检查对于慢性胰腺炎诊断有显著帮助。

m6A 是哺乳动物信使 RNA（mRNA）中最普遍的可逆甲基化修饰，在各种恶性肿瘤的发生和转移中具有关键作用。然而，m6A 在胰腺癌中的作用仍不清楚。探索胰腺癌中 m6A 调节因子的基因改变和功能网络可能为其治疗提供新策略。Zeng J 等使用来自癌症基因组图谱（TCGA）数据库和其他通过 cBioPortal、LinkedOmics、UALCAN、GEPIA、STRING，以及注释、可视化和集成发现数据库（DAVID）的数据，系统地分析了胰腺癌中 20 种主要 m6A 调节剂的分子改变和功能。发现 m6A 调节因子具有广泛的遗传改变，其表达水平与胰腺癌恶性程度显著相关。此外，m6A 调节因子与胰腺癌患者的预后相关。WangM 等利用液相色谱 / 质谱（LC/MS）分析胰腺癌和正常组织中的 m6A 水平。利用生物信息学分析、

实时 PCR、免疫组织化学技术和蛋白质印迹来鉴定 m6A 调节因子在胰腺癌中的作用。使用体外和体内模型研究了甲基转移酶样蛋白 14（METTL14）（一种 mRNA 甲基化酶）的生物学效应。MeRIP-Seq 和 RNA-Seq 用于评估 METTL14 的下游靶标。发现约 70% 的胰腺癌样本中 m6A 水平升高。证明 METTL14 是调节 m6A 甲基化（甲基化的频率和位点）的主要酶。METTL14 可通过 m6A 依赖性方式直接作用于下游 PERP mRNA（与 PMP-22 相关的 p53 效应子），显著促进了体外和体内胰腺癌细胞的增殖和迁移。靶标腺苷的甲基化导致 PERP mRNA 周转增加，从而降低胰腺癌细胞中的 PERP（mRNA 和蛋白质）水平。表明 METTL14 的上调导致 PERP（mRNA 和蛋白质）水平降低，通过 m6A 修饰改变 PERP 水平，促进胰腺癌的生长和转移。

6. 甲基化与糖尿病　糖尿病是一种以高血糖为特征的多种原因导致的代谢性疾病，其已成为一个公共卫生问题。高血糖症是由胰岛素分泌不足、胰岛素功能受损或两者兼而有之所致。胰腺 β 细胞分泌的胰岛素是体内唯一能降低血糖水平并在维持葡萄糖稳态方面发挥重要作用的激素。因此，有必要研究胰腺 β 细胞分化和功能的分子机制，以阐明其参与糖尿病发病的过程。尽管大量研究表明转录调控对胰腺 β 细胞的分化和功能至关重要，但越来越多的证据表明，表观遗传机制参与这些细胞的调控。表观遗传学涉及由 DNA 甲基化、组蛋白修饰和不导致 DNA 核苷酸序列改变的非编码 RNA 活性引起的基因表达的可遗传改变。最近的研究表明，多种表观遗传修饰在糖尿病的发展中起重要作用。表观遗传学改变是胰腺 β 细胞功能的重要调控机制，其在胰腺 β 细胞的正常生理功能和细胞凋亡中起不可替代的作用。

毫无疑问，近年来表观遗传学研究已经成为胰腺 β 细胞研究的焦点。表观遗传修饰与胰腺生理功能中的其他生物学过程密切相关。

研究表明，2 型糖尿病患者的葡萄糖代谢紊乱与外周血白细胞中 DNA 的低甲基化有关。糖尿病患者外周血白细胞中心血管疾病相关基因的 DNA 甲基化水平显著高于正常人，糖尿病肾病患者唾液中 DNA 甲基化水平显著高于正常人。此外，研究表明，长期暴露于胰岛素和葡萄糖将严重改变骨骼肌的 DNA 甲基化状态，表明 DNA 甲基化是一个快速适应的表观遗传标记。瑞典马尔默大学医院的研究者发现，在 2 型糖尿病患者和非 2 型糖尿病供者的胰岛中，胰岛素启动子 DNA 甲基化与胰岛素基因表达呈负相关，与糖化血红蛋白（HbA1c）呈正相关。相关地，2 型糖尿病患者的胰岛素甲基化水平升高，表达降低。Dayeh 等对 15 名 2 型糖尿病患者和 34 名正常对照者的胰岛进行了 DNA 甲基化芯片分析，发现 853 个基因和 1649 个 CpG 位点在糖尿病患者的胰岛中出现差异甲基化。

DNA 甲基化在早期胰腺发育中的作用尚不清楚，Anderson 等在诱导胰腺 β 细胞消融模型中发现，胰腺祖细胞中的 DNA 甲基化在胰腺祖细胞的分化中起重要作用。DNMT1 在小鼠胰腺祖细胞中特异性敲除后显示胰腺祖细胞凋亡和胰腺发育不全。在成熟的 β 细胞中，DNMT1 或 DNMT3 的缺陷可导致 β 细胞失去其"身份"并重新编程为 α 细胞，这表明抑制 α 细胞编程对于维持 β 细胞的"身份"是必要的。最近的研究还表明，抑制胰腺祖细胞中的 DNA 甲基化促进了 α 细胞的产生。

（刘　浩　郑　颖）

第二节　乙酰化与胆胰疾病

一、乙酰化

蛋白质的酰化修饰是指在酶或非酶的作用下，将酰基 -CoA 类化合物共价结合到蛋白特定氨基酸位点上的过程，一般为赖氨酸（K）位点。酰化修饰对于基因表达调控、代谢调控、表观遗传、癌症都有重要作用，是蛋白翻译后修饰研究的一大热点。目前已知的酰化修饰种类包括甲酰化、乙酰化、丙酰化、丁酰化、巴豆酰化、2-羟基异丁酰化、β-羟基丁酰化、琥珀酰化、丙二酰化、戊二酰化和苯甲酰化等，其中乙酰化修饰研究起步最早，文献最多，了解最透彻。

蛋白质乙酰化（acetylation）是指在乙酰基转移酶（HATs/KATs）的催化下把乙酰基团共价结合到底物蛋白质的赖氨酸（K）残基上的过程，主要发生在蛋白质赖氨酸残基的 ε-NH_2 位上。去乙酰化酶（HDACs/ KDACs）可以逆转这一过程。1964 年，乙酰化先驱 Vincent Allfrey 率先确定了组蛋白的乙酰化，并提出了这种蛋白修饰在转录调控中可能有作用。随后，与染色质结合的非组蛋白高迁移率家族蛋白和微管蛋白也被证实可以发生乙酰化。20 世纪 90 年代，哺乳动物组蛋白乙酰基转移酶和去乙酰化酶相继被发现，溴结构域被确定为乙酰赖氨酸阅读区域，这些发现极大地推进了蛋白质乙酰化的研究进程。值得一提的是，中国科学家顾伟团队率先发现 p53 的 C 端结构域可被 CBP 乙酰化修饰，从而促进蛋白的稳定和功能。这是学界在蛋白质乙酰化修饰发现后，最早报道非组蛋白也能发生乙酰化修饰的研究之一。

2006 年，抗体富集和质谱技术被引入乙酰化相关研究，使检测到的修饰蛋白数得到极大提升，乙酰化正式成为蛋白翻译后修饰研究的重点之一。2010 年，管坤良、熊跃团队在《科学》杂志上连续发文，该团队通过通量化的蛋白质研究和不同物种的代谢通路研究，发现了大量非细胞核的乙酰化蛋白质。在此之前，在人体肝脏细胞中仅发现了 76 个乙酰化蛋白质，而他们发现的乙酰化蛋白质超过 1000 个，从而开辟了生命代谢研究的新领域，为研究和开发调控代谢的药物提供了新思路，为包括肿瘤在内的新治疗手段的发展提供了可能。细胞蛋白、代谢酶等大量非细胞核蛋白的乙酰化修饰，都是在研究中首次得到确认。

乙酰化可影响到生命活动的各个过程，包括：基因转录调控、DNA 复制、损伤修复、RNA 稳定性维持、蛋白合成、折叠和聚集、细胞周期、分裂、凋亡、自噬、细胞骨架重排、新陈代谢、脂质储存和分解、线粒体裂变、信号转导、离子转运、氧化还原调节等。在动植物的免疫应答、抗逆抗胁迫、生长发育、代谢和衰老过程、肿瘤发生发展、神经退行性疾病等方面都有乙酰化过程参与。

在代谢和衰老过程调控方面，乙酰化对代谢过程调控的发现具有里程碑式意义。研究发现，对 Sir 基因的敲除，可有效延长酵母寿命，说明 Sir 很可能是衰老相关的调节酶。而 Sir 家族的酶亦被发现是 NAD^+ 依赖性的去乙酰化酶，因此靶向 KDACs 可治疗代谢和衰老相关的疾病，其已成为近年的研究热点。例如，抑制去乙酰化酶 HDAC11，能增加机体对能量的消耗，或可治疗肥胖和代谢性疾病。

在肿瘤发生发展方面，乙酰化修饰可以通过增强或抑制基因转录、促进 DNA 复制、抑制损伤修复、干扰细胞周期等方式促进肿瘤发生发展。例如，p53 的 C 端结构域（C-terminal domain, CTD）有 6 个赖氨酸残基的乙酰化修饰，能通过与其他蛋白质的相互作用调节 p53 转录活性。这些能特异性识别蛋白质赖氨酸乙酰化修饰的蛋白质被称为乙酰化修饰的"reader"。与这个概念一致的还有乙酰基转移酶如 p300、CBP 等被称为"writer"，去乙酰化酶如 HDACs 和 Sirtuins 则被称作"eraser"。*PBRM1* 是 SWI/SNF 染色质重构复合物的一部分，在约 40% 的透明细胞肾细胞癌中发生突变，*PBRM1* 可以识别 p53 CTD 上的赖氨酸残基乙酰化修饰，*PBRM1* 突变可以减弱 p53 转录活性从而促进肾癌发生。

此外，乙酰化还可与其他酰化发生相互作用，不同酰化修饰之间会发生交互作用，一方面不同酰化修饰可能竞争蛋白质上相同的赖氨酸位点，另一方面不同酰化修饰的作用酶可能是一致的，当然，酰化修饰与其他修饰也会发生交互作用。例如，p65 蛋白上丝氨酸位点受 MAPK 和 IKK 通路上激酶的激活，发生磷酸化，这种磷酸化可促进其被 p300 进一步乙酰化修饰，进而激活转录。

二、乙酰化和胰腺肿瘤的关系

组蛋白乙酰化是一种动态的染色质修饰，在

基因调控中起关键作用，它对乙酰辅酶的产生和可用性高度敏感。在人类胰腺导管腺癌中，发现高水平的组蛋白乙酰化与更高的药物抗药性和较差的预后相关，同时，与胰腺星状细胞共培养的肿瘤细胞可以诱导组蛋白的乙酰化和基因的变化。与原发性肿瘤或腹膜转移性克隆相比，人类胰腺癌转移性克隆中组蛋白乙酰化的整体水平升高，这一结果与葡萄糖代谢的改变有关。通过 BET 抑制靶向组蛋白乙酰化，与组蛋白去乙酰化酶（HDAC）结合性抑制为胰腺肿瘤的治疗提供了新的思路。胰腺导管腺癌由腺泡 - 导管化生（ADM）的细胞产生，这是对胰腺损伤或炎症正常反应的一部分。在野生型细胞中，导管化生是可逆的，一旦损伤消失，腺泡就会再生。然而，经历 ADM 的 *KRAS* 突变细胞可以进展为 PanIN。学界认为 *KRAS* 突变中 ADM 的不可逆现象和乙酰化有关，*KRAS* 突变腺泡细胞中组蛋白乙酰化升高可能反映了乙酰辅酶 A 代谢的早期改变。研究结果表明，ACLY 依赖性乙酰辅酶 A 的产生在胰腺肿瘤发生的早期阶段起至关重要的作用。在腺泡细胞中特异性表达突变 *KRAS* 的谱系追踪研究和遗传模型表明，ADM 可以在小鼠中启动多步骤致癌过程，在患有胰腺癌风险较高的慢性胰腺炎者中观察到 ADM，支持人类胰腺癌可由 ADM 病灶引起的观点。已知染色质重塑剂参与肿瘤病变的发展，并且在 ADM 或胰腺损伤后的组织再生期间观察到组蛋白甲基化和组蛋白乙酰化的动态变化。

三、乙酰化和胰腺炎的关系

丁酸盐抑制组蛋白去乙酰化酶 1（HDAC1）与 AP1 和 STAT1 之间的相互作用可用来改善胰腺炎症，增加 H3K9、H3K14、H3K18 和 H3K27 位点的组蛋白乙酰化。研究表明，丁酸盐通过减轻胰腺水肿和腺泡坏死、阻止中性粒细胞的募集及胰腺和结肠中促炎细胞因子的产生，对小鼠中金盏花素诱导的急性胰腺炎显示出多方面的保护作用。更重要的是，研究证明丁酸盐对胰腺炎症和相关肠道损伤的组织特异性抗炎机制，即丁酸盐在胰腺中作为 HDAC1 抑制剂或在结肠中作

为 GPR109A 激动剂，可抑制 NLRP3 炎症小体的激活。同时，通过丁酸盐预防恢复肠道稳态至少部分有助于改善急性胰腺炎。研究发现，丁酸盐选择性抑制 HDAC1 表达并增强胰腺 H3K9、H3K14、H3K18 和 H3K27 位点的组蛋白 3 乙酰化水平，但不影响结肠中这些位点的组蛋白乙酰化，表明丁酸盐可作为 HDAC 抑制剂来保护胰腺。研究还表明 HDAC 抑制剂降低胰淀粉酶水平和 CCL2、IL-6 和 IL-1β 的基因表达。此外，丁酸盐对 HDAC1 的下调阻止了急性胰腺炎时胰腺中 STAT1 和 AP1 的激活，来自外周巨噬细胞的数据也证实了丁酸盐在急性胰腺炎时对 HDAC1 表达和 AP1/STAT1 激活及对炎症反应有抑制作用。在丁酸盐对 HDAC1 与转录因子相互作用的调节方面，其他研究也表明 HDAC1 控制 STAT1 活性并通过与 STAT1 启动子结合参与 STAT1 转录调控。因此，丁酸盐对 HDAC1 的抑制可能会减少 HDAC1 向 STAT1 启动子的募集，从而降低 STAT1 的磷酸化。此外，HDAC1 抑制剂阻断 AP1 转录，这有助于提高神经性疼痛模型中的镇痛活性。这些发现首次证明丁酸盐通过抑制 HDAC1-STAT1/AP1 通路介导的 NLRP3 炎症小体的激活来保护胰腺炎症中的损伤。

四、乙酰化和磷酸化联合作用对急性胰腺炎的影响

在急性胰腺炎中，研究发现乙酰化对炎症进程的调控，其一是通过 CBP/p300 进行的组蛋白乙酰化协调炎症激活阶段促炎细胞因子的表达，在此过程中，乙酰化激活多种炎症相关的信号通路；其二是组蛋白去乙酰化酶和蛋白磷酸酶主要参与炎症的衰减阶段。活性氧（ROS）在炎症级联反应中的作用比预期的要重要得多。线粒体 ROS 作为信号转导分子，通过炎症小体独立和炎症小体依赖的途径触发促炎细胞因子的产生。急性炎症中 ROS 的主要来源似乎是还原型辅酶 Ⅱ（NADPH）氧化酶，而 NF-κB、蛋白磷酸酶和组蛋白去乙酰化酶是这一过程中 ROS 和氧化还原信号传导的主要靶点。氧化应激和促炎细胞因子在丝氨酸 / 苏氨酸蛋白磷酸酶、酪氨酸蛋白磷

酸酶和酪氨酸蛋白细胞因子之间存在交叉对话，这极大地有助于放大急性胰腺炎不受控制的炎症级联和组织损伤。促炎基因诱导过程中的染色质重构主要依赖于转录因子的磷酸化及其与基因启动子的结合，以及组蛋白乙酰基转移酶的募集。Pp2a 是急性胰腺炎炎症级联反应的关键调节因子，通过 ERK-NF-κB 通路和组蛋白乙酰化发挥作用。

五、乙酰化和胆结石

胆固醇性胆结石病是发达国家最常见的消化系统疾病之一，它是由肠道吸收、肝脏生物合成和胆汁排出胆固醇及其转化的胆汁酸代谢失衡所引起。研究者发现组蛋白乙酰基转移酶（HAT）和组蛋白去乙酰化酶与组蛋白的相互作用是影响基因转录的重要因素，研究发现，组蛋白去乙酰化酶在调节脂质稳态中起关键作用。同时 miRNA（miR-122、miR-370 和 miR-33）对胆固醇稳态有重大影响。它们是基因表达的重要转录后调节剂并影响胆固醇代谢。通过动物模型，对妊娠和哺乳期间母体进行低蛋白饮食干预发现，通过改变表观遗传调控（启动子低甲基化、组蛋白 H3 降低、H3 赖氨酸 9 单甲基化、H3 赖氨酸 27 三甲基化和增加），断奶仔猪的胆固醇稳态会发生显著改变。同时，HMGCR（胆固醇生物合成中的限速酶）和 CYP7A1（胆固醇转化为胆汁酸的限速酶）基因的 H3 乙酰化，可能对成年后期胆固醇稳态产生长期影响。在大鼠模型中，研究者也发现母体营养不良通过表观遗传机制导致子代长期胆固醇代谢失调。

（高小亮　赵　晟）

第三节　泛素化与胆胰疾病

一、泛素化

蛋白翻译后修饰（post-translational modification，PTM）是机体应对内部及外部环境做出的一种极其敏感、迅速并可逆转的调节方式。小分子修饰如磷酸化、甲基化及乙酰化修饰的机制与功能在细胞生物学的多个方面都已得到广泛而深入的研究。泛素化（ubiquitination）作为一类作用方式更加复杂且作用结果更加多样的蛋白质修饰方式，在细胞生物学中扮演同样重要的角色。

与磷酸化、甲基化及乙酰化修饰所添加的单一基团不同，泛素（ubiquitin，Ub）是一种由 76 个氨基酸组成的小分子蛋白质，广泛存在于所有真核细胞中，且序列高度保守，如酵母与人的泛素化序列仅相差 3 个氨基酸。通过对蛋白质稳定性、定位、活性及相互作用的调控，泛素化广泛参与了诸如转录调节、DNA 损伤修复、细胞周期、细胞凋亡、囊泡运输等生理过程。

自 20 世纪 70 年代被发现并冠以 Ubi- 词缀（意为无处不在），到 2004 年瑞典皇家科学院将该年度诺贝尔化学奖授予以色列科学家阿龙·切哈诺沃（Aaron Ciechanover）、阿夫拉姆·赫什科（Avram Hershko）和美国科学家欧文·罗斯（Irwin Rose），以表彰他们在泛素调节的蛋白质降解机制研究中的贡献。半个世纪以来，作为生物化学研究的一个重大成果，泛素化已然成为研究、开发新药物的重要靶点。

泛素化是指泛素分子在一系列酶的作用下，将细胞内的蛋白质分类，从中选出靶蛋白分子，并对靶蛋白进行特异性修饰的过程。泛素分子全长包含 7 个赖氨酸位点（K6、K11、K27、K29、K33、K48 和 K63）和 1 个位于 C 端的甘氨酸（Gly）位点，以及位于 N 端的甲硫氨酸（Met1）位点。根据现有研究结果，无论在细胞内环境还是胞外反应体系，泛素自身的每个赖氨酸位点及 N 端的甲硫氨酸位点都可以发生泛素化从而延伸泛素链。其中对 K48 和 K63 位多聚泛素化的研究最为广泛，而其他类型的泛素化链研究较少且被认为是非典型泛素化。

泛素酶包括 E1 泛素激活酶（ubiquitin-activating enzyme）、E2 泛素偶联酶（ubiquitin-conjugating enzyme）和 E3 泛素连接酶（ubiquitin-ligase enzyme）。

首先，E1 利用 ATP 提供的能量在泛素 C 端赖氨酸（Lys）残基上的羧基基团与自身的半胱氨酸（Cys）残基上的巯基基团间形成高能硫酯键，从而活化泛素分子。然后，激活的泛素通过硫酯键再被接合到 E2 的 Cys 残基上。最终，激活的泛素通过 E2 直接连到蛋白底物上，或是在 E3 作用下在泛素的羧基末端与靶蛋白 Lys 残基的 ε- 氨基之间形成氨基异肽键而将泛素转移到靶蛋白上。如果靶蛋白结合单个泛素分子，则称为单泛素化；如果靶蛋白的多个 Lys 残基同时被单个泛素分子标记称为多泛素化；而靶蛋白的单个 Lys 残基被多个泛素分子标记则称为多聚泛素化。

由于泛素化的多样性与多价性，泛素化广泛参与各种生理过程，包括细胞增殖、凋亡、自噬、内吞，DNA 损伤修复及免疫应答。此外，泛素化失调在疾病中也发挥重要作用，如癌症、神经退行性病变、肌肉营养不良、免疫疾病及代谢综合征。尤其对于肿瘤及神经退行性病变，针对泛素化通路的调控已被认为是肿瘤及神经退行性病变的一种有前景的治疗策略。

泛素化修饰对底物有巨大影响，因此与其他 PTM 如磷酸化、乙酰化相似，泛素化也是一个被严格调控的可逆过程，尤其是去泛素化酶使泛素化修饰具有良好的平衡性。研究表明，细胞内广泛存在许多去泛素化酶（deubiquitinating enzymes，DUB），主要分为以泛素羧基末端水解酶家族和泛素特异性加工酶家族为主的 5 种类型。去泛素化酶对泛素化过程不仅起着抑制作用，而且可以通过分解泛素化抑制因子、再循环泛素分子、校对泛素化进程等方式促进泛素化过程，从而与泛素化系统共同组成一个覆盖几乎所有细胞功能的复杂网络。

尽管许多泛素化修饰的原则得到了阐明，但泛素化修饰的生化机制与生理功能远未得到充分理解。与此同时，对于泛素化修饰的进一步理解必将推动一系列相关疾病的研究与治疗，泛素化通路（ubiquitination pathway）与炎症、肿瘤与自身免疫性疾病相互关系的研究取得了巨大突破，并有望为上述疾病的治疗提供新思路。因此，随着对泛素化修饰的深入研究与治疗技术的不断发展，对泛素化通路进行操作将成为一种富有前景的高度特异性的治疗方法。

二、泛素化与胆胰疾病的关系

在胆道疾病中，胆管细胞被各种病理刺激激活，包括 TGF-β。其结果是表观基因调控的转录程序导致促纤维化的微环境、肝星状细胞（HSC）的激活和胆汁性纤维化的进展。TGF-β 通过 N 端 K63 连接的泛素化调节 EZH2 蛋白酶体的降解，并激活支持胆管纤维化的纤维化基因程序的转录。泛素蛋白酶体系统在 TGF-β 的作用下降解了 EZH2，从而导致了纤维连接蛋白的去抑制。在此过程中，EZH2 的多泛素化是通过 K63 基泛素链发生的。

关键的表观遗传调控因子，如 EZH2，其主要作用是在发育过程中抑制转录活性，也可以调节病理生物学信号级联，以驱动疾病中异常的基因程序。在此情况下，EZH2 通过泛素化和蛋白酶体降解而丢失，导致 H3K27me3 的动态减少和下游基因网络的去抑制。纤维连接蛋白是细胞外基质的关键成分，是由肝内几种细胞产生和分泌的糖蛋白，其表达与肝纤维化、细胞损伤、分化和修复有关。在此情况下，激活的上皮细胞产生的纤维连接蛋白是胆汁性纤维化进展过程中重要且有可能可逆的一步。胆管细胞产生的纤维连接蛋白在肝硬化中构成重要的旁分泌分子，随后由 HSC 将其从可溶性蛋白转化为不溶的基质成分。确实，纤维连接蛋白是最先出现在纤维化肝脏中的基质分子之一，它可加速随后的肝纤维化进程。

胆管癌患者中 CLK3 表达增高主要与核苷酸代谢重编程有关，这个结论通过比较胆管癌细胞的代谢谱进一步得到证实。CLK3 在 Y708 处直接磷酸化 USP13，并促进其与 c-Myc 的结合，从而阻止 Fbxl14 介导的 c-Myc 泛素化并激活嘌呤代谢基因的转录。胆管癌相关的 CLK3-Q607R 突变体可诱导 USP13-Y708 磷酸化并增强 c-Myc 的活性，反过来，c-Myc 转录又可上调 CLK3。

胰腺癌是恶性程度最高的消化系统肿瘤之一。FBW7 是 Skp1-Cul1-F-box（SCF）泛素连接酶复合物的底物识别组件，并通过使多种癌蛋白靶向降解而充当主要的肿瘤抑制因子。有研究发现，低 FBW7 表达与胰腺癌临床样品中的 ERK 激活显著相关。ERK 直接与 FBW7 的 Thr205 发生磷酸化修饰，继之促进 FBW7 泛素化和蛋白酶体降解。

同时，磷酸缺乏的 T205AFBW7 突变体对 ERK 激活具有抗性，并且可以显著抑制胰腺癌细胞的增殖和发生发展。有研究还发现编码泛素连接酶亚基 FBXL7 的基因启动子在晚期胰腺癌中甲基化，与 FBXL7 mRNA 和蛋白质水平降低相关。FBXL7 mRNA 水平低预示胰腺癌患者生存不良。FBXL7 在 Ser104 磷酸化后介导活性 c-SRC 的泛素化和蛋白酶体降解。在体内，耗尽 FBXL7 的癌细胞会形成具有高转移负担的肿瘤。

（曹田宇　沃龙飞　刘宇尧　赵　玉）

第四节　糖基化与胆胰疾病

糖基化是所有真核细胞所共有的蛋白质翻译后修饰得最为丰富和多样的。蛋白质的酶促糖基化涉及一个复杂的代谢网络和不同类型的糖基化途径，由此调控蛋白质组的大量扩增，从而产生多样的蛋白质形态及其生物学功能。

糖基化是蛋白质翻译中或翻译后的一个重要的加工过程，在肽链合成的同时或其后，在酶的催化下糖链被连接到肽链上的特定糖基化位点，称为蛋白质糖基化。连接到肽链上的糖链又称为聚糖。蛋白质糖基化的种类主要有 N- 聚糖（N-glycan）、O- 聚糖（O-glycan）、糖基磷脂酰肌醇（GPI）等。人体 90% 的蛋白质为具有 N- 聚糖的 N- 糖蛋白。N- 聚糖合成是在内质网中，新合成的核心多糖单位 $Glc_3Man_9GlcNAc_2$ 连接到新生的多肽链中氨基酸序列为 X-Ser/Thr 中天冬酰胺的氮原子上，随后经一系列糖蛋白加工酶最终产生三种 N- 聚糖：典型的高甘露糖型、杂合型和复杂型 N- 聚糖。O- 聚糖糖基化主要是聚糖中的 GalNAc 糖基连接到 Ser/Thr 的氧原子上。糖基化的生物合成过程受糖基转移酶 / 糖苷酶的表达和定位，以及底物聚糖的有效性的调节。

人类的很多癌症，如乳腺癌、前列腺癌、黑色素瘤、胰腺癌、卵巢癌等，都曾被报道过异常的糖基化变化。这些变化包括 O- 聚糖的截短形式，N- 聚糖分支程度的增加，唾液酸化、硫酸化，以及岩藻糖基化和一系列其他可能的变异。不同的糖基化可以改变蛋白质的相互作用、稳定性、运输、免疫原性和功能。肿瘤特异性糖基化变化与肿瘤进展，即转移密切相关，因为糖蛋白大量存在于细胞表面和细胞外基质上，其在细胞相互作用中起重要作用。

一、蛋白质糖基化的类型及意义

60 多年前，人们首次描述了与致癌转化相关的糖基化变化。单克隆抗体技术的出现进一步证实了这些观察结果，表明肿瘤特异性抗体针对糖类表位，在多数情况下，肿瘤糖蛋白和鞘糖脂上存在癌胚抗原。与未转化的对应物相比，肿瘤细胞显示出广泛的糖基化改变。蛋白质糖基化增加了分子异质性及细胞群体内的功能多样性。出现这种异质性是因为异常的聚糖修饰具有蛋白质特异性、位点特异性（特定蛋白质上的不同位点可以被不同糖基化）和细胞特异性。糖基化的特异性取决于特定细胞或组织类型内糖基化过程的各种内在因素。研究者假设了肿瘤相关糖类结构改变的两个主要机制，即所谓的不完全合成过程和新合成过程。不完全合成过程，通常发生在合成的早期阶段，癌是正常上皮细胞表达复合多糖的正常合成过程受损的结果，导致倾向于肿瘤结构的生物合成，如唾液酸 Tn（STn）表达在胃肠道癌和乳腺癌。相反，新合成过程通常在晚期且发生在癌症，是指与癌症相关的诱导某些基因参与糖类的表达，某些抗原，如唾液酸 Lewisa（SLea 和 SLex）的原位表达多见于癌症。

1. 唾液酸糖基化（唾液酸化）　是细胞糖基化的一个重要修饰方式，唾液酸化的糖类在细胞识别、细胞黏附和细胞信号转导中具有重要作用。唾液酸化增加，特别是在 α2 糖基、6- 糖基和 α 糖基转移酶表达改变导致的 2，3- 连锁唾液酸化已证明与癌症密切相关。乳糖胺链经常以唾液酸终止。例如，α2，6- 唾液酸化乳糖胺（Sia6LacNAc）是 β- 半乳糖苷 α2,6- 唾液酸转移酶 I（ST6Gal- I），其是一种在结肠癌、胃癌和卵巢癌等多种恶性肿瘤中表达改变的酶，据报道其是结肠癌预后不良的预测标志物。与癌症相关的其他主要唾液酸化抗原是 SLea，还有 SLex。SLea 和 SLex 已被证实在许多恶性肿瘤中高表达，且表达水平与癌症患者的生存率相关。

2. 岩藻糖基化　与癌症有关。岩藻糖基化聚糖由一系列岩藻糖基转移酶（Fuc-Ts）合成；Fuc-TI–Fuc-TXI 型（由 FUT1-FUT11 编码，其中 FUT3 也被称为 Lewis 基因）岩藻糖基化作为一种不可扩展的修饰存在，通常被细分为末端岩藻糖基化（产生特定的 Lewis 血型，如 Lex 和 Ley 以及 Lea 和 Leb）和核心岩藻糖基化。成人 T 淋巴细胞白血病细胞中 SLex 的表达增强依赖于 Fuc-TVII 活性。这种白血病的病因是人类嗜 T 淋巴细胞病毒 1（HTLV-1），它编码一种转录激活蛋白 TAX，该蛋白调控编码 Fuc-TVII 的 FUT7 基因，Fuc-TVII 是控制白细胞 SLex 合成的限制性酶。

核心岩藻糖基化包括添加 α1，6- 岩藻糖通过 Fuc-TVIII（FUT8 编码）的作用转化为 N- 聚糖最内侧的 GlcNAc 残基。FUT8 和核心岩藻糖基化的过度表达是肺癌和乳腺癌等癌症的一个重要特征。有趣的是 α- 甲胎蛋白是公认的肝细胞癌（HCC）早期检测的生物标志物，可与慢性肝炎和肝硬化相鉴别。在乳腺癌中，表皮生长因子受体（EGFR）核心岩藻糖基化的增加与二聚化和磷酸化的增加有关，可导致 EGFR 介导的信号转导增加与乳腺癌相关肿瘤细胞生长。

3. N- 聚糖　在恶性转化过程中，一种常见的疾病糖基化改变是癌细胞中复合物表达的增加，即 β1，6- 支链 N- 连接聚糖增加。GlcNAc 分支 N- 聚糖表达增加是由于 GnT- V 活性增加，GnT- V 由甘露糖苷乙酰氨基葡萄糖转移酶 5（MGAT5）基因编码。MGAT5 的表达受 RAS–RAF–MAPK 信号通路调节，该通路在癌症中被激活。这种聚 -N- 乙酰乳糖胺结构是半乳糖凝集素的配体。半乳糖凝集素是一个保守的糖类结合蛋白家族，形成称为"晶格"的半乳糖凝集素 - 聚糖结构。半乳糖凝集素在肿瘤中起重要作用，可促进肿瘤转化、肿瘤细胞存活、血管生成和肿瘤转移。在永生化肺上皮细胞系中 MGAT5 的过度表达导致接触抑制丧失，肿瘤形成增强，且可增强小鼠乳腺癌细胞的侵袭和转移。此外，在 HER2 转基因小鼠乳腺肿瘤模型中发现乳腺癌形成的早期事件受 GnT- V 调控。此外，下调小鼠乳腺癌细胞系中的 GnT- V 可显著抑制肿瘤生长和转移。在 MGAT5 缺乏的背景下，一种病毒癌基因在转基因小鼠中诱导的乳腺癌进展和转移受到明显抑制。此外，GnT- V 介导的糖基化通过 Wnt 信号调节结肠癌干细胞室和肿瘤进展。GnT- III 抵消 GnT- V 在癌症中的作用，参与抑制癌症转移。MGAT3 转染具有高转移潜能的小鼠黑色素瘤 B16 细胞后，细胞凋亡率显著降低，β1，6GlcNAc 分支（由于 GnT- III 和 GnT- V 酶竞争）导致小鼠肺转移的显著抑制。GnT- III 通过调节关键糖蛋白，如 EGFR、整合素和钙黏蛋白，抑制肿瘤转移。

4. O- 聚糖截短　肿瘤的另一个共同特征是截短的 O- 聚糖的过度表达。GalNAc 型 O- 聚糖，也称为黏液型 O- 聚糖，常见于大多数跨膜和分泌型糖蛋白中。在恶性肿瘤期间，糖蛋白中也会出现异常糖基化，这些糖蛋白表现出短缩或截短的聚糖的异常表达，例如，双糖 Thomsen–Friedenreich 抗原（T 抗原，也称为 core 1）和单糖 GalNAc（也称为 Tn）及其可溶性形式 [ST 和 STn（Neu5Ac）α2-6GalNAc]，就分别是 O- 聚糖未完全合成的结果。多肽 GalNAc 转移酶（ppGalNAcTs）是启动黏蛋白型 O- 糖基化的酶，其表达改变在癌症中十分常见。ppGalNAcTs 控制 O- 聚糖占据的位置和密度，其表达的变化可导致 O- 糖基化的改变。此外，竞争同一底物的酶也可诱导截短聚糖的表达和蛋白质表位的暴露，这些表位本来隐藏在正常的糖基化蛋白质中。C2GnT 和 C2GnT 的相对酶活性 α2, 3- 唾液酸转移酶Ⅰ（ST3Gal- Ⅰ）已被证明可确定癌细胞中的 O- 聚糖结构。其相对活性是糖蛋白（如乳腺癌和胃癌中的黏蛋白）上肿瘤相关表位异常表达的基础。STn 在正常健康组织中很少表达，但在大多数癌中都能检测到，如胰腺癌、胃癌、结肠癌、乳腺癌、膀胱癌和卵巢癌，与癌细胞黏附力降低、肿瘤生长增加、肿瘤细胞迁移增强、侵袭和预后不良有关。ST6GalNAc- Ⅰ的过度表达导致肿瘤中 STn 的异常合成。T- 合成酶 C1GalT1- 特异性伴侣 1（C1GALT1C1）的突变也可通过 ST6GalNAc- Ⅰ 的作用导致 STn 的表达，该突变可阻止 O- 聚糖的进一步延伸并改变产生 Tn 的途径。因此，STn 被认为是一个重要的预后标志物和抗癌疫苗设计的靶点。

二、糖基化与胆胰疾病的关系

糖基化是指将糖链连接至蛋白质特定氨基酸位点形成糖复合物的过程。糖链由糖类构成，其组成具有多样性，包括在肽骨架上添加 N- 连接的多糖、O- 连接的多糖、磷酸化的聚糖、糖胺聚糖和糖基磷脂酰肌醇（GPI），以及色氨酸残基的 C- 甘露糖等。糖复合物在细胞中行使多种功能，如形成重要的结构特征，调节生理和病理状态下的多种功能，糖基化的改变可以调节炎症反应，使病毒免疫逃逸，促进癌细胞转移或调节细胞凋亡，也会影响健康和疾病的发生，糖基化在糖尿病进程中发挥的作用和内在机制受到广泛关注。

在许多研究中发现，O- 连接和 N- 连接的糖基化调控糖尿病发展恶化的进程，糖基化修饰作为细胞调控蛋白质功能的重要方式在糖尿病的发生和发展中发挥不可忽视的作用。

三、糖基化与糖尿病

1.N- 连接的糖基化修饰与 1 型糖尿病　1 型糖尿病是一种自身免疫性疾病，其特征是由 T 细胞（CD4$^+$ 辅助细胞和 CD8$^+$ 杀伤细胞）介导，对胰腺 β 细胞进行破坏，从而导致先天性胰岛素分泌不足。据估计，被诊断为 1 型糖尿病的儿童和青少年人数每年增加约 3%。然而，在少数 1 型糖尿病患者中，缺乏胰腺自身抗体，在有些临床诊断为 2 型糖尿病的患者中，却存在胰岛自身免疫的证据 。

研究表明超过 50 个基因位点与 1 型糖尿病的发生有关。其中，岩藻糖基转移酶 2 基因（FUT2）被确定为因果候选基因之一。FUT2 编码一种糖基转移酶，负责在不同聚糖上添加 α1, 2 岩藻糖到末端半乳糖，从而在体液和肠黏膜上形成 H 抗原。无功能 FUT2 等位基因纯合子的个体在唾液和黏膜表面不能呈现组织血型抗原（称为非分泌体）。对 1 型糖尿病个体进行的遗传研究表明，非分泌基因型与该疾病易感性相关。

自身免疫性疾病的敏感性受 CD4$^+$ T 细胞分化为分泌细胞因子的促炎性 Th1 细胞或抗炎性 Th2 细胞的影响。据报道，GNT- Ⅴ 介导的 N- 糖基化负调节 Th1 反应。GNT- Ⅴ 介导的 N- 聚糖分支增加了 T 细胞活化抑制糖蛋白 CTLA-4 的表面保留时间，CTLA-4 是 1 型糖尿病的致病候选基因之一。

2.N- 连接的糖基化修饰与 2 型糖尿病　存在于质膜上的葡萄糖转运系统在维持葡萄糖进出细胞方面起重要作用。葡萄糖转运蛋白是一个完整的膜糖蛋白家族，由 13 个成员组成。所有脊椎动物的葡萄糖转运蛋白都有一个保守的 N- 糖基化位点。葡萄糖转运蛋白 2（GLUT2）是一种葡萄糖传感器分子，参与胰腺 β 细胞的胰岛素分泌、肾脏和肠道的葡萄糖转运，以及通过肝脏糖异生将葡萄糖输送到血流中。一项对欧洲人后裔个体中的全基因组关联研究，揭示了一个与 2 型糖尿病相关的新基因位点，ST6β- 半乳糖苷 α-2, 6- 唾液酸转移酶 1 基因（ST6GAL1）。另外研究发现，在南亚血统的个体中，ST6GAL1 也与 2 型糖尿病相关。不仅如此，在欧洲血统个体中确定的 2 型糖尿病风险等位基因与胰岛中 ST6GAL1 表达增加相关。ST6GAL1 编码一种 N- 糖基化途径蛋白，负责将唾液酸转移到含半乳糖的底物中。在体内试验中，高脂饮食后的 *ST6GAL1* 基因敲除小鼠的体重和内脏脂肪组织重量增加。这些结果都表明 *ST6GAL1* 可能在 2 型糖尿病的发生发展中起重要作用。

3.*O*- 连接的糖基化修饰与糖尿病　*O*- 连接的糖基化修饰主要分为 *O*-GlcNAc 修饰和 *O*-GalNAc 修饰。研究表明，编码 OGA 的 *MGEA5* 基因高度保守，通过对墨西哥人糖尿病和非糖尿病受试者的基因编码区和潜在调控区重新测序，鉴定出了 24 个单核苷酸多态性（SNP）位点。通过分析发现，其中 SNP LLY-MGEA5-14 位点与糖尿病的发病率显著相关，该 SNP 位点位于含有交替终止密码子的内含子中，可能会影响 *MGEA5* 的表达，导致 OGA 的蛋白活性受损。这表明以 *O*-GlcNAc 修饰为主的 *O*- 连接的糖基化修饰与糖尿病高度相关。*O*-GlcNAc 修饰作为营养感受器与糖尿病的发生发展密切相关。众所周知，胰岛素抵抗是 2 型糖尿病和肥胖的一个主要特征，其表现为胰岛素对靶组织的效能降低，慢性高血糖所造成的糖毒性本身对胰岛素敏感性具有有害影响。1991 年，Marshall 等首次提出 HBP 途径与糖毒性诱导的胰岛素抵抗相关。他们在脂肪细胞的培养基中给予高糖和谷氨酰胺，发现原代脂肪细胞对胰岛素的敏感度降低。此外，给予 HBP 途径终产物氨基葡萄糖，在诱导胰岛素抵抗方面更具效能。这些结果提示 HBP 在胰岛素抵抗中起重要作用，但目前尚不清楚其中涉及的分子机制。随后的研究也证明了 HBP 途径和蛋白质 *O*-GlcNAc 修饰参与胰岛素抵抗过程。通过特异性 GLUT4 启动子，使 GFAT 在参与胰岛素刺激的葡萄糖摄取的组织（肌肉和脂肪组织）中过表达，从而开发了在不同组织中过表达 GFAT 或 OGT 的转基因小鼠模型。结果表明，肌肉、脂肪组织、肝脏或胰腺细胞中该通路的过度激活导致了胰岛素抵抗，这与胰岛素诱导的骨骼肌葡萄糖转运体转运量的减少有关。另外，在 GLUT4 启动子控制下肌肉和脂肪组织中过表达 OGT 的转基因小鼠表现出与 GLUT4-GFAT 小鼠相似的表型，从而获得了 *O*-GlcNAc 修饰参与胰岛素抵抗更直接的证据。

4.*O*- 连接的糖基化修饰与胰岛 β 细胞功能失调　OGT 作为 *O*-GlcNAc 修饰的关键酶之一，其活性与 *O*-GlcNAc 修饰的程度呈正相关。研究发现，OGT 在胰腺组织中表达水平最高，胰腺中的 OGT 信号比肺和肾脏中的信号高 12 倍以上，这提示 *O*-GlcNAc 修饰可能在胰腺组织的功能上，即在调节血糖和胰岛素分泌方面发挥重要作用。最新研究结果证实了这一观点，Amber Lockridge 等发现，C57 小鼠的胰岛 β 细胞 OGT 特异性敲除缓解了数周高脂饮食导致的高胰岛素血症。另外一个研究的结果与此一致，利用他莫昔芬（tamoxifen，TM）诱导的胰岛 β 细胞 OGT 特异性敲除小鼠的血糖水平呈双相变化，从第 8 ～ 10 周开始表现出严重的高糖血症和胰岛素分泌不足。但有趣的是，在他莫昔芬处理后第 5 ～ 6 周，小鼠血糖水平并没有明显升高，相反其血糖水平较低并伴随胰岛素分泌增加。同样的双相变化也出现在 OGA 过表达小鼠模型中，3 ～ 4 个月大的 OGA 转基因过表达小鼠血糖水平较高，同时循环胰岛素水平、胰岛素 mRNA 水平和总胰岛素含量降低。有趣的是，在年龄较大（8 ～ 9 个月大）的 OGA 转基因过表达小鼠中，葡萄糖耐量恢复至与野生型小鼠一致。这种双相变化可能与 *O*-GlcNAc 在胰腺中发挥的功能有关，*O*-GlcNAc 修饰不仅可以作为营养感受器调控胰岛素分泌和血糖动态变化，还与 *O*-GlcNAc 修饰与胰腺组织的分化和发育相关，即早期低血糖和高胰岛素分泌是由 *O*-GlcNAc 修饰紊乱造成，而晚期血糖升高、胰岛素分泌不足与 *O*-GlcNAc 修饰调控的胰腺组织发育不良相关。

PDX-1 和 NeuroD1 是一种调节胰腺和 β 细胞发育并促进胰岛素分泌的重要转录因子。有研究发现 *O*-GlcNAc 修饰可以感受葡萄糖浓度并调节 PDX-1 与胰岛素启动子的结合活性，在杆状病毒 /SF-9 细胞、瞬时转染 Cos-7 细胞和天然 Min6 细胞系中高效表达 PDX-1，发现 Min6 细胞通过感受葡萄糖的浓度，动态调节 PDX-1 *O*-GlcNAc 修饰程度，从而调节胰岛素转录因子 PDX-1 与 DNA 结合的活性，进而影响胰岛素转录。另外，Sreenath S. Andrali 等也对胰岛素转录因子 NeuroD1 是否受 *O*-GlcNAc 修饰调控进行了研究，发现高浓度葡萄糖通过与 OGT 的相互作用介导了

NeuroD1 的 *O*-GlcNAc 修饰，导致 NeuroD1 定位于细胞核并激活胰岛素基因的表达。在低糖条件下，NeuroD1 与 OGA 相互作用，发生去糖基化并进入细胞质。总之，*O*-GlcNAc 在对胰岛素的转录调控中发挥重要作用。

（田苗苗　储　屹　刘　坤　袁强强）

第五节　磷酸化与胆胰疾病

一、磷酸化

细胞内的蛋白质合成，即蛋白质的生物合成（protein biosynthesis），首先要以 mRNA 为信息模板来合成多肽链。在此过程中，核苷酸序列"语言"要被解读转换为与之截然不同的氨基酸序列"语言"，因此这个过程又被形象地称为翻译（translation）。多肽链合成后，还要经过复杂的翻译后加工修饰才能成为成熟且有功能的蛋白质，并被正确地靶向输送至特定的亚细胞区域或分泌至细胞外，才能发挥其特定功能。

蛋白质的翻译后加工修饰有多种形式，氨基酸残基的共价化学修饰是最常见的一种。这种翻译后的化学修饰是对蛋白质进行共价加工的过程，由专一的酶催化，特异性地在蛋白质的某个或多个氨基酸残基上以共价键方式加上相应的化学基团或分子。修饰的位置包括蛋白质的 N 端、C 端和氨基酸残基的侧链基团。这种翻译后修饰并不仅仅是一种简单而表面的装饰，它对于调节蛋白质的溶解度、活性、稳定性、亚细胞定位，以及介导蛋白质之间的相互作用均具有重要作用。蛋白质翻译后化学修饰种类繁多，机制清楚的仅是其中的一小部分。常见的修饰有磷酸化、糖基化、乙酰化、甲基化、脂基化、泛素化和 SUMO 化修饰等。

1. 磷酸化的发现过程　19 世纪，人类首先发现磷酸盐可和蛋白质相互结合。1930 年，克里夫妇（Carl Cori 和 Gerty Cori）在糖代谢研究中发现两种不同的磷酸化。厄尔·维尔伯·萨瑟兰（Earl Wilbur Sutherland）发现环磷酸腺苷（cAMP）——生命信息传递的"第二信使"，于 1971 年获诺贝尔生理学或医学奖。1954 年，Fischer E 和 Krebs E，深入研究蛋白质的磷酸化，并发现了蛋白质的可逆磷酸化调控糖代谢，两人因在蛋白质磷酸化调节机制方面的研究做出的巨大贡献共同获得 1992 年诺贝尔生理学或医学奖。蛋白质磷酸化指由蛋白激酶（protein kinase，PK）催化下把 ATP 或 GTP γ 位的磷酸基转移到底物蛋白质中氨基酸残基上的过程。其逆转过程由蛋白质磷酸酶催化，称为蛋白质的脱磷酸化（去磷酸化）。

2. 磷酸化与蛋白激酶　在蛋白质磷酸化反应中，由于蛋白质氨基酸侧链加入了一个带有强负电的磷酸集团，由此发生酯化作用，从而改变蛋白质的构象、活性及其与其他分子相互作用的性能。大部分细胞中至少有 30% 的蛋白质被可逆的磷酸化和去磷酸化修饰所调控。生物体内磷酸化位点主要发生在 Ser（丝氨酸）、Thr（苏氨酸）、Tyr（酪氨酸）残基上，其中 Ser 磷酸化最多、Thr 磷酸化次之、Tyr 磷酸化最少。另外，His（组氨酸）、Asp（天冬氨酸）和 Lys（赖氨酸）残基也可被磷酸化。蛋白质磷酸化要靠蛋白激酶催化，根据底物的磷酸化位点可将蛋白激酶分为 3 大类。

（1）蛋白质丝氨酸/苏氨酸激酶（protein serine /threonine kinase），是一大类特异性催化蛋白质丝氨酸和（或）苏氨酸残基磷酸化的激酶家族。

（2）蛋白质酪氨酸激酶（protein tyrosine kinase，PTK），是一类特异性催化蛋白质酪氨酸残基磷酸化的激酶家族，分为受体型 PTK 和非受体型 PTK。

（3）双重底物特异性蛋白激酶（double specific protein kinase，DSPK），这类激酶可以使底物蛋白的酪氨酸和丝氨酸或苏氨酸残基磷酸化。每个蛋白激酶都有自己的调控机制，主要的调控机制包括：①磷酸化；②与内源性肽链或外源性亚基交互作用，这些肽链或亚基本身可能就是第二信使或调节蛋白的靶点；③靶向特定的细胞内位置，如细胞核、原生质膜或细胞骨架，以增强其与特殊底物的相互作用。

3. 去磷酸化与磷酸酶　蛋白质脱磷酸化的过程称脱磷酸化，由蛋白质磷酸酶（protein phosphatase，PP）催化，即将磷酸基从蛋白质上除去，故又称为蛋白质去磷酸化（protein dephosphorylation）。蛋白质磷酸酶的数量远远少于蛋白激酶，与蛋白激酶相比，其底物特异度低。根据磷酸化的氨基酸残基不同可将蛋白质磷酸酶分为两类：①蛋白质丝氨酸 / 苏氨酸磷酸酶。将磷酸化的丝氨酸和（或）苏氨酸残基去磷酸化的蛋白酶有 PP1、PP2A、PP2B、PP2C、PPX 等，其亚细胞定位各有侧重、均有亚型。PP1 主要存在于细胞质（其中 PP1A 位于糖原产生的区域，PP1G 位于肌质网，PP1M 位于肌丝，PP1N 位于细胞核）；PP2A 主要存在于细胞质，少数在线粒体和细胞核；PP2C 主要存在于细胞质；PPX 存在于细胞核和中心体。②蛋白质酪氨酸磷酸酶。人类基因组中存在 90 个以上有活性的酪氨酸磷酸酶基因，目前已发现 30 多种蛋白质酪氨酸磷酸酶，其中 1/3 是跨膜的蛋白质酪氨酸磷酸酶，类似受体分子；约 2/3 位于胞质，为非受体型蛋白质酪氨酸磷酸酶。这两类酶除高度保守的催化亚单位外，非催化区氨基酸序列有很大区别。激酶和磷酸酶之间存在协同作用，一些蛋白磷酸酶可稳定地和它们的底物蛋白相结合。例如，双特异性激酶磷酸酶 -3（MKP-3）与 MAP 激酶（mitogen-activated kinase）结合。

4. 磷酸化修饰的生物学作用　蛋白质的磷酸化修饰是生物体内普遍存在的一种调节方式，几乎涉及所有生命活动过程。它能直接增强或减弱被修饰蛋白质的酶活性或其他活性，改变其亚细胞定位及其与其他蛋白质或生物分子的相互作用，在细胞信号转导过程中起重要作用，主要发生在真核细胞，是调节和控制蛋白质活力和功能的最基本、最普遍，也是最重要的机制。作为一种基础修饰类型，蛋白质磷酸化和去磷酸化几乎在每个生物的各个方面都扮演着重要角色。例如，在基因转录、表达，神经活动，肌肉收缩，物质代谢调节，DNA 损伤修复，以及细胞增殖、分化、凋亡，信号转导，免疫调控，肿瘤发生等生理和病理过程中均起重要作用。

二、磷酸化与胆囊癌的关系

胆囊癌（gallbladder carcinoma，GBC）在所有胆道肿瘤中最为常见，是指发生于胆囊（包括胆囊底部、体部、颈部及胆囊管）的恶性肿瘤，伴有慢性炎症的胆囊结石是胆囊癌的危险因素。我国胆囊癌发病率占同期胆道疾病的 0.4%～3.8%，位列消化道肿瘤发病率第 6 位，患者 5 年总生存率仅为 5%。

分子靶向治疗（molecular targeted therapy，MTT）是针对具体分子靶点的精准癌症治疗新方法，也是目前其他治疗方式均不理想的癌症患者的新希望。与传统治疗方式不同，分子靶向治疗拥有更精准的治疗选择性，能针对具体肿瘤细胞实行杀伤作用，降低对机体细胞的损伤，较少存在耐药，治疗安全性和患者耐受均较满意。MTT 主要是针对肿瘤发生发展过程中的特异信号通路和关键基因，如血管内皮生长因子（vascular endothelial growth factor，VEGF）、HER2（c-erb B2 基因）、表皮生长因子受体（epidermal growth factor receptor，EGFR）、胰岛素样生长因子（insulin-like growth factors，IGFs）、IGF-IR/PI3K 信号通路、胸苷磷酸化酶（thymidine phosphorylase，TP）、KRAS、环氧合酶 -2（cyclooxygenase-2，COX-2）等。

其中人上皮生长因子受体（human epidermal growth factor receptor，HER）信号通路研究较多。抗 EGFR 联合化疗对比单纯化疗可以延长患者的生存时间，但未见显著优势；抗 HER2 的相关研究显示出较好的治疗应用前景。另外，PD-1 治疗实体瘤（含胆囊癌）的临床试验也在开展中。同时，细胞免疫治疗（如 CIK 细胞免疫治疗）也在尝试中。

1. HER 信号通路与胆囊癌　HER 家族包括 4 个酪氨酸激酶受体，分别是 HER1（Erb B1，EGFR）、HER2（Erb B2，NEU）、HER3（Erb B3）及 HER4（Erb B4），当与其配体（如

EGF、TGF、AR 等）结合后，激活下游相关基因（如 AKT、MAPK 等），从而调控细胞增殖、分化、迁徙和凋亡等活动。对胆囊癌全外显子测序结果发现，在 36.8%（21/57）的样本中检测出 HER 信号通路及其下游基因发生突变，并且 HER 突变的患者预后极差；同时，该研究还评估了野生型和突变型 HER 蛋白在胆囊癌细胞中的作用，证实该家族蛋白能促进胆囊癌细胞增殖和侵袭，提示其在胆囊癌的发病机制中发挥重要作用。深入研究此信号通路有望为胆囊癌的发病机制及靶向治疗策略提供佐证。EGFR/HER2 属跨膜信使酪氨酸激酶受体，两者过度表达是上皮细胞蛋白质磷酸化的一个重要因素。

（1）EGFR 在胆囊癌中的作用机制：在胆囊癌细胞里，第一代抗 EGFR 酪氨酸激酶抑制剂吉非替尼可以通过 Bax 的活性形式 p18Bax 诱导胆囊腺癌细胞系 HAG-1 凋亡，这可能是其抗 EGFR 信号通路的作用机制。QIN 等对 HAG-1 细胞系的研究发现，吉非替尼能明显抑制 EGFR 及其下游基因 Erk 和 AKT 的活性，v-SRC-HAG-1 和 c-H-RAS-HAG-1 与 HAG-1 的对比研究发现，v-SRC-HAG-1 和 c-H-RAS-HAG-1 对吉非替尼产生的耐药性分别为 HAG-1 组的 30 倍和 200 倍。并且，在被转染了 SRC 和 RAS 的 HGA-1 细胞系中，吉非替尼阻滞细胞于 G_0/G_1 的作用完全失效。这提示，过表达的 EGFR 可能通过活化其下游的 Erk 和 AKT 发挥促癌作用，被激活 SRC 和 RAS 的胆囊癌患者可对吉非替尼产生耐药。

（2）HER2 在胆囊癌中的作用：在胆囊癌中，胆汁酸可以上调胆道上皮细胞中 HER2 的表达，从而诱导其向癌前病变发展，血小板衍生因子在胆囊癌中与 HER2 表达密切相关。在胆囊癌转移至肝的细胞系 SNU-2670 和转移至颈部淋巴结细胞系 SNU-2770 的研究中发现，两株细胞均过表达 HER2，并且有 HER2 基因扩增，达克替尼和阿法替尼可使 SNU-2670 停滞在细胞周期 G_1 期，并促进 SNU-2770 的凋亡；在 SNU-2670 移植瘤小鼠模型中，曲妥珠单抗联合吉西他滨可以促进肿瘤细胞凋亡。高表达 Erb B2 的 BK5.Erb B2 转基因小鼠模型容易发生胆囊癌，对该小鼠给予 EGFR 和 Erb B2 共同的阻滞剂 GW2974，与给予单纯抗 EGFR 的吉非替尼对比研究发现，胆囊癌的发生率分别为 8% 和 18%，说明同时抗 EGFR 和 Erb B2 的策略可能是治疗胆囊癌的有效方案；另外，观察 COX-2 抑制剂 CS-706 在 BK5.Erb B2 转基因小鼠中的作用，结果显示磷酸化的 AKT 和 COX-2 降低，单独阻滞 COX-2 或者联合其他靶向药物可能是胆囊癌的治疗策略。在 BK5.Erb B2 转基因小鼠研究中还发现 Erb B2 的配体 MUC4 表达上调，同时 Erb B2 也高表达，推测 MUC4 可能通过 Erb B2 信号通路调节肿瘤细胞的生长。蓟罂粟油可引发小鼠胆囊结石进而发展为胆囊癌，可能是通过上调胆囊细胞的 HER2 和 COX-2 从而引起下游信号通路相应的改变，促进肿瘤细胞增殖。因此，HER2 在胆囊癌中的作用机制主要通过其下游基因 AKT、MUC4、COX-2 等调节肿瘤细胞的活动。

2.IGF-Ⅰ/Ⅱ和 IGF-IR 与胆囊癌　胰岛素样生长因子（IGFs）主要包括 IGF-Ⅰ和 IGF-Ⅱ，酪氨酸激酶受体 IGF-IR 是它们共同的配体。目前认为恶性肿瘤的生长和转移与 IGF-IR 所介导的细胞内信号转导密切相关。Kornprat 等对 GBC 和其转移灶中的 IGF-Ⅰ/Ⅱ、IGF-IR 进行检测后发现，两者均存在过度表达，GBC 原发灶与转移灶中 IGF-Ⅰ的阳性表达率分别是 45% 和 35%，IGF-Ⅱ的阳性表达率分别是 25% 和 17%，而 GBC 原发灶和转移灶中的 IGF-IR 表达率甚至达到了 95% 和 100%，说明 IGF-IR 可能在胆囊癌侵袭和转移中起重要作用。IGF-IR 可能可以作为独立的一个评价指标来判断胆囊癌患者的预后。

3. 胸苷磷酸化酶与胆囊癌　胸苷磷酸化酶（TP）是嘧啶核苷分解过程中的一个关键酶，人 TP 主要来源于血小板，又称为血小板衍生内皮细胞生长因子（platelet-derived endothelial cell growth factor，PD-ECGF）。TP 在血管的发生过程中起关键作用，检测到肿瘤组织中的 TP 表达和活性增高，往往是预后不良的重要征象。Harino 等发现 TP 在 78% 的 GBC 组织中存在表达，且与胆囊癌癌肿的微血管密度（microvesseldensity，MVD）表现呈正相关，两者可共同作为评价胆囊癌患者预后的指标。

4. 环氧合酶 -2 与胆囊癌　环氧合酶 -2（COX-2）是人体前列腺素合成的参与因子。有研究表明，肿瘤的发生发展与 EGFR 表达存在密切关系，胆汁酸的存在可以刺激 EGFR 表达，进而诱导 GBC 中的环氧合酶 -2 表达增加，其途径可能是通过丝裂原活化蛋白激酶（mitogen-activated protein kinase，MAPK）级联反应的激活。环氧合酶 -2 可在恶性肿瘤发生和发展过程中促进其血管新生，从而起重要的调控作用。环氧合酶 -2 在正常胆囊壁组织和 GBC 中表达存在显著差异，相对于表达程度很低的正常胆囊壁组织，环氧合酶 -2 在 GBC 的阳性表达率高达 59.2% ～ 70.3%。因此，环氧合酶 -2 可以作为一个预测指标判断 GBC 预后。

5. 磷酸化相关小分子抑制剂在胆囊癌中的治疗作用

（1）EGFR 抑制剂类靶向药物：小分子酪氨酸激酶抑制剂（tyrosine kinase in-hibitor，TKI）主要包括厄罗替尼（erlotinib）、拉帕替尼（lapatinib）和吉非替尼（gefitinib）等，其中厄罗替尼是一种 EGFRTK/HER1 抑制剂，对多数实体肿瘤，如非小细胞肺癌（NSCLC）、头部和颈部肿瘤及胰腺癌均有一定治疗效果；拉帕替尼特异性地针对肿瘤组织中的两个靶点 EGFR 和 HER2 ATP 发挥作用，阻断其之间的同质和异质二聚化，在肿瘤细胞发生阶段产生抑制作用。拉帕替尼可以同时抑制 EGFR-1 与 HER2，目前已经有 II 期临床研究在开展，但是在研究的临床试验中没有 1 例 GBC 患者获得临床缓解，其治疗效果尚待进一步观察。拉帕替尼和吉非替尼在 GBC 中的应用还有待于临床验证。

（2）胸苷磷酸酶抑制剂：针对胸苷磷酸酶（TP）的抑制肿瘤血管生成的靶向药物目前仍在开发中。经典的药物为 TP 抑制剂 6- 氨基 -5- 嗅尿嘧啶，最近又开发出两种更强的 TP 抑制剂：5- 氯 -6-[1-（2- 亚氨基吡咯烷）甲基] 尿嘧啶和 5- 氟 -6-[（2-氨基咪唑 -1- 基）甲基] 尿嘧啶，前者的疗效比 6-氨基 -5- 嗅尿嘧啶强 1000 倍。

（3）多激酶抑制剂类靶向治疗药物：①索拉非尼（sorafenib）：是肝胆系统肿瘤临床应用较为广泛的一个口服的针对多个靶点的药物，其中 VEGFR-1、VEGFR-2、VEGFR-3、PDGFR 和 c-KIT 为设计最初的靶点，索拉非尼能够抑制 RAF-1 和其相关激酶、野生型与 $V599E$ 突变的 B-RAF 的

活性，直接抑制肿瘤发生、阻断肿瘤血管形成。索拉非尼作为单药，正开展的 II 期临床研究发现，其存在较为明显的 3 ～ 4 级毒性作用。但是由于试验中胆囊癌病例数相对比较少，仅仅依靠少量部分缓解率暂时无法得出其对胆囊癌治疗效果的最终结论。因此，尚需要更大样本量的临床随机对照研究，以确定索拉非尼靶向治疗 GBC 的临床效果。②舒尼替尼（sunitinib，sutent）：主要作用于酪氨酸激酶受体，是一个多靶点作用药物，其作用靶点包括 PDGF-α、PDGF-β、KIT、VEGFR-1、VEGFR-2、VEGFR-3、FLT-3、集落刺激因子受体 1 型（CSF-1R）和 RET。它通过对 VEGF 受体阻断、活化 PDGF、抑制血管生成，降低肿瘤发生所必需的血液和养分供应，同时直接作用于 c-KIT、RET、FLT3 等靶点以达到抑制肿瘤生长的效果。II 期临床试验结果提示：舒尼替尼治疗原发性肝细胞癌的有效率（部分缓解 + 疾病稳定 > 3 个月）为 37.8%，舒尼替尼在原发性肝癌中的治疗效果已明确，但在 GBC 中的治疗效果还需要进一步临床验证。血小板源性生长因子受体（PDGFR）包括 PDGFRα 和 PDGFRβ，其通过促进肿瘤组织的新生血管形成，在促进肿瘤增殖、侵袭过程中发挥着重要作用。临床研究显示，在无疾病进展生存率和总生存率方面，PDGFR 低表达患者较高表达者要高。因此，对于准备使用索拉非尼与舒尼替尼治疗的患者，检测其 PDGFR mRNA 或蛋白表达状况具有一定的指导意义。

三、磷酸化与胰腺疾病的关系

1. 磷酸化与急性胰腺炎　急性胰腺炎是发生在胰腺的急性炎症，发病率在逐年上升。到目前为止，急性胰腺炎的发病机制并未研究清楚。磷酸化修饰作为常见的蛋白质翻译后修饰方式，对蛋白质自身的功能有一定程度的影响。研究发现急性胰腺炎发生过程中涉及蛋白质的磷酸化，并且其一直是急性胰腺炎发病机制研究中的重要内容。急性胰腺炎的发病机制可分为三个阶段：起始，持续，恶化。起始阶段胰腺腺泡细胞受损且免疫细胞 NF-κB 激活，两个过程独立引发局部免疫反应。持续阶段局部免疫反应引起白细胞为主的

免疫细胞的募集，随之多种细胞因子被释放，系统免疫反应激活。此阶段微循环及凝血出现障碍，多器官衰竭。恶化阶段胰腺坏死、积液加重局部及系统炎症反应，脓毒症并发症的产生加重器官的衰竭。

（1）NF-κB通路磷酸化与急性胰腺炎：NF-κB为调控DNA转录的蛋白复合物，可以在细胞因子、细菌及病毒抗原等刺激下作出应答。经典及非经典的NF-κB复合物分别为p50-p65（RelA）及p100-RelB异二聚体。急性胰腺炎早期，腺泡细胞内钙离子及活性氧物种上调，蛋白激酶C活性增加等，导致NF-κB与抑制成分IκBα解离，进而NF-κB被激活并被转位至核内。其中，经典通路p50-p65复合物与IκBα的解离依赖于IκBα蛋白S32及S36位磷酸化；非经典通路中，p100上S866及S870被磷酸化后转变为p52，p52-RelB复合物与p65互相作用后转位至胞核。值得一提的是，NF-κB通路的激活不依赖于胰酶的活性。腺泡细胞内NF-κB通路激活后，促进细胞释放炎症介质如MCP-1等，免疫细胞如中性粒细胞等被募集到胰腺，此时急性胰腺炎到达持续阶段。同时，免疫细胞释放的多种细胞因子可激活NF-κB通路。系统炎症导致的多器官衰竭是造成急性胰腺炎死亡的重要原因，而NF-κB通路在其中起关键作用，因此，此通路为急性胰腺炎治疗的靶点。

（2）MAPK通路磷酸化与急性胰腺炎：丝裂原活化蛋白激酶（MAPK），是一类特异的丝氨酸及苏氨酸激酶。MAPK包括三大类：ERK1/2，JNK/p38，ERK5。急性胰腺炎早期活性氧化物大量累积，导致腺泡细胞出现氧化应激。氧化应激与促炎因子联合激活MAPK通路。激活过程为：胰腺组织中ERK1/2、JNK及p38发生磷酸化后入核，与转录因子如NF-κB共同激活基因的转录。其中，NF-κB活性依赖于MAPK蛋白的磷酸化。此外，MAPK通路的激活能促进胰酶的激活，导致胰腺损伤。MAPK通路在急性胰腺炎发展过程的系统炎症阶段持续激活，其在急性胰腺炎多器官衰竭中起一定作用，其抑制剂能缓解急性胰腺炎导致的肺部损伤。由此看出，MAPK通路也是治疗急性胰腺炎的一个重要靶点。

（3）STAT通路磷酸化与急性胰腺炎：STATs包括STAT1、STAT2、STAT3、STAT4、STAT5a、STAT5b和STAT6七个成员。STATs蛋白的丝氨酸及酪氨酸残基均可发生磷酸化修饰。已知，STATs的磷酸化受JAK蛋白的调控。JAK为非受体型酪氨酸激酶，该家族包括JAK1、JAK2、JAK3和Tyk2四个成员。JAK蛋白在细胞因子的作用下发生自磷酸化形成二聚体或寡聚体，进而促进STATs蛋白的磷酸化。STAT丝氨酸磷酸化调节转录活性，病理条件下，JAK2激活促进STAT1的Ser727磷酸化，进而抑制其他转录因子，如NF-κB来调节转录。由此可见，p-JAK/STAT信号网络可影响腺泡细胞因子的产生。近期研究发现，p-JAK2/p-STAT3 T705通路在急性胰腺炎模型中持续激活，同时该通路的抑制剂可缓解重症急性胰腺炎引起的肝、肺损伤。

（4）PI3K通路磷酸化与急性胰腺炎：磷脂酰肌醇-3-激酶（PI3K）家族分为Ⅰ、Ⅱ、Ⅲ、Ⅳ型。其中，Ⅰ型PI3K与急性胰腺炎的发生相关。Ⅰ型PI3K为调节亚基及催化亚基组成的二聚体蛋白，可被G蛋白偶联受体或酪氨酸激酶受体激活，与细胞的存活、生长密切相关。在急性胰腺炎发展期，Ⅰ型PI3Kγ激活内质网钙离子-ATP酶而影响胞内钙离子信号通路，进而促进胰酶及NF-κB的活化及坏死的发生。此外，PI3Kγ可增加中性粒细胞浸润及肺损伤的程度。目前对PI3K在急性胰腺炎中的作用仍有争议，需要更进一步的研究。

（5）RIPK3通路磷酸化与急性胰腺炎：受体相互作用丝氨酸/苏氨酸蛋白激酶3（RIPK3），与RIPK1等为程序性死亡通路的关键蛋白。急性胰腺炎诱导剂或免疫细胞的浸润可使RIPK3表达上调，且细胞的坏死程度与该酶表达量成正比。一方面，RIPK3通过磷酸化MLKL蛋白，促使MLKL寡聚体的形成。随之，寡聚体MLKL从胞质转位至胞膜导致膜孔的产生，最终细胞因渗透压被破坏发生坏死。另一方面，腺泡细胞内RIPK3激活caspase1，导致成熟的IL-1β形成。坏死及IL-1β为急性胰腺炎恶化的重要因素。此外，RIPK3活性与胰酶无关。而RIPK1在坏死性胰腺炎中表达下降。坏死与炎症的发生有一定关联，但两者又可独立发生，由此，治疗急性胰腺炎应同时靶向RIPK3及NF-κB。

总之，研究急性胰腺炎通路的磷酸化有助于揭示该病的发生机制及开发相应的治疗方法。值得一提的是，目前急性胰腺炎中磷酸化修饰的研究多集中于炎症通路，胰酶激活通路的磷酸化修饰几乎没有报道。总之，急性胰腺炎中磷酸化修饰的研究尚不充分，值得进一步探索。

2. 磷酸化与胰腺癌　胰腺癌是恶性程度较高的消化道恶性肿瘤之一，疾病进展快，5 年生存率不超过 10%，是全球第八大肿瘤相关死亡原因。胰腺癌的发病缺乏早期的临床表现，确诊时往往已属中晚期。手术是目前治疗胰腺癌的主要方法，但效果也不甚理想，80% ～ 90% 的可手术治疗的病例由于术前及术后的早期侵袭转移而存活不能超过 5 年，并且胰腺癌的侵袭转移极其隐匿和迅速，发生时间可能很早，往往来不及发现和治疗就已经扩散。不仅如此，由于胰腺本身的血供不丰富，化疗药物的渗透作用十分有限，这种特点导致胰腺癌对放化疗等综合治疗方法也不敏感。总之，胰腺癌的特点就是发现晚、转移早、易复发、预后差，其中最关键的一环就是胰腺癌早期极易发生侵袭和转移。

（1）PI3K/AKT 和 RAS/MEK/ERK 信号通路与胰腺癌：通过对人胰腺癌细胞系 PANC1 转染靶向 Rab11a 的小干扰 RNA 或过表达 Rab11a 的 pcDNA3.1 质粒观察 Rab11a 对细胞增殖、凋亡、迁移和侵袭的影响，同时通过免疫印迹法检测 PANC1 细胞中 PI3K、AKT、RAS、MEK、ERK1/2 和 GSK3β 的磷酸化水平，结果发现：胰腺癌组织中 Rab11a 的表达水平均高于癌旁组织（$P < 0.05$），并且与 TNM 分期和淋巴结转移有关（$P < 0.05$）。CCK-8 测试和细胞集落形成实验显示，下调 Rab11a 可抑制 PANC1 细胞的增殖（$P < 0.05$）。流式细胞术显示，下调 Rab11a 可促进 PANC1 细胞的凋亡（$P < 0.05$）。细胞划痕实验显示，下调 Rab11a 可抑制 PANC1 细胞的迁移能力（$P < 0.05$）。Matrigel Transwell 实验显示，下调 Rab11a 可抑制 PANC1 细胞的侵袭能力（$P < 0.05$）。然而，上调 Rab11a 则促进了 PANC1 细胞的增殖、迁移和侵袭，并抑制了细胞凋亡（$P < 0.05$）。蛋白质印迹分析显示，下调 Rab11a 可抑制 PANC1 细胞中 PI3K/AKT 和 RAS/MEK/ERK

信号通路的活化（$P < 0.05$）。此外，应用 PI3K/AKT 和 RAS/MEK/ERK 信号通路的选择性抑制剂处理 PANC1 细胞可阻断 Rab11a 对细胞增殖的促进作用（$P < 0.05$）。结论：Rab11a 的高表达是胰腺癌预后恶化的潜在生物标志物。靶向抑制 Rab11a 可通过抑制 PI3K/AKT 和 RAS/MEK/ERK 信号通路来降低胰腺癌的生长和转移能力。

（2）Gαi 介导的 HGF/MET 信号通路与胰腺癌：分别运用体外 CRISPR/Cas9 基因敲除系统和 shRNA 慢病毒转染法降低野生型（WT）小鼠胚胎成纤维细胞（MEFs）、人胰腺癌细胞 PANC1 中 Gαi1 与 Gαi3 的表达水平；利用腺病毒转染法在 Gαi1/3 双敲型（DKO）的 MEFs 重新表达 Gαi1/3 或 显 性 负 突 变（dominant-negative mutants）的 Gαi1/3，而在 WT-MEFs 中过表达 Gαi1/3，建立相应的细胞模型。通过蛋白质印迹法（Western blotting）检测上述细胞模型在 HGF 的刺激下，AKT-mTOR 和 ERK-MAPK 信号通路中的主要蛋白质及其磷酸化的水平。利用细胞克隆形成实验（colony forming assay）检测 HGF 对 PANC1 和 Gαi1/3-shRNA PANC1 的细胞增殖能力的影响。分别通过划痕试验、体外细胞迁移实验（in vitro cell migration assay）来检测 HGF 对 PANC1 和 Gαi1/3-shRNAPANC1 的细胞迁移能力的影响。结果：①在 MEFs 中，敲除 Gαi1/3 能显著抑制 HGF 诱导的 AKT-mTORC1 与 ERK 信号的活化；②在 MEFs 中，Gαi1 与 Gαi3 分别被敲除后，HGF 诱导的下游信号会被削弱，而 Gαi1 与 Gαi3 重新表达后会部分恢复下游信号的活化，而 Gαi2 敲除后 HGF 诱导的下游信号无显著变化；③在 MEFs 中，敲低 Gαi1/3 能极大地限制 HGF 诱导的 AKT-mTORC1 与 ERK 信号的活化；④在 MEFs 中，Gαi1/3 的表达水平会显著影响 HGF 诱导的 Gab1 的活化水平，进而影响下游 AKT-mTORC1 与 ERK 信号的活化水平，而 Gαi2 对 Gab1 的活化水平无显著影响；⑤在 PANC1 细胞中，通过 shRNA 慢病毒转染法敲低 Gαi1/3 后，HGF 诱导的下游信号通路的活化水平显著降低，且 HGF 诱导的细胞增殖、迁移能力也明显下降。结论：①Gαi1/3 是 HGF 介导的 AKT-mTORC1 与 ERK 信号通路的活化中的关键成员；②Gab1 位于 Gαi 蛋白的下游，参与调节 HGF 诱导的 AKT-mTORC1 与 ERK 通路的活化；③ Gαi1/3 的敲减显著抑制了 HGF 诱导的人胰腺癌细胞 PANC1 的增殖与迁移能力。

（3）Fractalkine（FKN）/CX3CR1 活化 AKT/NF-κB 信号通路与胰腺癌：首先编者收集了切除并经病理确诊的胰腺癌及癌旁组织标本 25 例，并对收集的胰腺癌组织及癌旁组织标本中的 FKN 及 CX3CR1 进行免疫组化染色（immunohistochemistry）分析，确定它们的表达量。然后，选取了 3 种胰腺癌细胞系 Capan-2、MIA PaCa-2 和 Aspc-1，通过免疫印迹检测胰腺癌细胞内 FKN 及 CX3CR1 的表达情况。同时又通过免疫印迹、CCK-8、流式细胞术及免疫荧光等技术检测过表达 FKN 质粒、外源蛋白 FKN 及 FKN 的小干扰 RNAs 对胰腺癌细胞增殖凋亡及细胞周期的影响。最后，通过 PI3K 及 NF-κB/p65 的抑制剂阻断该信号通路，进而研究 FKN 影响胰腺癌增殖凋亡过程的生理机制。结果：免疫组化实验和免疫印迹实验显示，FKN 和 CX3CR1 在胰腺癌组织和癌旁组织中都表达，但在癌组织中的表达显著高于癌旁组织。在胰腺癌细胞 Capan-2、MIA PaCa-2 和 Aspc-1 中，通过免疫印迹实验发现 FKN 和 CX3CR1 依然是高表达。流式细胞术、免疫荧光共聚焦实验及免疫印迹实验结果显示，FKN 可以促进胰腺癌细胞的增殖并且抑制胰腺癌细胞的凋亡，同时还会促进细胞周期 G_1 期向 S 期的转化，但是加入 PI3K 或 NF-κB/p65 抑制剂后会影响 FKN 对癌细胞的作用。结论：该研究证实，FKN 与它的受体 CX3CR1 结合后通过 AKT/NF-κB/p65 信号通路，促进胰腺癌细胞的增殖并抑制细胞的凋亡，进而影响胰腺癌的发展，以上结果表明，FKN/CX3CR1 或许可作为临床上早期胰腺癌治疗的有效靶点。

（时艳婷　王依彤　童梦凡）

参考文献

樊代明，2016. 整合医学：理论与实践. 北京：世界图书出版公司.

樊代明，2021. 整合医学：理论与实践 7. 北京：世界图书出版公司.

李伟哲，王洪岩，杜海宁，2015. 非组蛋白甲基化修饰的研究进展. 生物化学与生物物理进展，42(11): 1015-1025.

李玉，韩娇玲，张震，等，2016.CD3 和 CD28 单克隆抗体联合作用对 CIK 细胞及其亚群增殖及功能的影响. 中国肿瘤生物治疗杂志，23(2): 255-260.

宋博研，朱卫国，2011. 组蛋白甲基化修饰效应分子的研究进展. 遗传，33(4): 285-292.

Alberts R, de Vries EMG, Goode EC, et al, 2018. Genetic association analysis identifies variants associated with disease progression in primary sclerosing cholangitis. Gut, 67(8): 1517-1524.

Altrock E, Sens C, Wuerfel C, et al, 2015. Inhibition of fibronectin deposition improves experimental liver fibrosis. J Hepatol, 62(3): 625-633.

Aranda S, Mas G, Di Croce L, 2015. Regulation of gene transcription by Polycomb proteins. Sci Adv, 1(1): e1500737.

Bailey JM, DelGiorno KE, Crawford HC, 2014. The secret origins and surprising fates of pancreas tumors. Carcinogenesis, 35(7): 1436-1440.

Busold S, Nagy NA, Tas SW, et al, 2020. Various tastes of sugar: the potential of glycosylation in targeting and modulating human immunity via C-type lectin receptors. Front Immunol, 11: 134.

Cai WJ, Su LP, Liao L, et al, 2019. PBRM1 acts as a p53 lysine-acetylation reader to suppress renal tumor growth. Nat Commun, 10(1): 5800.

Carrer A, Trefely S, Zhao S, et al, 2019. Acetyl-CoA metabolism supports multistep pancreatic tumorigenesis. Cancer Discov, 9(3): 416-435.

Chang PV, Hao LM, Offermanns S, et al, 2014. The microbial metabolite butyrate regulates intestinal macrophage function via histone deacetylase inhibition. Proc Natl Acad Sci USA, 111:(6) 2247-2252.

Frye M, Harada BT, Behm M, et al, 2018. RNA modifications modulate gene expression during development. Science, 361(6409): 1346-1349.

Fu Y, Dominissini D, Rechavi G, et al, 2014. Gene expression regulation mediated through reversible m6A RNA methylation. Nat Rev Genet, 15(5): 293-306.

Gao X, Jia M, Zhang Y, et al, 2015. DNA methylation changes of whole blood cells in response to active smoking exposure in adults: a systematic review of DNA methylation studies. Clin Epigenetics, 7: 113.

García Caballero G, Kaltner H, Kutzner TJ, et al, 2020. How galectins have become multifunctional proteins. Histol Histopathol, 35(6): 509-539.

Greer EL, Shi Y, 2012. Histone methylation: a dynamic mark in health, disease and inheritance. Nat Rev Genet, 13(5): 343-357.

Hamamoto R, Saloura V, Nakamura Y, 2015. Critical roles of non-histone protein lysine methylation in human tumorigenesis. Nat Rev Cancer, 15(2): 110-124.

Ishida E, Kim-Muller JY, Accili D, 2017. Pair feeding, but not insulin, phloridzin, or rosiglitazone treatment, curtails markers of β-cell dedifferentiation in db/db mice. Diabetes, 66(8): 2092-2101.

Kinugawa Y, Uehara T, Sano K, et al, 2017. Methylation of tumor suppressor genes in autoimmune pancreatitis. Pancreas, 46(5): 614-618.

Knuckles P, Lence T, HaussmannIU, et al, 2018. Zc3h13/Flacc is required for adenosine methylation by bridging the mRNA-binding factor Rbm15/Spenito to the m6A machinery component Wtap/Fl(2)d. Genes Dev, 32(5-6): 415-429.

Kooistra SM, Helin K, 2012. Molecular mechanisms and potential functions of histone demethylases. Nat Rev Mol Cell Biol, 13(5): 297-311.

Lazaridis KN, LaRusso NF, 2016. Primary sclerosing cholangitis. N Engl J Med, 375(2): 2501-2502.

Lewis CJT, Pan T, Kalsotra A, 2017. RNA modifications and structures cooperate to guide RNA-protein interactions. Nat Rev Mol Cell Biol, 18(3): 202-210.

Li M, Zhang Z, Li X, et al, 2014. Whole-exome and targeted gene sequencing of gallbladder carcinoma identifies recurrent mutations in the ErbB pathway. Nat Genet, 46(8): 872-876.

Lockridge A, Jo S, Gustafson E, et al, 2020. Islet O-GlcNAcylation is required for lipid potentiation of insulin secretion through SERCA2. Cell Rep, 31(5): 107609.

Mazur PK, Herner A, Mello SS, et al, 2015. Combined inhibition of BET family proteins and histone deacetylases as a potential epigenetics-based therapy for pancreatic ductal adenocarcinoma. Nat Med, 21(10): 1163-1171.

McDonald OG, Li X, Saunders T, et al, 2017. Epigenomic reprogramming during pancreatic cancer progression links anabolic glucose metabolism to distant metastasis. Nat Genet, 49(3): 367-376.

Moro L, Simoneschi D, Kurz E, et al, 2020. Epigenetic silencing of the ubiquitin ligase subunit FBXL7 impairs c-SRC degradation and promotes epithelial-to-mesenchymal transition and metastasis. Nat Cell Biol, 22(9): 1130-1142.

Narita T, Weinert BT, Choudhary C, 2019. Functions and mechanisms of non-histone protein acetylation. Nat Rev Mol Cell Biol, 20(3): 156-174.

Onengut-Gumuscu S, Chen WM, Burren O, et al, 2015. Fine mapping of type 1 diabetes susceptibility loci and evidence for colocalization of causal variants with lymphoid gene enhancers. Nat Genet, 47(4): 381-386.

Pan XH, Fang X, Wang F, et al, 2019. Butyrate ameliorates caerulein - induced acute pancreatitis and associated intestinal injury by tissue - specific mechanisms. Br J Pharmacol, 176(23): 4446-4461.

Pendleton KE, Chen BB, Liu KQ, et al, 2017. The U6 snRNA m6A methyltransferase METTL16 regulates SAM synthetase intron retention. Cell, 169(5): 824-835.e14.

Pi LY, Robinson PM, Jorgensen M, et al, 2015. Connective tissue growth factor and integrin αvβ6: a new pair of regulators critical for ductular reaction and biliary fibrosis in mice. Hepatology, 61(2): 678-691.

Prachayasittikul V, Prathipati P, Pratiwi R, et al, 2017. Exploring the epigenetic drug discovery landscape. Expert Opin Drug Discov, 12(4):

345-362.

Priglinger CS, Obermann J, Szober CM, et al, 2016. Epithelial-to-mesenchymal transition of RPE cells in vitro confers increased β1, 6-N-glycosylation and increased susceptibility to galectin-3 binding. PLoS One, 11(1): e0146887.

Reily C, Stewart TJ, Renfrow MB, et al, 2019. Glycosylation in health and disease. Nat Rev Nephrol, 15(6): 346-366.

Rnjak-Kovacina J, Tang FY, Whitelock JM, et al, 2018. Glycosaminoglycan and proteoglycan-based biomaterials: current trends and future perspectives. Adv Healthc Mater, 7(6): e1701042.

Roundtree IA, Evans ME, Pan T, et al, 2017. Dynamic RNA modifications in gene expression regulation. Cell, 169(7): 1187-1200.

Roy N, Malik S, Villanueva KE, et al, 2015. Brg1 promotes both tumor-suppressive and oncogenic activities at distinct stages of pancreatic cancer formation. Genes Dev, 29(6): 658-671.

Sandoval J, Pereda J, Pérez S, et al, 2016. Epigenetic regulation of early- and late-response genes in acute pancreatitis. J Immunol, 197(10): 4137-4150.

Sherman MH, Yu RT, Tseng TW, et al, 2017. Stromal cues regulate the pancreatic cancer epigenome and metabolome. Proc Natl Acad Sci U S A, 114(5): 1129-1134.

Shriwas O, Priyadarshini M, Samal SK, et al, 2020. DDX3 modulates cisplatin resistance in OSCC through ALKBH5-mediated m6A-demethylation of FOXM1 and NANOG. Apoptosis, 25(3-4): 233-246.

Storz P, 2017. Acinar cell plasticity and development of pancreatic ductal adenocarcinoma. Nat Rev Gastroenterol Hepatol, 14(5): 296-304.

Verdin E, Ott M, 2015. 50 years of protein acetylation: from gene regulation to epigenetics, metabolism and beyond. Nat Rev Mol Cell Biol, 16(4): 258-264.

Wahl S, Drong A, Lehne B, et al, 2017. Epigenome-wide association study of body mass index, and the adverse outcomes of adiposity. Nature, 541:(7635) 81-86.

Wang M, Liu J, Zhao Y, et al, 2020. Upregulation of METTL14 mediates the elevation of PERP mRNA N6 adenosine methylation promoting the growth and metastasis of pancreatic cancer. Mol Cancer, 19(1): 130.

Yang X, Qian K, 2017. Protein O-GlcNAcylation: emerging mechanisms and functions. Nat Rev Mol Cell Biol, 18(7): 452-465.

Ziegler AG, Rewers M, Simell O, et al, 2013. Seroconversion to multiple islet autoantibodies and risk of progression to diabetes in children. JAMA, 309(23): 2473-2479.

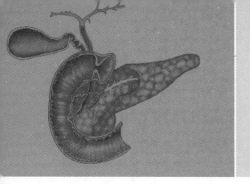

第6章 胆胰与其他器官的关系

一、胆胰与皮肤的关系

胆胰与皮肤的相关性主要表现在病理过程中，胆胰功能异常会导致皮肤及其附件的结构和功能变化，如黄疸、瘙痒、色素异常及指甲、毛发等的改变。目前常见的涉及皮肤变化的主要有以下几种疾病。

1. 胆石症　主要分为胆囊结石和胆管结石，其中胆管结石典型症状是 Charot 三联征，即腹痛、发热、黄疸。其中黄疸即是由胆管结石堵塞胆管，造成肝管的任何部位发生阻塞或胆汁淤积，则阻塞或淤积的上方胆管内压力不断增高，胆管不断扩张，最终必然导致肝内小胆管或微细胆管、毛细胆管发生破裂，使结合胆红素从破裂的胆管溢出，反流入血液中而发生黄疸。

2. 胆囊炎　根据其临床表现和临床经过可分为急性和慢性两种，常与胆石症合并存在。急性结石性胆囊炎的临床表现和急性无结石性胆囊炎基本相同。患者偶可见黄疸，一般程度较轻，提示感染经淋巴管蔓延到了肝脏，造成了肝损害，或炎症已经侵犯胆总管。慢性胆囊炎临床表现不典型，较少见黄疸。

3. 胆囊癌　往往在病程晚期出现黄疸和皮肤瘙痒，其原因主要是癌组织侵犯胆管或者转移重大的淋巴结压迫胆管引起胆道梗阻，肝脏分泌的胆汁不能顺利排入肠道，进而反流入血表现为皮肤黏膜黄染，多数伴有难以缓解的皮肤瘙痒，尤以夜间为重。

4. 糖尿病　是由于胰岛素相对或绝对缺乏而引起的以血糖升高为主要特征的一组内分泌代谢性疾病。在病情的发生发展过程中糖尿病患者可出现多种皮肤损害，根据以往文献报道，约61%的2型糖尿病（diabetes mellitus type 2，T2DM）患者伴发皮肤病变。糖尿病患者皮肤组织在未损伤、组织结构完整性未被破坏的情况下已经存在组织学和细胞生物学行为改变，目前认为其发病机制是由多因素造成的，如糖代谢异常、生长因子异常、炎症反应等。糖尿病往往产生特有的皮肤损害，包括但不局限于如下所述。

（1）胫前色素斑：为糖尿病最常见的皮肤表现，多见于胫骨前方，也见于前臂、股下部前方、脚部，易出现于骨性突起上方。早期的皮损是小的、平顶暗红色无痛性丘疹，后发展为不规则萎缩性色素沉着斑，散在或集群分布，数量不等，累及双侧但不对称，可自愈。

（2）糖尿病性类脂质渐进性坏死（NLD）：NLD皮损好发于下肢胫骨周围及踝部，偶可见于大腿、膝内侧及足部。典型表现为胫前边界清楚的卵圆形斑块，中间表皮萎缩稍凹陷，呈现黄色，双侧多发灶，约35%可见溃疡，皮损处出现瘙痒、感觉迟钝或疼痛，通常可自愈。

（3）糖尿病性水疱病：多发生于严重糖尿病患者，好发于手足背部及四肢，常突然发生，大小不一，疱液清亮，边缘清楚，疱周围皮肤正常，常无明显自觉症状，容易发生破溃。水疱根据裂隙发生部位可分为3种类型，非瘢痕性水疱、糖尿病性出血性水疱及多发性非瘢痕性水疱。

（4）糖尿病性硬肿病：主要发生于颈及肩背部，皮肤呈淡红或苍白色，表面有光泽、实质性的非凹陷性肿胀，并呈橘皮状外观，皮肤增厚明显，可消退可复发。

5. 急性坏死性胰腺炎　急性出血性坏死性

胰腺炎是急性胰腺炎的一种类型，由急性水肿性胰腺炎病变继续发展所致。胰腺腺泡、脂肪、血管大片坏死，胰腺组织水肿，体积增大，广泛性出血坏死。腹膜后间隙出现大量血性渗出液，网膜、系膜组织被渗出的胰酶所消化。此型胰腺炎病情严重，且发展急剧，并发症多，死亡率很高。此型胰腺炎患者全身多处皮肤会出现变色即皮下瘀斑，目前有多种理论可解释其发生机制，公认的机制是胰腺酶类释放后直接作用于软组织和腹壁并引起出血。当皮下瘀斑出现于脐周时称为Cullen 征，出现在下腹部为 Stabler 征，出现在胁腹部为 Grey-Turner 征，出现在大腿处则为 Fox 征。这些皮下瘀斑均提示腹膜内或腹膜后出血，但无法据此确定出血病因。胰腺炎发病后平均需要 3 天时间才会出现 Cullen 征或 Grey-Turner 征。不足 3% 的胰腺炎病例会出现 Cullen 征和 Grey-Turner 征。这些皮肤征象常提示疾病暴发，死亡率高达 37%。此外，急性胰腺炎还可出现皮下脂肪坏死或脂膜炎，典型表现为可触及的触痛性红色结节，直径 0.5～5cm，最常发生于四肢远端。值得注意的是，Cullen 征和 Grey-Turner 征并非急性胰腺炎的特有体征，其他疾病亦可出现，如宫内妊娠时的双侧急性输卵管炎、缺血性肠坏死、腹膜后坏死性筋膜炎、腹主动脉瘤破裂、腹直肌鞘血肿等。

6. 胰腺实性假乳头状瘤（pancreatic solid pseudopapillary neoplasm） 是一种极为罕见的胰腺肿瘤，占胰腺肿瘤的 0.17%～2.70%，1959 年由 Frantz 首先报道，其曾被误认为是神经内分泌肿瘤或囊性肿瘤，2000 年 WHO 将其归类为交界性或有一定恶性潜能的肿瘤。多见于青春期女性，但也可发生于儿童、老年女性及男性，多以腹部不适或疼痛就诊，部分患者以皮肤对称性游走性环形红斑为首发症状。

7. 胰源性脂膜炎 又称为胰源性脂肪坏死，多为胰腺疾病导致的小叶性脂膜炎，2%～3% 的胰腺疾病可以导致这种临床现象。但目前胰源性脂膜炎的发病机制尚不清楚，现在主流观点认为胰腺分泌酶（如脂肪酶或淀粉酶）造成远端部位的脂肪分解或坏死，进而继发局部炎症反应。胰源性脂膜炎与胰腺疾病及多发关节炎合称 3P（panniculitis，pancreatic diseases，polyarthritis）综合征，其皮肤表现为坚实或软的红色皮下结节，多分布于双下肢远端，与结节性红斑相似，但不同的方面如下：①胰源性脂膜炎的结节、红斑容易破溃并排出油性棕褐色黏性物质；②除双下肢远端外，红斑结节还可分布在大腿、臀部、双上肢、躯干，甚至头皮；③最重要的是病理表现异于结节性红斑，胰源性脂膜炎组织病理学表现因病期和皮损持续时间不同而有所不同，急性期典型病理表现是"鬼影细胞（坏死的脂肪细胞）"及混合炎症细胞的浸润，慢性期脂肪坏死和"鬼影细胞"不占主导，而占主导的是由朗格汉斯巨细胞、上皮样巨噬细胞和淋巴细胞组成的肉芽肿性变。

二、胆胰与神经系统的关系

胆胰与神经系统的关系在生理过程和病理过程中均有体现，本节将对胆囊与神经系统的关系分为两部分进行叙述。

1. 胆囊与神经系统在生理过程中的关系 胆囊是储存和浓缩胆汁的器官，具有节律性和紧张性收缩运动功能。而胆道运动常指的是奥迪括约肌的运动，进食后奥迪括约肌松弛，基础压力下降，胆汁大量排入十二指肠。而胆系运动主要受激素尤其是缩胆囊素调控，同时有实验证实神经调控也可能起到重要作用。胆囊与奥迪括约肌的运动功能受自主神经的三个分支——交感神经、副交感神经和肽能神经支配。胆囊中 α 受体较少而 β 受体较多，因此交感神经的主要作用是使胆囊松弛；奥迪括约肌中 α 和 β 受体分布数量相当，因此交感神经对其的调节作用可能是收缩也可能是舒张。副交感神经除介导胆囊收缩外，亦可影响胆囊排空。对参与胆囊收缩的胆碱能受体亚型目前尚有争议，Parkman 等发现特异性 M1、M2、M3 毒蕈碱受体可介导豚鼠胆囊平滑肌的收缩，此作用是通过调节胆碱能神经释放乙酰胆碱和介导收缩反应而实现的。胆囊运动亦受释放血管活性肠肽（VIP）、促胃液素释放肽（GRP）、P 物质（SP）、生长抑素（SOM）等的肽能神经［非肾上腺素能非胆碱能神经（NANC）］的支配。免疫荧光法显示人奥迪括约肌丰富的神经网中亦有与 VIP、SOM、SP、降钙素基因相关肽（CGRP）

等相似的肽类物质存在，提示这些肽类物质可能作为神经递质在胆囊和奥迪括约肌中发挥作用。

2.胆囊与神经系统在病理过程中的关系　胆红素脑病是新生儿黄疸的极重症表现，可留下神经系统后遗症甚至引起死亡。既往研究表明，胆红素通过抑制神经元突触传递过程、蛋白激酶的磷酸化、神经递质释放，影响神经元的功能。近年来随着分子生物学研究的不断深入，发现胆红素可引起细胞内 Ca^+ 超载，影响线粒体呼吸功能，介导胆红素神经毒性，导致神经细胞凋亡。

三、胆胰与肺脏的关系

当提及胆胰与肺脏的关系时，主要是病理过程中的相关性。目前最为常见的同时涉及胆系、胰腺及肺脏的疾病即急性胰腺炎（AP）。下文中将以重症急性胰腺炎为例探讨胆胰与肺脏的关系。

急性胰腺炎的病因非常复杂，辨别诊断较为困难，其中胆结石是最常见病因之一。重症急性胰腺炎（SAP）是一种严重的胰腺炎症性疾病，易导致全身炎症反应综合征（SIRS）和多器官功能障碍综合征（MODS）。急性肺损伤（ALI）是重症急性胰腺炎最严重的并发症之一，同时是重症急性胰腺炎早期和晚期最常见的器官衰竭类型。然而，重症急性胰腺炎相关 ALI 的具体发病机制尚不完全清楚。胰腺坏死、菌血症、肠屏障衰竭、炎症级联反应的激活和弥漫性肺泡损伤等多种机制的相互作用是导致重症急性胰腺炎相关性 ALI 病理机制不明确的主要原因。

目前针对其发病机制的研究基本集中于胰腺腺泡细胞坏死和早期 SIRS 的发生。另外，相关研究曾提出一些假说，如 NF-κB 激活酶原激活、氧化应激、高钙、微循环障碍等可间接或直接导致肠屏障衰竭、SIRS 和 ALI。

ALI/ARDS 引起的呼吸衰竭是重症急性胰腺炎患者早期和晚期死亡的主要原因。目前研究认为在重症急性胰腺炎过程中，胰腺局部炎症和肠屏障衰竭引发并放大 SIRS，然后炎症介质和炎症细胞在肺部积聚，损伤肺血管内皮细胞、肺泡上皮细胞，破坏肺血气屏障。随着肺血管通透性的增加，富含蛋白质的液体溢流到肺泡和肺间质，引起肺水肿、弥漫性肺泡损伤，最终导致以低氧血症为特征的 ALI/ARDS。

四、胆胰与胃的关系

由于前几章中已对生理过程中胆胰与胃的关系进行了叙述，本节重点叙述病理过程中的胆胰与胃的关系。

早在 30 年以前，已有大量文献报道了胆囊炎、胆石症与胃十二指肠疾病间的联系，不少临床资料均证实了胆胃疾病间的因果关系。结石性胆囊炎患者在确诊时大多数均不以胆绞痛为首发症状，而是表现为明确的胃肠症状，如胃炎、溃疡及消化不良等。胆石症患者常可见胃酸分泌减少。国内曾报道 34 例误诊结石性胆囊炎患者均缺乏胆绞痛、放射性痛、发热、黄疸及 Murphy 征阳性等典型表现，而以消化道症状就诊，最后均经内镜检查、胆囊造影、ERCP 及手术证实结石性胆囊炎的诊断，并且在胆囊切除后患者溃疡症状消失。

五、胆胰与肝脏的关系

1.胆胰与肝脏的协同作用　胆囊、胰腺与肝脏起着吸收及利用食物中的营养成分的重要作用，首先脂肪的消化所需要的消化液胆汁就是肝脏内产生的，通过胆管被输送到胆囊。胆汁在胆囊内浓缩储藏，当食物进入十二指肠时，再加上胰腺产生的胰液一起辅助消化食物。这三个相互协作起作用的器官，在疾病的发生及发展过程中常会互相影响。

胆汁由肝脏分泌产生。肝脏不断地生成胆汁，每天的生成量为 1000～2000ml，随着人们的活动、饮食的质和量，以及饮水量的不同而变化，进餐时肝脏产生的胆汁比平时多得多。胆汁有两大作用，一是作为消化液，在小肠中与食物混合，帮助消化和吸收食物中的脂肪；二是将某些代谢产物从肝脏排出。在正常情况下，胆汁中各种成分的含量保持着相对稳定，当胆汁中各种成分发生较大的变化时，就会引起胆道疾病，如形成胆囊结石或胆管结石。

胆囊的功能主要有两个：一是储存肝脏分泌

的肝汁，另一个是当食物进入十二指肠时，适时地释放储存的胆汁。这两个功能使食物中的脂质更加容易被消化。肝脏内产生的胆汁一天约为 50ml。为了高效地利用如此多的胆汁，胆囊将其浓缩成浓度为原来的 5 ～ 10 倍，然后储存起来。

胆汁与胰腺协作，帮助消化脂肪：在肝脏内产生，在胆囊内浓缩的胆汁是怎么样帮助消化脂肪的呢？脂肪、胆固醇和脂溶性维生素等物质具有难溶于水的性质，即使与水混合也会分离。此时胆汁的存在就显得非常必要。胆汁使脂肪乳化，变为易溶于水，易于消化的形式。食物一旦进入十二指肠，十二指肠就会分泌一种激素，提醒胆囊食物已经进入十二指肠了。以这种激素的分泌为信号，胆囊就会紧紧地收缩，释放胆汁到十二指肠。但是仅仅在胆汁的作用下还不能消化脂肪。脂肪的消化还必须有强有力的消化酶。这种消化酶存在于胰腺产生的胰液中，它与胆汁一起进入十二指肠，促进脂肪的消化。

2. 胆囊切除术后综合征（PCS）　PCS 为胆囊切除术后所出现的与胆系病变有关的临床综合征，也称胆囊摘除后遗症、再发性胆道综合征。一般认为胆囊切除后有不到 1/3 的患者可出现一过性症状，可很快消失，不到 10% 的患者可因症状持续而需要积极治疗。PCS 患者常表现为轻型而非特异性的消化道症状如恶心、嗳气、腹胀等，发病时间从术后数日内出现到数年后才出现，发病率为 10% ～ 30%。由于 PCS 并非一个独立的疾病诊断，目前对于 PCS 的临床定义仍然处于争论之中。

目前有学者认为真正意义上的 PCS 应当是胆囊切除术后出现的临床症状，而目前临床实验室检查及影像学检查未见明显异常的器质性病变。考虑其发病机制主要是奥迪括约肌功能障碍。

胆总管经十二指肠上部后方，降至胰头后方，再转向十二指肠降部中段，在此处的十二指后内侧壁内与胰管汇合，形成一略膨大的共同管道——肝胰 Vater 壶腹，开口于十二指肠大乳头。胆结石如落入汇合部可堵塞胰管，引起胰腺炎。胰头癌压迫胆管可引起黄疸。

六、胆胰与肾脏的关系

肾脏和胆胰疾病间有多方面的关系，目前常见的有：①阻塞性黄疸引起急性肾损伤；②急性胰腺炎的肾脏表现；③慢性肾衰竭引起胰腺炎。

1. 阻塞性黄疸引起急性肾损伤　阻塞性黄疸在发展过程中可能对全身各脏器造成不同程度的损伤，肾脏是其中最为敏感的器官之一。目前认为阻塞性黄疸对肾脏的损伤主要包括以下三个方面。

（1）阻塞性黄疸可能造成肾脏微循环静脉内栓塞形成增多，随梗阻时间的延长，会造成微静脉内形成大量的微小血栓，并逐渐加重。

（2）组织形态学上可见阻塞性黄疸大鼠肾集合管上皮随梗阻时间延长依次出现细胞排列错乱、胞体肿胀、空泡样变性；部分上皮细胞脱落、伴间质炎症细胞浸润；局灶性上皮细胞坏死、胞质崩解、间质出现大量炎症细胞浸润。

（3）梗阻早期尿素氮、肌酐、尿酸值均升高明显，随着梗阻时间的延长，尿酸在三个肾功能损伤指标中升高幅度较大，而尿素氮、肌酐的升高幅度在 7 天左右会达到高峰，之后升高幅度表现为逐渐减小。

目前认为其损伤机制：一是在阻塞性黄疸时肠屏障衰竭致使肠道细菌移位及库普弗细胞吞噬和清除能力的降低共同导致内毒素血症的发生。内毒素首先通过两条途径引起肾脏损伤：①直接或间接损伤肾脏细胞线粒体使 ATP 产生和利用障碍，继而发生肾脏细胞坏死功能障碍；②大量内毒素介导内皮素的产生，而内皮素会引起肾小球、肾直血管、近曲小管等发生收缩，造成肾脏灌注不足，由此引发肾脏缺血缺氧，细胞坏死。二是阻塞性黄疸的发生会造成体内氧自由基增加，过氧化物水平升高，产生一系列氧化损伤如丙二醛造成细胞膜通透性改变使细胞内外离子交换障碍，从而影响细胞膜的结构和功能。此外，阻塞性黄疸时会出现各类细胞因子的增多或减少，如 TNF-α 的增多会导致细胞直接死亡或诱发微循环障碍；内毒素激活血管平滑肌细胞和巨噬细胞产生大量的一氧化氮，可引起持续性的肾血管扩张造成肾脏血管灌注不足。

综上所述，阻塞性黄疸引起的肾损伤是一个复杂的、多因素共同参与的过程。这些因素之间的协同作用还可能导致对肝脏的损伤。

2. 急性胰腺炎的肾脏表现　重症急性胰腺炎者 23% 可出现急性肾衰竭，死亡率高达 80%，其发生原因与低血容量、休克和胰激肽的作用有关。胰酶引起血凝异常，患者出现高凝状态，产生微循环障碍，导致肾缺血缺氧。根据多篇文献报道，对肾脏功能状态的评价是判断急性胰腺炎病情严重程度的重要依据之一，同时在坏死性胰腺炎患者中最严重的并发症就是急性肾损伤，目前推测急性胰腺炎引起肾损伤的主要原因可能为。

（1）高浓度的胰蛋白酶激活肽释放酶，诱发高凝状态，使体内凝血与纤溶过程失衡。病理活检显示：患者肾脏血管内可见由纤维蛋白、血小板及细胞碎片组成的栓子。

（2）胰酶激活、氧自由基及脂质过氧化物对肾脏的损害。

（3）休克、缺氧激活肾素 - 血管紧张素系统，造成肾血管阻力增高。

（4）免疫复合物损伤，此外急性胰腺炎的罕见并发症为肾皮质坏死，其特征为肾功能急性损害和肾皮质灌注不足。

3. 慢性肾衰竭引起胰腺炎　近几年慢性肾衰竭并发急性胰腺炎的病例有多篇报道，但是对于慢性肾衰竭合并急性胰腺炎的临床特点和发病机制目前仍不明确。目前认为其发病机制与以下因素有关。

（1）胰腺血管疾病：慢性肾衰竭本身可引起血管病变，累及胰腺动脉，引起胰腺缺血导致急性胰腺炎。

（2）胰腺组织慢性炎症改变：慢性肾衰竭时，患者胰腺组织常出现慢性炎症改变，如胰管狭窄伴有管周纤维化、导管增生、间质炎症等，这些因素容易促进急性胰腺炎的发生。

（3）血液透析的影响：慢性肾衰竭维持透析患者的单核细胞、内皮细胞等由于受透析液和激活补体的慢性刺激在体外循环产生了过多活性物质、炎症因子和介质，加速了透析患者的动脉（包括胰腺动脉）硬化的过程，另外，血液透析时，患者中性粒细胞常被激活，参与并扩大炎症反应

过程，促进了急性胰腺炎的发生。

（4）继发性高脂血症：是慢性肾衰竭常见的并发症之一，导致胰腺血管被凝聚的血清脂质颗粒栓塞，引起血管的微血栓或损坏微血管壁。

七、胆胰之间的关系

胰腺是人体内仅次于肝的大腺体，位置较深，在第一、二腰椎水平横位于腹腔后上部。其也是在消化过程中起主要作用的消化腺。胰管开口于十二指肠。

胆囊位于肝右叶下面的胆囊窝内，与十二指肠上曲和结肠右曲相接处。胆总管开口于十二指肠。

胰管和胆总管共同开口于十二指肠大乳头。胆总管与胰管汇合形成肝胰壶腹的情况较多，少数可分别开口于十二指肠，有时两个开口相距 1mm 以上。

人体 80% 的胰管与胆总管汇合成共同通道开口于十二指肠壶腹部，当出现胆石、蛔虫、胆道感染致壶腹部狭窄或括约肌痉挛，胆道内压力超过胰管内压力时，就会造成胆汁反流入胰管，胆盐改变胰管黏膜的完整性，使消化酶易于进入胰实质而引起胰腺炎。当胆石移行中损伤胆总管、壶腹部或胆道炎症引起暂时性的括约肌松弛时，富含肠激酶的十二指肠液反流入胰管，激活胰酶，引起胰腺炎。近年来，我国胰腺炎发病率不断升高，其中由胆囊疾病导致的胰腺炎，即胆源性胰腺炎占患者群的 50% 以上，胰腺疾病与胆囊疾病往往相互关联。

（高瑞祺）

参考文献

陈积圣，巴明臣，2001. 胆囊切除术后综合征与胆囊管残留结石 . 临床外科杂志，(3): 132-133.

樊代明，2021. 整合医学：理论与实践 7. 北京：世界图书出版公司 .

樊代明，2016. 整合医学：理论与实践 . 北京：世界图书出版公司 .

范迪欢，邹善敏，2017. 梗阻性黄疸肾脏损伤机制的研究进展 . 胃肠病学和肝病学杂志，26（12）：1432-1435.

金洲祥，李永国，马泳泳，2005. 慢性肾功能衰竭并发急性胰腺炎 23 例临床分析 . 中国实用内科杂志 , (11): 72-73.

刘梦军，张海涛，2016. 以皮肤病变为首发表现的胰腺肿瘤 1 例 . 中文科技期刊数据库 (引文版) 医药卫生 , (2): 00246.

刘荣，2002. 胆囊切除术后综合征 // 第二届 21 世纪外科研讨会 . 北京 : 解放军总医院 .

陆昌远，2013. 急性胰腺炎的胆源性危险因素分析 . 中国药物经济学 , (1): 178-179.

汤朝晖，吕立升，全志伟，2015. 胆囊切除术后综合征诊治进展 . 中国实用外科杂志 , 35(9): 1005-1007.

王彩花，钱可大，唐训球，1998. 急性胰腺炎的肾损害 54 例 . 实用医学杂志 , (10): 758.

徐辉，黄爱芳，胡伟国，等，2001. 小儿急性胰腺炎与胃十二指肠疾病及 HP 感染的关系 . 温州医学院学报 , (5): 311-312.

杨光英，2004. 胆红素脑病与神经细胞凋亡 . 医学综述 , (3): 166-167.

易亚辉，周建胜，2006. 肾前筋膜增厚的 CT 表现对鉴别诊断胰腺炎与胰腺癌的价值 //2006 年华东六省一市暨浙江省放射学学术年会 . 杭州 : 浙江省科学技术协会 .

张煜德，1986. 胆囊炎胆石症与胃十二指肠疾病的联系——试谈对胆胃综合征的认识 . 实用内科杂志 , (8): 440-441.

Bagazgoitia L, Alonso T, Ríos-Buceta L, et al, 2009. Pancreatic panniculitis: an atypical clinical presentation. Eur J Dermatol, 19(21): 191–192.

Brown R, Buckley R, Kelley M, 1997. Pancreatic panniculitis. J Clin Oncol, 15(11): 3418–3419.

Epperla N, Mazza JJ, Yale SH, 2015. A review of clinical signs related to ecchymosis. WMJ, 114(2): 61–65.

Ge P, Luo YL, Okoye CS, et al, 2020. Intestinal barrier damage, systemic inflammatory response syndrome, and acute lung injury: a troublesome trio for acute pancreatitis. Biomed Pharmacother, 132: 110770.

Lankisch PG, Weber-Dany B, Maisonneuve P, et al, 2009. Skin signs in acute pancreatitis: frequency and implications for prognosis. J Intern Med, 265(2): 299-301.

Qin QY, Chen JJ, Zhang QF, 2010. [Alteration of thromboxane A2 and prostacyclin levels in rats with obstructive jaundice and the effect of salviae miltiorrhizae on them]. Chinese Journal of Lntegrated Traditional and Western Medicine, 30(3): 283-285.

Rahbour G, Ullah MR, Yassin N, et al, 2012. Cullen's sign - case report with a review of the literature. Int J Surg Case Rep, 3(5): 143-146.

Requena L, Sánchez Yus E, 2001. Panniculitis. Part II. Mostly lobular panniculitis. J Am Acad Dermatol, 45(3): 325-361; quiz 362-364.

Schepers NJ, Bakker OJ, Besselink MG, et al, 2019. Impact of characteristics of organ failure and infected necrosis on mortality in necrotising pancreatitis. Gut, 68(6): 1044-1051.

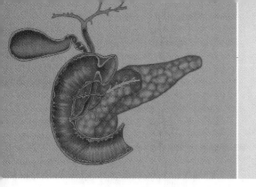

第 7 章　特殊人群的胆胰疾病特征

第一节　儿童胰腺炎的特点

由于既往对儿科胰腺疾病所知不多,过去认为儿童胰腺炎较为罕见,其诊治上存在诸多挑战。近年来,随着对该病认识的增加,儿童胰腺炎的发病率显著增加,主要表现为急性胰腺炎、急性复发性胰腺炎和慢性胰腺炎三类,其中以急性胰腺炎最为常见。在过去的几十年里,儿童胰腺炎的临床诊断和治疗都取得了显著进展,对胰腺炎病因和遗传因素的研究更深入,影像学技术对儿童胰腺炎的评估更准确,胰腺功能(主要是淀粉酶、脂肪酶等)实验室检测也更广泛。儿童胰腺炎给医疗支出和儿童健康带来了明显的负面影响。多项研究显示,儿童胰腺炎严重并发症的发生风险明显增加,常见并发症包括营养缺乏、糖尿病和胰腺恶性肿瘤等。总结儿童胰腺炎的最新进展,可为儿童胰腺炎的诊断和治疗提供最新信息。

一、儿童慢性胰腺炎

儿童慢性胰腺炎对胰腺的损害是不可逆的,常常引起顽固性疼痛,以及永久性胰腺内、外分泌功能丧失,是儿童时期较为严重的疾病。儿童慢性胰腺炎与成人慢性胰腺炎相比较为少见,发病率约为 0.5/100 000,82% 患儿发病年龄大于 5岁。儿童慢性胰腺炎最常见的临床表现为顽固性的疼痛,有 85% ～ 97% 的患儿以此症状为主。常见慢性胰腺炎的并发症有假性囊肿、胃肠道出血、脾静脉血栓形成、脂溶性维生素缺乏、胰腺瘘、

十二指肠梗阻、胆管梗阻、胰腺癌、维生素 B_{12} 缺乏,儿童慢性胰腺炎给患儿的身心健康带来了巨大威胁。

1. 定义和病因　慢性胰腺炎是指胰腺的一种进行性炎症,其典型特征是纤维化及不可逆的腺泡、导管改变(狭窄、扩张)诱导的内分泌和外分泌功能不全。儿童慢性胰腺炎是遗传、环境及代谢等多因素共同作用所致,这与成人慢性胰腺炎以饮酒、吸烟为主要病因截然不同。儿童慢性胰腺炎发病原因多样,总结如下:①有毒代谢产物,如高钙血症、高三酰甘油血症、慢性肾衰竭等引起慢性胰腺炎;②遗传因素,基因突变诱发慢性胰腺炎;③自身免疫因素;④梗阻性因素,如胰腺分裂、胰胆管合流异常等引起慢性胰腺炎;⑤外伤;⑥其他特发性因素。

2. 发病机制　目前针对慢性胰腺炎发病机制已经出现了各种假说,如"由于蛋白质分泌过多造成阻塞""毒性代谢""氧化假说""坏死 - 纤维化"等,这些假说都可用来解释慢性胰腺炎的发生。糜蛋白酶 C (CTRC)、胰腺分泌胰蛋白酶抑制剂 (PST1)、丝氨酸蛋白酶抑制剂 kazal 1 型 (SPINK1)基因突变与慢性胰腺炎的发病机制有关。还有少数已经鉴定的突变基因是易感基因,其突变可能会诱导胰腺损伤,这些易感基因大多降低了胰腺炎发生的阈值。在慢性胰腺炎进展中,腺泡细胞内胰蛋白酶的过早激活被认为是胰腺炎发生的起始事件,这与急性胰腺炎相似。急性胰腺炎是一种急性事

件，慢性胰腺炎是由持续的炎症过程引起的。1999 年提出的前哨急性胰腺炎事件假说至今仍是十分流行的概念，目前认为前哨急性胰腺炎事件是由环境相关的毒性作用引发的，也可能是由某些基因突变诱发的炎症引起。这种坏死性的炎症过程消退或进展取决于第二次打击，持续的炎症代谢及氧化应激可能是第二次打击的关键，其会诱导腺泡、导管反复损伤、坏死，激活胰腺内的巨噬细胞、淋巴细胞、星状细胞，诱导纤维化，而纤维化则又能够造成腺泡细胞缺血，再次推动这一过程，造成恶性循环。因此，慢性胰腺炎是一种遗传易感性不同、多种疾病可触发、多种因素可调节的疾病，这些因素协同作用可造成胰腺损伤、纤维化、器官衰竭，而单独诱因可能并不能诱发该病。

3. 临床表现　儿童慢性胰腺炎的常见临床表现如下。

（1）腹痛：这是最常见的表现，慢性胰腺炎通常在早期表现为急性胰腺炎反复发作，经过数月或数年演变，最终发展为以进行性胰腺功能障碍/钙化为主的晚期无痛阶段。慢性胰腺炎的疼痛通常位于上腹部，可能轻微或严重，餐后多发，可干扰睡眠，在弯腰和前倾时减轻。

（2）胰腺结石：儿科钙化性胰腺炎的三种常见原因是热带性胰腺炎、特发性胰腺炎和遗传性胰腺炎，这些结石不会引起早期的胰腺损伤，但可促进疾病的进展。在有持续炎症的遗传性胰腺炎中，胰腺可能会纤维化、萎缩和钙化。

（3）糖尿病：慢性胰腺炎患儿葡萄糖不耐受，病程后期常会出现糖尿病症状。

（4）胰外分泌功能不全：营养不良、脂肪泻。

4. 诊断　慢性胰腺炎患者血清中淀粉酶和脂肪酶水平可能是正常的，有些患儿晚期出现轻度升高或降低，胆红素升高、血清碱性磷酸酶和氨基转移酶水平升高可能提示胆道梗阻。影像学检查如腹部 X 线、超声内镜、磁共振胰胆管造影等也是常见的慢性胰腺炎诊断技术。

5. 治疗　治疗慢性胰腺炎疼痛较为困难，非甾体抗炎药和对乙酰氨基酚为常用一线药物，为避免依赖，在儿科治疗中应尽量避免使用阿片类药物，如曲马多、哌替啶等。另外还有一些非药物治疗慢性疼痛的方法，主要包括行为认知和生物反馈疗法等。脂肪泻可用胰酶替代疗法治疗。内镜逆行胰胆管造影术是目前被广泛接受的治疗方式，可用于伴有胆道梗阻的慢性胰腺炎儿童。针对慢性胰腺炎并发症如胰腺假性囊肿和瘘管可选择内镜方法治疗，当内镜方法不可行时，可考虑手术治疗。小儿全胰腺切除术联合自体胰岛移植也是现阶段遗传性胰腺炎可选的治疗方法。胰十二指肠切除术、囊肿引流术、胰腺空肠吻合术等已经在儿童慢性胰腺炎中得以应用。

二、儿童急性胰腺炎

急性胰腺炎作为一种急危重症，发病率日益增长。急性胰腺炎的死亡率通常在 4%～10%，重症胰腺炎的死亡率为 15%～30%，胰腺坏死及器官衰竭是急性胰腺炎致死的主要原因。急性胰腺炎的病程可以分为两个阶段：第一个阶段主要为炎症因子释放，该阶段持续 7 天左右，这个阶段胰腺炎的严重程度与胰腺腺泡损伤诱发的全身炎症反应综合征密切相关，约有 50% 的患者在第一阶段死亡，多数死于多器官衰竭。第二个阶段主要与胰腺坏死所致的二次器官衰竭或手术干预后相关并发症有关，在起病两周后，患者的多器官衰竭与胰腺感染有关，第二个阶段是死亡发生的另一个高峰。

1. 定义与病因　急性胰腺炎定义为胰腺的突发炎症，过程可逆，炎性浸润、间质水肿及不同程度的坏死是其主要病理特征。急性胰腺炎患儿出现突然腹痛，淀粉酶或脂肪酶升高，影像学检查符合急性胰腺炎诊断。急性胰腺炎分为轻度、中度和重度。轻度急性胰腺炎无局部或全身受累，通常在 1 周内消退；中度急性胰腺炎患儿表现为不超过 48 小时的器官功能障碍，重度急性胰腺炎患儿表现为多器官衰竭持续超过 48 小时。急性胰腺炎病因与慢性胰腺炎相似，主要包括以下方面。①遗传性；②胰腺结构异常如胰腺分裂、环形胰腺、胰管狭窄；③胆系结石；④感染，如轮状病毒感染、沙门菌感染、寄生虫感染；⑤药物，如硫唑嘌呤、皮质类固醇、门冬酰胺酶、抗癫痫药丙戊酸等；⑥代谢性因素，如糖尿病酮症酸中毒、高钙血症；⑦创伤性因素，如外伤诱导的胰管损伤。除此以外，还有约30%的患儿病因不明确。

2. 发病机制　急性胰腺炎的病理生理学机制尚未阐明，虽然不同患儿的病因不同，但似乎有一个共同特点，即炎症级联通路的激活。急性胰腺炎炎症首次触发发生在胰腺腺泡细胞内，这与非生理的异常钙信号有关，接着是腺泡内胰腺酶原过早激活，随着酶的持续合成可诱导胰腺淤积症。激活后的酶原在腺泡损伤中作用极为关键，其可诱导产生羧肽酶和磷脂酶 A_2、激活弹性蛋白酶等细胞因子，诱导局部或全身并发症。在严重的急性胰腺炎中，炎症级联通路会伴随着大量组胺、缓激肽和细胞因子的不断释放，这些因子能够激发全身炎症反应综合征，诱导全身血管内皮、巨噬细胞和中性粒细胞活化，造成多器官衰竭综合征。在这一过程中，代偿性抗炎反应、胰酶的局限化和胰蛋白酶、内源性胰蛋白酶抑制剂可防御炎症级联通路的持续放大。代偿性抗炎反应网络可抑制新的细胞因子产生，因此可增加发生败血症、胰腺脓肿、感染性坏死的风险。

3. 临床表现　儿童急性胰腺炎最常见的表现为腹痛或烦躁，约有91%的病例出现腹痛，86%的病例出现上腹部压痛、74%的病例出现恶心或呕吐。过小的患儿因无法用语言准确表达，常为易怒等表现。有少数患儿表现为腹水、黄疸和腹部肿块。

4. 诊断　急性胰腺炎的诊断主要参考临床表现、生化和影像学检查。

（1）急性胰腺炎的典型症状为腹痛、恶心、呕吐，婴儿和幼儿常表现为易怒、烦躁。

（2）血清淀粉酶或脂肪酶升高是急性胰腺炎的两个十分重要的诊断参考指标。

（3）经胸部和腹部 X 线检查可鉴别胸腔积液、结肠切断征、肠梗阻和肾晕征。鉴别胆石症或胰结石有助于病因诊断。超声诊断显示胰腺弥漫性增大、胰腺回声纹理减少、胰腺回声不均、胰腺水肿或胰周积液。另外，超声还能够发现胆总管囊肿、胰腺结石、胆系结石或胰胆管扩张等表现。

（4）偶尔需要进行 CT 检查，CT 有助于评估急性胰腺炎的严重程度和并发症。

5. 治疗　根据急性胰腺炎的严重程度可分成轻度、中度和重度急性胰腺炎，根据患者临床特征（有无腹胀、心动过速、皮肤出血、低血压）、生化指标（血清脂肪酶、血细胞比容、C反应蛋白）、影像学检查（超声检查、CT 检查、磁共振胰胆管成像）等评估患者的严重程度。

轻度急性胰腺炎可以通过基本监测和支持措施进行治疗，如给予镇痛药、及时和充分液体复苏等。重度急性胰腺炎治疗方法主要如下。

（1）鼻胃管放置和氧气疗法。

（2）液体复苏和补液。

（3）镇痛药缓解疼痛，疼痛治疗应在充分镇痛和过度镇静之间平衡。

（4）营养支持。及时开始喂养可预防营养不良。

（5）给予抗生素。一般不建议对重度急性胰腺炎患者使用预防性抗生素，感染性坏死患者尽量根据药物敏感试验结果选择敏感抗生素。

（6）药物治疗。生长抑素或其类似物在急性胰腺炎中作用不明显，这些药物对部分胰瘘患者有作用，除了在特定情况下，急性胰腺炎一般不适用胰酶替代疗法。

三、儿童急性复发性胰腺炎

急性胰腺炎可以多次急性复发的形式出现。急性胰腺炎可由重症医师和儿科医师管理，但急性复发性胰腺炎患者应转诊至有内科和可基因测序的中心治疗。急性复发性胰腺炎的病理变化是可逆的，因此应采取措施阻断诱发因素，防止其进一步进展。急性复发性胰腺炎的前瞻性研究表明，首次发作期间高体质指数、男性、胰腺坏死患者复发的风险较高。诊断为急性复发性胰腺炎需要满足以下条件：超过两次的不同急性胰腺炎发作，两次发作间隔至少1个月，发作间隔期间无腹痛症状且胰腺血清酶完全正常。儿童急性复发性胰腺炎和慢性胰腺炎的发生均与遗传密切相关。胰腺分裂、胆囊结石、胆管结石、胆管囊肿等梗阻因素也是急性复发性胰腺炎的危险因素。

用药和代谢性疾病有可能是急性复发性胰腺炎发生的诱导因素。另外，还有一些急性复发性胰腺炎的病因不明确。急性复发性胰腺炎在急性发作期的治疗方法上与急性胰腺炎相同。对于急性复发性胰腺炎，应仔细甄别诱因，行突变基因、免疫球蛋白 G 亚型 4、抗核抗体、血钙、血脂等检查，排除全身性疾病如自身免疫性疾病等，结合超声、磁共振胰胆管成像等手段评估发育情况。

四、小结

儿童胰腺炎发病率呈现上升趋势，其症状没有成年人典型，容易漏诊、误诊，近些年来对儿童胰腺炎的认知、诊断和治疗有了很大进步。无论是慢性胰腺炎还是急性胰腺炎，应首先以内科治疗为主，当出现明显的特征时进行介入治疗或外科手术治疗。其治疗过程复杂，涉及多个方面，根据不同患儿情况，改善预后，防止复发。目前针对儿童胰腺炎的研究较少，还需要更多更深入的临床研究和基础研究，以更好地了解儿童胰腺炎的发病机制和特征，制订更有效的治疗方案。

（王玉军）

第二节　妊娠相关胆道疾病

一、妊娠期胆石症

胆石症是由胆囊和（或）胆管中的结石引起的症状或并发症，是临床中常见的消化道疾病，可诱发急慢性胆囊炎、急性胰腺炎、胆囊癌、胆管癌等疾病。分为胆固醇结石、胆色素结石及混合型结石，其中胆固醇结石占 90% 以上。妊娠期胆石症是孕妇第二常见的非产科外科疾病，发病率为 0.08% ～ 12%，症状性妊娠期胆石症不仅危害母体健康，还对胎儿的存活和发育造成威胁。

1. 结石成因及妊娠相关风险因素　受遗传易感性的影响，肝脏分泌胆固醇过度，结合胆囊动力不足、肠道运动及微生态改变等因素的共同作用，胆汁中胆固醇稳态失衡，进而析出胆固醇，最终形成结石；胆色素结石主要分为胆色素钙结石和黑色素结石。前者是由游离胆色素与钙等金属离子结合所形成的，并含有脂肪酸、胆汁酸、细菌等成分，质地较软，易碎，呈棕色或褐色。而后者不含细菌，质地较硬，由不溶性的黑色胆色素多聚体、各种钙盐及黏液糖蛋白所组成，主要存在于胆囊内。已公认的胆石症危险因素包括女性、妊娠、多胎肥胖、不良饮食习惯、使用致胆囊运动减弱的药物等。

妊娠期激素改变使肝胆发生一系列生理变化，肝脏分泌增加，胆囊运动减弱，胆汁成分变化，均可导致胆汁淤积、胆石形成。雌激素通过增强肝脏合成和分泌胆固醇，以及通过上调雌激素受体 -1 和 G 蛋白偶联受体 -30 而减少胆盐的合成，最终增加结石的形成。妊娠期腹腔压力增高、迷走神经兴奋性增强及孕酮分泌增加导致胆囊排空延迟，胆汁淤积，进而促进胆结石形成。其他因素，如体重增加、高胆固醇和高脂饮食、胰岛素抵抗、肠道菌群和免疫功能改变等也可能参与了孕妇胆结石的形成（表 7-1）。

表 7-1　妊娠期胆石症的相关危险因素和生理机制

危险因素	生理机制
年龄、高脂饮食、补铁、既往妊娠史、既往胆石症史、体重增加、高脂血症、高体重指数	胆囊动力不足、肠肝循环减少、胆汁酸池增加、胆囊容积增大、性激素、餐后排空不完全

2. 临床表现　每年有 1% ～ 4% 的患者发生胆绞痛，最常见的临床表现是突发右上腹或中上腹绞痛，脂餐诱发或加重，可放射到肩背，伴恶心、呕吐、消化不良、厌油等症状。急性胆囊炎发生在 10% ～ 20% 未经治疗的石症患者，在没有手术干预的情况下第一年内的复发率高达 29%，查体

上腹部或右上腹部压痛，部分患者Murphy征阳性，如炎症波及壁腹膜，可出现剧烈腹痛，呼吸受限，查体可有局限性肌紧张、反跳痛。如果上腹部疼痛剧烈并持续，伴黄疸、发热或败血症，则表明存在胆总管结石伴胆管炎的可能，这种情况发生在9%的胆石症患者中，死亡率可达5%。每年有0.05%～0.2%的胆石症患者会发生胆源性胰腺炎，在严重的情况下，死亡率高达30%。

由于解剖学和生理学方面的变化，妊娠期胆石症临床表现有所改变，特别是妊娠中后期，腹痛是最常见的症状，其他的消化道伴随症状可不典型；因增大的子宫使腹腔内器官移位，Murphy征阳性可不典型，从而干扰胆道疾病的诊断。

3. 辅助检查

（1）实验室检查：妊娠期间部分血清学指标会出现生理性升高，故实验室检查需结合临床资料进行分析。最常见的血清学变化为血清丙氨酸氨基转移酶（ALT）和天冬氨酸氨基转移酶（AST）轻度升高；当发生急性胆囊炎、胆管炎或胰腺炎等并发症时，白细胞计数升高，分类以中性粒细胞增高为主；碱性磷酸酶水平及血清胆红素明显升高，则存在胆道梗阻的可能；急性胰腺炎表现为持续性腹痛伴血清脂肪酶和淀粉酶水平升高超过上限3倍；血培养和药物敏感试验有利于鉴定致病菌及选择抗生素。

（2）影像学检查：包括以下几种。①腹部超声：是诊断胆囊炎、胆囊结石最常用、最有价值的检查方法，对胆囊结石诊断准确率可达90%以上，也是妊娠期胆石症检查的首选，具有安全性高、成本效益较好等优点，同时还可观察胎儿发育、胎盘及羊水情况。因妊娠后腹部脏器移位、肠道气体干扰，其对胆管结石的敏感度较差。② MRI检查：磁共振胰胆管造影（MRCP）在显示结石的部位、数量，以及胆管梗阻部位、胆胰管扩张形态上有较大优势。诊断胆管结石时敏感度为92%，特异度高达97%，且没有证据显示对胎儿产生不良影响，故对于超声检查结果阴性但尚不能排除胆管结石的孕妇，推荐MRCP检查。③超声内镜（EUS）检查：可以识别胆总管中是否存在小的结石（＜5 mm），比MRCP更敏感（检测胆管小结石时MRCP灵敏度较低，为65%）。

④ CT检查：因辐射可能导致胎儿远期患癌风险增加，故非特殊情况下不推荐CT用于孕妇胆道疾病检测。

4. 诊断及鉴别诊断 结合临床症状、体征及辅助检查结果，大多能明确诊断。因妊娠中晚期增大的子宫使腹腔脏器移位，Murphy征表现不典型，需与其他妊娠特有疾病及急腹症相鉴别，特别需要注意的是HELLP综合征，通常以溶血、肝酶升高和血小板减少为特征，是妊娠期高血压疾病的严重并发症，超过40%的受累患者可出现右上腹或上腹痛。查体时，右上腹或上腹压痛常见。

其他需要鉴别的疾病包括：病毒性肝炎、肾盂肾炎、十二指肠溃疡、急性胰腺炎、肺栓塞、急性心肌梗死、败血症、妊娠期脂肪肝等。

5. 治疗

（1）治疗原则：无症状性妊娠期胆石症的治疗一般采用非手术治疗，症状性妊娠期胆石症首选非手术治疗，尤其是妊娠早期和晚期。非手术治疗无效或病情加重，需尽快调整治疗策略，以免增加母体和胎儿风险。

（2）非手术治疗：包括一般处理及药物治疗。①一般处理：包括适当体育锻炼，低脂低胆固醇饮食，补充营养，维持水、电解质平衡。②药物治疗：包括控制感染、解痉、镇痛等治疗。应注意药物对胎儿的潜在危害，需从症状的控制和药物的副作用两方面进行权衡。抗生素可选用头孢菌素、碳青霉烯类；镇痛药可选择口服对乙酰氨基酚、哌替啶；解痉药可选择丁溴东莨菪碱。

（3）手术治疗：是否进行手术需要综合评估。

手术指征：①非手术治疗无效；②有阻塞性黄疸、胆总管结石、急性胆管炎或急性胰腺炎；③出现严重的合并症如胆囊坏疽、胆囊穿孔、腹膜炎、胆源性胰腺炎等；④妊娠期胆绞痛反复发作（≥3次）的胆结石。

手术时机：为防止流产和早产，应尽量避免在妊娠早期及妊娠晚期进行手术。在妊娠中期进行手术相对安全，如病情危及孕妇生命，则无论任何孕周，均应行急诊手术。

手术方式：妊娠期胆石症的手术方式主要为开腹和腹腔镜下胆囊切除术，当合并胆管梗阻或胆源性胰腺炎时，可行治疗性 ERCP 及 PTCD。

腹腔镜下胆囊切除术为一线治疗方式，因解剖结构或技术原因不能实施，可以考虑开腹手术，两者在死亡率或并发症方面没有差异。如果胆结石移行导致胆管炎和（或）胆源性胰腺炎时，可选择 ERCP 干预，但需要由经验丰富的内镜医师操作，用铅制装置防护孕妇，使用的放射线应尽可能少。PTCD 创伤小，缓解症状快，对胎儿影响小，尤其可应用于耐受差、行胆囊切除术有较大风险且急需引流的危重患者。

6. 预防　目前尚无预防及消融胆结石的药物推荐。

总的来说，妊娠人群合并胆道疾病发生率较普通人群高，可导致严重并发症，危害母体和胎儿安全，临床上应早期识别，尽早诊断，积极治疗，预防并发症，改善围生期母体和胎儿结局。

二、妊娠期肝内胆汁淤积症

胆汁淤积（cholestasis）是指肝内外各种原因造成胆汁形成、分泌和排泄障碍，胆汁不能正常流入十二指肠的病理状态，临床表现为瘙痒、乏力、尿色深和黄疸等，早期常无症状，仅表现为血清碱性磷酸酶（ALP）和谷氨酰转肽酶（GGT）水平升高，病情进展可出现高胆红素血症，严重者可导致肝衰竭甚至死亡。妊娠期肝内胆汁淤积症（intrahepatic cholestasis of pregnancy，ICP）是最常见的妊娠特异性肝病，通常发生在妊娠中晚期。该病的特征是瘙痒，伴有血清胆汁酸水平升高和（或）肝酶升高，不伴其他全身性或肝胆的疾病，症状和血液学指标亦在分娩后迅速消退，但可能在再次妊娠和使用激素避孕时复发。妊娠期肝内胆汁淤积症与妊娠不良结局相关，包括早产（自发性和医源性）、胎儿窘迫、胎儿窒息、羊水胎粪污染和死产等。母体血清胆汁酸水平与胎儿并发症的发生率相关，特别是当血清胆汁酸高于 40μmol/L 时。

1. 流行病学　据报道，ICP 的发病率在 0.2%～20%，在部分人群和多胎妊娠女性中，报道的发生率高达 22%，南美洲和北欧人群的发病率更高。此外，在 35 岁以上和体外受精后的女性中，ICP

的发生率亦会增加。

2. 危险因素

（1）慢性肝胆基础疾病，如丙型肝炎、非酒精性肝硬化、胆结石或胆囊炎、非酒精性胰腺炎；口服避孕药诱导的肝内胆汁淤积症病史者。

（2）ICP 家族史者。

（3）既往妊娠发生 ICP。

（4）双胎妊娠孕妇。

（5）人工授精妊娠的孕妇。

3. 病因和发病机制　较复杂，且尚未完全阐明，遗传、环境和激素因素参与了 ICP 的发病。

（1）激素因素：ICP 多见于孕晚期和多胎妊娠。口服高剂量避孕药（含雌激素）或孕激素治疗的患者可诱导胆汁淤积，分娩后快速消退。在 ICP 患者中还发现孕酮和胆汁酸代谢的特异性变化——硫酸化孕酮代谢物的合成增加和胆汁排泄受阻相关。在 ICP 中，妊娠晚期硫酸化黄体酮代谢物水平升高，这些代谢物作为法尼醇 X 受体（FXR）的部分激动剂竞争性抑制胆汁酸摄取和流出，引起胆汁淤积。

（2）遗传因素：ICP 的遗传易感性是基于编码不同肝胆转运蛋白的基因突变，这些转运蛋白在生理上参与了将各种胆汁成分输出到胆小管的过程。此外，这些肝胆转运蛋白突变也参与了其他胆汁淤积性肝病的发病，如进行性家族性肝内胆汁淤积症（PFIC）、良性复发性肝内胆汁淤积症（BRIC）和低磷脂相关胆石症（LPAC）。

胆盐输出泵（BSEP，ABCB11）是一种依赖于 ATP 的转运蛋白，负责将胆汁酸排入胆小管。多耐药蛋白 3（MDR3、ABCB4）是一种 ATP 偶联的转运蛋白，可将磷脂酰胆碱输送到胆小管，磷脂酰胆碱与胆汁酸形成混合胶状物，从而保护胆管上皮免受胆盐的侵蚀和毒性损伤。多耐药相关蛋白 2（MRP2，ABCC2）是另一种 ATP 驱动的转运蛋白，它将有机离子结合物如胆红素、药物偶联物和其他有机离子输出到胆汁中。胆固醇是通过两种膜蛋白的异二聚体复合物（ABCG5/G8）输出的，最后磷脂酰丝氨酸由 ATP8B1 输出。

在妊娠期肝内胆汁淤积症中，ABCB4 突变的研究最为广泛；此外，该基因突变也见于 PFIC3

和 LPAC 综合征。除了 PFIC2 和 BRIC2 之外，ICP 患者中也发现了 ABCB11 中的杂合突变，以及 ATP8B1 和 ABCC2 的突变。

（3）环境因素：文献报道，膳食硒缺乏和维生素 D 水平低与 ICP 相关。

4. 临床表现

（1）皮肤瘙痒：为主要首发症状，起始为手掌、足掌或脐周瘙痒，但也可能发生任何地方。瘙痒逐渐加剧而延及四肢、躯干、颜面部，夜间恶化，可影响睡眠，无特异的皮肤病学特征。ICP 瘙痒的发病机制尚未阐明，可能与溶血磷脂酸（一种由自分泌因子产生的瘙痒原）和胆汁酸的作用有关，因为两者在 ICP 女性的血液中均升高。瘙痒 70% 以上发生在妊娠晚期，少数在妊娠中期出现。大多在分娩后 24 ~ 48 小时缓解，少数在 48 小时以上缓解。

（2）黄疸：10% 的 ICP 患者会出现的胆红素轻度升高，以结合胆红素升高为主，于分娩后 1 ~ 2 周消退。

（3）皮肤抓痕：ICP 不存在原发皮损，但因瘙痒抓挠皮肤可出现条状抓痕，皮肤组织活检无异常发现。

（4）其他表现：少数孕妇可有恶心、呕吐、食欲缺乏、腹痛、腹泻、轻微脂肪泻等非特异性表现，极少数孕妇出现体重下降及维生素 K 相关的凝血因子缺乏，后者可能增加产后出血的风险。

5. 辅助检查

（1）血清胆汁酸水平：血清胆汁酸通常超过正常值上限（正常为 10 ~ 14μmol/L，禁食状态下为 6 ~ 10μmol/L），当高于 40μmol/L（禁食状态）时，通常被认为是严重 ICP 的标志。

（2）肝酶系列：ALT、AST、α- 谷胱甘肽转移酶可轻度升高。γ- 谷氨酰转移酶在 ICP 中通常是正常的，但在某些情况下可能会升高。

（3）胆红素：超过 10% 的 ICP 患者胆红素升高，以结合胆红素升高为主。

（4）凝血功能：凝血酶原时间（PT）延长并不常见，可能由维生素 K 吸收不良引起。

（5）影像学检查：常规腹部超声检查是必要的，可检测孕妇有无肝胆系统基础疾病；必要时行 MRCP 及超声内镜检查是安全的。

6. 诊断及鉴别诊断

（1）诊断。ICP 的诊断要点包括：①出现其他原因无法解释的皮肤瘙痒；②空腹血总胆汁酸 ≥ 10μmol/L；③虽然胆汁酸水平正常，但有其他原因无法解释的肝功能异常，主要是血清 ALT 和 AST 轻、中度升高，可伴有谷氨酰转肽酶和胆红素水平升高，也可诊断为 ICP；④皮肤瘙痒和肝功能异常在产后恢复正常。

严格来讲，孕期诊断的 ICP 都是疑诊，需在产后进行"修复诊断"。皮肤瘙痒一般在分娩后 24 ~ 48 小时消退，肝功能在产后 4 ~ 6 周恢复正常，满足以上两点才能最终确诊。若肝功能异常在产后 6 周仍持续存在，则需要排除潜在的肝脏疾病。

（2）鉴别诊断。ICP 诊断为排他性诊断，需排除一切可能导致妊娠期皮肤瘙痒和肝功能受损的原因：①因瘙痒抓挠皮肤出现的抓痕应与湿疹、妊娠特异性皮疹、痒疹、瘙痒性毛囊炎等相鉴别。②应排除包括病毒性肝炎（甲、乙、丙、戊型肝炎）、病毒感染（巨细胞病毒、EB 病毒等）、肝胆系统基础疾病（胆囊结石等）、自身免疫性肝炎（如慢性活动性肝炎、原发性胆汁性胆管炎等）、药物性肝损害、子痫前期（HELLP 综合征）和妊娠期急性脂肪肝等可能引起肝功能异常的疾病。

7. 严重程度判断　ICP 的分度有助于临床监测和管理，常用的指标包括瘙痒程度、起病时间、血清总胆汁酸水平、肝酶水平、胆红素水平。

（1）轻度：血清总胆汁酸 ≥ 10 ~ 40μmol/L；以瘙痒为主要表现，无明显其他症状。

（2）重度：①血清总胆汁酸 ≥ 40μmol/L；②瘙痒严重；③伴有其他情况，如多胎妊娠、妊娠高血压、复发性 ICP、曾因 ICP 致围产儿死亡者；④早发型 ICP。

8. 治疗

（1）治疗目标：缓解瘙痒症状，降低血胆汁酸水平，改善肝功能；延长孕周，改善妊娠结局。

（2）病情监测：①孕妇监测：主要筛查项目是总胆汁酸和肝功能，每 1 ~ 2 周复查 1 次直至分娩。②胎儿监测：建议通过胎动、胎儿电子监护及超声密切监测胎儿宫内情况。

（3）门诊管理：妊娠 < 39 周、轻度 ICP，且无规律宫缩者，可在门诊处理，予以口服降胆酸药物，7 ～ 10 天为 1 个疗程。如症状缓解，实验室指标好转，胎儿状况稳定，则继续服药治疗直至总胆汁酸水平接近正常，如病情加重或伴有产科其他并发症，则需住院治疗。

（4）住院治疗：妊娠 ≥ 39 周的轻度 ICP；妊娠 > 36 周的重度 ICP；ICP 伴有先兆早产者；伴有产科并发症或有其他情况需立即终止妊娠者。包括内容如下。

1）一般处理：注意休息、合理膳食，左侧卧位为主，以增加胎盘血流量。

2）主要治疗药物：①熊去氧胆酸（UDCA）。为一线首选药物，推荐用法：每日 15mg/kg 的剂量分 3 ～ 4 次口服。虽然不能降低胎儿不良结局的发生风险，但是其可以改善皮肤瘙痒症状，降低血清学指标（氨基转移酶及总胆汁酸）和延长孕周。②S- 腺苷蛋氨酸（思美泰，SAMe）。该药可以改善某些妊娠结局，如降低剖宫产率、延长孕周等，不推荐单药使用，建议作为 ICP 二线用药或用于联合治疗。推荐用法为 UDCA 250 mg 每日 3 次，口服，联合 SAMe 500 mg 每日 2 次静脉滴注。

3）缓解瘙痒的药物和方法。①考来烯胺：推荐剂量是 4g/d，最大剂量不超过 16g，与 UDCA 和其他药物服用的间隔至少 4 小时。②口服阿片受体拮抗剂纳曲酮：先小剂量口服 25mg/d，无效后再逐渐提高剂量至 50mg/d，以免引起类似麻醉药的戒断作用。③选择性 5- 羟色胺（5-HT）再摄取抑制剂舍曲林：初始剂量 50mg/d，数周后可增加至 100mg/d。④利福平：开始一般以 150mg/d 单剂口服，有效后继续服用，如无效，可隔周阶梯式增加剂量至 600mg/d，用药期间必须随访肝功能。由于利福平潜在的毒副作用，对于其治疗胆汁淤积性肝病患者瘙痒应慎用。⑤上述治疗无效者可考虑选用紫外线照射、体外白蛋白透析及鼻胆管引流等改善胆汁淤积性瘙痒。药物和其他方法疗效不佳的患者可考虑肝移植。

4）其他辅助药物：当凝血酶原时间延长时，可使用维生素 K 减少出血风险；肝酶水平升高者可加用护肝药；地塞米松可促进胎肺成熟，但对治疗 ICP 的瘙痒无效。

9. ICP 对胎儿和母体的影响

（1）对胎儿的影响：ICP 与早产、宫内死胎和产时胎儿窘迫等围产期不良结局相关。发生概率与胆汁酸水平相关，当胆汁酸水平 ≥ 40μmol/L 时，每增加 1μmol/L 血清胆汁酸，发生胎儿并发症的总体可能性增加 1% ～ 2%，包括自发性早产、窒息事件，以及羊水、胎盘和胎膜的胎粪染色等。

（2）对母体的影响：①长期严重的胆汁淤积可能并发脂肪泻和维生素 K 缺乏，导致产后出血；② ICP 通常在分娩后 4 周内消退，但对患者的影响不会随着分娩而自发消失，ICP 女性患丙型肝炎、肝硬化、胆结石疾病、肝癌等肝胆疾病的风险增加 3 ～ 5 倍。此外，ICP 女性以后患免疫介导的疾病，如糖尿病、银屑病、炎性多关节病和克罗恩病等的风险增加，并且患心血管疾病的风险也略有增加。

三、妊娠期慢性胆汁淤积性肝病

慢性胆汁淤积性肝病包括一系列由遗传、免疫、环境或其他因素引起的胆汁形成和（或）流出受损的疾病。损伤可发生在微小胆管、节段胆管或大的肝内外胆管。国内流行病学资料显示慢性肝病患者胆汁淤积总发生率为 10.26%。原发性胆汁性胆管炎（PBC）和原发性硬化性胆管炎（PSC）是两种最常见的慢性、进行性的胆汁淤积性肝病，有较高的发病率和死亡率，也是肝移植的两个主要适应证。

妊娠会引起母体免疫的变化，特别是导致 Th1 细胞免疫向 Th2 体液免疫的转变，以维持胎儿抵抗异体分子识别和消除的免疫过程。有证据表明某些自身免疫性疾病的症状会在妊娠期间减退，分娩后恶化，具体机制尚不清楚。性激素可能发挥着关键调节作用，妊娠期间雌激素水平升高，通过扩大调节性 T 细胞（Treg）区，以及增加 FoxP3 水平来增强 Treg 抑制活性，以此控制发育，防止胎儿的排斥反应，保护母体。

四、妊娠与原发性胆汁性胆管炎

原发性胆汁性胆管炎（原名原发性胆汁性肝

硬化，PBC）是一种慢性肝内胆汁淤积性疾病，不进行适当的治疗，最终可导致肝硬化和肝衰竭，发病机制尚不完全清楚，可能与遗传背景及环境等因素相互作用所导致的异常自身免疫反应有关。血清抗线粒体抗体（AMA）阳性，特别是 AMA-M2 亚型阳性对本病诊断具有很高的敏感度和特异度。最常见的临床表现为乏力和皮肤瘙痒，组织学特点为肝内胆管上皮细胞变性坏死，周围有单个核细胞浸润，又称为慢性非化脓性破坏性胆管炎，可导致破坏性改变和中、小胆管消失，最终可发展至肝硬化。PBC 呈全球性分布，可发生于任何种族和民族。患病率为 1.91/10 万～40.2/10 万，其中北美和北欧国家发病率最高，国内文献报道 PBC 病例数呈快速上升趋势。值得说明的是，本病如能在早期得到及时诊断和治疗，大部分患者不一定会发展至肝硬化，而"原发性胆汁性肝硬化"这一诊断名称中的"肝硬化"往往给患者带来很大的精神负担及工作、生活和社交等方面的困扰。因此，将"原发性胆汁性肝硬化"更名为"原发性胆汁性胆管炎"。

1. 临床分期　参照普通非妊娠 PBC 患者临床分期。

（1）第一阶段为临床前期：AMA 阳性，但生物化学指标无明显异常。

（2）第二阶段为无症状期：主要表现为生物化学指标异常，但没有明显临床症状。

（3）第三阶段为症状期：患者出现乏力、皮肤瘙痒等临床症状。

（4）第四阶段为失代偿期：患者出现消化道出血、腹水、肝性脑病等临床表现。此阶段以胆红素进行性升高为特点。

2. 妊娠相关临床特征　瘙痒是妊娠期妇女最常见的表现，30%～53% 妇女妊娠期间会出现瘙痒，妊娠前存在瘙痒的妇女妊娠时有 13% 出现了恶化。妊娠前存在静脉曲张的妇女有发生静脉曲张破裂出血的风险，妊娠期间胆汁淤积会出现加重，即新出现瘙痒或既往恶化及血清胆汁酸浓度增加，血清胆汁酸浓度可超过 40μmol/L 甚至大于 100μmol/L，但由胆汁酸增高引起的死胎并不常见，虽然这在妊娠 ICP 中比较常见。20% 的妇女妊娠时肝酶情况会出现恶化，有报道显示升高的血清

ALT 水平与早产相关，然而，分娩前 ALT 浓度与早产之间缺乏相关性，这可能是由于大多数妇女接受了 UDCA 治疗，降低了 ALT 浓度。

3. 诊断　参照普通非妊娠 PBC 患者诊断标准。

（1）以中年女性为主，其主要临床表现为乏力、皮肤瘙痒、黄疸、骨质疏松和脂溶性维生素缺乏，可伴有多种自身免疫性疾病，但也有很多患者无明显临床症状。

（2）生物化学检查：ALP、GGT 明显升高，最常见 ALT、AST 可轻度升高，通常为 2～4 倍正常值上限。

（3）免疫学检查：免疫球蛋白升高以 IgM 为主，AMA 阳性是最具诊断价值的实验室检查标准，其中以 AMA-M2 亚型阳性最具特异性。

（4）影像学检查：对所有胆汁淤积患者均应进行肝胆系统的超声检查；超声提示胆管系统正常且 AMA 阳性的患者，可诊断 PBC。

（5）肝活组织病理学检查：AMA 阴性者，需进行肝活组织病理学检查才能确定诊断。

4. 治疗　UDCA 是 PBC 患者的一线治疗药物，有证据显示其可有效改善肝功能和肝移植生存期。对 UDCA 无反应的患者，奥贝胆酸（FXR 激动剂）在降低碱性磷酸酶和总胆红素方面比安慰剂和 UDCA 更有效。此外，有证据显示苯扎贝特在诱导生化缓解和减轻瘙痒方面有效。

5. 母婴结局　尽管 PBC 妇女有 24%～38% 的流产率、6%～33% 的早产率、2% 的异位妊娠率、2%～4% 的死产率，总的来说耐受性良好，应对 PBC 妇女妊娠期全程进行监控和产前咨询，特别是血清 ALT 水平及血清胆汁酸浓度，以识别风险较高的妇女，进行及时治疗和干预，以防止不良的母体和胎儿结局。

五、妊娠与原发性硬化性胆管炎

原发性硬化性胆管炎（PSC）是一种以特发性肝内外胆管炎症和纤维化导致多灶性胆管狭窄为特征、以慢性胆汁淤积病变为主要临床表现的自身免疫性肝病。PSC 发病隐匿，早期常无典型表现，病情进行性加重可导致反复胆道梗阻和胆管炎症，

最终可发展为肝硬化和肝衰竭，故早期的诊断及处理对于患者的预后有重要意义。对 PSC 女性妊娠的研究罕见，常限于病例报告或小样本研究，PSC 对母体和胎儿的影响与妊娠期 ICP 相似：瘙痒、血清胆汁酸水平升高、胎盘功能不全、早产和胎儿猝死，但总体耐受性较好。

1.临床表现　起病隐匿，15% ～ 55% 的患者诊断时无症状，仅在体检时因发现 ALP 升高而被诊断，或因 IBD 进行肝功能筛查时被诊断；最常见的表现可能为乏力，但无特异性。其他可能出现的症状及体征包括体重减轻、瘙痒、黄疸和肝脾大等。黄疸呈波动性、反复发作，可伴有中低热或高热及寒战。突然发作的瘙痒可能提示胆道梗阻。患者还可伴有反复发作的右上腹痛，酷似胆石症和胆道感染。PSC 的并发症包括门静脉高压、脂溶性维生素缺乏症、代谢性骨病等，还可伴有与免疫相关的疾病，如甲状腺炎、红斑狼疮、风湿性关节炎、腹膜后纤维化等。超过 50% 的 PSC 患者在出现临床症状后的 10 ～ 15 年可因胆道梗阻、胆管炎、继发胆汁性肝硬化、肝胆管恶性肿瘤而需要肝移植治疗。

2.妊娠相关特征　与 PBC 类似，关于妊娠 PSC 的研究有限。PSC 在发生死产、先天性畸形或低 Apgar 评分的风险，以及 PSC 的总体妊娠结局（包括后代数量）与普通人群相似。有研究提示流产、死产、早产和低出生体重的增加实际上与受孕时活动性 IBD 相关。关于妊娠对 PSC 的影响，研究发现妊娠并没有改变 PSC 的进程，尤其是那些没有合并 IBD 的妇女。PSC 妇女在妊娠中可能会出现新发或现有瘙痒恶化，并且在某些情况下会导致选择性诱导分娩，随后会恢复到基线瘙痒状态。此外，有或无 PSC 的门静脉高压的孕产妇的健康风险是类似的。总之，患有 PSC 的孕妇的总体母胎结局较好。需要关注的是，密切监测妊娠期 PSC 患者的血液学指标及临床评估结果。

3.治疗

（1）对于确诊的 PSC 患者，可尝试使用 UDCA 治疗，但不建议给予大剂量 UDCA 治疗［超过 28mg/（kg·d）］。

（2）对于主胆管显著狭窄、伴有明显胆汁淤积和（或）以胆管炎为主要症状的 PSC 患者，可行 ERCP 干预（球囊扩张）以缓解症状。不建议明显胆管狭窄的 PSC 患者置入支架常规治疗，严重狭窄患者可采用短期支架。PSC 患者胆管成像显示明显狭窄者，需行 ERCP 细胞学检查、活组织检查等以排除胆管癌。PSC 患者需预防性使用抗生素，以减少胆管炎发生概率。

（3）做好医疗沟通及孕产妇放射防护。

4.PBC 和 PSC 妊娠女性的管理　管理 PBC 和 PSC 孕妇时需要考虑以下问题。

（1）对于存在门静脉高压的患者，因并发症风险大，需提供受孕前个体化咨询服务。

（2）妊娠期间密切监测血液学指标，并进行临床和产科评估。

（3）在药物治疗上，在受孕、妊娠和产后期间（包括母乳喂养期间）使用 UDCA 是安全的。因临床数据有限，在治疗瘙痒时，使用消胆胺和利福平（妊娠晚期以后）需权衡获益风险比。

（4）在检查上，MRCP 在妊娠期并非禁忌，建议在妊娠中晚期使用。

（5）在治疗上，ERCP 是安全的，但需要评估每位妇女的获益风险比，并采取适当预防和防护措施，包括放射防护、ERCP 术后胰腺炎（PEP）的预防，以及转诊到高级内镜中心。

（曾　波）

第三节　妊娠与急性胰腺炎

急性胰腺炎是由于胰腺消化酶被激活，对胰腺组织自身消化所致的急性化学性炎症。一般女性多于男性，以青壮年者居多，常与胆石症伴发。尽管

妊娠并发急性胰腺炎不常见，但其可发生于妊娠的任何时期，其中以妊娠早期、晚期发生概率较高，且发生概率在 1/10 000 ～ 1/1000，高于非妊娠期胰

腺炎的发生概率（10/100 000 ～ 44/100 000）。按照妊娠时间划分，妊娠早期（第一产程）的胰腺炎发生率为28.26/100 000，妊娠晚期（第三产程）的胰腺炎发生率为14.13/100 000。重症急性胰腺炎是凶险的疾病，发病急，病情重，更是威胁母婴生命安全的消化系统并发症之一，孕妇的胰腺炎病死率较非孕青年妇女病死率高出约10倍，胎儿死亡率也很高。目前，介入治疗妊娠期胰腺炎的时机点及方式，以及母婴的相关诊疗具备挑战。

一、病因

急性胰腺炎的致病原因很多，主要诱发因素国内以胆道疾病多见，与胆结石有一定的关系，约占50%；其次为饮食因素，多为暴饮暴食、过量饮酒等，约占30%。国外以酗酒为主要病因。此外，急性胰腺炎的发病与家族性高血脂有关，后者为常染色体隐性遗传病，属家族性脂蛋白脂酶缺乏症。据文献报道，三酰甘油水平在第三产程会达到最高值，有诱发出现妊娠期胰腺炎的可能，但同时也和产妇进食物多、先天性的代谢综合征有关。临床上，高脂血症造成的妊娠期胰腺炎腹痛的诊断相当具有挑战性，必须和产科相关重症进行鉴别，如妊娠期急性脂肪肝、HELLP综合征、胎盘早剥、子宫破裂等。高脂血症可导致胰腺炎相关的诸多不良后果，如：①血清中的脂质颗粒在胰腺血管内凝聚，形成栓塞及三酰甘油，被脂肪酶水解后释放的大量游离脂肪酸破坏微血管，引起胰腺缺血、坏死。这类患者常反复发作，出现严重腹痛。②血液黏稠度增加，影响胰腺血液循环，导致胰腺组织缺氧，无其他胰腺炎的临床表现，实验室检查血淀粉酶亦无明显升高，但需按胰腺炎治疗，腹痛才能缓解。另外，妊娠剧吐、妊娠期高血压疾病、原发性甲状旁腺功能亢进等均可诱发急性胰腺炎。

二、发病机制

1. 妊娠对急性胰腺炎的影响

（1）妊娠期胆囊增大，张力减弱，奥迪括约肌痉挛，胆汁浓缩，加之子宫增大，机械性压迫胰管。在高脂、高蛋白饮食后，胆汁及胰液排出受压，同时肠液沿胰管反流入胰腺，从而激活胰蛋白酶原变成蛋白酶，引起胰腺自溶。

（2）妊娠期各系统的适应性生理变化使病情加重，易发生代谢性酸中毒、休克等严重并发症。

（3）妊娠期体内胎盘催乳激素等内分泌因子浓度剧增，使血清中三酰甘油降解，释出大量游离脂肪酸，不仅引起胰腺细胞的急性脂肪浸润，还可造成胰腺小动脉及微循环急性酯性栓塞，引起胰腺坏死。

（4）受妊娠状态的影响，临床表现往往不典型，诊断易被延误，导致病情严重。尤其在妊娠后期，逐渐增大的子宫使胰腺相对位于腹腔深部，胰腺被推移至上腹部的胃肠所覆盖，造成局部体征如压痛、板样强直的腹肌紧张等表现不明显。当胰腺坏死或炎性渗液激惹子宫，引起子宫平滑肌收缩，可掩盖本病典型的撕裂性上腹部疼痛或混淆为临产后的宫缩痛。

2. 胰腺炎对妊娠的影响
妊娠子宫可受胰腺坏死或炎性渗液所激惹、引起宫缩而致早产或造成子宫胎盘血液循环障碍，导致胎儿严重缺氧、宫内窒息或宫内胎死，因而围产儿死亡率可高达37%。妊娠期急性胰腺炎时，肝血流量可骤减40%以上，凝血因子的合成亦下降，使产时子宫收缩乏力和产后出血；还容易并发呼吸衰竭、心力衰竭等多脏器衰竭，大大增加孕产妇的死亡率。

三、临床表现

1. 症状
（1）中、上腹部疼痛：多具有腹膜炎表现，常位于中上腹部，疼痛向左肩部或腰背部呈束带状放射，起病急骤，轻者钝痛，重者持续性绞痛、钻痛或刀割样痛，阵发性加剧。

（2）发热：多为中等度发热，发病1～2天后出现，3～5天消退，如持续不退或超高热，应考虑继发感染。

（3）胃肠道症状：往往有恶心、呕吐、上消化道胀满感等，有的胀闷感重于腹痛，少数患者可发生消化道出血。

（4）休克：常见于重症急性胰腺炎。通常在起病后 3～4 天发生，患者皮肤呈斑片状发绀，四肢湿冷，脉搏细数，血压下降，少尿或无尿。

（5）黄疸：约 25% 的患者出现黄疸，多发生在胆石症的患者中。

（6）急性重症胰腺炎还可出现急性呼吸衰竭、急性肾衰竭、心功能不全和猝死。炎症侵及肠系膜可引起肠梗阻、肠麻痹，有的患者还可出现一过性脑病。

2. 体征　妊娠期急性胰腺炎的腹部体征与其所致剧烈腹痛相比，相对较轻，这是本病特征之一。胰液刺激腹膜和膈肌可致产生腹水、胸腔积液。低血钙时可有手足搐搦。并发休克、呼吸困难综合征、多脏器衰竭及脑病时有其相应的体征，合并胆石症患者常出现黄疸。急性重症患者，可因血液或胰酶透过腹壁进入皮下，在腰部两侧或脐部出现瘀斑。妊娠晚期时受增大的子宫遮盖，体征可能更不典型。患者常有中上腹压痛，腹肌紧张，并常有腹胀、肠鸣音消失等肠麻痹表现。

四、辅助检查

1. 淀粉酶　血清淀粉酶增高是非妊娠状态时的主要实验室诊断依据，但正常妊娠常伴有血清淀粉酶增高。据报道妊娠中期血清淀粉酶增长值可为妊娠早期的 4 倍，因而淀粉酶对妊娠期急性胰腺炎的诊断价值大大降低。为此，宜连续检测血清淀粉酶及血清脂肪酶值，如持续升高，仍有助于对本病的确诊。但其升高值与病变的严重性无相关性。胰腺如果破坏严重，淀粉酶非但可能不升高，反而可能下降；因此，血清淀粉酶正常，绝不能排除妊娠期急性胰腺炎。

2. 血脂　在妊娠期胰腺炎中，以高三酰甘油造成胰腺炎多发，三酰甘油值 > 11.1mmol/L 可出现急性胰腺炎。

3. 血钙　急性胰腺炎时由于腹内脂肪坏死与钙结合皂化致血钙降低，血钙水平与胰腺炎严重程度有关，血钙 < 1.75mmol/L 者提示预后不良。

4. 血清胰蛋白酶　应用放射免疫法测定，血清胰蛋白酶正常人及非胰病患者的平均值为 400g/ml，在轻症急性胰腺炎时一般 < 1000ng/ml，在重症急性胰腺炎时可高达 4000ng/ml 以上。

5. B 超　为妊娠并发急性胰腺炎的主要检查，优势为无辐射、具备较高敏感度（73%）及特异度（91%）。可为胰腺病变的诊断及处理提供可靠依据，具有重要临床价值。B 超可显示胰腺肿大、界限模糊、脓肿、钙化或假性囊肿、胰管扩张、胆道结石及其他异常。在妊娠胆源性胰腺炎中，临床表现高度怀疑有胆结石，但腹部彩超无法明确，则可采用 MRCP 检查明确诊断。

6. MRCP　其对于妊娠胆源性胰腺炎具有高度敏感度及特异度，均 > 90%，如 B 超无法明确胆结石情况，临床上仍高度怀疑有胆结石时，使用 MRCP 可避免患者接受不必要的介入治疗。

7. CT　在妊娠期胰腺炎中作用有限，主要因为放射线对胎儿有影响。如已使用其他检测方式仍无法明确病况，在确认 CT 评估病情的好处大于胎儿受损坏处时，可酌情考虑行 CT 检查进一步评估。

综上所述，有胆道疾病病史、饮食不当、暴饮暴食等情况时，综合分析孕妇的临床症状、体征及实验室检查，不难对妊娠期急性胰腺炎进行诊断。

五、治疗

1. 处理原则　目前一般认为，施行全面的综合治疗是急性胰腺炎的治疗原则，特殊之处在于必须慎重评估终止妊娠的时机。除非有明显的需要立即手术的指征，一般情况下多选择非手术的综合治疗，即抑制胰酶分泌、改善胰腺血液循环、抑制消化液分泌、控制感染、纠正水电解质紊乱，同时监测病情变化，包括血压、脉搏、尿量、体温等，每日测血细胞分析、血淀粉酶、血钙、血糖、电解质、肌酐、尿素氮及血气分析等，密切观察心、肺、肾并发症的发生，以及产科胎心、胎动、宫缩情况等。经内科或 ICU 观察治疗 24～48 小时，视病情决定继续非手术治疗或手术治疗。患病期间给予安胎治疗，并随时处理产科情况。

2. 轻症胰腺炎的处理　一般采用禁食、胃肠减压（保持胃内空虚、减轻腹胀，从而减少胃酸分泌）及解痉、抗炎、抑制胰腺分泌、营养支持等疗法。

（1）营养支持及抗感染：静脉输液，纠正水、电解质紊乱，早期除给予乳酸林格液复苏之外，还可给予5%葡萄糖盐水1000ml、10%葡萄糖液2000ml等。如有可能需早期恢复肠内营养。此外，必要时应考虑应用广谱抗生素抗感染治疗。

（2）镇痛、解痉：最理想的镇痛药是哌替啶，用量为50～100mg，2～6小时肌内注射1次。或可选择吗啡10mg肌内注射，并同时加用阿托品。应用镇痛药的同时要观察呼吸情况及胎心改变，镇痛后或必要时可减量或停药。解痉可用阿托品0.5mg肌内注射，每日3～4次，或普鲁本辛15mg，每日4次。用药时注意观察肠蠕动并注意与肠麻痹鉴别。

3. 高脂血症药物治疗　主要是降血脂药物使用，其中ω-3脂肪酸用来降低血脂是安全的；在妊娠期第一产程中的妊娠期胰腺炎使用烟碱酸类的降血脂药物有报道，但对于胎儿的副作用无法明确评估。他汀类药物具有致畸胎作用，故无法使用。非诺贝特类的药物仅有少数文献中有报道，且其使用有限制，无法常规使用。

4. 重症坏死性胰腺炎的处理　重症坏死性胰腺炎是临床常见的急腹症，来势凶猛，发展迅速，预后极差，是死亡率较高的疾病之一。

（1）积极治疗休克：过去对于胰腺炎的发病机制侧重于胰腺自身消化学说，认为胰腺发炎时会分泌大量胰酶，造成胰腺自身的消化而加速、加重病情，近年研究表明，胰腺缺血也是胰腺炎发生和发展的重要因素，应该在胰腺炎早期就积极改善胰腺的血供情况，改善胰腺微循环和抑制胰腺自身消化两者密切结合，对预后的改善起重要作用。一开始即应给予有力的抗休克治疗。包括①纠正电解质紊乱，增加血容量：快速输入平衡液、血浆、人白蛋白等以增加血容量及恢复有效循环量。②低血压的治疗：需避免应用血管收缩药提升血压，如血容量及酸中毒已纠正，而血压仍偏低时，可适量应用多巴胺提升血压。纳洛酮是阿片受体纯拮抗药，许多学者发现，纳洛酮能迅速解除实验动物的低血压，近年来国内外临床医师也将它试用于一些重危并发休克、心力衰

竭、呼吸抑制的患者，并取得了良好效果。用法：纳洛酮1.8～2.4mg加入10%葡萄糖溶液250～500ml或生理盐水静脉滴注，每日1次。

（2）给予营养支持治疗：一般采用全胃肠外营养（TPN），包括脂肪乳剂、氨基酸、蛋白质及维生素等。但高血脂引起发病者应避免使用。

（3）短时血液滤过治疗：血脂过高可诱发急性坏死性胰腺炎。在国外的报道之中，血浆置换和血液滤过治疗对于妊娠期高脂血症胰腺炎有较好疗效，对比血浆置换和血液滤过治疗效果，两者之间是无显著差异的。近年还发现炎性细胞因子释放紊乱是重症急性胰腺炎发病早期病情加重的重要因素，因此采用血浆置换和血液滤过等血液净化技术，不仅可以降低血清胰酶和血脂水平，同时通过调控细胞因子的释放，还可终止过度的炎症反应。

5. 介入治疗　主要是利用ERCP。考虑到X线对胎儿的致畸作用，一般不建议采取介入治疗的方法。但在妊娠胆源性胰腺炎出现胆管炎或出现胆总管结石，并危及患者及胎儿生命时，需评估立即解除胆道梗阻的治疗方法。经由内科保守治疗无效时，需尽早评估介入时机，以避免孕妇及胎儿病情进一步加重。考虑到相关并发症如术后胰腺炎等问题，建议由具备丰富操作经验的医师来执行。

6. 手术、经皮引流或内镜下治疗

（1）治疗指征：①已形成脓肿、消化道瘘等；②不能确定诊断，特别是疑有腹内脏器穿孔、内出血或严重腹膜炎者；③合并胰胆管梗阻；④并发胰腺脓肿、假性囊肿，须引流或切除者。重症者，CT发现胰腺实质有融合性坏死，尤其后腹膜有大量毒性渗液造成胰腺压迫者。

（2）治疗时机：①经内科积极治疗48小时以上，症状、体征不见好转；②病情已相对稳定，如腹腔内还有感染，可开腹清除血性渗液，并可多次清除腹腔坏死组织及腹腔灌洗。

（3）治疗方式：手术包含两个方面，即对胰腺本身的手术（胰腺包膜切开术、胰床引流术、内镜下胰腺坏死组织病灶清除术、胰腺切除术），以及与胰腺炎相关的胆道疾病的手术（胆囊切除和胆总管探查等）。不必过多考虑胎龄及胎儿存

活问题，先行剖宫取胎，使子宫迅速缩小，以利于病灶清除。手术应清除坏死的胰腺组织，充分灌洗、引流胰床及腹腔内的血管活性及毒性物质，阻断疾病进展的恶性循环。除手术清创引流或进行相应处理外，一般不做超范围的清除手术，以减少并发症。术后关腹前，放置引流条，引流条的多少及放置的位置务必以达到引流充分为原则。近年来，外科手术有逐渐后延的趋势，经皮引流及内镜下引流或坏死物清创的替代价值越来越高。患者痊愈出院后要密切随访，因为有可能形成胰腺假性囊肿而致反复疼痛。

7. 产科处理

（1）预防早产：约 75% 的妊娠期急性胰腺炎发生在妊娠晚期，其早产发生率高达 60%，因此在非手术治疗胰腺炎的同时需保胎治疗，密切观察胎心率、宫缩及阴道分泌物的变化，并进 NST（无刺激胎心监护）、胎动计数及 B 超检查等监护胎儿宫内状况。

（2）终止妊娠：孕妇已临产者可自然分娩；若胎死宫内可考虑引产。产后子宫缩小，便于外科治疗。胎儿窘迫估计娩出后有生存能力者，应及时行剖宫产抢救胎儿，行剖宫产的同时做胰腺探查。

（王力涛）

第四节　老化与胆胰疾病

衰老是自然界中一切生命体在遗传因素和内外环境因素相互作用下的生物学过程，是机体结构和功能退行性偏离最佳状态的综合改变。在机体衰老的过程中，器官和组织从形态结构到生理功能发生的一系列时间依赖性的不可逆退化称为老化。衰老细胞通常表现出表观遗传的改变，如端粒的缩短，增殖潜能的丧失，衰老相关的分泌表型（SASP）增多，释放促炎介质和生长因子。老化虽然不是一种疾病，但它是许多慢性疾病发生发展的主要危险因素。因此，了解各器官老化表现及其临床意义对于制订老年患者疾病的预防和治疗策略非常重要。胆胰作为人体重要的消化与代谢器官，具有分泌消化液、分解营养物质的重要作用。器官的老化与疾病的发展具有密切的关系。

一、老化与胆道系统

胆道系统主要包括胆囊、肝总管和胆总管（CBD），是储存、浓缩、排泄胆汁的重要场所。胆道由胆管上皮细胞组成，随着胆管上皮细胞的不断老化，胆道系统在结构、生理和代谢等功能上发生一系列改变，胆道疾病患病率也相应增高。同时，肝脏的衰老变化使机体自我平衡能力下降，以致应对各种刺激的反应能力和功能下降，从而增加了发生病变和死亡的风险。而肝胆系统在功能及结构上紧密相连，肝脏的老化必然会对胆道疾病产生影响。

1. 形态学改变　超声内镜结果显示，在 65 ～ 70 岁后胆总管直径会发生不同程度的扩张，同时，胆囊切除的患者胆管也会发生代偿性扩张。胆总管直径随着年龄的增长而扩张的原因可能与胆总管纵向平滑肌细胞带的碎裂、胆道弹性纤维的丧失和结缔组织的介入有关。此外，随着年龄的增长，胆囊的形态也发生一系列改变，胆囊体积减小，胆囊壁变厚，平滑肌的老化影响了细胞膜上的离子通道，进而导致平滑肌的收缩力减弱，弹性降低，胆囊运动减少，储存的胆汁黏稠，含大量胆固醇和胆红素，易沉积形成结石。

2. 胆道系统疾病

（1）胆石症：胆结石是引起老年人腹痛最常见的原因，也是老年人最常见的腹部手术指征。胆囊结石的发病率随着年龄的增长而增加，到 70 岁时患病率约为 30%，约 80% 的胆囊结石患者无胆绞痛等相关症状，仅有 8% ～ 10% 患者会在之后的 5 年内出现症状。胆总管结石（CBDS）通常由胆囊结石移行引起，在亚洲人群中由胆道感染引起的原发结石较常见。老年患者尽管结石发病率较高，但由于缺乏胆绞痛、胆管炎、黄疸等典型症状，往往会出现延误诊断的情况。老年患者临床表现不明显可能与胆道直径增宽、胆管内压力减低的形态学基础有关。同样，在老年CBDS患者中，实验室血清学ALT、AST等相关指标变化也不显著。超声检查由于其低侵入性和经济低廉的优势，常被推荐用于胆管结石的检查。虽然其敏感度较低，但由于老年患者胆管直径扩张，结石直径也通常较大，相对提高了超声检查发现结石的敏感度。因此，常建议实验室检查与影像学检查相结合以用于老年患者CBDS的检测。

（2）胆汁淤积性肝病：是以肝内和肝外胆管细胞为靶点的一类疾病，其特征是胆管节段性的炎症、纤维化、狭窄及胆汁淤积，主要包括原发性硬化性胆管炎（PSC）和原发性胆汁性胆管炎（PBC）。临床表现为从肝纤维化、肝硬化、门静脉高压到最终肝衰竭的渐进性发病过程。胆汁淤积性肝病的表现与患者年龄的关系密切。在PSC中，老年患者病情较轻，但发生胆管癌的风险随诊断年龄增长而增加（>60岁的患者风险约为20%），且肝移植术后发生并发症的风险增高。研究发现老化在胆管损伤过程中发挥着塑造胆管细胞生物学特性的重要作用，对PSC和PBC患者肝脏样本的分析显示，病变胆管细胞中衰老标志物和SASP的表达均增加。

（3）胆道肿瘤：是指胆道起源的具有侵袭性的肿瘤，包括胆管癌和胆囊癌。胆管癌由胆管细胞分化而来，起源于各级胆管上皮细胞，恶性程度高，由于其症状隐匿，不易发觉，往往预后很差。胆管癌根据解剖部位可分为肝内胆管癌、肝门部胆管癌和远端胆管癌。高龄是胆管癌的危险因素，可能与老化的上皮细胞发生DNA损伤、端粒缩短和表观遗传改变等因素有关。此外，在老年人中发病率较高的胆道上皮内瘤变和胆管内乳头状肿瘤均为胆管癌的前体病变。胆囊癌可见于胆囊和胆囊管，发病率随着年龄的增长而增加，老年人群中常见的慢性胆囊炎、胆囊结石及原发性硬化性胆管炎均与胆囊癌发生风险增加有关。

二、老化与胰腺

胰腺是兼有内、外分泌功能的代谢活跃的器官，在食物的消化吸收和糖代谢分解中发挥十分重要的作用。随着年龄的增长，老化的胰腺会在形态结构和内、外分泌功能上发生一系列退行性变化。

1. 形态学改变   胰腺的体积变化与年龄有较强的相关性。数据显示，健康人群胰腺体积在儿童和青少年时期随年龄线性增加，在20～60岁达到平台期维持稳定，之后随着年龄的继续增长呈现下降趋势。与此同时，胰腺的质量也呈现出相似的先上升后下降的变化趋势。此外，在老年人胰腺中存在明显的脂肪浸润现象，即脂肪组织部分地替换了实质腺泡，但无炎症和瘢痕的表现。脂肪浸润可能是外分泌组织逐渐萎缩消失的终末阶段，不涉及内分泌组织，胰岛和导管系统通常不受影响。胰岛在扩张的脂肪组织中往往以单个或集群的形式持续存在。与糖尿病患者的胰腺变化不同，老化胰腺的β细胞组织可保留下来，不受外分泌实质减少的影响。胰腺脂肪浸润并未伴有胰腺功能的不全，表明胰腺可保留足够的外分泌实质组织来维持外分泌功能。年龄增长导致胰腺脂肪浸润的原因尚不清楚，可能与动脉硬化和由此引起的血液循环减少有关。胰腺脂肪浸润与胰腺癌的相关性也在一些研究中得到了证实。

随着年龄的增长，不仅胰腺的体积、质量会发生变化，结构也会发生相应变化。ERCP检查结果显示，主胰管或更小的分支胰管随年龄的增长会发生轻度的局灶性或节段性扩张。在扩张的胰管中会出现少量浓缩的分泌物，胰管周围常伴有轻微的纤维化。胰管扩张的机制可能与胰腺实质萎缩及胰管周围结缔组织的缺失有关。老化胰腺的胰管扩张有时需与慢性胰腺炎和胰腺癌的胰管扩张相鉴别，与之不同，老化胰腺扩张的胰管外观均匀渐细，边缘光滑。除了胰管扩张，胰管结石的发病率在老化胰腺中也有所增加。

老化的胰腺会发生以胰腺小叶为中心的腺泡萎缩，这种小叶中心性萎缩包括了腺泡实质萎缩、纤维化和腺泡-导管化生（ADM）等一系列变化。萎缩程度可以从部分腺泡萎缩伴小范围的ADM，到近乎腺泡完全萎缩，大部分受影响的小叶被ADM、纤维化和聚集的胰岛所替代。这种变化通常是散发的，不会影响相邻小叶。胰腺小叶中心性萎缩常与相关小叶内导管的上皮内瘤变（PanIN）相关，在胰腺癌高危患者中，小叶中心性萎缩可被认为是 PanIN 的替代标志。

有学者提出，胰腺中与年龄相关的变化符合轻度慢性胰腺炎的表现，也就是说，老化胰腺有一个独特而轻微的病理变化，临床表现通常非常轻微或无症状。这种变化需与普通的慢性胰腺炎鉴别，后者表现为高度的炎症和纤维化，一直发展为钙化灶。此外，普通慢性胰腺炎具有一定癌变风险，而尚无证据证明这种老年胰腺炎与胰腺癌的相关性。

2. 内分泌功能改变　胰腺的内分泌腺由大小不同的细胞团块——胰岛所组成，主要分泌胰岛素、胰高血糖素，以及生长激素释放抑制激素、肠血管活性肽、促胃液素等，在机体血糖控制中起着关键作用。随着年龄的增长，β 细胞和非 β 细胞的数量减少，胰岛的体积和密度逐渐降低，胰岛功能逐渐退化，2 型糖尿病发病率上升。在老化胰腺中可观察到胰岛细胞聚集或纤维组织内孤立的胰岛细胞，这可能是胰岛和外分泌细胞萎缩的结果。严重的 2 型糖尿病患者和老年患者会出现胰岛的淀粉样变——电镜下无分支的不规则细纤维。在 50 ～ 60 岁的 2 型糖尿病患者中约出现 10%，60 ～ 70 岁患者中为 30%，70 岁以上患者可达到50% 以上。胰岛淀粉样变是 2 型糖尿病的特异性表现，严重的淀粉样蛋白沉积可导致内分泌细胞和胰岛数量的减少。

3. 外分泌功能改变　胰腺的外分泌液主要成分是胰液，内含碱性的碳酸氢盐和各种消化酶，其功能是中和胃酸、消化糖、蛋白质和脂肪。胰腺的外分泌功能常随着年龄的增长而逐渐退化。

基于定量的金标准促胰液素 - 胰酶分泌素试验（SPT）的结果显示，与年轻人相比，在使用促胰液素刺激后，老年人的胰腺分泌量明显减少，碳酸氢盐、脂肪酶、淀粉酶和糜蛋白酶的分泌水平均显著降低，淀粉酶和胰蛋白酶活性也相应降低。使用粪便弹性蛋白酶 -1 的测定结果也显示胰腺外分泌功能不足。此外，在动态 MRCP

检测中也观察到了与年龄相关的主胰管胰液流量降低，进一步证明了老化胰腺外分泌功能的不足。

胰腺老化带来的胰腺体积、结构和灌注的一系列变化，导致了胰腺外分泌功能受损，可表现为消化不良、营养不良、腹泻、脂肪泻、腹痛、体重减轻等多种症状。胰腺外分泌功能受损还可导致微量元素和脂溶性维生素的缺乏，特别是维生素 D 和维生素 K 的缺乏，可进一步导致骨质减少和骨质疏松等骨密度降低的症状。此外，维生素 D 水平降低会加重动脉粥样硬化、高血压及冠心病等老年常见疾病的病情。

4. 肿瘤相关改变

（1）胰腺上皮内瘤变：最早于 1994 年提出，这种病变可能起源于包括主胰管在内的任何部位的胰腺导管系统。根据组织病理学结构和细胞异型程度可将 PanIN 分为 1（1A、1B）、2、3 三型，其中，PanIN-1 和 PanIN-2 属于低级别上皮内瘤变，PanIN-3 属于高级别上皮内瘤变。尽管PanIN 也可能发生在没有形态学改变的健康胰腺（包括异位胰腺），但在老化胰腺中更常见，在平均年龄 80 岁的老年尸检报告中，PanIN 发病率高达 70% 以上，提示这种病变的发生与年龄有一定相关性。PanIN 与纤维化关系密切，胰管上皮细胞的异常增生，特别是在体尾部的增生，往往伴有明显的纤维化，这可能解释了老年患者胰腺体尾部癌的高发病率。此外，PanIN 的发生还与胰腺实质小叶萎缩、脂肪浸润及"老年性胰腺炎"等老化改变关系紧密。PanIN 是胰腺癌的3 种主要癌前病变之一（另外两种分别是黏液性囊性肿瘤和导管内乳头状黏液瘤），有较高的癌变风险。

（2）导管内乳头状黏液瘤（IPMN）：是一种主要由乳头状上皮组成的可产生黏液蛋白的肿瘤，起源于主胰管或分支胰管，可引起胰管扩张。IPMN 是最常见的胰腺囊性肿瘤，在所有切除的胰腺囊性肿瘤中占比超过 20%。根据肿瘤分泌黏蛋白的特点，可将 IPMN 分为胃型、肠型、嗜酸细胞型和胰 - 胆型。IPMN 在组织病理学上可分为低、中、高级别异型增生。当有侵袭性癌起源于 IPMN时，它被归类为具有侵袭性的 IPMN。IPMN 多见于老年患者（平均年龄 65 岁），男性患者稍多。伴有侵袭性 IPMN 的患者通常比非侵袭性 IPMN 患者大 3～5 岁。目前，尽管发现年龄是 IPMN 的危险因素，但与 IPMN 相关的确切病因尚不清楚。

（3）胰腺导管腺癌（PDAC）：是最常见的胰腺癌类型，占所有胰腺癌的 85%～90%。由于预后不良，PDAC 是少数几种发病率与死亡率相等的癌症之一。年龄的增长与 PDAC 的发生存在着很强的关联，PDAC 主要见于老年患者，40 岁以下人群中罕见。与年龄相关的 PDAC 风险增加的确切原因尚未确定，老年个体的癌症易发表型往往是高突变负荷、表观遗传失调、端粒功能障碍和基质环境改变的联合致病效应所致。除了这些癌变相关的特性外，老年机体的改变如基质反应下降和抵御癌细胞侵袭的免疫力降低，也在 PDAC 的发展中起着重要作用。通常，老年 PDAC 患者的肿瘤类型表现为分化良好、生长缓慢、转移率低、预后较好，但其生存时间较短，死亡常发生在疾病的相对早期阶段，这可能与老年患者的健康状况全面恶化有关。

三、小结

胆胰疾病深受机体衰老、器官老化的影响，在临床实践中需要对老年患者进行谨慎的管理。随着人们的平均寿命不断延长，了解机体及器官老化与疾病进展的关系变得至关重要。

（王　旭）

第五节　纤维化与胰腺

胰腺纤维化（pancreatic fibrosis）是遗传、炎症、乙醇、高脂、缺血及导管堵塞等各种致病因素导致胰腺导管或腺泡细胞的损伤，引起巨噬细胞为主的炎症细胞浸润，促进胰腺星状细胞（pancreatic stellate cell，PSC）向肌成纤维细胞的转化，以及细胞外基质（extracellular matrix，ECM）异常增多和过度沉积的病理过程。根据胰腺损伤部位和所涉及的细胞类型，胰腺纤维化主要分为：①小叶间（周围）纤维化（如酒精性慢性胰腺炎）；②导管周围纤维化（如遗传性胰腺炎）；③导管周围和小叶间纤维化（如自身免疫性胰腺炎）；④弥漫性小叶间和小叶内纤维化（如阻塞性慢性胰腺炎）。

在正常的胰腺中，纤维生成是一个受到精细调控的过程，对 ECM 的更新和胰腺正常结构的维持至关重要。在疾病状态下，纤维组织的产生和降解之间的精细平衡被破坏，导致过量的 ECM 沉积在胰腺中，最终导致病理性纤维化。胰腺纤维化导致胰腺小叶结构的丧失，胰腺导管畸形扭曲，以及胰岛排列和组成紊乱，造成胰腺内外分泌功能不全。虽然胰腺纤维化的细胞和分子机制尚未完全阐明，但是近年来的研究提示胰腺纤维化是胰腺组织微环境中多种细胞通过自分泌和旁分泌的细胞因子作用于相应的细胞信号通路形成的复杂调控网络导致的一种动态病理现象。大量研究证实，胰腺组织微环境中的 PSC 和巨噬细胞在胰腺纤维化进展中发挥重要作用。本节将系统总结 PSC 和巨噬细胞在慢性胰腺炎和胰腺癌相关纤维化中的作用机制研究进展，为临床防治胰腺纤维化提供新的思路。

一、胰腺纤维化中 PSC 的作用

1. PSC 的特性及活化机制　Watari 等在 1982 年首次报道了能够发出蓝绿色荧光且能够储存维生素 A 的 PSC。随着分离和培养 PSC 技术的发展，PSC 的功能和特性也逐渐被学界所认识。在正常胰腺组织中，PSC 是位于腺泡细胞基底外侧、血管和小胰管周围的胰腺常驻细胞，但数量较少，仅占胰腺实质细胞总数的 4%～7%。在静止状态下，PSC 呈多角形，在细胞质中储存丰富的维生素 A，这是人体内所有星状细胞的一个共同特点，也是区分 PSC 和肌成纤维细胞的一个重要标记。PSC 除了可以合成构成纤维组织的

ECM 蛋白质外，还产生降解 ECM 蛋白质的基质金属蛋白酶（MMP）及其组织抑制剂（TIMPs）。因此，PSC 被认为是调控 ECM 合成和降解以维持正常 ECM 更新的一种重要效应细胞。此外，最近的研究提示 PSC 可能在外分泌、免疫调控、干细胞分化等方面发挥重要作用，但有待深入研究。

当胰腺受到损伤后，炎症因子、乙醇、缺氧、内毒素、氧化应激、高糖等多种因素可迅速激活 PSC 从静止状态转变为肌成纤维细胞（活化的 PSC），两者的区别见表 7-2。除了通过旁分泌途径被周围的腺泡或炎症细胞释放的外源性细胞因子激活外，PSC 也能产生多种细胞因子如转化生长因子 -β（TGF-β）、结缔组织生长因子（CTGF）、IL-8、IL-15、CXC 趋化因子受体 1（CXCR1）、单核细胞趋化蛋白 1（MCP1）等，以自分泌方式激活。因此，一旦 PSC 被激活，即使初始激活因素被祛除后，PSC 仍会持续激活，导致纤维化进展。而维生素 A、姜黄素、褪黑素、大黄酸、骨形成蛋白、罗格列酮（过氧化物酶体增殖物激活物受体 PPARγ 的配体）和钙泊三醇（一种维生素 D 受体配体）等因素可诱导 PSC 处于静止状态。最近研究证实酪氨酸激酶抑制剂（TKI）如索拉非尼、舒尼替尼和曲美替尼等能抑制 PSC 增殖和 ECM 合成，显示出一定的抗胰腺纤维化作用。

PSC 激活或静止涉及细胞内多条信号通路。这些信号通路之间存在明显相互作用，共同构成一个复杂的调控网络。近年有研究发现，PSC 自噬参与其激活过程，抑制自噬能同时抑制 PSC 激活。PSC 中 miRNA 的作用也日益受到重视，Masamune 等发现静态状态和活化的 PSC 之间的 miRNA 图谱存在显著差异，主要体现在细胞的发育、生长、运动和存活等方面。有研究证实 miR-15b 和 miR-16 靶向 Bcl-2 诱导活化 PSC 凋亡，let-7d 可靶向血小板反应蛋白（TSP-1）下调 TGF-β 信号通路抑制人 PSC 激活，而 miR-21 是结缔组织生长因子（CCN2）介导的 PSC 活化的共激活因子。此外，有研究证实来自胰腺微环境如胰腺癌细胞的外泌体可诱导 PSC 活化，促进纤维化。

2. PSC 在慢性胰腺炎相关纤维化中的作用　慢性胰腺炎（chronic pancreatitis, CP）是由多种因素引起的胰腺局部或弥漫性的慢性进展性炎症，导致胰腺的内外分泌功能和结构发生进行性和不可逆的损害，是临床常见的消化系统疾病。CP 的病理学特征主要表现为大量的纤维组织围绕萎缩的腺泡和扭曲的胰管。近年来大量的研究证实了 PSC 在 CP 相关纤维化发生发展中的核心作用。早期研究者对 CP 患者的胰腺组织切片进行天狼猩红和 α-SMA 抗体双重染色，发现两种染色定位于同一种细胞，证实活化的 PSC 存在于胰腺的纤维化区域，并且是纤维化胰腺中 I 型胶原的主要来源。

（1）在 CP 的发病过程中，PSC 可被多种因素激活，主要包括如下几种因素。

1）TGF-β：研究发现其在纤维化区域内的成纤维细胞和邻近纤维化区域的腺泡细胞中高表达，而在远离纤维化区域的腺泡细胞中则不表达，表明 TGF-β 通过旁分泌和自分泌的方式激活 PSC。

2）血小板源性生长因子（PDGF）：其受体在纤维化区域高表达，是胰腺坏死性炎症过程中大量 PSC 向损伤区域增殖和迁移的可能机制。

3）神经生长因子（NGF）：在纤维化区域高表达，其可诱导神经突起生长，并与 CP 患者的疼痛有关。

4）氧化应激：CP 胰腺组织中氧化应激标志

表 7-2　静止状态和活化 PSC 的特征

特征	静止状态 PSC	活化的 PSC
维生素 A 脂滴	存在	缺失
α-SMA	缺失	存在
增殖	有限	增加
迁移	有限	增加
ECM 产生	有限	增加
MMP 和 TIMP	维持 ECM 正常更新	促进 ECM 沉积
细胞因子分泌	有限	PDGF、TGF-β、CTGF、IL-1、IL-6、IL-15 分泌增加
吞噬能力	缺失	存在
蛋白质组分析	基本的蛋白表达	与细胞骨架、细胞代谢、运动、生长和侵袭相关蛋白的差异表达

物 4- 羟基壬烯醛（4-HNE）染色增加，提示氧化应激是促使胰腺纤维化的重要因素。

（2）基于临床 CP 患者胰腺组织研究结果，研究者建立了多种不同的小鼠和大鼠实验性 CP/胰腺纤维化模型，进一步阐明胰腺纤维化的机制及 PSC 在纤维形成中的作用。外分泌胰腺纤维化的动物模型主要包括以下几种。

1）基于损伤后发生坏死 - 纤维化的理论，通过反复注射雨蛙素（caerulein）或超氧化物歧化酶抑制剂，引起重复性急性胰腺损伤，Xia 等采用这种动物模型发现 NADPH 氧化酶 1（NOX1）来源的 ROS 激活 PSC，上调 AKT 和 NF-κB 信号通路，促进纤维化。

2）将毒素注入胰管导致纤维化，Haber 等从大鼠胰管逆行灌注三硝基苯磺诱导胰腺纤维化模型，发现大鼠胰腺的病理改变与 CP 患者的胰腺病理改变几乎完全相同。

3）将动物长期暴露于含有乙醇的饮食，然后再用雨蛙素、环孢素或内毒素进行二次损伤，由于大量饮酒者血清内毒素水平明显升高，注射内毒素的方法被认为更符合胰腺纤维化病理生理过程，Vonlaufen 等证实乙醇和脂多糖对 PSC 的活化有协同作用。

4）过表达 IL-1β、TGF-β 等细胞因子或促纤维化因子的转基因动物，如来自胰腺 TGF-β 转基因小鼠的研究发现 TGF-β 可通过直接和间接等多种途径激活 PSC，促进胰腺纤维化。最近的报道表明 PSC 在内分泌胰腺纤维化中也发挥作用，在糖尿病模型（Goto-Kakizaki 大鼠和 db/db 小鼠）的胰岛及其周围的纤维化区域内发现大量活化的 PSC，进一步研究发现活化 PSC 可抑制 β 细胞分泌胰岛素，促进 β 细胞凋亡，而高血糖会加重这种损害。

综上所述，PSC 在 CP 相关纤维化中的作用可概括为：胰腺损伤和慢性炎症产生的 TGF-β、PDGF、氧化应激等因素激活 PSC，促进其增殖、迁移和 ECM 合成，活化的 PSC 可分泌内源性细胞因子通过自分泌方式促进 PSC 的持续激活，最终导致病理性纤维化。鉴于 PSC 在胰腺纤维化中的关键作用，针对 PSC 活化的分子机制，

研究者开发了多种靶向抑制 PSC 激活的新疗法，以干预或逆转纤维化过程。尽管这些新疗法尚处于实验动物模型阶段，但相关研究结果显示出良好的应用前景，有望进一步开展临床试验进行验证。

3. PSC 在胰腺癌相关纤维化中的作用　胰腺癌主要起源于胰腺导管上皮及腺泡细胞，其中 90% 为胰腺导管细胞癌（PDAC），其早期诊断困难，进展期生存时间短，是预后最差的恶性肿瘤之一。肿瘤周围丰富的间质 / 纤维增生性反应是 PDAC 的病理学特征。这种纤维化间质包括 ECM 蛋白及多种细胞（星状细胞、内皮细胞、神经元及免疫细胞等）。人胰腺组织的 PSC 标志物和胶原 mRNA 原位杂交的双重染色证实 PSC 是胰腺癌纤维化的主要效应细胞。此外，在胰腺癌的早期（癌前）病变，即 PanIN 周围发现了活化的 PSC，表明 PSC 活化是癌变的早期特征。临床研究发现 PSC 激活的程度与不良预后相关。

肿瘤微环境中的 PSC 与癌细胞之间密切的相互作用在 PDAC 的发生发展过程中起着重要作用。PSC 对胰腺癌细胞的主要作用如下。

（1）促进癌细胞增殖、抑制凋亡：多个研究证实培养 PSC 的上清液可促进癌细胞增殖，PSC 与癌细胞共培养显著促进癌细胞增殖，异种移植瘤模型也得到同样的结果，并证实活化 PSC 分泌的细胞因子 PDGF、CXCR4 等介导了这一过程。

（2）促进癌细胞浸润转移：Ikenaga 等发现 CD10[+] 的一群 PSC 可高表达 MMP，降解 ECM，破坏基底膜的完整性，有利于癌细胞侵袭转移，也有研究表明这种效应与癌细胞的上皮 - 间质转化（EMT）增强有关。

（3）双重影响胰腺癌新生血管形成：低氧可刺激 PSC 活化分泌大量的 VEGF、纤维生长因子（FGF）等促血管生成因子诱导胰腺癌血管生成，但胰腺癌却是乏血供肿瘤，将 PSC 与癌细胞共培养可抑制血管形成，具体机制尚待阐明。

（4）癌细胞免疫逃逸：研究发现 PSC 高表达半乳糖凝集素 -1（galectin-1）抑制免疫细胞浸润。

（5）诱导癌细胞的干细胞特性：这种干细胞壁龛（niche）被认为是胰腺癌易复发的重要原因。

（6）化疗耐药：一方面 PSC 形成的纤维化间质阻碍药物渗透至癌细胞，从而导致化疗耐药，另一方面 PSC 可通过产生基质细胞衍生因子 -1（SDF-1）直接影响癌细胞对化疗药物的反应，抑制化疗诱导的癌细胞凋亡。反之，胰腺癌细胞通过 TGF-β、FGF、PDGF、COX-2 和三叶因子 1（TFF1）诱导 PSC 激活并促进 PSC 增殖、迁移和 ECM 生成。尽管 PSC 促进胰腺癌进展得到强有力的证据支持，但也有研究证实活化 PSC 抑制胰腺癌生长。最近的两项研究发现在胰腺癌小鼠模型中条件性敲除肌成纤维细胞的 α-SMA 和靶向 Hedgehog 信号通路导致小鼠存活率下降。还有研究发现 PSC 可分泌核心蛋白聚糖（decorin）发挥负性调控作用，抑制肿瘤生长。这表明 PSC 对癌症行为的影响是一个动态和阶段依赖的过程。

综上所述，PCS 与胰腺癌之间存在复杂的调控网络，两者的密切相互作用在胰腺的发生发展中发挥关键作用，靶向 PSC 和肿瘤微环境以改善胰腺癌预后的新疗法备受关注。但是关于 PSC 活化、PSC 与癌细胞相互作用，以及 PSC 与肿瘤微环境中巨噬细胞、免疫细胞等其他细胞的相互作用的具体分子机制尚未完全阐明，甚至有些研究尚处于初步阶段，并没有确切一致的结论。相信随着研究的不断深入，调控 PSC 行为将成为胰腺癌治疗的新选择。

二、胰腺纤维化中巨噬细胞的作用

1. 巨噬细胞的功能和分型　巨噬细胞是固有免疫系统中的重要细胞，具有强大的吞噬能力和一定的抗原呈递功能，在组织内稳态、抵御感染、炎症反应、组织重塑及促进适应性免疫反应中发挥重要作用。成熟巨噬细胞具有高度的多样性、动态性和可塑性，可对环境信号的变化做出反应，并改变其表型和功能特征，以适应生理和病理变化。巨噬细胞在不同诱导因素的作用下表现出不同表型和功能分化的现象称为巨噬细胞极化。尽管有研究认为巨噬细胞存在一系列连续的

功能状态，经典活化的巨噬细胞（M1 型）和替代活化的巨噬细胞（M2 型）通常被认为是这一连续状态的两个极端。其中 M1 型巨噬细胞主要由 IFN-γ 或脂多糖（LPS）等炎症信号诱导生成，参与 Th1 型免疫反应，其可分泌一氧化氮（NO）、ROS，以及多种促炎细胞因子和趋化因子，发挥清除病原体、杀伤肿瘤和促炎症反应等功能。而 M2 型巨噬细胞主要由 IL-4 和 IL-13 诱导生成，参与 Th2 型免疫反应，其可分泌 TGF-β、IL-10、PDGF、FGF 等细胞因子，发挥免疫抑制、促进组织修复和伤口愈合等功能。基于基因、表面受体和细胞因子表达模式，M2 型巨噬细胞进一步细分为 M2a、M2b、M2c 和 M2d 四种亚型。M2a 型由 IL-4、IL-13 或 IL-10 等因子诱导产生，与寄生虫感染、过敏反应、Th2 型免疫反应及纤维生成密切相关，有促进组织修复和伤口愈合的作用。M2b 型巨噬细胞由 IL-1、LPS 和免疫复合物（ICs）等诱导生成，M2c 型由 IL-10 和 TGF-β 诱导生成，分别具有调节性的促炎和抗炎特性。M2c 型巨噬细胞也与组织重塑、纤维化和促进肿瘤生长有关。M2d 型巨噬细胞又称为肿瘤相关巨噬细胞（TAM），由集落刺激因子 -1（CSF-1）、IL-6、TLR 配体、腺苷受体配体等诱导生成，诱导抗炎，分泌细胞因子 IL-10 和 VEGF，促进肿瘤的生长、侵袭及转移。

2. 胰腺巨噬细胞的来源及特性　目前不同组织中巨噬细胞的起源和发育过程已经基本确定。传统观点认为巨噬细胞起源于骨髓造血干细胞和单核前体细胞，但最新的研究进展表明巨噬细胞至少存在三种来源：骨髓单核细胞、胎肝单核细胞及卵黄囊祖细胞。研究发现巨噬细胞早在小鼠骨髓建立之前，就由卵黄囊祖细胞发育分化，在趋化因子诱导下，分布至各个组织形成组织驻留型巨噬细胞。最近我国学者利用高精度的单细胞转录组测序技术，揭示了人胚胎巨噬细胞的多重起源及发育过程，与在小鼠中的发现高度相似，这表明巨噬细胞发育的物种保守性。但是不同组织中巨噬细胞的发育受到环境因素的影响具有一定的差异。例如，大脑中的巨噬细胞（小胶质细胞）仅来源于卵黄囊，而卵黄囊和胎来源的巨噬细胞只存在于新生儿的肠道中，成年后被骨髓来

源的巨噬细胞替代。此外，不同起源的巨噬细胞发育分化的分子机制也不同，Schulz 等研究表明，转录因子 Myb 对于造血干细胞或骨髓来源的单核细胞和巨噬细胞的发育是必需的，但对于卵黄囊来源的巨噬细胞的发育是不必要的。

胰腺巨噬细胞主要来源于骨髓造血干细胞和卵黄囊祖细胞，其存活时间长，稳定状态下与循环单核细胞的交换量较少。腺泡实质和胰岛内的巨噬细胞在起源和表现上差异显著。腺泡实质内的巨噬细胞由循环单核细胞和骨髓前体细胞两个亚群组成，主要为 M2 型巨噬细胞。胰岛中的巨噬细胞来源于骨髓造血干细胞，主要为 M1 型巨噬细胞，但与循环单核细胞的交换极少。但是骨髓移植后，胰腺内的巨噬细胞，无论其起源或微环境如何，都被供者骨髓来源的单核细胞所取代，表明循环单核细胞在重建组织巨噬细胞中发挥重要作用。

3. 巨噬细胞在 CP 相关纤维化中的作用　近年来，动物模型和临床样本研究都表明巨噬细胞与急性胰腺炎（AP）、CP 和胰腺纤维化密切相关。在动物 AP 模型中发现胰腺损伤诱导巨噬细胞的迁移，若抑制巨噬细胞迁移则损伤减轻。在 CP 患者胰腺组织中发现 CD68[+] 标记的巨噬细胞明显增加，且与胰腺纤维化程度明显相关。在酒精性 CP 患者胰腺组织中也发现大量巨噬细胞浸润及高表达的促炎细胞因子，进一步在小鼠 CP 模型中发现胰腺损伤早期就可见巨噬细胞大量增加，并且是组织内 IL-6 的主要来源。以上研究表明巨噬细胞参与 CP 早期进展并伴随 CP 纤维化全过程。

目前研究认为，巨噬细胞可通过影响 PSC 进而调控胰腺纤维化。LPS 激活的巨噬细胞在体外可刺激 PSC 活化，合成胶原和纤维连接蛋白；当 PSC 与巨噬细胞系共培养时，也观察到 PSC 的活化。进一步研究发现不同类型的巨噬细胞对胰腺纤维化的影响也不同，AP 以 M1 型巨噬细胞为主，CP 以 M2 型巨噬细胞为主。PSC 与 M2 型巨噬细胞（而非 M1 型巨噬细胞）共培养可显著上调 PSC 纤维化基因表达。M2 型巨噬细胞在激活 PSC 方面也比 M1 型巨噬细胞更有效。培养的 PSC 可分泌 Th2 细胞因子，诱导巨噬细胞向 M2 型极化。酒精性 CP 模型中 M2 型巨噬细胞标

志物精氨酸酶 -1 表达上调，其可将 L- 精氨酸转化为 L- 鸟氨酸和尿素，而 L- 鸟氨酸被认为参与多胺和胶原合成，从而促进纤维化和伤口愈合。NF-κB 信号持续激活是 CP 进展的重要分子机制，有研究证实巨噬细胞中 NF-κB（而非腺泡来源）促进实验性 CP 纤维化进展。上述研究表明巨噬细胞通过多种细胞和分子调控机制参与 CP 相关纤维化过程。

巨噬细胞不仅参与纤维化的形成，而且参与纤维化区域的重塑。研究发现巨噬细胞，尤其是 M2 型巨噬细胞，可产生金属蛋白酶和其他酶，降解纤维化的细胞外基质，从而消除纤维化。鉴于胰腺巨噬细胞在胰腺纤维化中的重要作用，通过调控胰腺巨噬细胞极化及巨噬细胞 - 胰腺星状细胞的相互作用模式将成为干预或逆转胰腺纤维化的重要手段。已有研究发现采用基因和药理学手段阻断巨噬细胞 IL-4 受体信号传导可抑制实验性动物 CP 相关纤维化的进展，并在体外人巨噬细胞和 PSC 共培养实验中得到验证。但是调控巨噬细胞纤维形成和降解的条件及分子机制尚未阐明，尤其是 M1 型巨噬细胞在胰腺纤维化中的作用尚不清楚，有待深入研究。

4. 巨噬细胞在胰腺癌相关纤维化中的作用　巨噬细胞是肿瘤微环境中的常见的免疫细胞类型，目前认为肿瘤相关巨噬细胞（TAM）可通过影响癌细胞增殖、转移、血管生成、纤维化、免疫逃逸等多个过程促进 PDAC 的发生发展。PDAC 周围具有强烈的促结缔组织增生反应，纤维化组织的形成有利于癌细胞生长和转移，这是 PDAC 治疗的一个重大的挑战。在人和小鼠 PDAC 研究中发现癌旁基质中富含 TAM 和肌成纤维细胞。随着胰腺癌进展，ECM 蛋白逐渐增加，并且与肌成纤维细胞和巨噬细胞的增加相关，提示巨噬细胞在胰腺癌纤维化中发挥重要作用。Zhu 等发现小鼠 PDAC 中胚胎来源的组织驻留型巨噬细胞具有促纤维化的作用。临床研究发现 PDAC 浸润巨噬细胞数量的增加与患者预后不良有关，并且不同类型的巨噬细胞浸润，PDAC 预后也存在差异，其中 M2 型巨噬细胞的浸润增加与生存期缩短相关，而 M1 型巨噬细胞的存在与 PDAC 患者的生存期延长相关。

Shi 等系统研究了从胰腺癌前病变 PanIN 到 PDAC 发展过程中肿瘤微环境的动态重构，并与良性病变 CP 相关纤维化进行了比较，发现在纤维形成早期，巨噬细胞就通过 PSC 参与了纤维化的形成。在三维胶原基质培养系统中共培养小鼠单核巨噬细胞 RAW264.7 和永生化胰腺星状细胞 IPS-1，研究发现巨噬细胞可激活 IPS-1，刺激巨噬细胞产生大量的细胞因子，表明巨噬细胞和 PSC 之间存在相互调控。

胰腺腺泡细胞转分化为导管细胞的病理现象称为腺泡 - 导管化生（ADM），这是 CP 和 PDAC 组织的共同特征。有研究发现在 CP 和 PDAC 的发展过程中，ADM 伴随纤维生成，体外将巨噬细胞与腺泡细胞共培养，发现巨噬细胞分泌的细胞因子可促进 ADM，提示巨噬细胞也可能通过影响腺泡细胞参与胰腺纤维化。在 PDAC 的实验动物模型中，基于 CD40 激动剂的抗体免疫靶向治疗导致巨噬细胞极化改变、免疫活化和肿瘤基质改变，增强化疗效果，这提示靶向 TAM 有可能干预或逆转胰腺癌的纤维生成。

三、小结

综上所述，PSC 是胰腺纤维化的主要效应细胞，胰腺巨噬细胞可分泌大量炎性细胞因子激活 PSC，PSC 和胰腺巨噬细胞相互作用共同促进胰腺纤维化形成。但这两种细胞在胰腺纤维化疾病中的研究仍存在以下问题。

（1）巨噬细胞极化、PSC 活化和胰腺纤维化的具体调控分子机制有待阐明。

（2）不同类型胰腺纤维化疾病中 PSC 和胰腺巨噬细胞作用机制的异同。

（3）这两种细胞与胰腺微环境中其他细胞（腺泡细胞、导管细胞、癌细胞、内皮细胞、免疫细胞等）是否存在相互作用调控胰腺纤维化。

（4）胰腺微环境中的 ECM 与这两种细胞的相互作用有待研究。

相信随着 PSC 和胰腺巨噬细胞在胰腺纤维化疾病中的分子调控机制研究的逐渐深入，有助于了解胰腺纤维化疾病的自然进程并确定调控胰腺纤维化的关键效应分子，为干预和逆转胰腺纤维

化疾病（CP 和 PDAC）提供新的药物靶点。

（张　松）

参考文献

陈成伟，成军，窦晓光，等，2015. 胆汁淤积性肝病诊断和治疗共识 (2015). 临床肝胆病杂志，31(12): 1989-1999.

陈鹏，刘兴会，吴琳，2019. 妊娠期肝内胆汁淤积症指南解读 实用妇产科杂志，35(2): 103-105.

樊代明，2021. 整合医学：理论与实践 7. 北京：世界图书出版公司 .

樊代明，2016. 整合医学：理论与实践 . 北京：世界图书出版公司 .

何相宜，施健，2019. 中国慢性胆囊炎、胆囊结石内科诊疗共识意见 (2018 年). 临床肝胆病杂志，35(6): 1231-1236.

贺晶，杨慧霞，段涛，等，2015. 妊娠期肝内胆汁淤积症诊疗指南 (2015). 中华妇产科杂志，50(7): 481-485.

席栋，郑玉花，2020. 小儿急慢性胰腺炎的研究进展 . 发育医学电子杂志，8(1): 92-96.

辛嘉其，许小凡，张红，2019. 巨噬细胞极化与胰腺炎症及纤维化的相关研究进展 . 生命科学，31(2): 190-194.

徐晓欧，王煜，李尧，2020. 妊娠期胆石症的治疗策略 . 医学综述，26(8): 1568-1572.

张跃铭，许耀麟，楼文晖，2020. 肿瘤相关巨噬细胞促进胰腺癌进展的机制 . 中华实验外科杂志，(1): 183-186.

Asama H, Suzuki R, Hikichi T, et al, 2019. MicroRNA let-7d targets thrombospondin-1 and inhibits the activation of human pancreatic stellate cells. Pancreatology, 19(1): 196-203.

Beyer G, Habtezion A, Werner J, et al, 2020. Chronic pancreatitis. Lancet, 396(10249): 499-512.

Bian Z, Gong Y, Huang T, et al, 2020. Deciphering human macrophage development at single-cell resolution. Nature, 582(7813): 571-576.

Cauldwell M, Mackie FL, Steer PJ, et al, 2020. Pregnancy outcomes in women with primary biliary cholangitis and primary sclerosing cholangitis: a retrospective cohort study. BJOG, 127(7): 876-884.

Cruciat G, Nemeti G, Goidescu I, et al, 2020. Hypertriglyceridemia triggered acute pancreatitis in pregnancy - diagnostic approach, management and follow-up care. Lipids Health Dis, 19(1): 2.

DeGregori J, 2013. Challenging the axiom: does the occurrence of oncogenic mutations truly limit cancer development with age. Oncogene, 32(5): 1869-1875.

Endo S, Nakata K, Ohuchida K, et al, 2017. Autophagy is required for activation of pancreatic stellate cells, associated with pancreatic cancer progression and promotes growth of pancreatic tumors in mice. Gastroenterology, 152(6): 1492-1506.e24.

Gariepy CE, Heyman MB, Lowe ME, et al, 2017. Causal evaluation of acute recurrent and chronic pancreatitis in children: consensus from the INSPPIRE group. J Pediatr Gastroenterol Nutr, 64(1): 95-103.

Husain SZ, Srinath AI, 2017. What's unique about acute pancreatitis in children: risk factors, diagnosis and management. Nat Rev Gastroenterol Hepatol, 14(6): 366-372.

Kumar S, Ooi CY, Werlin S, et al, 2016. Risk factors associated with pediatric acute recurrent and chronic pancreatitis: lessons from INSPPIRE. JAMA Pediatr, 170(6): 562-569.

Kunovský L, Dítě P, Bojková M, et al, 2021. Diagnostics and therapy of chronic pancreatitis according to UEG guidelines. Vnitr Lek, 67(2): 85-91.

Lazaridis KN, LaRusso NF, 2016. Primary sclerosing cholangitis. N Engl J Med, 375(2): 1161-1170.

Liu QY, Gugig R, Troendle DM, et al, 2020. The roles of endoscopic ultrasound and endoscopic retrograde cholangiopancreatography in the evaluation and treatment of chronic pancreatitis in children: a position paper from the North American Society for Pediatric Gastroenterology, Hepatology, and Nutrition Pancreas Committee. J Pediatr Gastroenterol Nutr, 70(5): 681-693.

Luthra AK, Patel KP, Li F, et al, 2019. Endoscopic intervention and cholecystectomy in pregnant women with acute biliary pancreatitis decrease early readmissions. Gastrointest Endosc, 89(6): 1169-1177.e10.

Maringhini A, Dardanoni G, Fantaci G, et al, 2021. Acute pancreatitis during and after pregnancy: incidence, risk factors, and prognosis. Dig Dis Sci, 66(9): 3164-3170.

Matsuda Y, Furukawa T, Yachida S, et al, 2017. The prevalence and clinicopathological characteristics of high-grade pancreatic intraepithelial neoplasia: autopsy study evaluating the entire pancreatic parenchyma. Pancreas, 46(5): 658-664.

Matsuda Y, Ishiwata T, Izumiyama-Shimomura N, et al, 2015. Gradual telomere shortening and increasing chromosomal instability among PanIN grades and normal ductal epithelia with and without cancer in the pancreas. PLoS One, 10(2): e0117575.

Matsuda Y, Ishiwata T, Yachida S, et al, 2016. Clinicopathological features of 15 occult and 178 clinical pancreatic ductal adenocarcinomas in 8339 autopsied elderly patients. Pancreas, 45(2): 234-240.

Normatov I, Sentongo T, 2019. Pancreatic malnutrition in children. Pediatr Ann, 48(11): e441-e447.

Palermo TM, Murray C, Aalfs H, et al, 2020. Web-based cognitive-behavioral intervention for pain in pediatric acute recurrent and chronic pancreatitis: Protocol of a multicenter randomized controlled trial from the study of chronic pancreatitis, diabetes and pancreatic cancer (CPDPC). Contemp Clin Trials, 88: 105898.

Perito E, Gonska T, Bellin MD, et al, 2021. Complications of chronic pancreatitis in children. Curr Opin Gastroenterol, 37(5): 498-503.

Restrepo R, Hagerott HE, Kulkarni S, et al, 2016. Acute pancreatitis in pediatric patients: demographics, etiology, and diagnostic imaging. AJR

Am J Roentgenol, 206(3): 632-644.

Sathiyasekaran M, Biradar V, Ramaswamy G, et al, 2016. Pancreatitis in Children. Indian J Pediatr, 83(12-13): 1459-1472.

Shi C, Pamer EG, 2011. Monocyte recruitment during infection and inflammation. Nat Rev Immunol, 11(11): 762-774.

Shi CJ, Washington MK, Chaturvedi R, et al, 2014. Fibrogenesis in pancreatic cancer is a dynamic process regulated by macrophage-stellate cell interaction. Lab Invest, 94(4): 409-421.

Silva MA, Key S, Han E, et al, 2016. Acute pancreatitis associated with antipsychotic medication: evaluation of clinical features, treatment, and polypharmacy in a series of cases. J Clin Psychopharmacol, 36(2): 169-172.

Suzuki M, Minowa K, Isayama H, et al, 2021. Acute recurrent and chronic pancreatitis in children. Pediatr Int, 63(2): 137-149.

Suzuki M, Sai JK, Shimizu T, 2014. Acute pancreatitis in children and adolescents. World J Gastrointest Pathophysiol, 5(4): 416-426.

Tabibian JH, O'Hara SP, Splinter PL, et al, 2014. Cholangiocyte senescence by way of N-ras activation is a characteristic of primary sclerosing cholangitis. Hepatology, 59(6): 2263-2275.

Tanaka A, 2021. Current understanding of primary biliary cholangitis. Clin Mol Hepatol, 27(1): 1-21.

Tang D, Yuan Z, Xue X, et al,2012. High expression of Galectin-1 in pancreatic stellate cells plays a role in the development and maintenance of an immunosuppressive microenvironment in pancreatic cancer. Int J Cancer, 130(10): 2337-2348.

Tchkonia T, Zhu Y, van Deursen J, et al, 2013. Cellular senescence and the senescent secretory phenotype: therapeutic opportunities. J Clin Invest, 123(3): 966-972.

Torigoe T, Ito K, Yamamoto A, et al, 2014. Age-related change of the secretory flow of pancreatic juice in the main pancreatic duct: evaluation with cine-dynamic MRCP using spatially selective inversion recovery pulse. AJR Am J Roentgenol, 202(5): 1022-1026.

Weismüller TJ, Trivedi PJ, Bergquist A, et al, 2017. Patient age, sex, and inflammatory bowel disease phenotype associate with course of primary sclerosing cholangitis. Gastroenterology, 152(8): 1975-1984.e8.

Xia D, Halder B, Godoy C, et al, 2020. NADPH oxidase 1 mediates caerulein-induced pancreatic fibrosis in chronic pancreatitis. Free Radic Biol Med, 147: 139-149.

Xu Y, Feng WR, Qi H, et al, 2020. Nineteen cases of severe acute pancreatitis in pregnancy: a 5-year single-center retrospective analysis. Pancreas, 49(6): e54-e55.

Zakharia K, Tabibian A, Lindor KD, et al, 2018. Complications, symptoms, quality of life and pregnancy in cholestatic liver disease. Liver Int, 38(3): 399-411.

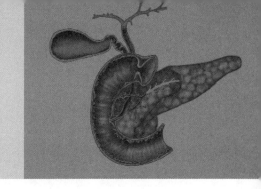

第8章 胆胰疾病的中医认识

第一节 中医对胆系疾病的认识

胆系疾病是指胆囊及胆管系统发生的病变，包括肝内外胆管结石、胆囊结石、急慢性胆囊炎、胆道蛔虫、胆囊息肉、胆囊胆管肿瘤等疾病。临床表现主要为反复右上腹持续性疼痛、阵发性绞痛，其痛可放射至右肩背，可伴恶心呕吐、畏寒发热、黄疸等症状。在中医学中虽无上述病名，但与其相关的临床症状却散在记录于中医典籍的"胁痛""黄疸""虫症""胆胀"等章节中。

中医学认为胆居右胁，附于肝之短叶，与肝相表里，为"六腑之首"，其功能为储藏和排泄胆汁，胆汁是肝之精气所化生，汇集于胆，泄于小肠，以助脾胃对食物的消化和吸收。如《东医宝鉴》所云："肝之余气，泄于胆，聚而成精。"肝、胆在生理上密切相关，在病理上相互影响。胆汁的储藏与排泄，依赖于肝的疏泄功能。肝气疏泄条达，而胆汁排泄通畅，脾胃才能运化健旺。若存在胆道炎症、胆管梗阻、蛔虫壅塞胆道等因素，胆汁排泄不利，可导致肝气郁滞、温热或湿热阻遏，影响脾胃运化，出现右胁痛、食欲不振、腹胀、大便不调；湿热熏蒸，胆气上逆，则口苦；胆汁外溢肌肤，则出现黄疸、身痒等症。

一、胆系疾病病因病机

《素问·缪刺论》记载："邪客于足少阳之络，令人胁痛不得息。"《灵枢·经脉》云："胆，足少阳之脉……是动则病口苦，善太息，心胁痛，

不能转侧。"《灵枢·胀论》记载："胆胀者，胁下痛，口中苦，善太息。"《脾胃论》曰："胆者，少阳春生之气，春气升则万物化安。故胆气春升，则余脏从之。"《四圣心源》曰："肝气宜升，胆火宜降。"《太平圣惠方》曰："肝气有余则胆热。"《素问·痿论》曰："肝气热，则胆泄，口苦。"从相关中医典籍可以看出胆系疾病病位主要在肝胆，又涉及脾、胃、大肠等脏腑。中医认为肝与胆相表里，若两者功能不调，则常相互致病。《灵枢·四时气》云："邪在胆，逆在胃，胆液泄则口苦，胃气逆则呕苦，故曰呕胆。"胆、胃同为六腑，同居中焦，胆通降功能正常，在肝的疏泄作用下，贮藏排泄胆汁，共同协作，使胆汁疏泄到肠道，助脾胃腐熟消化水谷。若肝胆功能失常，胆汁的分泌与排泄出现障碍，将影响脾胃的消化功能，并出现厌食、腹胀、腹泻等消化不良症状。若湿热蕴结肝胆，以致肝失疏泄，胆汁外溢，浸渍肌肤，则发为黄疸，以目黄、身黄、小便黄为特征。胆气以降为顺，若胆气不利，气机上逆，则可出现口苦、呕吐黄绿苦水等症状。

中医学认为引起胆系疾病的病因有外感与内伤两大因素，其证有虚有实，或虚实夹杂，病理因素有气滞、血瘀、湿热、虫积等。病因主要与肝郁气滞、饮食不节、外感湿热、蛔虫等相关，病机主要是肝胆气滞、湿热壅阻。凡外受六淫之邪，内因七情所伤，寒温不适，情志不畅，饮食不节或素体肥胖，痰湿内生等均可导致肝胆气滞、湿

热壅阻进而影响胆腑的通降，胆汁浓缩变浊，排泄不畅，不通则痛。疾病初始病机多为肝胆气郁，随着病程进展、诊治失宜及体质差异、饮食失节等，可出现合并湿热、血瘀、热毒等症。因此对于某一种胆系疾病，因患者体质差异、脏腑强弱不一、感邪轻重程度不同，以及病程的不同阶段，治疗时需结合患者实际情况进行具体分析，以便更好地遣方用药。

二、胆系疾病总体治法治则

胆系疾病的中医治疗遵循辨证论治的原则，辨证多为肝胆湿热、肝郁气滞、气血瘀阻等证，总体以疏肝利胆、清利湿热、理气活血为法，发热加用清热解毒之品（如龙胆草、蒲公英等），结石加用通腑排石之属（如金钱草、鸡内金等），蛔虫钻入胆系加用安蛔驱虫之药（如乌梅、使君子等）。应用辨证与辨病相结合的方法，我们对胆石症、胆系梗阻性疾病（如胆管良性狭窄、胆肠吻合口狭窄、胆管癌、壶腹周围癌等）根据相关文献做一总结，以指导临床治疗。

三、胆石症的中医治疗

1. 胆石症概述 胆石症是指胆道系统（胆囊和胆管）内发生结石的疾病。本病在成年人中的发病率为 10%～15%，40～60 岁成年人为高发人群，随着人们饮食结构改变及人口老龄化，其发病率还在逐年上升。患者的临床表现取决于结石的部位与大小，还与是否会造成梗阻和感染关系密切，如无梗阻或嵌顿者，可无临床症状，或仅有轻微上腹或右上腹不适、隐痛、嗳气、腹胀、大便不畅或便溏等症状，或由胆囊结石引起慢性胆囊炎；一旦发生梗阻，容易诱发胆道感染、急性胆囊炎、胆源性胰腺炎、急性化脓性胆管炎，表现为上腹痛、恶心呕吐、黄疸、寒战、发热，重者可出现休克。饮酒、饱餐或进食油腻食物、受凉和劳累是常见的诱因。按结石发生部位不同可分为胆囊结石、肝外胆管结石和肝内胆管结石；按结石化学成分可分为胆固醇结石、胆色素结石和混合性结石；按发病的急缓，分为发作期和缓

解期。部分胆道结石的患者临床上无任何症状，进行影像学检查时才发现，这种胆石症被称为无症状胆石症。

2. 胆石症诊断

（1）胆囊结石：临床诊断胆石症引起的急性胆囊炎的诊断标准如下。①临床表现：出现右上腹疼痛、呕吐、发热等表现；②查体：墨菲征阳性，可有右上腹肿块、压痛的局部炎症表现；③辅助检查：血 CRP 升高和白细胞计数增多等全身炎症表现；B 超、CT、MRI 提示有阳性胆囊结石的征象。当局部炎症表现和全身炎症表现各有一项为阳性时，则有较大的可能性为急性胆囊炎，如果影像学也符合上述标准，则可确诊为急性胆囊炎。

（2）肝内胆管结石：主要以影像学证据为主，上腹疼痛、压痛和黄疸等症状和体征可不明显。诊断标准如下。①上腹疼痛：通常不典型，肝内胆管散发的较小结石通常不引起症状或仅表现为右上腹和胸背部的持续性胀痛或钝痛；②黄疸：一般肝内胆管结石不出现黄疸，只有当左、右叶的胆管均被结石阻塞时才出现黄疸，此时多数患者可伴有胆绞痛或较剧烈的疼痛；③上腹压痛：部分可触及肿大的肝脏并有压痛，可有肝区叩痛；④影像学检查：B 超、CT、MRI 提示肝内胆管结石征象。

（3）肝外胆管结石：诊断标准如下。①右上腹或上腹部疼痛或绞痛：可放射至右肩背部，伴食欲不振，厌油腻，上腹胀，严重者可伴有恶心呕吐、冷汗、面色苍白、心率加快等症状；②寒战与高热：因并发胆道细菌感染而引起寒战高热，体温可达 40℃以上；③阻塞性黄疸：身黄目黄，皮肤瘙痒，尿色深，陶土样大便；④ B 超、CT、MRI、EUS 提示肝外胆管结石征象，常伴胆管扩张。

3. 胆石症中医辨证治疗 从文献报道看，多数医家认为胆石症最常见的 5 个证型为肝郁气滞、肝胆湿热、肝阴不足、瘀血阻滞、热毒内蕴。胆石症的病位在肝胆，涉及脾胃。病理因素与湿、瘀、热密切相关，各因素相兼杂，各种病机相互影响，互为因果。不同阶段证候主次不同，但病因主要为情志失调、寒温不适、饮食不节或

虫积等，从而导致胆失疏泄，胆之中清不降，湿郁化热，湿热蕴结，胆汁久瘀不畅，煎熬胆汁，聚而成石。

（1）肝郁气滞证

主症：①右胁痛，可牵扯至右肩背部疼痛；②食欲不振；③遇怒加重。次症：①胸闷、嗳气、恶心；②口苦咽干、大便不爽；舌脉象：舌淡红，苔薄白，脉弦涩。

治则：疏肝理气，利胆排石。

方药：柴胡疏肝散加减（柴胡、白芍、香附、枳壳、陈皮、川芎、金钱草、炙甘草）。加减：伴胸胁苦满疼痛，善叹息，肝气郁结重者，可加香附、郁金、川楝子；伴失眠，口干苦，苔黄，脉弦数，气郁化火者，加牡丹皮、黄连、栀子。

（2）肝胆湿热证

主症：①上腹部或右胁疼痛拒按；②小便黄赤；③大便溏或便秘；④身目发黄；⑤恶寒发热。次症：①腹胀纳差；②口苦口干；③身困乏力；④恶心欲吐。舌脉象：舌红苔黄腻，脉弦滑数。

治则：清热祛湿，利胆排石。

方药：大柴胡汤加减（柴胡、黄芩、枳实、厚朴、郁金、茯苓、茵陈、大黄、金钱草、甘草）。加减：腹胀大便秘结者，生大黄可重用至 20 ～ 30g，并加莱菔子、芒硝；热毒炽盛，黄疸鲜明者，加龙胆草、栀子、黄连。

（3）肝阴不足证

主症：①右胁隐痛或灼热感；②双目干涩；③午后低热或五心烦热。次症：①口燥咽干；②急躁易怒；③少寐多梦；④头晕目眩。舌脉象：舌红苔光剥或有裂纹，脉弦细数或沉细数。

治则：滋阴清热，利胆排石。

方药：一贯煎加减（沙参、麦冬、阿胶、生地黄、赤芍、白芍、枸杞子、川楝子、鸡内金、丹参、枳壳）。加减：阴虚火旺者，加黄柏、知母；咽干口燥，舌红少津者，加天花粉、玄参；低热者，加地骨皮、青蒿。

（4）瘀血阻滞证

主症：①右胁刺痛，痛有定处拒按；②夜间痛甚。次症：①口干苦；②大便干结；③胸闷纳呆；④面色晦暗。舌脉象：舌紫黯，或舌边有瘀点、瘀斑，脉弦涩或沉细。

治则：疏肝利胆，活血化瘀。

方药：膈下逐瘀汤加减（五灵脂、当归、桃仁、川芎、牡丹皮、红花、赤芍、乌药、延胡索、甘草、香附、枳壳）。加减：瘀血较重者，可加三棱、莪术活血破瘀；疼痛明显者，加丹参、乳香、没药活血止痛。

（5）热毒内蕴证

主症：①寒战高热；②右胁及上腹部疼痛拒按；③黄疸较深；④大便秘结；⑤尿短赤。次症：①神昏谵语，呼吸急促；②四肢厥冷；③声音低微，表情淡漠。舌脉象：舌绛红、干燥，苔腻或灰黑无苔，脉洪数或弦数。

治则：清热解毒，通腑泻火，利胆退黄。

方药：大承气汤合茵陈蒿汤加减（大黄、芒硝、枳实、厚朴、茵陈、栀子、金钱草、蒲公英、虎杖、郁金、青皮、陈皮）。加减：黄疸明显者，茵陈、金钱草可用至 30 ～ 60g；神昏谵语者，重用大黄。

四、胆系梗阻性疾病的中医治疗

1. 胆系梗阻性疾病

（1）胆系梗阻性疾病主要表现为阻塞性黄疸。阻塞性黄疸是由于直接或间接因素致胆管梗阻所引起的以高胆红素血症、组织和体液黄染、胆管扩张为主要临床表现的一类疾病。其常见原因有胆管结石、胆管良性狭窄、胆肠吻合口狭窄、胆管癌和壶腹周围癌等。其病理机制是胆管梗阻后，梗阻上游胆管内压力逐渐增高，胆管逐渐扩张，最后累及毛细胆管而引起连接体破裂，胆汁经肝细胞膜间隙反流至肝窦，使血液中直接胆红素增多。阻塞性黄疸发生后，胆汁不能进入消化道，若同时合并肿瘤性因素，可造成机体一系列病理生理紊乱，主要包括肝功能损害、肠道屏障功能减退、免疫功能下降、内毒素血症、凝血功能障碍、营养不良等，故阻塞性黄疸的治疗具有重要意义。因胆系阻塞性疾病主要表现为梗阻性黄疸，故中医学可将该类疾病归为"黄疸"。

（2）中医学对胆系梗阻性疾病的认识：《素问·平人气象论》中"溺黄赤，安卧者，黄疸"

描述黄疸的合并症状。其病因《黄帝内经》中的描述多与湿热相关，如"四之气，溽暑至，大雨时行，寒热互至，民病寒热，嗌干、黄疸，衄衄，饮发"是湿热致黄疸最早的描述。《伤寒杂病论》中"两阳相熏灼，其身发黄""此为瘀热在里，身必发黄"等论述指出湿、热、瘀为黄疸病因。《金匮要略·黄疸病脉证并治》曰："黄家所得，从湿得之"，表明黄疸与脾虚、湿浊的相关性。张景岳提出"胆黄"，认为小便利与不利、小便色黄与不黄，在黄疸的发生发展、临床表现、鉴别诊断、确立治疗原则及预后判断等方面有重要意义。《伤寒论》中其他条文指出患者还当有"小便不利""腹微满"等症，是湿热不得下泄，瘀结于里，腑气壅滞所致。故当使湿热从小便出，明确利小便为黄疸病的重要治法。《伤寒论》曰："伤寒六七日，身黄如橘子色，小便不利，腹微满者，茵陈蒿汤主之。"《金匮要略》云："诸黄，腹痛而呕者，宜柴胡汤。"综合上述论述可以看出，黄疸的病因病机以湿热内蕴、湿热瘀互结、脾虚夹湿为主，治疗以驱邪、清热、利湿、健脾为主。目前认为肝郁气滞、肝胆湿热、气血瘀滞、胆汁瘀积，致使"中清之腑"（胆）成为不清之府，气血运行不畅而郁积肝胆，以痛、热、黄为临床表现。治疗以泄实、疏肝、利胆、利小便等为主。

2.胆系梗阻性疾病诊断　诊断依据如下。①症状：黄疸，可伴有右上腹疼痛、发热、消化功能障碍、皮肤瘙痒等症状。②体征：皮肤巩膜黄染，右上腹压痛，墨菲征可呈阳性。③实验室检查：肝功能示总胆红素（TBIL）增高（> 34.2μmol/L），直接胆红素（DBIL）明显升高，DBIL/TBIL > 50%，GGT、ALP、TBA增高；尿常规示尿胆红素呈强阳性，尿胆原减少或消失。④影像学检查：超声、EUS、ERCP、CT、MRCP可提示胆道梗阻原因、梗阻部位及梗阻程度。

3.胆系梗阻性疾病中医辨证治疗

（1）湿热蕴结证

主证：右上腹隐痛或胀痛，可向腰背部放射，身目黄色鲜明，恶心，纳差，小便短赤，大便秘结，舌红苔黄腻，脉弦数。

治法：利胆舒肝，清热利湿，退黄。

方剂：大柴胡汤合茵陈蒿汤加减（柴胡、黄芩、大黄、枳实、半夏、白芍、大枣、生姜、茵陈、栀子）。

（2）热毒炽盛证

主证：起病急骤，身如金黄，烦渴高热，上腹或右上腹胀痛，神昏谵语，口苦口干，大便干结，舌红绛苔黄燥，脉弦数或细数。

治法：清热解毒，凉血护阴，利胆退黄。

方剂：犀角散合茵陈蒿汤加减（水牛角、黄连、升麻、山栀子、茵陈、大黄、龙胆草、金钱草）。

（3）寒湿瘀滞证

主证：右胁隐痛或胀痛，黄疸晦暗，纳少脘闷，畏寒神疲，舌淡苔腻，脉濡缓。

治法：温里助阳，利湿退黄。

方剂：茵陈四逆汤加减（茵陈、炙甘草、干姜、炮附子）。

（4）脾阳虚衰证

主证：消瘦，右胁或上腹隐痛，身目俱黄，黄色晦暗，肌肤不泽，神疲畏寒，乏力肢软，纳差，便溏，舌淡苔腻，脉细或濡。

治法：温中健脾，补养气血。

方剂：小建中汤加减（桂枝、甘草、大枣、芍药、生姜、胶饴）。

对于胆系恶性梗阻性疾病，中医治疗强调"祛邪而不伤正，扶正而不留邪"，采用健脾益气、补养气血之法以固其本，同时予以清利湿热、退黄、解毒散结、抑瘤以治其标，固本祛邪，从而达到减轻症状，延长生命的目的。

五、小结

胆系疾病的中医治疗遵循辨证施治的原则，其证多为肝胆湿热、肝郁气滞、气血瘀阻，治法以疏肝利胆、理气活血、清热利湿为主，辅以清热解毒、利胆排石、安蛔驱虫、养阴柔肝、益气健脾、解毒散结等法。中医药对于胆系疾病相关治疗，疗效确切，不良反应发生率低，已引起广泛重视。然而尚存在以下一些问题。

（1）临床报道多为个人经验总结，缺乏科学验证，可靠性值得怀疑。

（2）缺乏统一的辨证分型标准，缺乏规范的疗效判定标准，缺乏大样本病例研究。

（3）临床报道多停留在疗效观察上，对于中医药治疗胆系疾病的机制阐述较少。

（4）在剂型方面，目前用于胆系疾病的中药剂型过于单一，以汤剂为主，不便于治疗。因此加强统一规范的辨证分型和疗效判定标准的制订，以及作用机制的研究，新剂型的研发等，才能进一步提高中医治疗胆系疾病的疗效。

（江登丰）

第二节　中医学对胰腺疾病的认识

在朴素哲学观的影响下，经司外揣内、见微知著、以常衡变等的思维方法推理演绎而成的中医经典文献中关于五脏六腑的阐释基本已较为完善，并用于指导医疗活动；胰腺作为人体重要的脏器之一，作用重大；动物的"胰"在古代早被中医认识并作为临床药用，如晋代葛洪的《肘后备急方》提到"胰"的有 5 处，2 处治疗咳嗽，其余 3 处做成面药与手脂，用于治疗面皮肤黑粗及手足皲裂；唐代《备急千金要方》《千金翼方》《外台秘要方》及明代《本草纲目》等更广泛地应用猪胰和羊胰，做成面脂、面药，用于美容，可使手面白净。但对于人身之"胰腺"，《黄帝内经》《神农本草经》及《伤寒杂病论》等具有代表意义的中医药典籍均未记载，中医藏象学说对五脏六腑及奇恒之腑的论述亦均未提到"胰"的内容；明清之前中国古代中医文献中并没有关于"胰腺"这个脏器的明确记载，关于胰病的单独记载几乎也是找不到，甚至"胰"字在古代文献中最早并未用来指胰腺，如宋代《广韵·脂韵》中提到："胰，夹脊肉也"。明清以后，随着西学东渐的影响，对于"胰腺"的称谓，有"总提""甜肉""膵""鸡冠油"之代称；而"胰"这个词语实为西学东渐以后由传教士医师德贞（John Dudgeon，1837～1901 年）于 1886 年在其译著《全体通考》中首次提出。

一、胰为何物

《灵枢·经水》云："若夫八尺之士，皮肉在此，外可度量切循而得之，其死可解剖而视之。其藏之坚脆，腑之大小谷之多少，脉之长短，血之清浊，气之多……皆有大数。"清代名家唐容川在其《本草问答》中说："中国古圣定出五脏六腑……而实有其物，非亲见脏腑者不能，安得谓古之圣人未曾亲见脏腑耶。"可见诸多脏腑绝不是虚拟的脏器而是实有所指，且应该是经过解剖证实，皆有对应的实质性脏器。但是中医学的奠基之作《黄帝内经》并无关于"胰"的论述，且"胰"之名称在《难经》《伤寒论》《金匮要略》等中医经典中亦均未提及。这是因为古人对"胰"的解剖知识的缺乏而没有被发现吗？

后世诸多医家认为对于胰的描述，最早见于《难经·四十二难》，其文有言："肝重四斤四两，左三叶右四叶，凡七叶，主藏魂。心重十二两，中有七孔三毛，盛精汁三合，主藏神。脾重二斤三两，扁广三寸，长五寸，有散膏半斤，主裹血，温五藏，主藏意。肺重三斤三两，六叶两耳，凡八叶，主藏魄。肾有两枚，重一斤一两，主藏志。胆在肝之短叶间，重三两三铢，盛精汁三合。"从这段关于脏腑的描述来看，首先，若按战国至汉时期度量衡制换算，"脾"重约 553.4g，"散膏"重约 126.5g，现代医学中胰腺重 75～125g（注：战国至汉，一尺约为 23.1cm，一斤约为 253g），与《难经》所述之"散膏"基本相似，故从重量方面考证，这里的"散膏"极有可能是对胰的论述，并且是最早的记载。其次，与散膏邻近且重仅"三两三铢"的胆能被古人发现，而重达"半斤"的散膏，不可能不被发现，所以从另一个角度亦可以解释中医学的奠基之作《黄帝内经》中无关于"胰"的论述的原因，那是因为古人所述之"脾"包括现代医学中的"胰"。最后，可以更好地解释为什么《素问·太阳阳明论》中会有"脾与胃以膜相连耳，而能为之行其津液"的描述。《素问·玉机真藏论》曰："脾为孤藏，中央土以灌四傍"；

《黄庭内景五脏六腑补泻图》中有述："脾，土宫也，掩太仓，在脐上三寸，色缟映黄。"所谓"脾胰同源"应如是也。

在此后的千余年中，由于受中医文化特殊的"重道轻器"等因素的影响，中医学的发展继续沿着其哲学观和方法论并向着宏观的方向前行，远离解剖的实证轨道，对"胰"实体的认识基本停留于《难经》的认识阶段。直到明清，在西医东渐的影响下，传统中医对于"胰"的认识不断衍进。明代李时珍于《本草纲目》中提到："颐音夷，亦作胰。一名肾脂。生两肾中间，似脂非脂，似肉非肉，乃人物之命门，三焦发原处也……盖颐养赖之，故称之颐。"李时珍见解独到，首次将胰与命门联系起来，为后世命门学说拓展了思路。清代陈珍阁于《医纲总枢》中关于"鸡冠油"的论述为："形如犬舌，状如鸡冠，生于胃下，横贴胃底，与第一腰骨相齐，头大向右至小肠，尾尖向左连脾肉边，中有一管斜入肠，名曰珑管。内藏油汁，为助小肠消化饮食之用也。"从文中可知陈珍阁所认识的胰被其冠名为"鸡冠油"。清代名家张锡纯在《医学衷中参西录》讲道："西人谓中医不知胰，不知古人不名胰，而名散膏。《难经》谓有散膏半斤，即胰也。胰之质为胰子，形如膏。"清代叶霖在《难经正义》中曰："胰，附脾之物，形长方，重约三四两，横贴胃后……中有液管一条……所生之汁，能消化食物，其质味甜，或名之甜肉云。"

近代中医教育家张山雷所著的《难经汇注笺正》曰："今西国学者，谓胃后有甜肉一条，长约五寸，头大向右，尾尖向左，正中有一汁液管，斜入小肠，上口之旁。所生之汁，如口中津水，则古所谓散膏半斤，盖即指此。"又进一步阐释："甜肉之汁，运入小肠，即以化食物中之脂肪质者。试观猪，极能涤去油垢，可以想见，古称脾以助胃，消化食物，其旨盖亦如是。"张山雷不仅论述胰的形态，还在描述其功能时，认为中医大家认可的中医学中脾的内应脏器应是解剖学位置并列的胰腺和脾脏两个部分。

之所以以"脾"而不是以"胰"来统名，现代医家有诸多猜测及考量，笔者比较赞同的一种观点是：中医学主要受阴阳哲学《易经》的影响

较大。《易经·系辞》云："天尊地卑，乾坤定矣。卑高以陈，贵贱位矣。"乾，天也，阳也；坤，地也；阴也。天在上，故贵；地在下，故贱。脾，从月，从卑。《素问·刺禁论》曰："肝生于左，肺藏于右，心部于表，肾治于里，脾为之使，胃为之市。"脾为之，使者，婢也；婢，女之卑者也。但"贵以贱为本，高以下为基"（《道德经·第三十九章》），故用"脾"命名，突出了脾位卑而权重，在五脏中无有代者。所以古人不是对胰忽视，而是其功能已经寄托于脾之名下，所以让胰"有形而无名"。

二、胰所司功能

无论是"胰即是脾"还是"胰为附脾之物"，现代医学的胰腺与中医学之"脾"关系密切，从解剖实质、生理功能及病理变化来看，胰腺应视为"脾"的一部分。与"脾"共主运化升清、化生气血、输布精微、供养脏腑、灌溉四旁。

将胰腺的内外分泌作用与脾主运化、主统血、升清散精等功能紧密联系起来，可以有效地指导临床；同时历代方药、常见病、多发病，也为脾胰研究提供了绝佳的范例。同时从另一个角度体现了中医藏象思维的延伸：脾既属土，凡土之属皆为脾。五行之下的脾，不再是一个孤立的内脏，而是体现了"天人合一"思想的脾系统，不仅包括人体中五体之肉、五官之口、五华之唇、五色之黄、五音之宫、五声之歌、五味之甘、五志之思，还包括自然界五方之中、五时之长夏、五气之湿、五化之化，尚包括胰、胃、大肠、小肠等。

三、胰相关病症

1. 糖尿病 中医关于胰相关病症的单独记载几乎找不到，多将胰的病理现象归于脾。现代医学已知糖尿病的发病与胰腺密切相关，胰腺内分泌功能紊乱是出现糖尿病的重要因素。从中医角度来看，糖尿病属于中医学"消渴""消瘅""脾瘅"范畴，其实早在《黄帝内经》中就有消渴病的记载和论述；《灵枢·本脏》指出五脏"脆则善病消瘅"，《灵枢·五变》云："五脏皆柔弱者，

善病消瘅"，指出素体虚弱、先天不足者，容易患消瘅。消瘅即包括消渴病。《素问·奇病论》云："有病口甘者，病名为何？何以得之？岐伯曰：此五气之溢也，名曰脾瘅……津液在脾，故令人口甘也；此肥美之所发也，此人必数食甘美而多肥也，肥者令人内热，甘者令人中满，故其气上溢，转为消渴。治之以兰，除陈气也。"可得知饮食无度，过食肥甘厚味，脾郁运化失司，则脾虚不散精，升清降浊失司，导致水谷精微壅滞化浊，蕴成内热，化燥伤津，转为消渴，此为膏粱之疾。清代叶天士在《临证指南医案》中指出："心境愁郁，内火自然，乃消渴大病。"所谓愁思郁怒长期刺激，怒伤肝、思伤脾，损伤肝脾，致使肝脾气机郁滞，日久则化热伤阴，使机体出现一派阴虚燥热之象，终成消渴。张介宾说："久病不已，穷必及肾"。脾病及肾，膀胱开阖失施，固摄无权，精微不藏而泄，故脾肾两虚，气化失司，升清降浊功能失常，出现水谷津液输布不利而成消渴或致消渴变证丛生。所以中医消渴的病因可归纳为禀赋差、食失节、情志激、劳逸过。至于病机，《临证指南医案·三消》中载："三消一证，虽有上中下之分，其实不越阴亏阳亢，津涸热淫而已"，指出其病机的关键为阴虚热淫。今"阴虚燥热"仍为各版《中医内科学》教材中消渴病发病的基本病机。阴津不足，化热生燥，燥热愈旺，阴津越虚，阴越虚而燥热越亢盛，两者互为因果。《灵枢·师传》曰："善食而瘦。"《备急千金要方》说："消渴之人，愈与未愈，常须思虑有大痈。"《河间六书》又说："夫消渴者，多变聋盲目疾。"表明中医对消渴变证（即糖尿病并发症）亦有一定的认识。

消渴，传统上分上中下三消，以肺燥、胃热、肾虚为其基本病机。《金匮要略·消渴小便不利淋病脉证并治》曰："男子消渴，小便反多，以饮一斗，小便一斗，肾气丸主之。"著名医家刘河间在《三消论》中曰："治消渴者，补肾水阴寒之虚，而泻心火阳热之实，除肠胃燥热之甚，济人身津液之衰，使道路散而不结，津液生而不枯，气血利而不涩，则病日已矣。"明代李梴在《医学入门·消渴》中也明确指出："治渴初以养肺降心，久则滋肾养脾……然心肾皆通于脾，养脾

则津液自生。"从而体现出健脾养脾治疗消渴的重要性。《医学衷中参西录》提出："消渴一证，古有上中下之分，谓其证皆起于中焦而极于上下，迨至病及于脾，脾气不能散精达肺则津液少，不能通调水道则小便无节，是以渴而多饮多溲也。"何绍奇提出："糖尿病病在胰，胰归属于脾，故绝大多数患者从脾论治，治脾即是治胰，脾的运化恢复才是真正的降糖之道。"

所以治疗时应扶正祛邪、脾（胰）肾兼顾，以健脾益气、养阴生津为基本法则，终达清降浊、水谷精微转输与利用恢复正常之目的。

2. 急性胰腺炎　是临床常见的急腹症之一，属中医"腹痛""脾心痛""结胸病"等范畴。本病的发生多由感受六淫之邪、饮食不节、情志失畅、胆石、虫积、创伤等因素引起，急性胰腺炎发病急，传变极快，且气、湿、热结聚不散而酿生热毒，热毒炽盛又易导致血热妄行而致血瘀，热毒血瘀互结，肉腐血败成脓；正所谓"邪热炽盛，郁火熏蒸，血液胶凝""伏火郁蒸血液，血被熬成瘀"。近年来随着对本病病因、病机及发展规律认识的加深，各种治法层出不穷。但根据本病多为气机不畅、实热蕴结的里热实证，当前中医药治疗急性胰腺炎均以理气、化瘀攻下、清热解毒为治疗大法。此处可能会有疑问，既然学者认为脾胰一体，那么"胰"当属于脏，据《内经·五脏别论》言"所谓五脏者，藏精气而不泻也"，为什么应用"六腑以通为用"为治疗本病的治则。既为脏病，又从腑治，是否为前后矛盾？实际上藏精气而不泻，仅是指五脏的生理功能而言，五脏中亦有浊气，六腑中亦有精气，脏中的浊气由腑输泻而出，腑中的精气输于脏而藏之。从治法上，五脏实者亦当泻，故《素问·阴阳应象大论》曰："其实者，散而写之。"

所以目前急性胰腺炎的中医治疗，多以"通"为主，且通法的运用并不局限于是否存在结粪；其与温病学家吴又可"攻邪勿拘结粪"之意同。通过攻下使毒有出路，瘀能通散。《医学新传》云："夫通则不痛，理也。但通之之法，各有不同。调气以和血，调血以和气，通也；下逆者使之上行，中结者使之旁达，亦通也；虚者助之使通，寒者温之使通，无非通之之法也。若必以下泄为

通则妄矣。"事实证明，从临床疗效的角度出发，无论何种类型的急性胰腺炎，在结合以"通"为原则的中医治疗后，无论是临床症状缓解程度，还是住院天数缩短情况，或是并发症发生率等多方面均有较好的结果。

四、小结

我国是一个具有悠久历史和灿烂文化的文明古国，中医学是我们祖先几千年来所创造并留传下来的珍贵的民族医学，它在各种自然科学发展的影响下，通过历代医家长期的经验积累和理论总结，形成并丰富了我国医学独特的理论体系，如阴阳学说、五行学说、藏象理论等，在人类的健康方面发挥着超乎想象的作用。

目前中医学对胰腺的归属有多种不同的认识，有学者认同近代日本学者的观点，提出"胰即为脾"；有学者提出，胰本身有藏有泻，亦脏亦腑，故为奇恒之腑；有学者则强调"胰为脾之副脏"，赞同脾胰两者密切相关，即所谓"脾胰同源""脾胰一体论""脾胰设为一脏"等；有学者则认为"胰即三焦"。

中医学的发展在于继承前贤的精粹，摒弃不合时宜的理念，有继承，有取舍，从而有所创新和建树。时至今日，中医对于胰腺相关疾病的诊治及研究，仍避不开中医对胰腺具体所指脏腑及归属上的概念划定模糊，《礼记·檀弓下》曰："师必有名。"所以我们需要考虑从何处着手才能有效指导临床，造福患者，希望此篇的一管之见或许能为医学界提供某些借鉴和启示。

（张鹏飞　张　娟）

参考文献

曹思思，陈新瑜，2016.黄疸的中医治疗进展.中国中医急症，25(12): 2312-2315.

陈秋源，钟小生，谭志健，2016.梗阻性黄疸的中西医治疗进展.现代中西医结合杂志，25(2): 221-225.

丁宪群，石秀全，张建，等，2008.中医药治疗梗阻性黄疸现状及展望.贵阳中医学院学报，30(6): 60-62.

樊代明，2016.整合医学：理论与实践.北京：世界图书出版公司.

樊代明，2021.整合医学：理论与实践7.北京：世界图书出版公司.

傅景华，1997.黄帝内经素问.北京：中医古籍出版社：31.

葛洪，1955.肘后备急方.上海：商务印书馆：262.

葛均波，徐永健，王辰，2018.内科学.9版.北京：人民卫生出版社：429.

何军明，黄有星，仇成江，等，2011.中医理念在梗阻性黄疸治疗中的应用.辽宁中医药大学学报，13(1): 85-86.

何廉臣，1960.重订广温热论.北京：人民卫生出版社：142-162.

金才杰，郭杏斐，李合国，2016.胰腺与中医"三焦"的关系探讨.中医临床研究，8(28): 53-55.

匡奕璜，潘勤，1997.胆系疾病的中医药研究.江西中医药，(5): 55-59.

郎轶群，宗新宇，2015.不同部位胆结石患者实验室指标与影像学结果的对比分析.中国普通外科杂志，24(2): 242-246.

李军祥，陈誩，梁健，2018.胆石症中西医结合诊疗共识意见(2017年).中国中西医结合消化杂志，26(2): 132-138.

李时珍，2011.本草纲目.北京：华夏出版社：1777.

林金环，韦唯，刘熙荣，2017.中医治疗胆石症的研究进展.湖南中医杂志，33(02): 166-169.

罗云坚，余绍源，2000.消化科专病中医临床诊治.北京：人民卫生出版社：401-433.

马宁，2019.三焦：以胰腺为中心的中医解剖结构.山东中医药大学学报，43(1): 28-33.

南京中医学院，1979.难经校释.北京：人民卫生出版社：99.

钱超尘，2016.备急千金翼方校释.北京：学苑出版社：121.

戎志斌，罗安明，2015.从阴阳五行理论认识中医"胰"的实质.环球中医药，8(2): 197-199.

沈桂祥，2006.何绍奇谈糖尿病的中医治疗——纪念著名中青年中医学家何绍奇先生逝世一周年.中医药通报，5(6): 25-26.

孙思邈，2011.千金翼方.北京：中国医药科技出版社.

田代华，2005.黄帝内经素问.北京：人民卫生出版社：123.

田代华，刘更生，2005.灵枢经.北京：人民卫生出版社：80.

王达，石志超，2020.石志超教授辨治胆系病高热经验.中国医药指南；18(26): 117-118.

王焘，2011.外台秘要方.北京：中国医药科技出版社：158.

王若梅，周海燕，陈小华，2015.老年急性胆道感染非手术治疗的临床分析.中华医院感染学杂志，25(3): 641-643.

危北海，张万岱，陈治水，2003.中西医结合消化病学.北京：人民卫生出版社：1030-1042.

吴孝雄，吴中，陈挺松，2018.黄疸的中医辨治思路.中外医学研究，16(3): 176-178.

杨真真，刘大毛，肖卫东，等，2014.胆囊结石患病率的性别差异分析.现代中西医结合杂志，23(18): 1981-1983.

叶霖，1981.难经正义.上海：上海科学技术出版社：73-74.

俞根初，1959.重订通俗伤寒论.上海：上海卫生出版社：131-281.

张东淑，2013.胆道疾病的中医辨证与治疗.中国中医药，11(13): 145-146.

张佩江，吴明阳，余孝奎，2019.从体质辨治胆系疾病.河南中医，39(4): 539-542.

张山雷，2010.难经汇注笺正.天津：天津科学技术出版社：228.

张声生，赵文霞，2017.胆囊炎中医诊疗专家共识意见(2017).中国中西医结合消化杂志，25(4): 241-246.

张锡纯, 2009. 医学衷中参西录. 太原:山西科学技术出版社: 978.

赵治龙, 耿耘, 2014. 中医治疗胆管癌的探讨. 中华中医药学刊, 32(2): 262-263.

周东浩, 刘光, 2019. 中医"脾"与西医"spleen"翻译错位的发生及其演变. 自然科学史研究, 38(2): 215-229.

Baron TH, Grimm IS, Swanstrom LL, 2015. Interventional approaches to gallbladder disease. N Engl J Med, 373(4): 357-365.

Stinton LM, Shaffer EA, 2012. Epidemiology of gallbladder disease: cholelithiasis and cancer. Gut Liver, 6(2): 172-187.

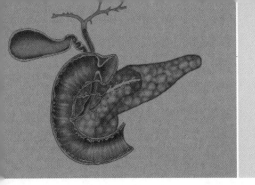

第9章 胆胰疾病的动物模型

第一节 胆道疾病的动物模型

胆道疾病是以肝内外胆管作为主要的致病靶点的许多复杂的肝胆疾病的总称，包括原发性胆汁性胆管炎（primary biliary cholangitis，PBC）、原发性硬化性胆管炎（primary sclerosing cholangitis，PSC）、胆道闭锁（biliary atresia，BA）、移植物抗宿主病（graft-versus-host disease，GvHD）和胆管癌（cholangiocarcinoma，CCA）等。然而，它们在发病机制、临床症状、肝脏表型、性别差异和伴随疾病等方面均存在显著差异。

胆道疾病的病因尚不完全清楚，使用啮齿类动物模型对了解其发病机制及试验新药具有重要价值。使用啮齿类动物（特别是小鼠）模型的主要优势是与其他哺乳动物相比成本较低，能够进行高通量研究，易于操作和繁殖，且可在小鼠身上进行基因操作。因为小鼠的寿命较短，小鼠模型也使研究者能够在合理的时间范围内测试新药、基因或进行手术操作。

然而，尽管小鼠模型的研究取得了重大进展，但每种动物模型仍有其自身的局限性。使用动物模型的一个主要限制是啮齿类动物和人类之间的物种差异。此外，一些模型表现出不同于胆道疾病的相似特征，其潜在的免疫介导的胆管细胞损伤和胆汁性肝纤维化的机制是相同的，因此一个特定的模型可能反映了几种胆道疾病的不同方面。到目前为止，还没有反映人类胆道疾病特征的"完美模型"，这使得理解胆道疾病的潜在致病机制变得困难，不同动物模型的不同方面可能适合于研究特定的致病步骤。由于篇幅有限，接下来主要讨论 PBC、PSC、胆道闭锁、GvHD 和 CCA 可用的小鼠模型。

一、原发性胆汁性胆管炎（PBC）动物模型

95% 的 PBC 患者可检测到主要线粒体抗原丙酮酸脱氢酶复合物 E2（PDC-E2）的抗线粒体抗体（AMA），AMA 能够对小叶间胆管造成持续性破坏，这是理解 PBC 自身免疫介导的基础。PBC 是一种以女性为主要患者群的典型的自身免疫性疾病，组织学上表现为一种慢性非化脓性炎症，由小胆管周围的上皮样细胞肉芽肿逐渐进展为胆管节段性消失，最终发展为胆管型肝纤维化，在一些患者中还可发展为肝硬化。因此，一个候选 PBC 模型的主要特征应包括主要患病群体为雌性，种群中 90% 以上可检测到 AMA，50%～80% 可检测出抗核抗体（ANA），小胆管慢性炎症伴局灶性胆管闭塞和上皮样细胞肉芽肿形成，病程缓慢，伴有胆管消失，逐渐进展为胆管型肝纤维化，肝脏和肝门淋巴结有 $CD4^+$ T 细胞，肝脏中有 PDC-E2 特异性自身反应性 $CD8^+$ T 细胞。

PBC 动物模型可细分为：①利用小鼠基因修饰的自发模型；②新生胸腺切除小鼠；③利用与 PDC-E2 结构相似的异种生物诱导模型；④感染诱

导的 PBC 样表型。

1. dnTGF-β R Ⅱ 小鼠　转化生长因子 β（TGF-β）对细胞生长和免疫控制具有重要作用，能够促进调节性 T 细胞的发育。显性失活形式的 TGF-β 启动子的过度表达导致 PBC 样表型的进展、门静脉区域的淋巴细胞浸润及 100% AMA 阳性的结肠炎。将 CD8$^+$ 细胞从这些动物过继转移到免疫缺陷的 Rag1$^{-/-}$ 小鼠中，这些小鼠出现类似于人类 PBC 的组织病理学特征，而 CD4$^+$ T 细胞转移对外周血淋巴细胞无明显影响但是结肠炎加重。用抗 CD20 抗体进一步研究显示血清 AMA 转阴，肝脏炎症减轻，但在已确诊疾病的小鼠身上处理则无效。CD1d$^{-/-}$-dnTGF-βRⅡ 小鼠的产生支持了自然杀伤 T 细胞（NKT）在 PBC 发病机制中的核心作用，在 CD1d$^{-/-}$-dnTGF-βRⅡ 小鼠中，NKT 功能降低导致炎症、胆管损伤、轻度导管减少、胆汁淤积和胆管纤维化的改善。在 dnTGF-βRⅡ 背景上产生 IL-12p35$^{-/-}$ 和 IL-12p40$^{-/-}$ 小鼠研究显示，虽然 IL-12p40$^{-/-}$ 小鼠免受肝脏炎症的保护，但在 IL-12p35$^{-/-}$ 小鼠中，检测到与亲代 dnTGF-βRⅡ 小鼠相比，肝脏炎症具有类似的严重程度，但发作较晚。此外，dnTGF-βRⅡ 小鼠中 IL-12 p35 亚基的缺失导致肝纤维化的进展，其许多免疫和组织学特征与人类 PBC 相似。针对这种有趣且有前景的小鼠模型，通过细胞因子给药或细胞因子中和抗体处理，进一步研究不同细胞因子（包括 IL-12、IL-23 和 IL-35）对肝脏表型和肝纤维化的影响至关重要。

2. IL-2R α$^{-/-}$ 小鼠　遗传性 IL-2 受体缺乏的小鼠显示 100% AMA 阳性，门静脉区淋巴细胞浸润，以及小叶内胆管上皮 CD4$^+$ 和 CD8$^+$ 淋巴细胞浸润。有趣的是，这些动物伴有严重的肠道炎症，这通常见于 PSC 患者，而在 PBC 患者中少见，在小鼠模型的肝脏中也未见肉芽肿形成。此外，没有关于胆汁淤积的血清标志物及是否累及大胆管的信息。

与 IL-2Rα$^{-/-}$ 单敲除小鼠相比，IL-2Rα$^{-/-}$IL-12p40$^{-/-}$ 双敲除小鼠表现出自身免疫性胆管炎和肝纤维化程度加重，但结肠炎较轻。这个小鼠模型胆汁淤积的表型研究尚有不足，还需要进一步研究其血清胆汁酸和碱性磷酸酶的水平，及大胆管

病变的问题。

3. NOD.c3c4 小鼠　非肥胖型糖尿病（NOD）小鼠品系中 3 号和 4 号染色体基因异常导致 NOD.c3c4 小鼠的产生。在组织学检查中，可以看到高比例的胆管嗜酸性细胞浸润和针对 PDC-E2 成分的自身反应，还可以观察到破坏性胆管炎和肉芽肿的形成。虽然这些动物的 AMA 和 ANA 血清阳性率很高（80%～90%），但遗憾的是，也没有关于这些动物的胆汁淤积的相关信息。在 NOD.c3c4 小鼠中也能观察到肝外大胆管疾病，包括胆管囊性扩张、胆管上皮部分脱落和致密的中性粒细胞 - 粒细胞浸润，这一特征更符合 PSC 而不是 PBC，这种特殊表型的潜在机制尚不清楚。胆管中明显的中性粒细胞浸润至少部分是胆道扩张和继发性胆管炎导致的，因此胆汁培养相关的研究可能有其价值。另外，用 CD3 单抗治疗 NOD.c3c4 小鼠胆管炎有保护作用。NOD.c3c4 小鼠有较为复杂的胆道形态变化，因此可作为不同胆道疾病的模型。

4. Ae2a，b$^{-/-}$ 小鼠　阴离子交换剂 2（Ae2）在 PBC 患者的肝脏和淋巴细胞中是下调的，熊去氧胆酸能够恢复 Ae2 表达并通过激活部分肝脏 Ae2 刺激胆汁碳酸氢盐分泌，这是使用 Ae2a，b$^{-/-}$ 小鼠的原因。在该小鼠模型上，组织学方面可观察到轻度至重度的门静脉炎症，但肝脏表型存在高度个体差异。在这些小鼠中，也能检测到有缺陷的 Treg 细胞功能和 CD8$^+$T 细胞异常扩增，这可能与 Ae2 功能障碍或者免疫系统的稳态失调有关。然而，到目前为止，尚未对该模型的大胆管异常和胆管纤维化方面进行研究。该模型还有一个明显的缺陷，这一小鼠品系似乎很难繁殖。

5. Scurfy 小鼠　选择性敲除转录因子 Fox-P3（forkhead box P3，也称为 scurfin）可导致 Scurfy 小鼠发生 Treg 细胞功能缺陷，出现免疫介导的胆管炎相关的血清学和形态学特征，表现为严重的胆管损伤。然而，在这些小鼠中并没有报道血清胆汁酸和碱性磷酸酶的水平。在 Scurfy 小鼠中的发现提示，Treg 细胞在 PBC 发病机制中有重要的价值。该模型的主要局限性在于 Scurfy 小鼠的寿命极短，约为 4 周，这限制了它们在长期研究（例如，疾病进展、药物测试）中的应用。

6. MRL/lpr 小鼠 具有淋巴增生基因 *lpr*（也称为 *MRL/MP-lpr*）的 MRL/lpr 小鼠会自发产生严重的自身免疫性疾病，如血管炎、肾小球肾炎、唾液腺炎、间质性肺炎和伴有胆管损伤的门静脉区的浆细胞浸润，并出现 AMA 阳性。然而，仅有 50% 的小鼠出现 PBC 样改变，这严重限制了这些小鼠作为 PBC 模型的价值。

在现有的小鼠模型中，目前还没有"理想的 PBC 模型"。在过去的几十年里，不同模型的研究取得了明显的进展，所建立的模型与人类 PBC 有明显的相似性。然而，在免疫学和组织学特征上，每个模型仍然有其特定的局限性。由于 PBC 是一种慢性胆管病，可缓慢发展为胆汁纤维化和肝硬化，对动物模型胆汁淤积表型长期表现的研究将是未来的重点。

二、原发性硬化性胆管炎（PSC）动物模型

PSC 患者的胆管树呈不规则瘢痕改变，导致肝内外胆管的局部狭窄及扩张，最终可能导致胆汁性肝硬化和肝衰竭。理想的 PSC 模型主要包括以下临床病理特征：以雄性为主、中大胆管的进行性纤维性闭塞性胆管炎、导管周围洋葱皮样改变、胆管型肝纤维化、伴有以右侧为主的轻度结肠炎或全结肠炎、有进展为 CCA 的风险。

硬化性胆管炎的动物模型可以分为：化学诱导的胆管炎模型、基因敲除小鼠模型、感染因子诱导的胆管炎模型、实验性胆道梗阻模型、涉及肠道细菌细胞壁成分变化或结肠炎的模型及原发性胆管上皮和内皮细胞损伤模型。表 9-1 总结了这些模型的特点。

表 9-1　硬化性胆管炎的动物模型

		小鼠	肝脏表型	局限
化学诱导的胆管炎模型	DDC	Swiss albino 小鼠 PDX-1 敲除小鼠	胆管炎；导管周围纤维化；小管增生；胆道型纤维化	塑化时没有特征性的胆管狭窄和扩张
	LCA	Swiss albino 小鼠	胆管梗阻；破坏性胆管炎；导管周围纤维化	没有建立可耐受的长期方案
基因敲除小鼠模型	abcb4$^{-/-}$	FVB/N	胆管炎；导管周围纤维化；胆道型纤维化	无结肠炎或 CCA，但有肝细胞肿瘤
	CFTR$^{-/-}$	C57BL/6J	局灶性胆管炎；小管增生	肠梗阻风险高，自发表型较弱（无 DSS）
	fch/fch	BALB/c	胆管炎；小管增生；胆道型纤维化	目前尚未研究肝外胆管
感染因子诱导的胆管炎模型	隐孢子虫	BALB/c nu/nu、BALB/c SCID、C57BL76-SCID、NIH-Ⅲ nu/nuCD40$^{-/-}$、IFN-γ$^{-/-}$、CD154$^{-/-}$、CD40-CD154$^{-/-}$、Tnfsf5$^{-/-}$、Tnfrsf1a$^{-/-}$、Tnfrsf1b$^{-/-}$、Tnfrsf1a/1b$^{-/-}$、Tnfsf5-Tnfrsf1a$^{-/-}$、Tnfsf5-Tnfrsf1b$^{-/-}$、Tnfsf5-Tnfrsf1a/1b$^{-/-}$、CD40-Tnfrsf1a/1b$^{-/-}$	强烈取决于遗传背景：胆管炎；导管周围纤维化；胆道型纤维化	复杂的模型，迄今为止的表型还没有得到很好的研究
	肝螺杆菌	A/JCr、C3H/HeNCr、C57BL/6NCr、A/J	胆管炎；胆管周围炎	复杂的模型
	胆总管结扎术	C57BL/6 J	胆汁阻塞；胆管炎；导管周围纤维化；胆道型纤维化	技术陷阱
胆管上皮和内皮细胞损伤模型	实验性 GvHD	BALB/c	胆管炎；导管周围纤维化；胆道型纤维化	低纤维化反应

CCA. 胆管癌；CFTR. 囊性纤维化跨膜转导调节因子；DDC. 3, 5- 二乙氧基羰基 -1, 4- 二氢可力丁；DSS. 葡聚糖硫酸钠；fch. 铁螯合酶；GvHD. 移植物抗宿主病；LCA. 石胆酸

1. *Mdr2*（*abcb4*）基因敲除小鼠　abcb4$^{-/-}$小鼠有人类硬化性胆管炎的关键特征，包括胆管炎，以及类似于人类 PSC 的洋葱皮样导管周围纤维化、胆管狭窄 / 扩张及胆源性肝纤维化。在病理学上，胆汁中的磷脂分泌减少以及非结合胆汁酸浓度增加会导致胆管上皮细胞损伤，导致胆道炎症和纤维化。然而，仍然需要更详细地在该模型上确定硬化性胆管炎的发病原因，尤其是胆汁酸的具体作用。有研究显示，该小鼠模型可被用于硬化性胆管炎和胆汁性肝纤维化的治疗新策略的研究，其在研究中的应用越来越多。由于纤维化与遗传背景密切相关且会出现动态变化，有必要探索小鼠遗传背景对该小鼠模型肝纤维化程度的潜在影响。另外，只应使用雄性小鼠进行 PSC 建模，因为雌性该小鼠模型很早就出现胆石症，这在 PSC 患者中并不常见。然而，该小鼠模型有其缺点，目前尚无足够的证据表明 MDR3 突变或功能障碍可减少胆汁中磷脂的产生，而后者与 PSC 发病的关系也不明确。此外，abcb4$^{-/-}$小鼠也不会发生结肠炎或 CCA，只可能发生肝细胞肿瘤性结节，这在 PSC 患者中都是不常见的。

2. CFTR$^{-/-}$小鼠　会出现局灶性胆管炎，伴有胆管细胞增生，导致胆汁性肝硬化。由于 *CFTR* 基因突变可能在 PSC 中发挥致病作用，CFTR$^{-/-}$小鼠被证明可用于 PSC 发病的研究，然而 *CFTR* 基因在 PSC 作用的途径尚不清楚。CFTR$^{-/-}$小鼠模型的主要问题是其遗传背景显著影响了肝脏和肠道的疾病表现。

3. 铁螯合酶基因（*fch/fch*）发生点突变的小鼠和喂食卟啉原物质　3, 5-diethoxycarbonyl-1, 4-dihydrocollidine（DDC）的小鼠　这两种小鼠均表现出硬化性胆管炎和明显的胆管纤维化，同时在数周内出现胆管增生和门静脉桥。尽管在不同的研究中 DDC 的喂食浓度和小鼠品系有差异，但在喂食 4 ~ 8 周后多会出现典型的导管周围纤维化的明确组织学表现。然而，中大胆管的狭窄或扩张少见。在 DDC 模型中，胆汁排泄的 DDC 代谢物原卟啉Ⅸ堵塞胆管可能与其病理表现相关。该模型的主要优点是可重复性好，适用于胆管炎、小胆管病变和胆汁性肝纤维化机制的病理生理学研究。然而，由于其肝脏疾病表型特定，且存在

可能的药物相互作用，不宜用于硬化性胆管炎治疗的新药研究。

目前还没有"理想的 PSC 模型"。由于 PSC 是一种病程很长的疾病，有较为复杂的发病机制，涉及遗传性和环境性多种因素，单个模型似乎不太可能完美地反映 PSC，但需要不同模型的各个方面来研究特定的 PSC 发病机制的步骤。

三、其他相关疾病的动物模型

1. 移植物抗宿主病（GvHD）模型　GvHD 是同种异体移植和骨髓移植的常见并发症，胆管是急性和慢性 GvHD 的主要靶点。在人类中，急性 GvHD 在移植后 100 天内发生，而慢性 GvHD 通常在移植 100 天后发生。在小鼠中，因为在发病时间上存在差异，其急慢性分型主要根据临床表型予以确定。在大多数小鼠模型中，慢性 GvHD 会在移植后数周内发生。目前，GvHD 的详细发病机制尚不清楚。在病理学上，中小胆管是 T 细胞介导破坏的主要靶点，导致细胞凋亡并最终导致胆管细胞减少。在小鼠中，通过将 B10.D2 小鼠的脾脏和骨髓细胞注射到亚致死照射的 BALB/c 小鼠中，可以诱导针对次要组织相容性抗原的 GvHD。一般会在移植后 2 ~ 3 周出现严重的胆管炎，表现为淋巴细胞炎症浸润，随后观察到胆管周围纤维化。该模型有其不足之处，在 14 个月的实验期内，既不出现肝内小胆管缺失，也未发生肝硬化。GvHD 小鼠模型的急慢性排斥反应随时间先后顺序发生，这与人类急性 GvHD 通常先于慢性形式发生类似。然而，在某些情况下，人的慢性 GvHD 也可直接发生。此外，大多数患者一般会接受免疫抑制剂治疗，以预防急慢性 GvHD 的发生，这对 GvHD 动物模型提出了更高的要求。

2. 胆道闭锁模型　胆道闭锁是新生儿胆汁淤积最常见的原因，大多数患者需要早期肝移植。胆道闭锁的明确病理生理机制尚不清楚，可能与细胞和体液免疫、病毒、毒素和遗传因素等有关。迄今为止，已经建立了不同的胆道闭锁模型，包括小羊、小牛、七鳃鳗、斑马鱼和小鼠等动物模型。在新生 BALB/c 小鼠中，在出生后的 2 天内

感染 A 型恒河猴轮状病毒（RRV）会导致肝脏疾病，并在感染后 1 周内出现肝胆损伤和胆汁淤积，与人类胆道闭锁相似。胆道闭锁小鼠模型与人类胆道闭锁的共同临床病理学特征还包括发病时间早、大便无胆汁成分、胆管细胞增殖、门静脉及胆管的炎症浸润。胆道闭锁小鼠模型的主要缺点是死亡率过高。

3. 胆管癌（CCA）模型　CCA 是一种起源于胆管上皮细胞的胆道恶性肿瘤。CCA 的病因尚不完全清楚，目前明确的危险因素包括 PSC、肝吸虫感染、肝内胆管结石、慢性丙型肝炎、肝硬化和毒素共同诱发慢性胆汁淤积，以及胆道和（或）肝脏炎症。在过去的几年里，已经开发了几种 CCA 的啮齿动物模型，包括异种移植和原位肿瘤模型、转基因 CCA 模型和致癌物诱导的 CCA 模型。

（1）异种移植和原位肿瘤模型：经典的异种移植模型是将 CCA 细胞系植入裸鼠或严重联合免疫缺陷（SCID）小鼠中来制备。通过将源自人类的 CCA 转移瘤细胞系皮下注射到裸鼠的侧腹，可进行肿瘤生长和病理机制相关的研究，还可用于潜在的抗肿瘤药物的效果测定。miRNA 在胆管癌发生中可能发挥了关键作用，其中 miR-26a 和 miR-494 可通过靶向 Wnt 信号通路或调节细胞周期促进肿瘤生长。然而，在移植瘤小鼠中研究肿瘤和外周基质细胞之间相互作用的价值有限，因为肿瘤生长强烈依赖于个体特异性微环境，小鼠模型则无法提供有效的肿瘤外人体基质微环境。CCA 细胞也可直接植入啮齿动物的胆管，从而能够研究肿瘤细胞与细胞外基质间的相互作用。总的来说，原位 CCA 模型比异种移植模型更好，在预测药物疗效和临床病理相关性方面有更好的价值。然而，其制备的技术难度更大、更为耗时，也更昂贵。

（2）转基因 CCA 模型

1）四氯化碳（CCl_4）喂养 p53 基因敲除小鼠：在人类 CCA 中常有 p53 基因突变。在 p53 基因缺失的小鼠中，使用 CCl_4 四个月会导致进行性肝损伤和纤维化的发展，并伴有胆管细胞的增殖。在后期，这些小鼠可出现类似于 CCA 的肿瘤，其瘤细胞生长呈侵袭性且角蛋白 19 染色阳性，周围有致密的胶原基质。该小鼠模型是在遗传易感性增加和毒性慢性肝损伤基础上发展而来的，较好地模拟了人类 CCA 发展的过程。这种小鼠模型的造模时间很长，为 29～52 周，限制了其广泛应用。

2）Smad4-Pten 基因敲除小鼠：Smad4-Pten 基因敲除小鼠在生长至 2～3 个月时出现胆管上皮增生，在 4～7 个月时均出现 CCA，随后肝内肿瘤结节的数量逐渐增加。该模型对于理解疾病发展的遗传和分子机制具有重要意义。该小鼠模型能够在 4～5 个月大时对肝内 CCA 进行研究，无须任何其他的条件。该模型的局限性包括：不合并慢性肝损伤和炎症、不发生转移、合并发生唾液腺肿瘤。

（3）致癌物诱导的 CCA 模型：对幼龄 BALB/c 小鼠反复腹腔注射二乙基亚硝胺（DEN），并且行胆管结扎和灌胃二乙基亚硝胺后，可诱导 CCA 的发生。在处理 8 周后，肝内胆管出现多灶性囊性增生及多灶性囊肿形成；在第 12 周时，增生的胆道上皮和囊肿内的上皮细胞的细胞核形态发生异常改变；在 16 周后，发生胆管肿瘤；在 28 周时，出现典型的 CCA 的特征。尽管该模型较为复杂，胆管手术的技术难度较大，但目前是唯一的非基因突变诱导的 CCA 模型。

CCA 啮齿类动物模型是研究 CCA 发生和进展很有价值的工具。然而，由于 CCA 本身的复杂性，很难确定单个小鼠模型能在多大程度上复制人类的 CCA 特征。

四、小结

胆道疾病是累及肝内外胆管的复杂疾病。相关动物模型的研究已取得了重要的进展，在对相应的胆道疾病的发病机制研究中发挥了重要作用。然而，与其他疾病的动物模型一样，并不存在等同于人类疾病的完美动物模型。不同的胆道疾病的动物模型有其各自的优缺点，应根据研究的目的进行个体化选择。

（陈　龙）

第二节 胰腺炎研究的动物模型

胰腺炎是常见的胃肠道疾病，有较高的发病率及住院率，重症胰腺炎更是对患者的生命和财产造成了严重损失。由于急性胰腺炎的不可预见性和胰腺腹膜后相对隐蔽的解剖位置，目前对人类胰腺炎的研究仍然具有挑战性。为了研究急性和慢性胰腺炎的发病机制、病理生理、治疗及预后情况，在过去的 150 年里研究人员建立了多种胰腺炎的动物模型，这些模型提高了人们对胰腺炎的细胞生物学以及导致其发展的遗传和分子因素的理解。虽然兔子、猫、犬等许多物种都被用于制作胰腺炎模型，但大多数研究人员仍选择使用啮齿类动物，因为在它们身上更容易构建标准化模型，所花费的费用也更低。通过构建最适合的胰腺炎动物模型从而得到最佳的研究结果是研究者所共同期望的，因此需要了解不同的胰腺炎模型的优缺点及其所适用的疾病。

一、急性胰腺炎的动物模型

急性胰腺炎是一种常见的消化系统无菌炎症，它具有高发病率与病死率的临床特点，全球急性胰腺炎的年发病率约为 34/10 万人。目前，预防和治疗急性胰腺炎仍有许多难点，而更好地了解急性胰腺炎的分子发病机制有助于更透彻了解这一疾病和开发新的治疗手段，通过近几年的研究，胰蛋白酶原的提前激活已经在好几种动物模型中得到了证实。急性胰腺炎的动物模型一般可细分为非侵袭性和侵袭性两种，理想的动物模型应该反映人类疾病的病因、病理生理学、组织病理学、临床过程和转归。然而，这些目标不可能在一个模型中全部重现，因此，研究人员在选择动物模型时，最重要的考虑因素是"研究提出的具体问题是什么"，根据诱导方式的不同，目前常用的急性胰腺炎的模型可见图 9-1。

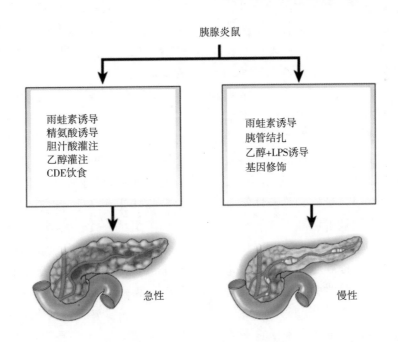

图 9-1 啮齿类动物的胰腺炎模型
CDE 饮食，富含乙硫氨酸的无胆碱饮食

1. 雨蛙素诱导模型　雨蛙素诱导模型是目前应用最广泛的一种胰腺炎动物模型。雨蛙素是一种缩胆囊素（CCK）类似物，首先从澳大利亚绿树蛙的皮肤提取物中分离出来。缩胆囊素和雨蛙素的氨基酸序列十分相似，这两种多肽在体外显示出几乎相同的效力，但雨蛙素在体内诱发急性胰腺炎的能力更强。从缩胆囊素和雨蛙素诱导急性胰腺炎的效力比较，可以看出雨蛙素在体内有更强的诱导急性胰腺炎的能力，雨蛙素可引起胰腺炎典型的胰腺水肿、空泡化、炎症细胞浸润。雨蛙素过度刺激的早期后果之一是形成胰腺水肿，这可能是由于血管渗透性和静水压力的增加，然而，导致胰腺广泛水肿形成的确切机制目前仍不清楚。

早在 1895 年研究者就发现过度的胆碱能神经刺激会损害腺泡细胞，并导致胰腺中空泡的形成。到了 1977 年，有研究发现静脉注射高浓度的肠道激素缩胆囊素或其类似物雨蛙素，可以诱导一种轻度的可逆的胰腺炎。科学家最早在用雨蛙素诱导小鼠急性胰腺炎时，通常会在小鼠的尾静脉或颈静脉插入导管并注射试剂，但是这种方法很快被腹腔注射所取代，目前广泛使用的雨蛙素诱导小鼠急性胰腺炎的方案为每间隔 1 小时进行 1 次 $50\mu g/kg$ 体重的腹腔雨蛙素注射。有研究发现胰腺的结构和生理变化与注射雨蛙素的剂量之间存在明显的依赖关系，随着注射雨蛙素剂量的增加，胰腺的损伤程度也会加重，注射方案为小鼠间隔 1 小时腹腔注射 $50\mu g/kg$ 的雨蛙素或生理盐水，在第一次注射雨蛙素或生理盐水后 12 小时处死小鼠。可以看到雨蛙素注射 4 次后胰腺小叶间水肿局灶性增加，导管周围中性粒细胞浸润，腺泡细胞轻度坏死；注射雨蛙素 8 次后胰腺水肿弥漫性增加，实质中性粒细胞浸润，导管周围灶性腺泡细胞坏死；注射雨蛙素 12 次后腺泡结构破坏分离，实质内中性粒细胞浸润明显，灶性和弥漫性实质坏死。缩胆囊素及其类似物被证明除了剂量依赖的方式外，还以时间依赖的方式诱导胰腺损伤，比较 8 次注射雨蛙素诱发急性胰腺炎后不同时间胰腺的变化，可以看到 8 小时时胰腺组织出现明显的病理改变，12 小时达高峰，24 小时开始恢复。

急性胰腺炎的雨蛙素模型的优点包括它不需要复杂的手术操作，并且更适用于研究细胞内信号转导过程，包括研究胰蛋白酶激活级联反应和细胞死亡途径，但雨蛙素诱导的模型多是轻症胰腺炎并且具有自限性，因此在许多研究中常使用雨蛙素联合脂多糖或乙醇等试剂来诱导重症急性胰腺炎。

2. 氨基酸诱导模型　1984 年，Mizunuma 等人通过给大鼠腹腔注射高浓度的精氨酸，构建了一种死亡率高的非侵入性重症胰腺炎模型，当时的实验方法是单次腹腔注射 5g/kg 的 L- 精氨酸，导致大鼠胰腺持久的胰腺腺泡细胞和脂肪组织坏死。随后的实验结果表明，L- 精氨酸以浓度依赖的方式导致高达 100% 的腺泡细胞坏死。第一次腹腔注射后 1 天，胰腺水肿明显并且其重量增加了 1 倍，超微结构检查显示胰腺内质网扩张；注射 2 天后腺泡细胞坏死；不久之后，坏死的细胞被炎症细胞和成纤维细胞组成的间质组织所取代。精氨酸导致胰腺炎的具体机制尚不清楚，一些研究表明，氧自由基、一氧化氮或炎症介质的释放可能与此有关。L- 精氨酸诱导的急性胰腺炎模型是目前最常用的氨基酸诱发大鼠和小鼠急性胰腺炎模型。该模型已被用于研究新的治疗方法及发病的细胞和免疫学机制。L- 精氨酸诱导胰腺炎模型的优点在于其可以诱导重症胰腺炎。它的缺点包括在不同动物身上会得到不同的结果，精氨酸诱导模型在大鼠中很少致死，但在小鼠中的死亡率为 5%～7%。除了 L- 精氨酸外，其他碱性氨基酸，如 L- 鸟氨酸和 L- 赖氨酸，也可引起急性胰腺炎。

3. 胆汁酸诱导模型　100 多年前，人们通过实验研究了胆结石通过胆总管时如何引起胰腺炎的问题，并建立了几种急性胰腺炎的动物模型。之前描述的几种实验性急性胰腺炎模型与临床的相关性可能会受到质疑，因为它们不依赖于被认为是临床上触发胰腺炎的诱因。临床上诱发急性胰腺炎的一个关键事件是胆汁通过胰管回流入胰腺，这是人类急性胰腺炎最常见的原因。自 Bernard 等在 1856 年报道胰管输注诱导急性胰腺炎后，鹅去氧胆酸钠、牛磺胆酸钠、糖脱氧胆酸钠、牛磺酸脱氧胆酸钠等胆盐都被用来诱导不同物种的胰管输注型胰腺炎（PDI-AP）。在这些模型中，胰腺损伤进展迅速，但损伤主要局限于胰头和胰体，而胰尾受到的影响要小得多。在这些用来诱导急性胰腺炎的胆盐中，牛磺酸偶联胆盐（NATC）是迄今为止在诱导 PDI-AP 方面使用最广泛的物质。NATC 输注的大鼠模型为研究重症急性胰腺炎的全身炎症反应综合征提供了一个明确的工具，可以反映人类的情况。该模型具有 24% ～ 100% 的高死亡率，并且死亡率随着注射 NATC 的增加而增加。除此之外，还有研究者研究了不同胆汁酸对分离的胰腺腺泡细胞的直接作用，其中 NATC 被发现可诱发许多潜在的与疾病相关的信号转导事件，包括钙的释放等。目前胆汁酸诱导模型已成为研究胰腺炎症反应以及旨在降低胰腺炎严重程度和坏死的治疗药物的重要模型。

4. 乙醇诱导模型　乙醇是全球急性胰腺炎的第二大诱因，然而，关于乙醇引起急性胰腺炎的具体机制目前仍不清楚。通过不同途径急性给予乙醇的早期动物实验结果表明：乙醇可以增加胰管通透性，减少胰腺血流量和微循环，降低胰腺耗氧量，并诱导氧化应激。然而，大量报道指出单独灌注乙醇无法诱导胰腺炎，这与人类疾病的特点是一致的：即有调查显示 < 5% 的酗酒者会发展成临床急性胰腺炎。但当乙醇存在时，可加剧其他因素所导致的胰腺损伤，如乙醇对雨蛙素或胆汁酸介导的体外胰腺腺泡细胞损伤和体内胰腺损伤有剂量依赖性的增敏作用。最近的一项研究显示，尽管乙醇喂养不会导致实验性急性胰腺炎，但同时暴露在乙醇和香烟烟雾中可以触发胰腺腺泡细胞的内质网应激和细胞死亡。因此，乙醇被认为是急性胰腺炎发生发展的关键加重因素。除此之外，Nihat 等通过给大鼠胆总管注入含乙醇的液体，形成慢性胰腺炎，可见小叶间纤维化形成、炎症细胞浸润和腺泡细胞萎缩。因此，乙醇也是慢性胰腺炎的重要诱发因素之一，可作为建立慢性胰腺炎模型的重要因素。

5. 饮食诱导模型　20 世纪 30 年代，人们发现缺乏基本营养物质胆碱的饮食会导致胰腺的损伤，当小鼠被喂以富含甲硫氨酸衍生物乙硫氨酸的无胆碱饮食（CDE 饮食）时，它们会患上严重的坏死性胰腺炎；这个模型是由 Lombardi 等构建的，经过 CDE 饮食饲养的小鼠出现胰腺的出血性坏死，并且高达 100% 的小鼠在 5 天内死亡。虽然 CDE 饮食诱导的胰腺炎比促分泌剂诱导的胰腺炎更严重，但这两种模型有许多共同的特征，包括消化酶分泌受阻及含有溶酶体水解酶的细胞质囊泡的形成，使得溶酶体水解酶与消化酶共存。

CDE 饮食扰乱腺泡细胞分泌、刺激胰腺内蛋白激活和特征性血管改变有关；抑制这些过程可降低疾病严重程度并改善预后。CDE 饮食诱导的胰腺炎与人类重症急性胰腺炎有许多相似之处，已被用于研究新的治疗方法。

二、慢性胰腺炎的动物模型

大多数慢性胰腺炎动物模型是通过临床意义不明的机制致病的，因为导致疾病发生的最终途径看起来很相似，所以即使引发疾病的机制缺乏临床相关性，模型也可以用于检查治疗方法。很少有慢性胰腺炎模型可以显示人类疾病的所有特征，包括外分泌和内分泌细胞的丧失、不同的慢性炎症模式、导管内蛋白阻塞和钙化的形成、疼痛的敏感化，以及胰腺纤维化。根据模型的诱导机制可以对慢性胰腺炎模型进行分类（图 9-1），下面将着重介绍几种实验中常用的慢性胰腺炎模型。

1. 雨蛙素诱导模型　反复给予小鼠和大鼠雨蛙素超过几周，会导致慢性胰腺炎，这一过程继发于反复发作的急性胰腺炎。雨蛙素还会导致胶原沉积和胰腺纤维化，但当停止注射雨蛙素后，这些特征会消退。转化生长因子 -β1 的表达介导了这一反应，这可能是通过激活促进纤维化的细胞和影响腺泡细胞再生来实现的，该模型已成为研究炎症对胰腺肿瘤发生发展的影响、介导胰腺损伤后重建的基因及介导纤维化的胰腺星状细胞起源的重要工具。

2. 乙醇联合 LPS 诱导模型　研究者利用长期乙醇喂养和 LPS 注射相结合的方法，在大鼠身上建立了一种与人类疾病联系密切的、具有良好特征的慢性胰腺炎模型。LPS 通过激活与人类急性胰腺炎发病相关的先天免疫途径（如包括 Toll 样受体 4 和 CD14 在内的途径）来促进胰腺损伤。给予斯普拉格道利（SD）大鼠添加了乙醇的饮食 10 周，然后给予 LPS，大鼠会出现急性腺泡细胞损伤、星状细胞激活和纤维化。随后的研究表明，当继续给予乙醇时，星状细胞激活和纤维化持续存在，但在给予乙醇后不久就消失了。乙醇联合 LPS 诱导模型因为具有潜在的临床相关性，并且相对操作简单，可用于大鼠的研究。然而，给小鼠喂饲乙醇是一项挑战，应该考虑将乙醇作为替代方案。

3.胰管梗阻模型　向大鼠胰管主干注射三硝基苯磺酸可引起大鼠胰管梗阻，这可被用于慢性胰腺炎模型的构建。三硝基苯磺酸进入胰管会导致大鼠胰管进行性纤维化、导管狭窄、腺体萎缩，以及急性和慢性炎症。这个模型已经被用来研究胰腺炎引起的疼痛。

4.基因模型　基因操作已经被用来制造几种慢性胰腺炎模型，其中一些基因改变与人类疾病相关，如编码囊性纤维化跨膜转导调节因子（CFTR）的基因和KRAS。然而，遗传变异对慢性胰腺炎的影响是复杂的，并因物种而异。例如，破坏小鼠的CFTR充其量只能产生轻度胰腺炎，或者加重其他方法引起的胰腺炎的严重程度，然而破坏猪的CFTR会导致与囊性纤维化患者相同的快速进行性胰腺疾病。小鼠腺泡细胞中KRAS基因的转基因表达会导致慢性胰腺炎、星状细胞活化和出现慢性胰腺炎症的组织学特征。该模型可能具有很强的临床和机制相关性，因为激活KRAS的突变在约30%的慢性胰腺炎患者中可观察到，并且其是在胰腺癌中检测到的最常见的突变。活化的KRAS能使小鼠胰腺产生长期的慢性炎症反应，但这一过程需要NF-κB的激活以及随后的环氧合酶-2的激活。在胰腺中表达致癌性KRAS的斑马鱼中也有类似的观察结果。

三、小结

胰腺炎的动物模型，无论是侵袭性的还是非侵袭性的，无论是在野生型动物还是转基因动物上进行，都已经并将继续为胰腺炎的病因和发病机制提供关键的线索，并有助于识别对疾病治疗有用的新的治疗靶点。胰腺炎的动物模型仍然是研究胰腺炎不可或缺的工具。随着对胰腺炎疾病的认识不断提高，在不久的将来会有新的和更相关的模型被开发出来。

（楼立君）

参考文献

樊代明，2016.整合医学：理论与实践.北京：世界图书出版公司.

樊代明，2021.整合医学：理论与实践7.北京：世界图书出版公司.

Asai A, Miethke A, Bezerra JA, 2015. Pathogenesis of biliary atresia: defining biology to understand clinical phenotypes. Nat Rev Gastroenterol Hepatol, 12: 342-352.

Charrier AL, Brigstock DR, 2010. Connective tissue growth factor production by activated pancreatic stellate cells in mouse alcoholic chronic pancreatitis. Lab Invest, 90(8): 1179-1188.

Chuang YH, Lian ZX, Yang GX, et al, 2008. Natural killer T cells exacerbate liver injury in a transforming growth factor beta receptor II dominant-negative mouse model of primary biliary cirrhosis. Hepatology, 47(2): 571-580.

Daniluk J, Liu Y, Deng DF, et al, 2012. An NF-κB pathway-mediated positive feedback loop amplifies Ras activity to pathological levels in mice. J Clin Invest, 122(4): 1519-1528.

De Minicis S, Kisseleva T, Francis H, et al, 2013. Liver carcinogenesis: rodent models of hepatocarcinoma and cholangiocarcinoma. Dig Liver Dis, 45(6): 450-459.

Dimagno MJ, Lee SH, Hao Y, et al, 2005. A proinflammatory, antiapoptotic phenotype underlies the susceptibility to acute pancreatitis in cystic fibrosis transmembrane regulator (-/-) mice. Gastroenterology, 129(2): 665-681.

Forsmark CE, Vege SS, Wilcox CM, 2016. Acute Pancreatitis. N Engl J Med, 375: 1972-1981.

Görgülü K, Diakopoulos KN, Ai JV, et al, 2019. Levels of the autophagy-related 5 protein affect progression and metastasis of pancreatic tumors in mice. Gastroenterology, 156(1): 203-217.e20.

Henckaerts L, Jaspers M, Van Steenbergen W, et al, 2009. Cystic fibrosis transmembrane conductance regulator gene polymorphisms in patients with primary sclerosing cholangitis. J Hepatol, 50(1): 150-157.

Hirschfield GM, Gershwin ME, 2013. The immunobiology and pathophysiology of primary biliary cirrhosis. Annu Rev Pathol, 8: 303-330.

Irie J, Wu YH, Wicker LS, et al, 2006. NOD.c3c4 congenic mice develop autoimmune biliary disease that serologically and pathogenetically models human primary biliary cirrhosis. J Exp Med, 203(5): 1209-1219.

Lammert F, Wang DQH, Hillebrandt S, et al, 2004. Spontaneous cholecysto- and hepatolithiasis in Mdr2-/- mice: a model for low phospholipid-associated cholelithiasis. Hepatology, 39(1): 117-128.

Lazaridis KN, LaRusso NF, 2015. The Cholangiopathies. Mayo Clin Proc, 90(6): 791-800.

Lerch MM, Gorelick FS, 2013. Models of acute and chronic pancreatitis. Gastroenterology, 144(6): 1180-1193.

Liu Y, Meyer C, Xu CF, et al, 2013. Animal models of chronic liver diseases. Am J Physiol Gastrointest Liver Physiol, 304(5): G449-G468.

Loeuillard E, Fischbach SR, Gores GJ, et al, 2019. Animal models of cholangiocarcinoma. Biochim Biophys Acta Mol Basis Dis, 1865(5): 982-992.

Lu DD, Han C, Wu T, 2011. Microsomal prostaglandin E synthase-1 inhibits PTEN and promotes experimental cholangiocarcinogenesis and tumor progression. Gastroenterology, 140(7): 2084-2094.

Lu Z, Karne S, Kolodecik T, et al, 2002. Alcohols enhance caerulein-induced zymogen activation in pancreatic acinar cells. Am J Physiol Gastrointest Liver Physiol, 282(3): G501-G507.

Lugea A, Gerloff A, Su HY, et al, 2017. The combination of alcohol and cigarette smoke induces endoplasmic reticulum stress and cell death in pancreatic acinar cells. Gastroenterology, 153(6): 1674-1686.

Mack CL, 2015. What causes biliary atresia? unique aspects of the neonatal immune system provide clues to disease pathogenesis. Cell Mol Gastroenterol Hepatol, 1(3): 267-274.

Melero S, Spirlì C, Zsembery A, et al, 2002. Defective regulation of cholangiocyte Cl-/HCO3(-) and Na+/H+ exchanger activities in primary biliary cirrhosis. Hepatology, 35(6): 1513-1521.

Moritoki Y, Lian ZX, Lindor K, et al, 2009. B-cell depletion with anti-CD20 ameliorates autoimmune cholangitis but exacerbates colitis in transforming growth factor-beta receptor II dominant negative mice. Hepatology, 50(6): 1893-1903.

Neuschwander-Tetri BA, Bridle KR, Wells LD, et al, 2000. Repetitive acute pancreatic injury in the mouse induces procollagen alpha1(I) expression colocalized to pancreatic stellate cells. Lab Invest, 80(2): 143-150.

Noda T, Shimoda M, Ortiz V, et al, 2012. Immunization with aspartate-β-hydroxylase-loaded dendritic cells produces antitumor effects in a rat model of intrahepatic cholangiocarcinoma. Hepatology, 55(1): 86-97.

Perides G, Laukkarinen JM, Vassileva G, et al, 2010. Biliary acute pancreatitis in mice is mediated by the G-protein-coupled cell surface bile acid receptor Gpbar1. Gastroenterology, 138(2): 715-725.

Petrov MS, Yadav D, 2019. Global epidemiology and holistic prevention of pancreatitis. Nat Rev Gastroenterol Hepatol, 16(3): 175-184.

Popov Y, 2013. Mouse model of primary biliary cirrhosis with progressive fibrosis: are we there yet?. Hepatology, 57(2): 429-431.

Puig-Diví V, Molero X, Salas A, et al, 1996. Induction of chronic pancreatic disease by trinitrobenzene sulfonic acid infusion into rat pancreatic ducts. Pancreas, 13(4): 417-424.

Rakonczay Z Jr, Jármay K, Kaszaki J, et al, 2003. NF-kappaB activation is detrimental in arginine-induced acute pancreatitis. Free Radic Biol Med, 34(6): 696-709.

Razumilava N, Gores GJ, 2014. Cholangiocarcinoma. Lancet, 383(9935): 2168-2179.

Schroeder MA, DiPersio JF, 2011. Mouse models of graft-versus-host disease: advances and limitations. Dis Model Mech, 4(3): 318-333.

Sharif R, Dawra R, Wasiluk K, et al, 2009. Impact of toll-like receptor 4 on the severity of acute pancreatitis and pancreatitis-associated lung injury in mice. Gut, 58(6): 813-819.

Silva-Vaz P, Abrantes AM, Castelo-Branco M, et al, 2019. Murine models of acute pancreatitis: a critical appraisal of clinical relevance. Int J Mol Sci, 20(1): 2794.

Takács T, Czakó L, Morschl E, et al, 2002. The role of nitric oxide in edema formation in L-arginine-induced acute pancreatitis. Pancreas, 25(3): 277-282.

Tanno S, Yanagawa N, Habiro A, et al, 2004. Serine/threonine kinase AKT is frequently activated in human bile duct cancer and is associated with increased radioresistance. Cancer Res, 64(10): 3486-3490.

Treiber M, Neuhöfer P, Anetsberger E, et al, 2011. Myeloid, but not pancreatic, RelA/p65 is required for fibrosis in a mouse model of chronic pancreatitis. Gastroenterology, 141(4): 1473-1485.

Tsuda M, Zhang WC, Yang GX, et al, 2013. Deletion of interleukin (IL)-12p35 induces liver fibrosis in dominant-negative TGFβ receptor type II mice. Hepatology, 57(2): 806-816.

Wakabayashi K, Lian ZX, Moritoki Y, et al, 2006. IL-2 receptor alpha(-/-) mice and the development of primary biliary cirrhosis. Hepatology, 44(5): 1240-1249.

Wang M, Xiao J, Shen M, et al, 2011. Isolation and characterization of tumorigenic extrahepatic cholangiocarcinoma cells with stem cell-like properties. Int J Cancer, 128(1): 72-81.

Watanabe T, Masamune A, Kikuta K, et al, 2009. Bone marrow contributes to the population of pancreatic stellate cells in mice. Am J Physiol Gastrointest Liver Physiol, 297(6): G1138-G1146.

Yamanaka S, Campbell NR, An F, et al, 2012. Coordinated effects of microRNA-494 induce G/M arrest in human cholangiocarcinoma. Cell Cycle, 11(14): 2729-2738.

Yang GX, Lian ZX, Chuang YH, et al, 2008. Adoptive transfer of CD8(+) T cells from transforming growth factor beta receptor type II (dominant negative form) induces autoimmune cholangitis in mice. Hepatology, 47(6): 1974-1982.

Yang XM, Yao LB, Fu XH, et al, 2020. Experimental acute pancreatitis models: history, current status, and role in translational research. Front Physiol, 11: 614591.

Yao Y, Yang W, Yang YQ, et al, 2014. Distinct from its canonical effects, deletion of IL-12p40 induces cholangitis and fibrosis in interleukin-2Rα(-/-) mice. J Autoimmun, 51: 99-108.

Zhang W, Sharma R, Ju ST, et al, 2009. Deficiency in regulatory T cells results in development of antimitochondrial antibodies and autoimmune cholangitis. Hepatology, 49(2): 545-552.

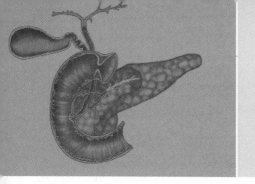

第10章 常用胆胰诊治技术之一：影像学技术

第一节 腹部超声技术的应用

腹部B超是临床最常用的影像学诊断技术，因其花费较低、无放射性、设备简单等特点，在胆胰疾病的诊断、鉴别诊断、严重程度评估及治疗效果判断等方面有不可替代的价值。在胆系疾病方面，腹部B超对于胆囊炎、胆囊结石及胆囊癌诊断的准确性很高，对于胆管结石和胆管狭窄可作为初筛的影像手段；在胰腺疾病方面，腹部B超较易受到前方气体干扰，图像显示欠佳而妨碍诊断，但在胰腺急慢性炎症、胰腺钙化、胰腺结石、胰管扩张、胰腺囊肿及肿瘤的诊断方面仍有较好的价值。另外，超声造影的应用，加强了普通二维超声对于疑难局灶性或弥漫性病变诊断的准确性，其正在被逐步推广使用。

近年来，超声引导下组织活检在胰腺局灶性或弥漫性病变中的应用越来越普遍，该技术具有适应证广、损伤较小、操作简单和结果迅速可靠等特点，不仅能够明确诊断，还能够评估疾病严重程度、判断治疗效果。

一、胆囊疾病的超声图像表现

（一）急性胆囊炎

1. 胆囊体积增大 临床大多将胆囊宽径≥4.0cm、长径≥9.0cm视为胆囊体积增大，常呈圆形或椭圆形，胆囊壁伸展呈饱满状，是胆囊张力增高所致。

2. 胆囊壁增厚 正常胆囊壁厚度为1～3mm，＞3mm即为增厚，急性胆囊炎患者中胆囊壁增厚者占45%～100%，可呈局限性或壁弥漫增厚。

3. 胆囊壁"双边影"征 部分急性胆囊炎患者囊壁内外侧回声增强，中间出现间断或连续的弱回声带，形成胆囊壁的"双边影"征的表现（图10-1），这是由于浆膜下水肿或炎症细胞浸润所致，是急性胆囊炎的典型超声征象。

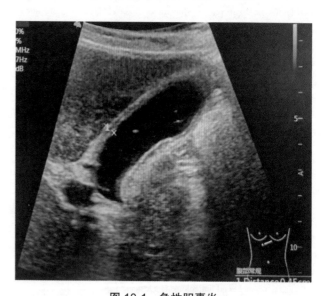

图 10-1 急性胆囊炎

显示胆囊体积增大，大小约 8.6 cm×3.8cm，壁增厚呈"双边影"征，壁厚约 4.5mm

4. 超声Murphy征阳性 将探头放置于在胆囊体表并加压，嘱患者深吸气，触痛加剧，即超声Murphy征阳性。

5. 胆囊穿孔 胆囊穿孔后，胆囊缩小、形态不规则，部分患者可见显示胆囊壁的局部中断或缺损，周围可见边界不清的液性暗区，暗区内可见粗细不等的多发点状或带状回声。当合并胆囊周围脓肿时，显示圆形、椭圆形或不规则形的透声较差的低回声液性暗区。

（二）慢性胆囊炎

1. 无明显的声像图特征　见于轻型慢性胆囊炎。

2. 胆囊壁增厚　大多数患者胆囊壁呈均匀性或不均匀性增厚，厚度 > 3mm，但胆囊大小正常；随着时间的延长，胆囊与周围组织粘连，表现为囊壁毛糙，胆囊轮廓模糊不清，此时胆囊体积明显缩小（图 10-2）。

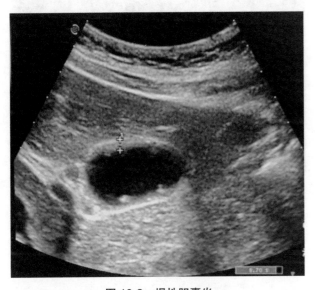

图 10-2　慢性胆囊炎
显示胆囊体积缩小，大小约 4.2cm×2.2cm，胆囊壁增厚，约 4.5mm，后壁可见点状强回声，为胆固醇性息肉

3. 胆囊内透声差　胆囊内可出现中等或较弱回声的沉积性物质，形态不规则，无声影，随体位改变而缓慢流动和变形，这是胆汁黏稠或炎性胆汁的表现。常伴有结石强回声及声影。

4. 胆囊萎缩　胆囊无回声区显示不清，仅可见胆囊区呈一弧形光带，后壁显示不清，为声影所占据，囊腔变小甚至闭合。如合并结石，可以出现囊壁 - 结石 - 声影三联征（即 WES 三联征）。

5. 胆囊收缩功能　差或无收缩功能。

（三）胆囊结石

1. 典型胆囊结石声像图的三大征象

（1）胆囊内可见稳定的强回声团。较大而单发的结石，多呈新月形、半圆形强回声团块，可称为"贝壳征"；较小的多发结石堆积于胆囊后壁时，会形成一片强回声带，难以分辨各个结石（图 10-3）。

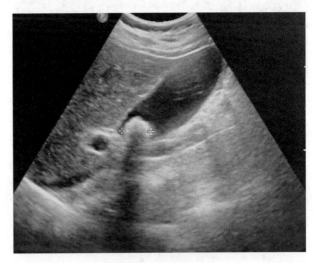

图 10-3　胆囊结石
显示胆囊近颈部可见一强回声团，较宽处约 2.3cm，后方伴声影，随体位改变而移动

（2）可伴声影，在结石强回声的后方可见回声暗带即声影。

（3）随体位改变，可沿重力方向移动。

2. 非典型胆囊结石声像图表现

（1）充满型胆囊结石：胆囊内填满结石，表现为胆囊失去正常的形态与轮廓，胆囊内的无回声区消失，胆囊前壁呈弧形或半月形宽带状强回声，其后方伴有声影，出现囊壁 - 结石 - 声影三联征（图 10-4）。

（2）胆囊颈部结石：胆囊内胆汁较多时，颈部结石易被发现，纵切面为典型的结石表现，横断面上可出现"靶环"征；然而当结石嵌顿于胆囊颈部时，由于与囊壁接触紧密，结石的强回声与囊壁的强回声重合，仅表现为胆囊颈部有声影，这也是颈部结石易漏诊的主要原因。

（3）泥沙样结石：胆囊内可见多发细小点状或斑点状强回声，伴或不伴有声影，常分布于胆囊底部或体部，当体位改变时，强回声带随之移动。

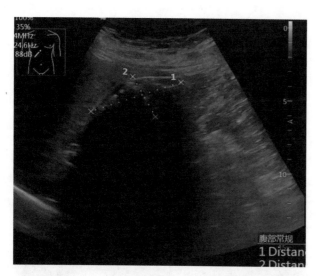

图 10-4 充满型胆囊结石（WES 三联征）
显示胆囊内可见一强回声团，范围约 6.3 cm×3.1cm，充满整个胆囊，后方伴宽大声影，致使胆囊显示不清

（4）胆囊壁内结石（胆囊胆固醇结晶）：胆囊内壁可见单发或多发的斑点状或条状强回声，其后方出现"彗星尾"征，改变体位时不移动。

（四）胆囊增生性疾病

1.胆囊胆固醇沉着症（胆固醇性息肉）

（1）胆囊大小一般正常，囊壁弥漫性或局限性增厚，内壁粗糙。

（2）多可见息肉，体积较小，显示为自囊壁向腔内突起的乳头状或桑葚状偏强回声结节，直径通常＜1cm，带蒂或基底较窄（图 10-5）。

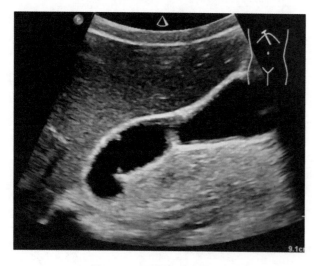

图 10-5 胆囊胆固醇性息肉
显示胆囊内壁可见数个点状强回声，较大约 0.5 cm×0.4cm，位置固定，不随体位移动而改变位置

（3）不随体位改变而移动，一般无声影。

（4）可合并胆囊结石。

2.胆囊腺肌增生症 又称胆囊腺肌病。根据病变的部位和范围，可分为局限性、节段性和弥漫性，其中局限性多见，好发于胆囊底部。其超声图像表现如下。

（1）局限性：常发生于胆囊底部，胆囊壁呈结节状增厚（图 10-6）。

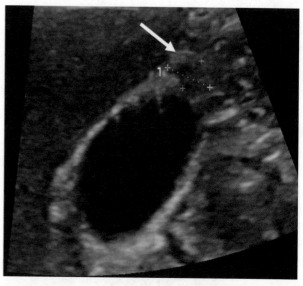

图 10-6 胆囊腺肌增生症（局限性）
显示胆囊底部局部增厚，可见一低回声区，范围约 2.8 cm×1.5cm

（2）节段性：胆囊壁节段性增厚隆起，在增厚的胆囊壁内可有小的液性囊腔。

（3）弥漫性：病变累及整个胆囊。

3.胆囊良性腺瘤 自囊壁向腔内隆起的结节或肿物，呈乳头状或椭圆形，大多为高回声或等回声，基底较宽、偶有蒂，好发于颈部和底部，单发或多发；大多长颈不超过 15mm，无声影，不随体位移动（图 10-7）。

4.胆囊癌 胆囊癌声像图根据其不同的癌变特点和不同的发展阶段可分为 5 种类型：小结节型、蕈伞型、厚壁型、混合型、实块型。

（1）小结节型：为胆囊癌的早期表现，好发于胆囊颈部，直径大小为 1.0～2.5cm，呈乳头状中等回声团块，自囊壁突向腔内，基底较宽，表面不平整（图 10-8）。

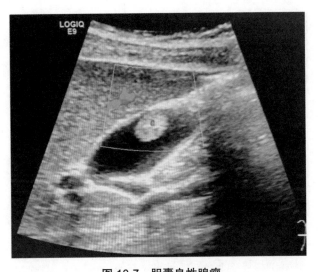

图 10-7 胆囊良性腺瘤

显示胆囊壁可见一偏高回声结节，大小约 1.4 cm×1.0cm，边界清楚，形态规则，呈椭圆形，基底部蒂宽约 0.3cm，无声影，不随体位改变而移动，彩色多普勒血流成像（CDFI）示可见血流信号

（2）蕈伞型：基底较宽、边缘不规整，呈低回声或中等回声，常为多发，肿块周边常可见胆泥形成的点状回声。

（3）厚壁型：胆囊壁局限性或弥漫性不均匀增厚，表面多不规则，以颈部、体部增厚显著（图 10-8B）。

（4）混合型：胆囊壁显示不均匀增厚，并且伴有乳头状或蕈伞状突起物，突入胆囊腔，为蕈伞型和厚壁型的混合表现，此型较多见。

（5）实块型：胆囊肿大，正常囊腔消失，呈现为一低回声或不均质回声的实性肿块，或囊内充满斑块状。

慢性胆囊炎、胆囊癌和胆囊腺肌增生症的比较见表 10-1。

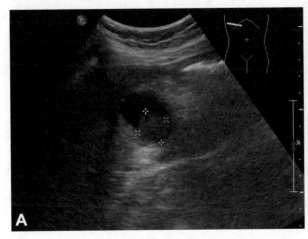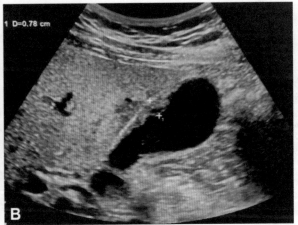

图 10-8 胆囊癌

A. 小结节型，胆囊壁可见一偏高回声结节，大小 2.6 cm×2.2cm，边界模糊，形态尚规则，呈圆形，基底部较宽，CDFI 示血流信号略丰富；B. 厚壁型，胆囊体部内部局限性增厚，边界模糊，形态不规则，累及长度约 3.0cm，较厚处约 0.8cm，CDFI 未见血流信号

表 10-1 慢性胆囊炎、胆囊癌和胆囊腺肌增生症的比较

项目	慢性胆囊炎	胆囊癌	胆囊腺肌增生症
胆囊形态	萎缩	多不规则	多呈葫芦状
胆囊壁	增厚	局限性或弥漫性不均匀增厚	增厚，壁内可见小囊腔（罗 - 阿窦）
胆囊腔	点片状或无胆汁回声	杂乱高回声实变样	囊腔变窄，若有小结石呈"彗星尾"征
脂餐试验	收缩功能差	无功能或功能差	收缩功能亢进

二、胆管疾病的超声图像表现

（一）胆管结石

1.肝外胆管结石

（1）胆囊增大，肝外胆管扩张，尤其以结石近段胆管扩张显著，胆管内径＞6mm者占96%，胆管壁可增厚。

（2）胆管腔内有形态稳定的强回声团，后方伴声影；有5%患者呈中等或较弱的回声团，后方声影不明显。

2.肝内胆管结石

（1）肝内胆管增宽，多＞4mm，沿肝内胆管走行出现结石样强回声，可呈圆形、椭圆形、斑点状、条索状或边界不规则的片状强回声区，后方伴声影（图10-9）。

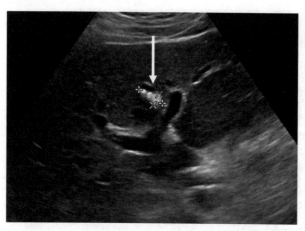

图10-9　肝内胆管结石

显示肝内胆管可见多发点片状强回声，范围约1.7cm×0.8cm，后方伴声影，结石导致远段肝内胆管扩张

（2）结石阻塞部位近段肝内胆管扩张，呈囊状或多叉状扩张；结石以上的小胆管扩张，与伴行的门静脉分支可形成"平行管征"。

（3）结石以上肝内胆管长期胆汁淤积或合并感染时，附近肝实质回声增粗、不均匀，严重者可出现肝叶、肝段的硬化、萎缩。

（二）胆管癌

肿块呈乳头状或团块状高回声团，自胆管壁突入扩张的管腔内，边缘不整齐，较大者可填满整个管腔，无声影（图10-10），位置固定，肿瘤所在部位的胆管壁连续性中断。

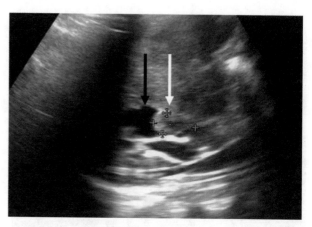

图10-10　胆管癌

显示胆总管内可见一混合回声团（白色箭头），边界模糊，形态不规则，CDFI示可见少许点状血流信号，其近段可见扩张的胆总管（黑色箭头）

（三）先天性胆管扩张

1.先天性胆总管囊状扩张症

（1）肝总管部位显示局限性无回声区，多呈球形、椭圆形或纺锤形，可延及肝门或胰头。

（2）囊壁清晰、较薄，囊腔无回声，后方声影增强。

（3）囊肿与近端肝管相连是重要的特征性改变。

（4）肝内胆管一般正常或轻度扩张；胆囊有时因受压被推移至腹前壁。

2.先天性肝内胆管囊状扩张症（Caroli病）

（1）与肝内胆管走行一致的囊状或柱状无回声区，与胆管相通。

（2）囊壁回声增强，不规整，欠光滑。

（3）继发感染后囊腔无回声区内可见细密点状回声，严重时囊腔不能显示，呈现杂乱高回声团块。

（4）囊腔的多少和大小差别较大，少则一个，多者大量囊腔形成蜂房状回声区，互相交通。

（四）其他胆管疾病

1.胆管蛔虫病

（1）胆囊或胆管的暗区内，可见均匀性中等或高回声条索状虫体回声，肝外胆管不同程度扩张。

（2）条索状物两侧边缘为两条平行的强回声带，呈"等号"状，也称"通心面"征（图10-11）。

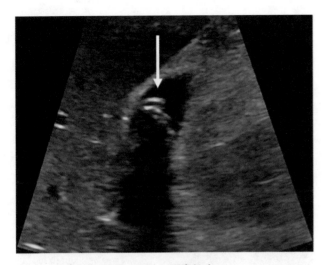

图 10-11 胆囊蛔虫

显示胆囊内见"等号"状强回声，呈弧形，为蛔虫虫体

（3）蛔虫钻入胆囊后，呈现为弧形或蜷曲样管状回声。

（4）活的虫体，在声像图上，可见蛔虫在胆囊或胆总管内蠕动的情况。

（5）胆总管可轻度扩张，直径一般为 0.7～1.2cm。

（6）死虫体，无活动，虫体可呈索条状弓形、S 形、弧形等不同形状，停留时间长久时，则虫体的回声表现为模糊或增强。

2. 胆管积气

（1）胆管内可见强回声斑点或小光团，并沿胆管排列而呈明亮串珠状或粗线状，有明显活动性和闪烁感，后方回声不恒定，常见多次反射，呈彗星尾样（图 10-12）。

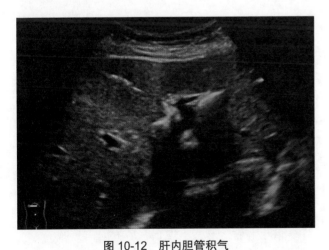

图 10-12 肝内胆管积气

显示肝内部分二级以上胆管增粗，其内可见气体样强回声，后方伴"彗星尾"征，沿胆管走行大致分布

（2）胆管积气和结石并存时，经多体位、多切面检查，后者具有稳定位置，大小、形态和"干净"的声影是结石的特征，而后方曳有彗星尾样者，则为气体回声（表 10-2）。

表 10-2 肝内胆管结石与胆管积气鉴别

项目	肝内胆管结石	肝内胆管积气
形态与回声	胆管腔内小团块样强回声	胆管内串珠状或粗线状明亮强回声
后方声影	条状、干净声影	多次反射，彗星尾样
胆 管	局部胆管扩张	无扩张
活动性	无移动	随呼吸有闪烁性移动

三、胰腺疾病的超声图像表现

（一）胰腺炎

1. 急性水肿性胰腺炎 胰腺呈弥漫性肿大（通常胰头部 > 2.5cm、胰体和胰尾 > 2.0cm 为胰腺增大），实质回声普遍减低，急性轻型炎症时，边缘轮廓整齐；急性重型炎症时，边缘轮廓模糊，形态不规则，与周围组织分界不清（图 10-13）。

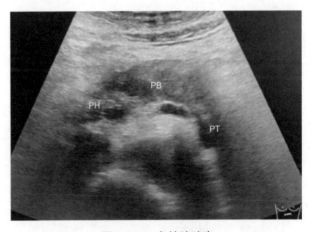

图 10-13 急性胰腺炎

显示胰腺弥漫性肿大，回声不均匀性减低，轮廓模糊，后方脾静脉显示不清，胰管未见扩张（PH. 胰头；PB. 胰体；PT. 胰尾）

2. 急性出血坏死性胰腺炎

（1）胰腺重度肿大，可达正常值的 3～4 倍，边界模糊不清，胰腺内部因出血、坏死而回声不均匀，可出现粗大的强回声斑或混杂回声。

（2）胰管扩张。

（3）胰腺相邻组织水肿或炎性渗出，导致胰腺周围出现低回声带。

3.慢性胰腺炎

（1）大小：28%～50%的慢性胰腺炎胰腺大小正常，少数可缩小。

（2）形态和边缘：胰腺形态僵硬、饱满，边缘不整，这是大部分慢性胰腺炎的重要超声表现。

（3）内部回声：大部分病例有不同程度的胰腺内部回声粗糙，慢性钙化型胰腺炎伴有回声增高，或见斑点状强回声，这是胰腺实质钙化的标志（图10-14）。

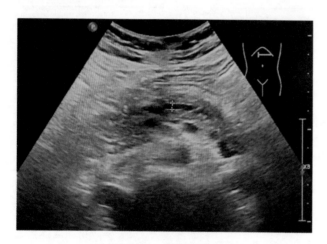

图 10-14　慢性胰腺炎

显示胰腺大小形态尚可，轮廓欠清晰，实质回声不均匀，内见散在点片状强回声与低回声，主胰管扩张，宽约0.3cm

（4）胰腺结石：对慢性胰腺炎有确诊价值，为胰管内点块状强回声，后方伴声影，常见于钙化型慢性胰腺炎。

（5）胰管扩张：＞0.3cm视为扩张，典型胰管扩张呈"串珠样"改变。

（二）胰腺囊性病变

1.胰腺真性囊肿　超声可见胰腺实质内单发或多发的无回声区，圆形或椭圆形，壁薄且光滑，囊液透声良好（图10-15）。

2.胰腺假性囊肿　胰腺或胰周的圆形、椭圆形或不规则形无回声区，一般囊肿体积较大，与胰腺关系密切，囊壁薄或厚或厚薄不均，可有分隔；CDFI示囊腔内无血流信号，有坏死组织或继发感染者囊内可探及絮状低回声团块。囊肿随体积增大可压迫及挤压周围器官，引起相应临床症

状及超声表现（图10-16）。

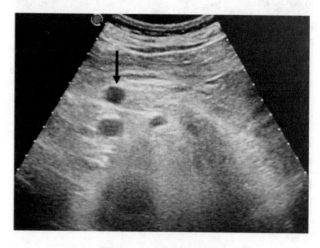

图 10-15　胰腺真性囊肿

显示胰头与胰体交界处可见一无回声区（箭头所示），大小约1.4cm×1.2cm，边界清晰，形态规则，呈圆形，后方回声增强

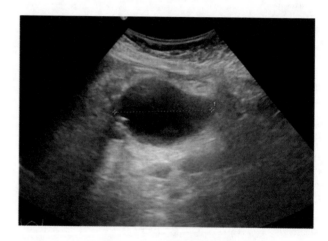

图 10-16　胰腺假性囊肿

显示胰头部可见一囊性无回声结构，大小约6.5cm×4.5cm，边界欠清晰，形态欠规则，后方回声增强

（三）胰腺癌

1.直接征象

（1）胰腺内肿物是诊断胰腺癌的最直接的依据，显示为不规则或分叶状的团块，轮廓及边界不清，有时呈"蟹足"样向周围浸润，＜2cm的肿瘤多为均匀性低回声，圆形，与正常组织无明显界限，无包膜，后方回声衰减不明显。

（2）随肿瘤增大肿块内回声不均匀，部分可有钙化、液化或呈高回声改变，肿物边界不清，呈浸润性生长，形态不规则，后方回声衰减。

（3）全胰腺癌者胰腺大小正常或弥漫性增大，回声减低，均匀或不均匀，晚期可见浸润性生长。

（4）胰头癌胰管呈不同程度扩张，内壁平滑（图 10-17）。

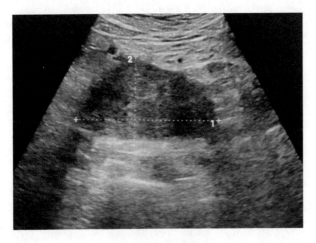

图 10-17　胰腺癌

显示胰头部可见一混合回声团，大小约 5.8 cm×3.2cm，边界模糊，形态欠规则

2. 间接征象

（1）胆管扩张，胰腺头癌和肿大的淋巴结可浸润或压迫胆总管，引起胆道梗阻。超声可见扩张的胆总管中断于胰腺的低回声肿物内。

（2）肿瘤附近的血管被推移、挤压、变形或被肿瘤包绕。

（3）部分可见胰周淋巴结肿大，呈低回声。

（4）肿瘤常侵犯周围器官如十二指肠、胃、脾、胆囊等，与周围器官分界消失。

（四）胰腺囊腺瘤与囊腺癌

1. 浆液性囊腺瘤　多数表现为多房囊性病灶，囊内径大小不等，直径通常＜2cm，可呈蜂窝状，病灶中心常可见星形瘢痕，瘢痕和囊壁可见钙化，瘤体后方回声增强（图 10-18A）。

2. 黏液性囊腺瘤　肿块呈类圆形或分叶状，包膜完整，囊壁轮廓清晰，由单囊腔或少数较大囊腔构成，囊腔直径通常＞2cm，少有中央分隔，内壁光滑或见乳头状实性组织突入腔内，囊壁厚薄不均匀，囊壁的钙化少，囊壁乳头状实性组织突起提示为恶性病变（图 10-18B）。

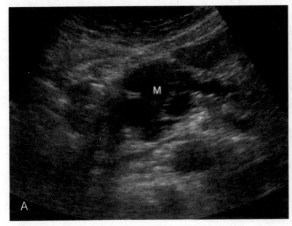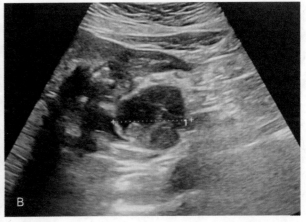

图 10-18　囊腺瘤

A. 显示浆液性囊腺瘤，胰头区多发无回声，内有分隔，隔略厚，边界清晰（M：肿瘤）；B. 显示黏液性囊腺瘤，胰头部可见直径约 4.5cm 肿块，单发，边界清晰，形态尚规则，内可见实性回声

3. 胰腺囊腺癌　超声很难与胰腺囊腺瘤相鉴别，只能根据病理检查而确诊。但可见恶性肿瘤间接征象。

（1）二维超声：显示肿块囊壁实性成分较多或小乳头状形态不规则，壁有模糊残缺的浸润性特征，进一步发现周围淋巴结转移和肝转移征象则有诊断价值。

（2）CDFI 示囊腺癌内血供丰富，易检出血流信号。

（郭晓扬）

第二节　CT 与 MRI 在胆道疾病中的应用

胆道系统影像学检查可分为两类，一类是形态影像学检查，包括临床上常应用的超声、CT 和 MRI，另一类是功能成像检查，包括口服胆囊造影、胆道闪烁显像及磁共振胰胆管造影（magnetic resonance cholangiopancreatography，MRCP）等。

评价胆道系统的成像技术取决于所需要的诊断信息、临床表现及患者情况。超声简单易行，通常用于筛查可疑胆管疾病的患者。多排螺旋 CT（multi-detector computed tomography，MDCT）极大地提高了 CT 在胆道疾病中的应用价值，可以更精确地确定胆管梗阻的部位和原因，精确评价胆管异常。内镜逆行胰胆管造影（endoscopic retrograde cholangiopancreatography，ERCP）能够在直视下提供胆管解剖和病变的详细信息，以往多认为其是显示胆道系统细微解剖结构的金标准。随着各类影像技术的发展，引入快速成像序列，MRCP 技术在无创新性评价肝内、外胆管中发挥着更重要的作用。肝胆特异性 MRI 对比剂部分通过肝胆系统清除，可以在 T_1WI 上显示肝胆系统，常用于胆道功能的评价，可作为 MRCP 技术的一种重要补充。磁共振（magnetic resonance imaging，MRI）成像和计算机断层扫描（computed tomography，CT）在胆道疾病的诊断中很有用，这两种方法都可以对胆道进行详细评估。通过了解现代 MRI 和 CT 胆道造影技术的优缺点，包括使用胆汁排泄对比剂和各种后处理技术，可以改进胆道疾病的诊断。熟悉管腔、管壁和周围结构的放射学表现对于准确解释图像也很重要。胆道 MRI 和 CT 技术的快速发展将继续给放射科及临床医师带来机遇和挑战。

一、CT 在胆道疾病中的应用

1. 常规 CT

（1）常规平扫：一般来说，胆道的专门评估应包括肝脏、胆囊和胆总管的非增强扫描，以建立基线，从而确定可识别的病变是否增强，并帮助识别一旦注射对比剂可能会显示模糊的胆结石。

患者体位：仰卧位，足先进，两臂上举，身体置于检查床正中间，水平线对准人体腋中线。定位像：采用腹部正位像，用于确定扫描基线和扫描范围。扫描方式：常规螺旋扫描，螺距为 0.984 ～ 1.375。扫描参数：管电压 100 ～ 120kV，使用高管电位设置（140kVp）可提高胆道结石的检出率。有效管电流 200 ～ 300mAs（或自动毫安技术），转速 0.6 ～ 0.8 秒 / 周。根据机型选择不同探测器组合（16×1.500mm、32×1.200mm、64×0.625mm、128×0.600mm、320×0.500mm）。胆管层厚 1.25 ～ 3.00mm。重建参数：采用标准或软组织重建算法，适当调节窗宽和窗位。肝脏、胆管、胰腺、脾脏、肾脏、腹膜后腔及胃部的扫描图像窗宽 200 ～ 250HU，窗位 30 ～ 50HU。

（2）常规增强扫描：采用腹部增强扫描，均采用静脉内团注对比剂的方法，对比剂含碘浓度 270 ～ 370mg/ml，流率 2.5 ～ 3.5ml/s，用量 80.0 ～ 100.0ml。扫描期相和延迟时间：通常采用三期扫描，动脉期延迟 25 ～ 30 秒，门静脉期延迟 50 ～ 60 秒，实质期延迟 120 ～ 180 秒；如果怀疑可能为恶性肿瘤，45 ～ 50 秒延迟后获得的动脉晚期图像有助于评估动脉受累。如果怀疑胆管癌，可以行 10 ～ 30 分钟的延迟成像来评估肿瘤的范围，因为这种肿瘤相对于在延迟成像时增强程度较低的肝实质可更明显。薄层（<1 mm）成像可以获得更高质量的冠状面、冠状斜位和曲面重建图像，所有这些都有助于评估胆管腔和壁。小视野重建也可以提高空间分辨率。

2. CT 滴注胆管造影（drip infusion cholangiography with CT，DIC-CT）　扫描方案：滴注碘曲酸葡甲胺（必利显胆溶液）30 ～ 60 分钟后采集 CT，通过对比剂的胆汁排泄，无须结构修改，即可实现胆道树显影。

MDCT 可在很短的扫描时间内提供高空间分辨率的图像。在通过 DIC-CT 诊断胆囊结石或胆总管结石时，可透光的结石在浑浊的胆道树内表现为充盈缺损。DIC-CT 能提供比 MRCP 更可靠的结石位置和数量信息，因为 MRCP 常可见假性病变伪影。胆管在 DIC-CT 上的显示反映了胆管的流量，因此也可以评估胆管的通畅程度。在术后评估中，DIC-CT 可以检测术后肝残端或胆肠吻合处的胆漏。CT 胆管造影可用于活体肝移植捐献前确定精细的二级胆管解剖结构，并且在肝叶恢复时很大程度上消除了肝内胆管造影术的需求。在胆囊切除术前，CT 胆道造影也被用于确定胆囊和胆管的解剖结构。CT 的高空间分辨率为追踪小管的解剖结构提供了保障，并允许与血管解剖结构随时配合。

然而，作为 DIC-CT 的技术限制，在胆管过度扩张的患者中偶尔会观察到胆道树的浑浊不足。在这种情况下，对比剂通常会形成液 - 液平面，使胆道树的评估变得复杂。此外，在高胆红素血症（血清胆红素＞ 3ml/dl）患者中，由于胆红素排泄受损，胆管树可能很难看到。与 MRCP 相比，DIC-CT 的主要缺点涉及辐射和使用对比剂。注射碘曲酸葡甲胺后的不良反应可能发生在 0.8% ～ 3.4% 的患者中，症状通常包括皮疹、皮肤瘙痒、荨麻疹或恶心。

二、MRI 在胆道疾病中的应用

1. MRCP　能够在不使用静脉对比剂的情况下对胆道树和胰管进行快速、无创评估。MRCP 数据收集的空间和时间分辨率现已大大提高，这将使 MRCP 继续成为评估肝胆疾病的金标准。

在现有 MRI 技术中，最常用的两种序列是基于 T_2 加权快速自旋回波序列［二维单次激发快速自旋回波（2D SSFSE）序列］和呼吸触发的三维傅里叶变换快速恢复快速自旋回波（3D FRFSE）序列。使用 2D SSFSE 具有采集时间较短的优势，但无法描绘胆道树的精细细节。相反，3D FRFSE 成像可在多个剖面中提供胆管树和胰管的高分辨率图像，仅需要 3 ～ 4 分钟的数据采集时间。3.0T 的 MRCP 比 1.5 T 的信噪比更高，因此有可能展示更精细的解剖细节。患者应在检查前禁食 3 ～ 6 小时，以减少胃和肠道中的残留液体，增加胆囊充盈，并减少十二指肠蠕动。

与 DIC-CT 相比，MRCP 的最佳适应证之一是胆道梗阻。MRCP 可以明确显示扩张的胆管，有助于评估肝外胆管的闭塞程度。此外，高空间分辨率和对比度分辨率提供了可能的恶性狭窄的胆内外扩散的术前信息。

在使用 MRCP 时，必须牢记几个潜在的陷阱。MRI 特异性伪影可能类似于胆道梗阻或胆总管结石（例如，由右肝动脉搏动性血管压迫引起的肝总管假性梗阻）。为了避免这些陷阱，传统的 MRI 或对比增强 CT 图像可以提供有关相邻结构（如血管）的信息。还应注意以患者为基础的人为因素，包括屏气不足和腹水过多。

2. Gd-EOB-DTPA 增强磁共振胆管成像（Gd-EOB-DTPA-enhanced magnetic resonance cholangiography，EOB-MRC）　钆塞酸二钠（gadolinium ethoxybenzyl diethylenetriamine pentaacetic acid，Gd-EOB-DTPA）是一种肝脏特异性 MRI 对比剂，在诊断肝脏肿瘤方面的优势已得到广泛认可。其在评估胆道系统中也发挥着重要作用。当静脉注射 Gd-EOB-DTPA 时，对比剂在血管期后通过有机阴离子转运系统进入肝细胞。约 50% 的 Gd-EOB-DTPA 作为非代谢化合物通过谷胱甘肽 -S- 转移酶转运系统介导进入胆道，其余 50% 通过肾小球滤过排出体外。因此可以在肝胆期描绘胆道树。通常在肝胆期采集脂肪抑制的 3D T_1 加权轴位图像，并且切片厚度要足够薄（1.5 ～ 2.0 mm）以生成最大密度投影（maximal intensity projection，MIP）图像。肝功能正常成人胆囊最佳延迟时间为注射 Gd-EOB-DTPA 80 分钟，左右肝管、肝总管、胆囊管及胆总管的最佳延迟强化时间为 40 ～ 60 分钟。

EOB-MRC 可以很好地显示胆管系统，与 MRCP 互为补充，两者联合应用可进一步提高胆管系统的显示，并有助于了解胆管系统功能状况。作为术后评估，EDB-MRC 在检测胆道手术或肝外伤后胆漏的临床应用中有重要价值。

各项胆道检查方法的比较见表 10-3。

表 10-3　各项胆道检查方法的比较

方法	优点	不足	适应证
DIC-CT	1. 扫描快 2. 分辨率高 3. 对比度高 4. 胆道血流及功能评价	1. 有辐射 2. 胆道造影剂相关副作用 3. 过度扩张的胆管与囊肿不易鉴别	1. 肝内小胆管的术前评估 2. 术后评估（如胆漏）
MRCP	1. 不使用造影剂 2. 无辐射 3. 肝外胆管对比度高 4. 提供额外胰管信息	1. 移动伪影和假病灶 2. 有金属植入物应用受限（如心脏起搏器）	胆管结石或狭窄的首选
EOB-MRC	胆道血流显像	1. 外周胆管未见显影 2. 与肝功能不全相关的显影不良	Gd-EOB-DTPA 肝脏增强可提供胆管的附加信息

DIC-CT，CT 灌注胆道造影；MRCP，磁共振胰胆管造影；EOB-MRC，钆塞酸二钠 MRI 胆管增强造影；Gd-EOB-DTPA，钆塞酸二钠

三、三维可视化在胆道疾病中的应用

三维可视化是指用于显示、描述和解释肝胆管三维解剖和形态特征的一种工具。其借助 CT 和（或）MRI 图像数据，利用计算机图像处理技术对数据进行分析、融合、计算、分割、渲染等，将肝脏、胆管、血管、结石、肿瘤等目标的形态、空间分布等进行描述和解释，并可直观、准确、快捷地将目标从视觉上分离出来，为术前准确诊断、手术方案个体化规划和手术入路选择提供决策意见。

1. 三维可视化在肝门部胆管癌中的应用　三维可视化模型可清晰显示肿瘤部位、大小、形态和分布，肝动脉、门静脉的走行和变异，肿瘤与肝动脉、门静脉的关系，在术前精确判断病变部位、评估肿瘤与门静脉关系和制订手术方案中等发挥重要作用。对于已通过 B 超或 CT 等影像学技术以及肿瘤标志物检测初步诊断为肝门部胆管癌的患者，建议使用三维可视化技术进行进一步精准评估，指导手术决策。

对 B 超诊断为肝门部胆管癌的患者，常规采集上腹部 CT 图像数据。如何获得对比度良好（即信噪比佳）的 CT 数据对构建三维可视化模型十分关键。肝门部胆管癌首先侵犯的是门静脉还是肝动脉，是关系到能否进行手术的重要资料。建议临床医师跟踪患者进行 CT 检查，并根据临床需要指导影像技师采集高质量 CT 图像数据。

肝门部胆管癌的诊疗是胆道外科的难点。三维可视化技术的运用为术前精确诊断、术中精准

手术的实施提供了有力的支持。手术实施的过程中，应该将三维可视化技术、术中 B 超和术中病理学检查相结合，实时修正肝门部胆管癌的临床分型，结合术者经验，选择合理的最佳手术方式。

2. 三维可视化在肝胆管结石中的应用　三维可视化技术建立了一种新型的自动化预处理腹部器官组织序列图的模板匹配算法，实现了四期图像同步分割和同步立体可视化显示，其模型清晰，立体显示结石在肝胆管的部位、大小、形态、分布及伴随的胆管状态及其与门静脉、肝动脉、肝静脉的空间解剖关系。应用于临床后可有效降低肝胆管结石的术后残石率、胆管炎的复发率。建议行上腹部超声检查诊断为肝胆管结石后，如需行手术治疗，术前可应用三维可视化技术对详细病情进行精准评估。

对于经超声诊断为肝胆管结石尤其是多发性、弥漫性结石的患者，应常规采集上腹部 CT 强化的图像数据。平扫期、动脉期、门静脉期、肝静脉期的 CT 图像数据的质量直接影响后续肝胆管结石三维可视化模型的准确性，决定其重建的效果。采集高质量的图像数据不仅与扫描设备有关，还与技师操作水平和扫描参数的设置有关。术前对患者进行 64 或 256 排螺旋 CT 扫描，采用 0.625 ～ 1.250 mm 层厚扫描。扫描后将图像数据传输至 Mxview 图像后处理工作站，并通过存储设备导出。建议：临床医师与影像科医师及技师一起，优化扫描参数，采集高质量 CT 图像数据，为建立精准的肝胆管结石三维可视化模型，从而

进行病情评估奠定基础。

3. 三维可视化质量控制体系　三维重建应遵循以下质量控制原则。

（1）CT 扫描时应嘱患者屏住呼吸，避免不同分期间图像的分割和配准困难。

（2）原始 CT 检查图像质量应符合三维重建软件的最低标准。

（3）三维重建应由具有资质的人员进行。

（4）三维模型应由高年资外科医师和影像科医师共同进行人工核对和修改。只有经过标准化和严格质量控制把关的三维可视化模型才能用于指导临床实践。

（席一斌）

第三节　CT 及 MRI 在胰腺疾病中的应用

胰腺疾病临床常见的有胰腺炎和胰腺癌，胰腺炎主要包括急性胰腺炎（acute pancreatitis，AP）和慢性胰腺炎（chronic pancreatitis，CP）。胰腺疾病患者常因腹痛而就诊，对其进行早期诊断和及时规范化处理至关重要。影像学技术在胰腺疾病患者的诊断中具有重要作用，常见成像技术包括经腹超声、CT 和 MRI。本章重点介绍 CT、MRI 在胰腺疾病中的诊断价值。

一、CT/MRI 在急性胰腺炎中的应用

急性胰腺炎（AP）是一种以胰腺急性炎症和组织学上腺泡细胞破坏为特征的疾病，是急诊科常见消化系统急症之一，常由局部发展累及全身器官及系统而成为重症急性胰腺炎（SAP）。AP 在中国 20 年间发病率由 0.19% 上升至 0.71%，80%～85% 的患者为轻症急性胰腺炎（MAP），病程呈自限性，病死率小于 1%～3%，但有约 20% 的患者会发展为中度或重症胰腺炎，病死率可达 13%～35%。急性腹痛为大多数患者的首发症状，常较剧烈，随着病情发展可陆续出现循环、呼吸、肠、肾及肝衰竭，因此，对 AP 的诊断、鉴别诊断及严重程度评估至关重要。目前，CT、MRI 是 AP 诊断和鉴别诊断、病情严重程度评估的重要检查。

1. AP 的分类　CT 已广泛应用于 AP 的诊断和病情严重程度的评估，腹部 CT 平扫有助于确定有无胰腺炎、胰周炎性改变及胸、腹水，而增强 CT 有助于确定胰腺坏死程度。腹部 CT 自 20 世纪 70 年代以来就开始商业使用，1983 年 Kivisaari 等报道 AP 的胰腺坏死可用 CT 诊断。布拉德利等、约翰逊等分别在 1989 年与 1991 年报道了 CT 在诊断 AP 患者胰腺坏死方面的作用。

1985 年巴尔萨扎等建立了一个 CT 分级系统来定义 AP 的严重程度，被称为 Balthazar 的 CT 分级，它成为最流行的基于 AP 严重程度的图像分级系统之一。Balthazar 系统将 AP 分为 5 个等级：A 级为胰腺正常；B 级为胰腺局限性或弥漫性肿大（包括轮廓不规则、密度不均、胰管扩张、局限性积液）；C 级为除 B 级病变外，还有胰周炎性改变；D 级为除胰腺病变外，胰腺有单发性积液区；E 级为胰腺或胰周有 2 个或多个积液积气区。在此基础上，2002 年对 D 级和 E 级进行了修改：D 级为单发性积液区和（或）腹膜后空气，E 级为两个或更多的积液区和（或）腹膜后空气。

1992 年 9 月，来自 15 个国家的 40 名胰腺疾病专家会集亚特兰大，对轻度急性胰腺炎、重度急性胰腺炎、急性液体积聚、坏死、急性假性囊肿、胰腺脓肿的概念、病理、临床表现做出了明确说明。其中重度急性胰腺炎指急性胰腺炎伴器官衰竭和（或）局部并发症（坏死、脓肿或假性囊肿），Ranson 评分≥ 3 分，APACHE Ⅱ≥ 8 分。轻型急性胰腺炎指急性胰腺炎伴轻度器官功能不良，无上述重型急性胰腺炎临床表现，对合适的补液反应良好，如 48～72 小时未见好转，应考虑并发症的可能。

随着人们对有关疾病过程的认识的进步，影像学技术的提高，治疗技术的发展，这一标准的有些定义日益显示出不足或者有歧义，于是 2008

年修订了亚特兰大分类系统以提高急性胰腺炎的临床评价和治疗水平，规范了胰周液体积聚、胰腺和（或）胰周坏死及其随着病程发展的变化的有关术语。

修订的亚特兰大分类确立增强 CT 是评估病情的基本影像学方法。将 AP 区分为间质水肿性胰腺炎（IEP）和急性坏死性胰腺炎。而坏死性胰腺炎又进一步分为单纯胰腺实质坏死、单纯胰周坏死和复合型（胰腺和胰周组织均坏死），均可以有或没有感染。

修订的亚特兰大分类将 AP 的病程分为早期阶段（1 周以内）和晚期阶段（1 周以后）。在 AP 的第一周，胰腺和胰周的病变从以胰周水肿和缺血为特点的早期炎症向好转或持续坏死和液化发展。晚期从发病 1 周后开始，其特点是坏死、感染和持续的多器官衰竭的发展，这一阶段的治疗取决于 AP 的症状和（或）并发症，治疗方式的选择取决于增强 CT 或者 MRI 显示的胰腺和胰周组织的影像学表现和局部并发症的出现。

此外，修订的亚特兰大分类对胰腺液体积聚的各个术语作了规范。急性胰周液体积聚（APFC）指胰周液体积聚，没有非液体成分，IEP 患者前 4 周发生。假性囊肿指急性 IEP 发病 4 周，APFC 逐渐变成假性囊肿。急性坏死物积聚（ANC）指坏死性胰腺炎发病 4 周后持续的液体积聚，其中包括液体和不等量的坏死物质。包裹性坏死（WON）是指发病 4 周或以后，ANC 成熟并在坏死和邻近组织间长出一个厚的非上皮的壁。胰腺脓肿的词汇不再应用。

2011 年国际胰腺病学协会召开了世界峰会，胰腺学家对 AP 提出了新分类标准：基于决定因素的分类标准（表 10-4）。

表 10-4　基于决定因素的 AP 严重程度分类标准

严重程度分类	特点
轻度	无胰腺（周）坏死，无器官衰竭
中度	无菌性胰腺（周）坏死，和（或）一过性器官衰竭
重度	感染性胰腺（周）坏死，或持续性器官衰竭
危重	感染性胰腺（周）坏死和持续性器官衰竭

新分类标准依据的指标包括局部决定因素（胰腺或胰周坏死）和全身性决定因素（特定程度的远处器官衰竭）。

（1）局部决定因素。胰腺（周）坏死：包括单纯胰腺坏死，胰腺和胰周坏死，单纯胰周坏死。

（2）全身性决定因素。器官衰竭：AP 导致的一定程度远处器官功能障碍，特指循环系统、肾脏、呼吸系统的功能障碍。根据 24 小时内测定的最差指标来诊断。对于之前无器官衰竭的患者，器官衰竭定义为 SOFA 评分 > 2 分或至少符合下列标准之一。①循环系统：需要使用强心剂；②肾脏：肌酐 ≥ 171μmol/L；③呼吸系统：$PaO_2/FiO_2 \leqslant 300mmHg（40kPa）$。持续性器官衰竭：同一器官衰竭 ≥ 48 小时。一过性器官衰竭：同一器官衰竭 < 48 小时。

首次会议之后，历经 3 次以网络为基础的讨论，以有文献支持的证据为基础，最后形成《急性胰腺炎 2012 年亚特兰大修订版分类标准和国际共识》。修订后的急性胰腺炎分类明确了疾病的早期和后期两个阶段；严重程度分为轻症、中重症及重症；局部并发症包括急性胰周液体积聚、急性坏死物积聚、胰腺假性囊肿及包裹性坏死。

2. AP 的 CT 诊断　CT 是急性胰腺炎诊断和鉴别诊断、病情严重程度评估的最重要检查，且 3 天后动态增强 CT 对诊断胰腺坏死非常重要。CT 可见胰腺增大、边缘不规则、胰腺内低密度区、胰周脂肪炎症改变、胰内及胰周液体积聚，甚至有气体出现，坏死灶在对比剂增强动脉期无增强显影，与周围无坏死胰腺形成鲜明对比，可发现胰腺肿大、假性囊肿。疑有坏死合并感染时，可在 CT 引导下行穿刺检查。由于 IEP 和急性坏死性胰腺炎的预后和治疗策略完全不同，有必要准确诊断。

（1）IEP：大多数急性胰腺炎患者由于炎症水肿有弥漫性（或偶尔为局部）胰腺肿大，增强 CT 显示胰腺实质有相对均匀的强化，而胰周脂肪通常呈现一些模糊或轻度毛糙的炎性改变，也可能有一些胰周积液（图 10-19）。

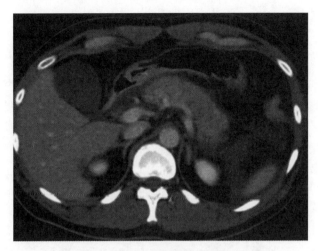

图 10-19　间质水肿性胰腺炎的 CT 表现

（2）急性坏死性胰腺炎：主要表现为胰腺和胰周组织坏死，少数仅表现为胰周组织坏死，极少数仅为胰腺实质坏死。胰腺灌注损伤和胰周坏死的演变需要数天，这可解释为何早期增强 CT 可能低估胰腺和胰周坏死的最终程度。在发病的最初几天，增强 CT 所见胰腺实质灌注可能分布不均，在受损的强化区域变得更为境界清晰和（或）融合之前，密度减低区是可变化的。发病 1 周后出现的无增强的胰实质区应考虑为胰腺实质坏死。见图 10-20。

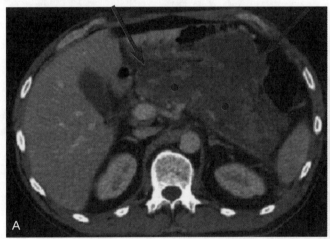
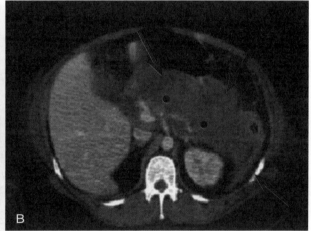

图 10-20　急性坏死性胰腺炎的 CT 表现

A、B. 胰体和胰尾均有广泛的胰腺实质坏死（红点），在左前肾旁间隙、胰腺实质和胰周组织（红色箭头所指为 ANC 边界）见不均匀积聚

3. AP 的 CT/MRI 分级　CT 分级曾用 CT 严重程度指数（CTSI），现用改良 CT 严重程度指数（MCTSI），具体见表 10-5。按照 CTSI 评分，0 ～ 3 分为轻度；4 ～ 6 分为中度；7 ～ 10 分为重度。按照 MCTSI 评分，0 ～ 2 分为轻度；4 ～ 6 分为中度；8 ～ 10 分为重度。CT 分级与临床病情有一定的相关性。初次 CT 示 CTSI 评分在 0 ～ 2 分的患者仅在临床怀疑有并发症时才需复查增强 CT，而 CTSI 评分在 3 ～ 10 分时应间隔 7 ～ 10 天后复查增强 CT。

4. 局部并发症的 CT 特征　原亚特兰大分类将无并发症的间质性胰腺炎和有"局部并发症"的急性胰腺炎区分开来，这种区分（局部并发症无或有）是有意义的。对不同局部并发症的自然病程和临床结局目前已有更为深入的认知和描述，局部并发症包括急性胰周液体积聚（APFC）、急性坏死物积聚（ANC）、胰腺假性囊肿（PPC）和包裹性坏死（WON）。

当出现持续性或复发性腹痛、血清胰酶活性再次增高、器官功能障碍加重和（或）出现脓毒症的临床症状，如发热和白细胞增多，应考虑合并局部并发症的可能，此时需通过高分辨多排螺旋增强 CT 诊断局部并发症。

表 10-5   AP 的 CT 严重程度指数评分与改良 CT
严重程度指数评分

CT 的影像特征		CTSI（0~10分）	MCTSI（0~10分）
胰腺炎症	正常	0	0
	局灶性或弥漫性胰腺肿大	1	2
	胰周炎症	2	2
	单发液体积聚	3	4
	2 处以上液体积聚	4	4
胰腺实质坏死	无	0	0
	< 30%	2	2
	30%~50%	4	4
	> 50%	6	4
	胰腺外器官受累*	0	2

* 包括腹水、胸腔积液、血管并发症、实质器官受累和胃肠道受累

（1）急性胰周液体积聚（APFC）：指合并于间质水肿性胰腺炎的胰周积液，无胰周组织坏死，仅说明间质水肿性胰腺炎发病 4 周以内的胰周区域积液，且无假性囊肿的特征。其增强 CT 诊断标准为：①发生在间质水肿性胰腺炎；②积液密度均匀；③局限在正常的胰周筋膜内；④积液无囊壁包裹；⑤积液邻近胰腺（不是从胰腺内延伸而来）。

（2）急性坏死物积聚（ANC）：并发于坏死性胰腺炎，其包含有不等量的液体和坏死组织，坏死可累及胰腺实质和（或）胰周组织。其增强 CT 诊断标准为：①仅发生在急性坏死性胰腺炎；②在不同部位出现程度不一的不均匀非液性密度影（病程早期部分可均匀）；③积聚无囊壁包裹；④位置在胰腺内和（或）胰腺外（图 10-21）。

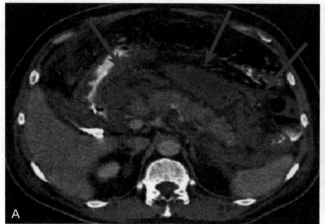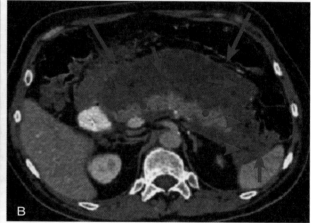

图 10-21   急性坏死物积聚 CT 表现

A. 累及胰周组织的急性坏死性胰腺炎，全胰腺实质强化（红点），腹膜后胰周见不均匀的非液体成分（红色箭头所指为 ANC 边界）；B. 该患者数周后，ANC 显示不均匀积聚，并有液体密度影包围的脂肪区域（红色短箭头）

（3）胰腺假性囊肿（PPC）：有明确的炎性囊壁包裹的液体积聚，常位于轻微或无坏死的胰腺外周，通常在间质水肿性胰腺炎发病 4 周后出现。其增强 CT 诊断标准为：①界线清楚，常为圆形或椭圆形；②液体密度均匀；③无非液体成分；④有明确的囊壁完全包裹；⑤通常在急性胰腺炎发病 4 周后形成，发生在间质水肿性胰腺炎。

（4）包裹性坏死（WON）：指胰腺和（或）

胰周坏死积聚为成熟、完整的炎性囊壁包裹，通常在坏死性胰腺炎发病 4 周以后形成。其增强 CT 诊断标准为：①不均质的液体和非液体密度影（部分可均匀），伴有程度不一的小腔形成；②有明确的囊壁完整包裹；③位置在胰腺内和（或）胰腺外；④通常在急性坏死性胰腺炎发病 4 周后形成（图 10-22）。

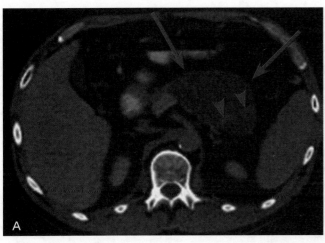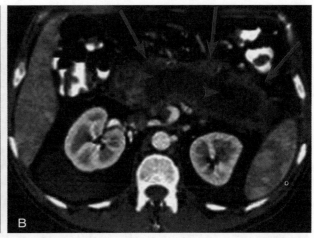

图 10-22　包裹性坏死 CT 表现

A. 积聚内见高密度的非液体成分（红色箭头所指），并有强化的薄壁（红色长箭所指）；B. 胰床见一较大的液化积聚，非液体成分为脂肪组织（红色箭头所指）

5. 局部并发症的 MRI 特征　研究指出，针对修订的亚特兰大分类下急性胰腺炎 4 种主要局部并发症，MRI 均能进行很好的评价。

（1）急性胰周液体积聚（APFC）：其 MRI 表现为胰腺体积正常或肿大，但实质信号均匀，平扫及增强图像上胰腺本身及胰周没有坏死灶；胰腺周围可见条带状、片状长 T_1、长 T_2 液体信号影，积液可位于胰周、左侧肾旁前间隙、网膜囊等部位，呈"单纯的液体征象"；APFC 常受到正常胰周筋膜平面的限制（如左侧肾前筋膜）。

（2）急性坏死物积聚（ANC）：在 MRI 上，该局部并发症表现为胰腺内可见不同程度未强化的坏死灶和（或）胰周条片状长 T_2 水样信号 中见稍低信号的破絮状、斑片状、点结节状碎片影（提示胰周坏死），即胰周积液呈混杂性，有时在抑脂 T_1WI 像上内出现斑片状、大片状稍高信号影，提示血性积液。该型积液的部位同样是以胰周、左侧肾旁前间隙、网膜囊等部位常见，呈游离性。

（3）胰腺假性囊肿（PPC）：研究表明真正符合修订的亚特兰大分类标准中定义的胰腺假性囊肿已相当罕见，尚需要进一步探讨 MRI 表现。

（4）包裹性坏死（WON）：WON 壁信号在抑脂 T_1WI 像上多呈等信号或稍低信号，少数呈稍高信号，抑脂 T_1WI 像上呈稍低或低信号，增强扫描 WON 壁呈轻至中度环形强化。所有 WON 病灶的内容物均呈"复杂性"征象，即以液体信号为主，同时内含破絮状、藕丝状、条带状坏死组织碎片影游离其中（图 10-23）。WON 内"坏死组织碎片影"在抑脂 T_1WI 像上可呈稍低、稍高多种信号，在抑脂 T_2WI 像上均呈低信号影，增强扫描不强化。

6. CT/MRI 在 AP 中应用的优缺点　近年来，随着核磁技术的发展，对于 MRI 对 AP 预后的判断也有较多研究。MRI 可用于发现增强 CT 看不见的胆结石，还可对积液中的非液体成分进行区分。非液体成分指的是固体和半固体成分，多是胰腺和胰外组织残渣和坏死的脂肪组织，这些在增强 CT 上表现为均质或者不均质的液体积聚，有时难以分辨，而在 MRI 中，这些非液体成分更加清晰，有利于诊断。此外 MRI 对于 CT 检查禁忌者尤为重要（如对碘对比剂过敏或妊娠者）。

在实际临床工作中，MRI 在显示 AP 本身及胰周并发症的各种细节征象上更佳，与 CT 相比，MRI 有以下优势。

（1）抑脂 T_1WI 像可显示胰腺内部和胰腺外周的出血灶及范围，出血灶可呈斑片状、片状稍高信号影，是诊断急性坏死性胰腺炎的一项依据。

（2）抑脂 T_2WI 像对胰周渗出、胰周液性积聚物的显示十分敏感，且有利于显示高信号的液性积聚内部的等、低信号混杂成分，从而对后文提及的几种局部并发症的鉴别诊断有益。

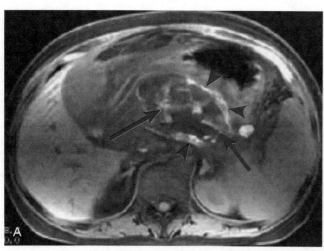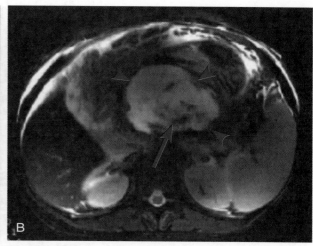

图 10-23　包裹性坏死 MRI 表现

A. GRE 抑脂 T_1WI 像示网膜囊 WON 的环形壁厚薄不均，呈稍高信号影（短箭头），病灶内见破絮状稍高信号影（长箭头）；B. FES 抑脂 T_2WI 像示网膜囊 WON 的环形壁呈低信号影（短箭头），病灶内部见坏死组织碎片影（长箭头）

（3）MRCP 系重 T_2WI，故对液性包裹物的整体形态和内部结构显示效果较好。

（4）弥散加权成像（DWI）图像对胰内及胰周包裹性液性积聚内的液体显示效果同样较好，但它不是鉴别几种局部并发症的优势序列（抑脂 T_2WI 像最好），因为局部并发症的鉴别主要是依据内容物成分的复杂性。但是，MRI 在 AP 的诊断中也有较 CT 不足之处：其对于胰周感染积气的显示不及 CT，对胰周液性渗出或积聚物内的少量脂肪组织的显示也不及 CT。

二、CT/MRI 在慢性胰腺炎中的应用

慢性胰腺炎（CP）是由遗传、环境等因素引起的胰腺组织进行性慢性炎症性疾病，其病理特征为胰腺腺泡萎缩、破坏和间质纤维化。在全球范围内，CP 的发病率为 9.62/10 万，死亡率为 0.09/10 万，CP 患者中以男性为主，其数量约为女性的 2 倍，我国 2003 年 CP 患病率约为 13/10 万，呈逐年增长的趋势。CP 晚期诊断容易，如胰腺萎缩、主胰管和侧支扩张，慢性胰腺炎出现钙化。然而，诊断在早期阶段具有挑战性，因为炎症细胞和具有轻度纤维化的激活星状细胞的浸润是该疾病的唯一组织学征象。

CT 是广泛提供并允许全面详细评估腹部病变的重要检查方法，因此，CT 扫描通常被认为是 CP 患者的最佳初始检查手段。MRI 诊断 CP 较 CT 扫描更敏感，其是该病早期最准确的无创成像方法。其非电离性质、无与伦比的软组织显像、安全的血管对比剂及精确的促胰液素胰管显像，使 MRI 在大多数 CP 中非常有诊断价值。同时，CT 和 MRI 在 CP 和胰腺癌的炎症性胰腺肿块的鉴别诊断中起着重要作用。当然，CT 和 MRI 的一些具体发现可能有助于支持诊断特定形式的 CP，如自身免疫性胰腺炎和沟槽性胰腺炎。CP 的 CT 和 MRI/MRCP 检测结果见表 10-6。

1. CP 的诊断

（1）CT 诊断 CP：胰腺钙化是 CP 晚期的表现，CT 扫描对检测胰腺钙化十分敏感，但对实质萎缩不敏感（图 10-24）。CT 上最常见的胰管变化包括胰管及其侧支的扩张，其导管轮廓可能呈现为光滑、串珠状或不规则状。在 30% ～ 70% 的病例中可以看到 CP 患者的异常 CT 影像，这主要取决于疾病的严重程度。CT 扫描检测 CP 实质或胰管变化的准确性较低，早期 CP 的 CT 影像通常无异常。然而，最近出现的多探测器 CT（如 MDCT）对 CP 的诊断的准确性还需要进一步确定。

表 10-6　CP 的 CT 和 MRI/MRCP 检测结果

	CT 发现	MRI/MRCP 发现
轻度慢性胰腺炎	—	抑脂 T_1WI 图像的信号强度减弱 静脉注射后轻微减弱和（或）延迟增强 扩散加权 MRI 后扩散系数降低 分泌素刺激后胰管顺应性异常
中度慢性胰腺炎	主胰管（MPD）扩张（2～4mm） 不规则 MPD 增加 MPD 壁轻微的增强 腺体增大 异质性实质细胞 腺体轮廓不规则 小假性囊肿（＜1cm）	扩张 MPD（2～4mm） 不规则 MPD 扩张侧支（＞3） 静脉注射分泌素后十二指肠填充减少 静脉注射钆后的话度减少和（或）延迟增强 腺体增大 异质性实质细胞 腺体轮廓不规则 小假性囊肿（＜1cm）
重症慢性胰腺炎	扩张的 MPD（＞4mm） 钙化 胆管狭窄 腺体增大 实质性萎缩 假囊肿＞1cm 相邻器官侵犯	扩张 MPD（＞4mm） 钙化 胆管狭窄 静脉注射钆后明显减少和（或）延迟增强 腺体增大 实质性萎缩 假囊肿＞1cm 相邻器官侵犯

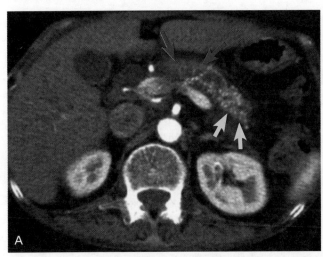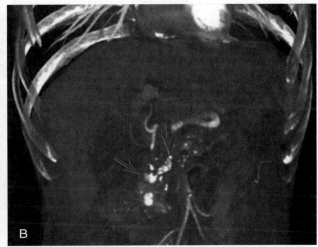

图 10-24　CT 扫描时钙化的慢性胰腺炎图像

A. 轴向对比增强动脉相 CT 图像显示胰腺实质的不均匀增强区域（红色箭头）和多发胰腺钙化（黄色箭头）；B. 同一患者三维重建的 CT 体积投影显示胰腺多个钙化点（红色箭头）

（2）MRI 和 MRCP 诊断 CP：与 CT 扫描相比，MRI 联合 MRCP 对 CP 的早期变化可能更为敏感。CP 患者中，胰腺 T_1WI 序列的正常高强度信号减弱。此外，CP 患者注射对比剂后其胰腺实质的显影延迟并且可能出现不均匀显影。CP 患者扩散加权 MRI 的扩散系数也低于正常人，注射促胰液素后其信号可出现增强。

MRCP 能够检测到 ERCP 类似的 CP 的典型胰管的变化。胰管异常包括主胰管的不规则扩张和串珠样外观、胰管内结石及分支胰管的扩张。

静脉注射促胰液素可显著提高 MRCP（促胰激素 MRCP）对主胰管和分支胰管的显影效果。此外，促胰液素可对胰管的可塑性进行动态评估。注射促胰液素后，正常人的主胰管的内径增加超过 1mm 或超过原有内径的 50%，并在注射 10 分钟后恢复至正常。由于胰腺实质的纤维化，CP 患者常失去主胰管正常的动态变化规律。另外，胰腺的外分泌功能也可以通过促胰激素 MRCP 来评估。综上所述，增强 MRI、扩散加权 MRI 和促胰激素 MRCP 下胰腺的静态和动态特征在 CP 的早期诊断方面有较好的价值。

2. CP 并发症　CP 最常见的并发症包括假性囊肿、门静脉和脾静脉血栓形成、胆道梗阻、十二指肠梗阻、假性动脉瘤和胰腺癌。CT 和 MRI 可用于 CP 上述并发症的准确评估。MRI 和 MRCP 在检测特定并发症方面可能优于 CT，如假性囊肿、瘘管形成和远端胆道扩张等。然而，CT 对于发现慢性胰腺炎之外的其他原因的腹痛或体重减轻方面有其优势。

（相　祎）

参考文献

杜起军，崔立刚，2018. 超声正常值测量备忘录 . 2 版 . 北京 : 科学出版社 .

樊代明，2016. 整合医学 : 理论与实践 . 北京 : 世界图书出版公司 .

樊代明，2021. 整合医学 : 理论与实践 7. 北京 : 世界图书出版公司 .

郭万学，2011. 超声医学 . 6 版 . 北京 : 人民军医出版社 : 905-972.

任卫东，2013. 超声诊断学 . 3 版 . 北京 : 人民卫生出版社 .

郑君惠，2016. CT 检查技术专家共识 . 中华放射学杂志，50(12): 916-928.

中国医师协会超声医师分会，2017. 中国介入超声临床应用指南 . 北京 : 人民卫生出版社 .

Akisik MF, Sandrasegaran K, Jennings SG, et al, 2009. Diagnosis of chronic pancreatitis by using apparent diffusion coefficient measurements at 3.0-T MR following secretin stimulation. Radiology, 252(2): 418-425.

Anderson SW, Zajick D, Lucey BC, et al, 2007. 64-detector row computed tomography: an improved tool for evaluating the biliary and pancreatic ducts. curr Prob Diagn Radio, 36(6): 258-271.

Balci NC, Perman WH, Saglam S, et al, 2009. Diffusion-weighted magnetic resonance imaging of the pancreas. Top Magn Reson Imaging, 20(1): 43-47.

Balci NC, Smith A, Momtahen AJ, et al, 2010. MRI and S-MRCP findings in patients with suspected chronic pancreatitis:correlation with endoscopic pancreatic function testing (ePFT). J Magn Reson Imaging, 31(3): 601-606.

Balthazar EJ, 2002. Acute pancreatitis: assessment of severity with clinical and CT evaluation. Radiology, 223(3): 603-613.

Balthazar EJ, Ranson JH, Naidich DP, et al, 1985. Acute pancreatitis: prognostic value of CT. Radiology, 156(3): 767-772.

Banks PA, Bollen TL, Dervenis C, et al, 2013. Classification of acute pancreatitis—2012: revision of the Atlanta classification and definitions by international consensus. Gut, 62(1): 102-111.

Bipat S, Phoa SSKS, van Delden OM, et al, 2005. Ultrasonography, computed tomography and magnetic resonance imaging for diagnosis and determining resectability of pancreatic adenocarcinoma: a meta-analysis. J Comput Assist Tomogr, 29(4): 438-445.

Bradley EL 3rd, Murphy F, Ferguson C, 1989. Prediction of pancreatic necrosis by dynamic pancreatography. Ann Surg, 210(4): 495-503; discussion 503-504.

Chan WC, Joe BN, Coakley FV, et al, 2006. Gallstone detection at CT in vitro: effect of peak voltage setting. Radiology, 241(2): 546-553.

Choueiri NE, Balci NC, Alkaade S, et al, 2010. Advanced imaging of chronic pancreatitis. Curr Gastroenterol Rep, 12(2): 114-120.

Halefoglu AM, 2007. Magnetic resonance cholangiopancreatography: a useful tool in the evaluation of pancreatic and biliary disorders. World J Gastroenterol, 13(18): 2529-2534.

Hashimoto M, Itoh K, Takeda K, et al, 2008. Evaluation of biliary abnormalities with 64-channel multidetector CT. RadioGraphics, 28(1): 119-134.

Hyodo T, Kumano S, Kushihata F, et al, 2012. CT and MR cholangiography: advantages and pitfalls in perioperative evaluation of biliary tree. Br J Radiol, 85(1015): 887-896.

Johnson CD, Stephens DH, Sarr MG, 1991. CT of acute pancreatitis: correlation between lack of contrast enhancement and pancreatic necrosis. Am J Roentgenol, 156(1): 93-95.

Kalb B, Martin DR, Sarmiento JM, et al, 2013. Paraduodenal pancreatitis: clinical performance of MR imaging in distinguishing from carcinoma. Radiology, 269(2): 475-481.

Kivisaari L, Somer K, Standertskjöld-Nordenstam CG, et al, 1983. Early detection of acute fulminant pancreatitis by contrast-enhanced computed tomography. Scand J Gastroenterol, 18(1): 39-41.

Lee NK, Kim S, Lee JW, et al, 2009. Biliary MR imaging with Gd-EOB-DTPA and its clinical applications. Radiographics, 29(6): 1707-1724.

O' Neill E, Hammond N, Miller FH, 2014. MR imaging of the pancreas. Radiol Clin North Am,52(4): 757-777.

Onishi H, Kim T, Hori M, et al, 2009. MR cholangiopancreatography at 3.0 T: intraindividual comparative study with MR cholangiopancreatography at 1.5 T for clinical patients. Invest Radiol, 44(9): 559-565.

Perez-Johnston R, Sainani NI, Sahani DV, 2012. Imaging of chronic pancreatitis (including groove and autoimmune pancreatitis). Radiol Clin North Am, 50(3): 447-466.

Radtke A, Sgourakis G, Sotiropoulos GC, et al, 2008. Hepatic hilar and sectorial vascular and biliary anatomy in right graft adult live liver donor transplantation. Transplant Proc, 40(9): 3147-3150.

Sandrasegaran K, Lin C, Akisik FM, et al, 2010. State-of-the-art pancreatic MRI. Am J Roentgenol, 195(1): 42-53.

Schlaudraff E, Wagner HJ, Klose KJ, et al, 2008. Prospective evaluation of the diagnostic accuracy of secretin-enhanced magnetic resonance cholangiopancreaticography in suspected chronic pancreatitis. Magn Reson Imaging, 26(10): 1367-1373.

Thoeni RF, 2012. The revised Atlanta classification of acute pancreatitis: its importance for the radiologist and its effect on treatment. Radiology, 262(3): 751-764.

van Dijk SM, Hallensleben NDL, van Santvoort HC, et al, 2017. Acute pancreatitis; recent advances through randomised trials. Gut, 66(11): 2024-2032.

Watanabe Y, Dohke M, Ishimori T, et al, 2000. Pseudo-obstruction of the extrahepatic bile duct due to artifact from arterial pulsatile compression: a diagnostic pitfall of MR cholangiopancreatography. Radiology, 214(3): 856-860.

Yamada Y, Mori H, Matsumoto S, et al, 2010. Pancreatic adenocarcinoma versus chronic pancreatitis: differentiation with triple-phase helical CT. Abdom Imaging, 35(2): 163-171.

Yeh BM, Liu PS, Soto JA, et al, 2009. MR imaging and CT of the biliary tract. Radiographics, 29(6): 1669-1688.

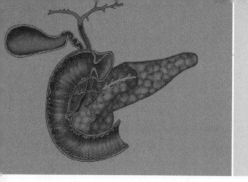

第11章 常用胆胰诊治技术之二：ERCP技术

第一节 ERCP选择性插管——难点与对策

20世纪60年代，内镜逆行胰胆管造影（ERCP）技术诞生后，随着科技进步，影像学方法和附件设备发展也取得了巨大进步，更好地促进了ERCP技术的发展。虽然如此，ERCP在技术上仍然极具挑战性，操作容易失败，也易发生并发症。从某种程度上说，选择性胆管插管（SBC）是ERCP首先面临的困难。

对于围术期患者，应从年龄、性别及其适应证等方面预先评估手术风险，术前选择合适的患者是提高治疗效果、减少并发症的前提。插管情况是ERCP术发生并发症的首要决定因素，也是决定手术成败的关键。当ERCP治疗干预的可能性不大时，不建议实施单纯诊断性ERCP，而改用其他如超声内镜（EUS）或MRCP等低风险的影像技术。困难插管时，如果继续标准插管技术的风险可能会超过手术成功所带来的临床获益，有时需要考虑是否采用比较激进、潜在风险高的辅助操作技术（如预切开）来完成选择性胆管插管。因此，ERCP术前就要预测所有可能的插管情况，内镜医师应掌握相关操作技术以便处理各种情况。术中决策要把潜在风险与手术目的结合起来考虑，甚至有时放弃手术可能是最好的选择。

一、胆管插管术

1. 乳头评估 标准插管的顺序是十二指肠

镜进镜→摆正乳头→插管，十二指肠镜头端到达乳头平面，由于乳头位置可能会偏向肠腔的一侧，常需调整左右或上下旋钮以获得最佳的乳头插管位置，摆正乳头位置后，不要急于插管，应仔细观察乳头的原始解剖结构及周围结构，以增加插管成功的概率（通常第一次尝试最有可能使插管成功，若第一次尝试失败，后续插管反复接触乳头可能导致乳头痉挛、开口水肿和遮挡而增加插管困难程度）。乳头的评估应从以下两方面进行：①乳头表面方向。以乳头的长轴作为参照线，其对应点亦即乳头的最高点位于视野的12点方向，如果各种原因引起十二指肠解剖变形（如憩室、肿瘤、高龄等），乳头可能沿其长轴转向任意方向（通常向左转），此时仍应以乳头长轴作为12点方向。绝大部分情况下，胆管开口位于9～12点位置，11点最多（图11-1）。②乳头内或壁内段胆管走向：胆总管的十二指肠壁内段（胆管开口与跨越十二指肠壁之间的胆管部分）的长度、弯曲和硬度的变化与乳头大小有关，大多数情况下与十二指肠的轴向一致，但有时可能会有差别。

2. 插管基本技巧 仔细观察评估乳头及胆管走向之后，即可尝试插管，通常选用乳头切开刀进行插管。如果镜下十二指肠乳头的位置良好，甚至不需要调整角度钮即可完成插管。如果乳头位置不佳，可通过调节角度钮及配合镜身旋转来调整切开刀方向，使其指向假想的胆道轴向，对准视野11点胆管开口方向轻柔插，使切开刀头端位于乳头内胰胆管隔膜的上方（图 11-2 ）。

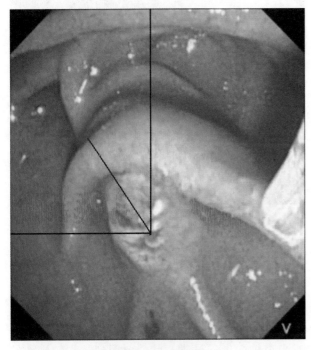

图 11-1　正常乳头

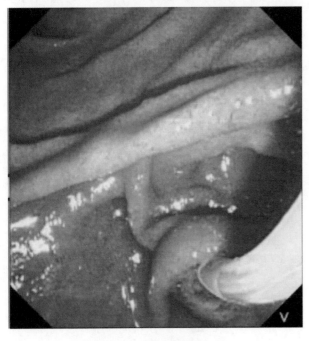

图 11-2　胆管插管

3. 插管主要方法　有 3 种。

（1）切开刀直接深插管法：对于乳头大小和位置良好（对于下垂的乳头也适用），预计不会有太大难度的情况时，用切开刀超选入胆道后再插入导丝，凭导丝方向确认胆总管。这种方式的

成功率达 50% 以上，是经验丰富的 ERCP 医师常用的插管方式。

（2）浅插管深探导丝法：这种方法适用于下垂乳头、活动性乳头或上一个方法失败的情况；当切开刀进入乳头共同段 1 ～ 2mm 后，调节切开刀弓增加其曲度，使其更接近胆道轴向。此时轻压上下钮，切开刀就会克服括约肌阻力进入胆管（小幅度回拉镜身也有助于提起切开刀进入管道，注意：是"抬进送入"胆管的导丝＋刀，而不是暴力和用蛮力插管），助手继续向前探入导丝，透视下观察其走向，区别胰管和胆管。若进入胆管，导丝应毫无阻力；若导丝进入不顺畅或有阻力，需要小心辨别是否进入与胆管相伴而行的胰管或其分支。如果导丝进入胰管，继续保持乳头切开刀在乳头内，并小幅度地前后移动（1 ～ 2mm），挑起末端胆管开口上壁，向上越过胆胰管隔膜，完成胆管插管。

在这一过程中，需通过小幅度调节大小钮前端位置结合镜身的旋转，使乳头切开刀轴向与胆管腔内段轴向相一致（初学者的常见错误动作是将乳头切开刀平移导致误入胰管或对隔膜产生干扰）。一旦成功进入胆总管，术者可能会感觉到切开刀滑入胆管过多落空感；此时放松乳头切开刀以减轻壁内区段的任何变形，并且缓缓探入导丝［若腔内段胆管较长，轻柔地插入导丝和（或）乳头切开刀可能成功插管，用力强行插管很容易使其扭曲变形］。如果尝试 3 ～ 4 次之后导丝仍未成功进入胆总管，可以在透视下注射少量对比剂，使胆总管显影，判断胆管形态及走向（应少量低压力注射对比剂以尽量避免胰管显影），以帮助向引导胆管方向调整导丝。

如果导丝没有进入胆总管或胰管，而是顶在共同段或胆管括约肌侧壁，X 线透视下可见导丝头端在乳头内形成 J 形环。此时术者可尝试缓慢推拉乳头切开刀（此时切开刀与导丝位置是相对固定的，可合为一体进行操作），或助手牵拉取直导丝最终探入胆管。避开胰管、选择性胆总管插管通常会使乳头扭曲，进而导致末段胆管扭曲，即使此时切开刀头端已插入胆道，导丝也无法继续深入导致插管失败。如果术者感觉乳头切开刀头端已进入胆道，保持胆道轴向前提下小幅回撤乳头切开刀，以消除胆管扭曲并减轻对乳头的压迫，可能更利于导丝深入插进胆总管。有时乳头切开刀在腔内段向上压得过紧或者胆总管在穿过十二指肠壁的地方向下形成锐角，此时通过微调内镜位置，或送镜或回拉内镜至乳头上方，会有助于深插管。

（3）导丝尖端引导法：碰到较小乳头时，乳头开口可能比切开刀的前端（4～5Fr）还要小。选择性插管会很困难，导丝引导的插管方法就比较适于此种情况。可将导丝伸出切开刀前端1～2mm沿胆道方向一起插入乳头。可以如方法一直接插入胆道，或同方法二用导丝探入胆道，或用超细造影导管引导进行插管，有助于克服切开刀插管的困难。有时胆管开口显露清楚时，切开刀的触碰可能导致开口闭合难以进入胆管，此时也可用此法将导丝探入胆总管后再顺势送入切开刀，避免刺激胆道开口持续收缩从而顺利完成插管。

总之，插管操作的基本原则是：在理解乳头解剖结构形态的基础上，极力取直腔内段胆管，减少管腔扭曲变形，保持切开刀方向与胆道轴向一致。

4. 壶腹周围憩室的处理　十二指肠壶腹部存在憩室情况并不少见，大部分乳头位于憩室的下侧边缘或憩室内，通常在憩室4～8点范围。少部分病例（约有10%）乳头匿于憩室内，因为解剖位置改变导致插管困难（图11-3）。

一般认为，应用常规方法进行插管；位于憩室内的胆管腔内段往往容易辨别。正确判断憩室内的胆管腔内段走向可以指导乳头切开刀的插入方向。在十二指肠壶腹周围存在憩室情况下，胆道起始段的走向是沿水平方向走行并非急转向上。

相应地，插管时可不必向上探插导丝或乳头切开刀，如能保持好乳头在最合适的位置，其括约肌形成的阻力似乎比普通乳头小，用标准造影导管或将切开刀前端塑形捋直可能更适合这种情况的插管，完成标准插管通常较为容易。然而，由于憩室带来的解剖变形，尽管胆管和胰管开口的相对关系通常是固定的，但有时两者不再位于传统的11点和5点位置。

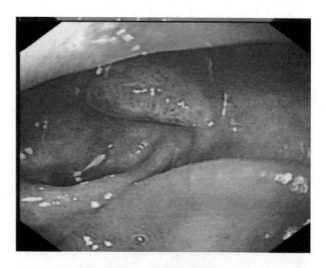

图 11-3　憩室内乳头

若憩室开口很大，可将内镜头端伸入憩室内部，调整镜头对准乳头达到较好的插管位置。由于憩室壁通常较薄，在憩室内应操作轻柔，避免暴力操作引起憩室穿孔。如果乳头位于憩室深部或胆道轴向走向异常，就需要用到特殊的操作技术，充分显露乳头及保持相对较好的胆道轴向方便插管。有时导丝可能反复进入胰管，可以保留进入胰管的导丝或放置胰管支架，有助于将乳头外翻入十二指肠腔，有利于后续的胆管插管。

此外，还可用乳头切开刀下压憩室外缘，或者用造影管（或导丝）、止血夹、活检钳等不同器械帮助外翻显露乳头开口，同时伺机快速插管，也可取得较好效果。

二、胰管插管术

胰管开口可位于内镜视野右缘的任何部位，但多见于1点方向（图11-4）。需稍回拉内镜，在平齐或略高于乳头稍偏右的位置，进行近距离胰管插管（沿水平方向而非向上）。

胰管插管也是用导丝引导切开刀进行插管，与传统的对比剂注射法比较不易引起胰腺损伤。导丝成功探入胰管后，通过连续缓慢地注射对比剂完成胰管造影，通常可获得比较高质量的胰管造影，通过实时透视监视胰管显影程度，尽量低压力注射以减少对比剂外渗或不必要的分支胰管显影，可降低PEP风险。通过尽量减少插管尝试次数、对比剂注射次数、对比剂用量等措施，通常能降低

PEP 发生风险。对于难以定位的主胰管，也可以尝试静脉注射促胰液素帮助主胰管的定位与插管。

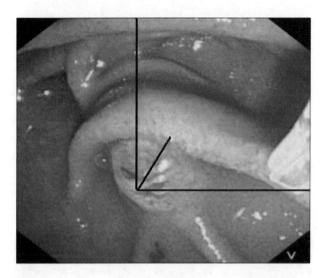

图 11-4　胰管开口

三、困难插管

对困难插管虽还没有统一的定义，不同机构对于困难插管的定义有所区别，总的来说需综合考虑下列因素：首次接触乳头后尝试插管的次数、插管操作时间、导丝插入胰管的次数及意外胰管显影。有文献报道，可将插管操作时间 10 分钟、尝试插管 5 次或导丝 4 次进入胰管作为参考。超过其中任意一项，常规插管技术（导丝引导或对比剂辅助）插管失败的概率会大大增加。插管次数（或插管时间）是 PEP 发生的独立预测因素，当插管次数超过 9 ～ 10 次时，PEP 风险将会迅速增加，面对这些困难插管，ERCP 操作医师应有处理预案，以尽可能减少及防止可能出现的并发症。

1. 胰管占据法　如果插管后导丝反复进入胰管而不能进入胆管，应及时更改插管策略。尤其对于高 PEP 风险的患者（如胰管插管 4 次及以上），需及时做出决策，避免乳头出现更大损伤或胰管显影。多次插管尝试失败和胰腺显影范围增大都会增加 PEP 风险，此时可选择导丝占位与胰管支架占位两种方法进行尝试。

（1）双导丝技术（double-guidewire technique，DGT）：导丝反复进入胰管后，留置导丝在胰管内，使用切开刀重带另一根导丝，以位于

5 点方向的胰管留置导丝为参照，保持切开刀与胆道轴向一致，向位于 11 点的胆道方向插入（图 11-5）。

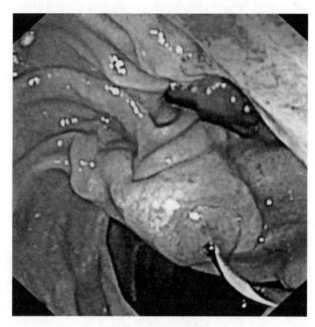

图 11-5　胰管插管

可以由术者操纵切开刀的方向，导丝可由术者或助手探入，探入导丝后再沿导丝进入胆管。这种操作的优点是在导丝占据主胰管后有助于打开并稳定乳头开口，利用导丝将迂曲复杂的通道变得直线化，伸直胰胆管共同通道，机械关闭胰口，更利于导丝进入胆管，同时可以减少胰管的重复注射或插管，并有助于术后沿胰管导丝放置胰管支架。导丝占位法非常常用，尤其是在困难插管的时候，第一选择就是导丝胰管占位法。以导丝占据胰管时应尽量避免胰管损伤，能置入胰体部胰管远部位对胰管的损伤最小，但对于胰管细小、多曲且成袢的患者，是不太可能将导丝插入胰管深部的，有时深插可能进入侧支胰管，会造成较大损伤。此时可选用 J 形亲水端的导丝，在前端 1cm 塑形导丝，或者在胰管内通过轻压使导丝末端反折成环，这样易于通过胰管分叉处的成角，避免阻滞于旁支胰管而损伤胰腺，同时位置也会相对稳定，利于胆管插管。最终也可用以置入胰管支架。

（2）胰管支架引导插管（wire guide cannulation pancreatic stent，WGC-PS）：是另一

种解决误入胰管所致插管困难的方法。此方法为导丝进入胰管后留置导丝于胰管，沿导丝置入不超过弯曲部胰管的5Fr胰管支架以保护胰腺开口，减少导丝或切开刀反复进入胰管导致的胰腺损伤，支架放好后将胰管导丝撤出，导丝引导切开刀从胰管支架上方尝试进行胆管插管。将切开刀前端置于支架上方向下轻压支架，向11点方向插管。

通过旋钮及调节镜身使切开刀与胆管方向一致后尝试轻插导丝进入胆道。如仍不成功，可沿支架上方行针刀括约肌切开术（应由经验丰富的ERCP医师进行，详见后文）。另一种选择是适时终止手术，改日待乳头水肿消退后再次行ERCP插管或送到三级医疗中心的插管成功率均可达到95%～100%。

2. 预切开技术（pre-cut）　括约肌预切开术是通过切割分离乳头表面黏膜及黏膜下层使胆管开口显露而易于插管，是一项高阶辅助插管的技术，经验丰富的内镜医师操作时，预切开术是一种重要而安全地显露胆管入口的补救技术，作为困难插管补救技术具有很高的成功率。主要包括针刀括约肌切开术、针刀瘘管切开术和经胰管括约肌切开术。

（1）针刀括约肌切开术（needle-knife sphincterotomy，NKS）：是指使用针刀自乳头开口处沿胆总管长轴上11～12点方向由浅入深逐层切开（NKS应以可控的、逐步切割的方式进行单向切割，以2mm切割刀丝通以短脉冲切割电流，尽量减少过量的热损伤）（图11-6），目标是完全切开乳头隆起的大部分软组织，并非有目的地切开末端胆管，有时也能偶然将胆管直接打开。乳头被切开后向后推切缘常能看见个小红点或小乳头样的胆管开口结构，留置于胰管的导丝或支架位于它的5点方向（图11-7）。

用内镜吸气后观察有胆汁流出的地方有助于定位胆管开口。接着用带导丝的切开刀（经导丝引导）或造影导管轻柔仔细地操作，进行选择性胆管插管。应避免用导管或导丝用力盲探，以免导丝在剖缘组织层之间前行而形成假道，损伤剖开的组织断层。随着技术进步，高清的十二指肠镜的应用可以在镜下清晰辨识剖开后的各种结构，帮助胆管开口定位并指导进行精准的定向操

作。一旦导丝无明显阻力非常顺畅上行进入肝内，标志着胆管插管的成功。胆管插管成功后沿导丝跟进切开刀或造影导管，进行胆总管造影。由于NKS术后腔内段胆管存在对比剂沿剖缘组织层外渗的风险，应避免在假想的胆管末端注入对比剂。插管成功后，应以常规方式行胆道括约肌切开。既往认为NKS与高PEP风险有关，但目前多认为PEP的发生并不在于NKS本身，而与预切前的多次插管失败后导致的乳头水肿有关，一项前瞻性随机对照试验结果显示，早期NKS与持续标准的插管技术比较，早期插管失败是PEP的危险因素，早期使用NKS并未增加PEP发生的风险。

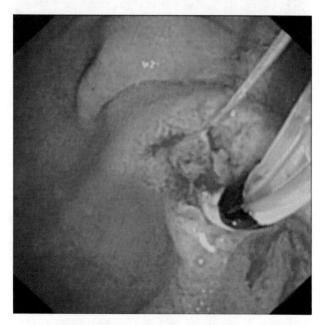

图11-6　针刀括约肌预切开

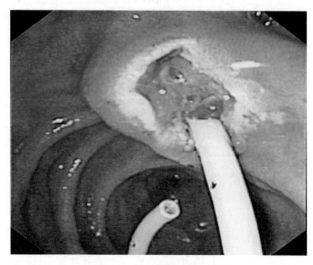

图11-7　沿胰管支架预切开

（2）针刀瘘管切开术（needle-knife fistulotomy，NKF）：是另一种预切开技术，类似于 NKS，当导丝难以进入胆管及胰管时，在距乳头开口上方约 5mm 处，用针刀将黏膜切割刺穿形成瘘口，然后经瘘口向 11 点方向由浅入深逐层切开直到显露远端胆管，再使用导丝插入胆管（图 11-8）。

这种方法几乎没有损伤括约肌和乳头开口，也很少发生非预期的胰腺插管，较 NKS 发生 PEP 的风险也会降低，多项研究证明了作为困难插管技术的 NKF 具有相当高的安全性和有效性。但 NKF 切开的孔道通常较小，后续行 ERCP 治疗时难度可能更大。由于针刀前端锋利，在预切开的过程中如果术者操作不当，或肠道蠕动过快可导致出血穿孔风险增加，有研究显示用 Dual 刀代替针刀能降低 ERCP 术中预切开过程中出血发生率，缩短 ERCP 插管时间，并且获得与针刀相近的手术成功率。

（3）经胰管括约肌切开术（trans-pancreatic sphinc terotomy，TPS）：是在导丝进入胰管后，以切开刀沿 11 点至 12 点的胆道方向切开胆胰间隔膜再进行插管。其优点是胰管内导丝有利于切开刀的稳定操作，乳头及胆总管腔的视野更佳，切口小，利于判断及易控制操作方向，并发症发生率低，适用于反复胰管插管、胰管注射、小扁平乳头、憩室内乳头胆管无狭窄等病例，对于没有出血高危因素的患者，倾向于首先选择经胰管括约肌切开术，有利于避免长时间插管导致的乳头水肿，同时方便放置胰管支架，通畅胰液引流，减少胰腺炎发生。有研究显示在导丝无意中进入胰管的情况下，采用经胰管括约肌切开术比针刀括约肌切开术更具优势，两者的术后胰腺炎及总体并发症发生率无差异。

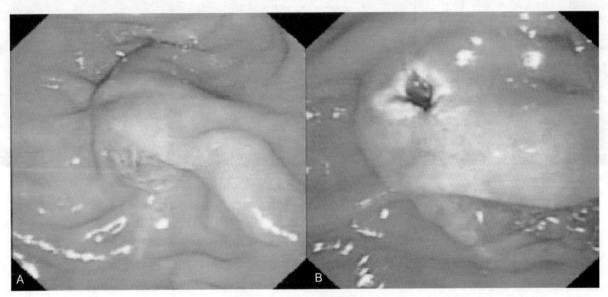

图 11-8　针刀瘘管切开术

A. 未造瘘前乳头；B. 于乳头中上部开窗造瘘

目前预切的最佳时机尚无统一标准，研究称早期（＜ 20 分钟）比晚期（＞ 20 分钟）的插管成功率明显要高（94% vs. 70%）此外，高并发症发生率还与该技术的难度相关，资料显示，内镜医师至少操作 NKS ＞ 15 次才能达到 85% 的成功率，＞ 50 次才能将并发症减少到 5% 以下。因此，为减少并发症，应由经验丰富的内镜医师操作，做到快速精准插管，尽量减少对乳头的刺激。

会师技术：在上述技术失败后，可考虑顺行穿刺胆管置入导丝，导丝通过乳头进入十二指肠，再通过内镜沿导丝完成逆行插管，包括① EUS 引导的会师术（EUS-guide rendezvous techniques，EUS-RV），是在实时超声引导下，直接用穿刺针经胃肝内入路或经十二指肠肝外入路穿刺胆管，探入导丝直至通过乳头进入十二指肠，然后使用放置的导丝进行胆道插管。②经皮会师技术（percutaneous-endoscopic rendezvous techniques，PE-RV），是使用 PTCD 穿刺针经皮穿刺进入胆管，引导导丝顺行穿过胆管，经乳头穿出胆管，再通过留置在胆管中的导丝逆行胆管插管。这些技术应用于涉及乳头的大的浸润性肿瘤或术后解剖结构改变的病例。这些技术有时也面临着肝内胆管穿刺不佳、导丝难以调整到胆总管下段方向等困难，随着新的器材的发明及穿刺技术的改进和提高，会师技术的成功率会不断提高。

四、胃肠道重建术后 ERCP 的插管

胃肠道重建术后的解剖关系包括：毕Ⅱ式术（含 Brown 吻合）、Roux-en-Y 胃旁路术及其他类型，在重建术后的胃肠道长距离插镜到达主乳头或胆/胰肠吻合口的难度增加，另外乳头解剖位置改变（倒置），也使选择性插管和乳头括约肌切开等各项治疗性操作难度增加（图 11-9）。

这些使得胃肠道重建术后 ERCP 成为最具有挑战性的困难操作，其插镜和诊治的成功率受内镜类型和附件的限制。对于输入袢较短的毕Ⅱ式术后患者，2018 年的《中国经内镜逆行胰胆管造影术指南》中推荐首选侧视镜进行 ERCP 操作，前视镜作为备选。有报道直视镜带透明帽完成进镜及胆管插管，插镜及插管成功率均有不错结果（均为 92% 以上）。

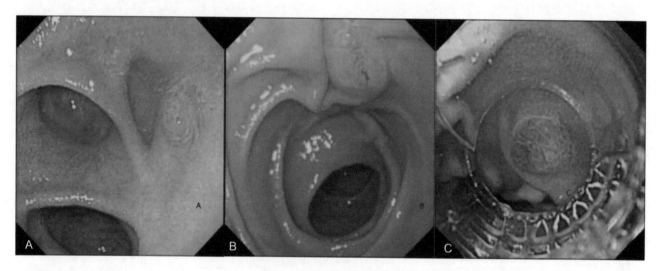

图 11-9　毕Ⅱ式术后乳头
A. 十二指肠近端盲端；B. 乳头呈倒置表达；C. 透明帽辅助下乳头位置显露更佳

Roux-en-Y 胃旁路术后由于必须横穿过其过长的输入袢到达十二指肠主乳头或肝管空肠吻合部位，术后粘连内镜容易成袢及解剖结构变得难以识别等一系列原因增加了 ERCP 的难度，使得应用传统的办法很难完成 ERCP 操作，正确判断输入袢方向的难度进一步增加，同时内镜成袢及有限的附件长度也限制了镜下操作。有条件的医院可以选用球囊肠镜辅助 ERCP（balloon enteroscopy-assisted ERCP，BEA-ERCP）（单球囊小肠镜、双球囊小肠镜、螺旋套管小肠镜），但对术者操作小肠镜和 ERCP 经验的要求较高，同时内镜和附件条件相对受限，一般推荐在专业的三级医疗中心进行小肠镜 ERCP 诊疗。应用腹腔镜辅助 ERCP（laparoscopic-assisted ERCP，LA-ERCP）实现进镜至 Roux-en-Y 胃旁路术后输入袢的双镜联合新型治疗方式亦有报道，但并不推荐腹腔镜辅助 ERCP 作为消化道重建术后患者的常规术式。

（刘群清）

第二节　ERCP 塑料、金属支架置入

ERCP 技术诞生于 1968 年，距今已有 50 余年。随着影像学的发展，超声内镜、MRI 等技术为胆胰疾病的诊断提供了更加无创的方法，ERCP 从最初应用于胆胰疾病诊断到目前几乎仅应用于治疗，而 ERCP 支架置入是其中常用的治疗技术，已广泛应用于胆胰管的各种良、恶性疾病，可以安全有效地解除梗阻、改善引流。ERCP 支架根据放置位置不同，分为胆管支架和胰管支架。胆管支架有塑料支架、自膨式金属支架 2 种，其中塑料支架价格较金属支架便宜，但容易堵塞，出现胆管支架堵塞的时间多在安装后 3～6 个月。自膨式金属支架治疗具有长期通畅率高及高引流率、低并发症发生率等特点。尽管金属支架在胆道疾病中的应用不断增加，但塑料支架仍有其一定的优点。胰管支架仍以塑料支架为主。

一、塑料支架

塑料支架置入方便，减压效果好且价格便宜。塑料支架有多种不同的构型和长度，组成材料包括聚四氟乙烯、聚乙烯或聚氨酯等。胆管塑料支架常见的构型有直型、单猪尾型和双猪尾型。而胰管塑料支架多为单猪尾型。由于可被胆泥和生物膜堵塞，塑料支架引流通畅的时间有限，因此当需要长期引流时则需要定期更换支架。大部分直径相同的支架，其引流通畅的时间相近。几乎所有塑料支架均为中空的管状结构，其中胆管支架可有或无侧孔，而胰管支架均有侧孔以便于胰管分支的引流。

1. 胆管塑料支架引流术　内镜置入胆管塑料支架引流术（endoscopic retrograde biliary drainage，ERBD）的适应证有：远端胆管狭窄（distal biliary strictures，DBS）、肝门部胆管狭窄、无法取出的胆道结石、胆漏等。根据病变范围及位置选用合适的支架，近端放置在狭窄段或结石以上，远端通常留在十二指肠乳头外。

（1）远端胆管狭窄处理：远端胆管狭窄是临床较为常见的胆管病变，病因可为良性疾病，也可为恶性疾病。

与肝门部胆管狭窄相比，远端胆管狭窄更容易解除。胆管插管成功后造影可清晰显示狭窄的范围，据此可选择合适长度的支架。置入 10Fr 以下的支架无须先行胆管括约肌切开，在治疗良性狭窄时，放置多个支架需要先行胆管括约肌切开。置入单个 10Fr 以下支架时，一般无须先行扩张狭窄，尤其是在通过胆道下段的狭窄时，推送支架的力量足以克服阻力。在不确定支架能否通过的情况下，可用扩张探条先通过狭窄段；如果扩张探条通过顺利，无须球囊扩张，否则，应行柱状球囊扩张狭窄段；置入多个支架时，须先应用探条或扩张球囊扩张狭窄段，还需要在支架置入前放置多根导丝。

当放置多个支架时，最好先置入稍长的支架，因为后置入的支架在置入时产生的摩擦会导致第一个支架一定程度上移；这时如果第一个支架太短，其末端就容易被推入胆道内；当然只要支架仍然跨越狭窄，一般不会有不利影响。

支架的长度应为十二指肠乳头到狭窄近端边缘的距离再加上 2cm。一般说来，5cm 或 7cm 长的支架足以解除大部分由胰腺恶性肿瘤引起的胆道梗阻。对狭窄段长度的测量有多种方法。一种方法是退出已插入的导管进行测量。当导管的前端位于狭窄段的近端边缘时，内镜医师用手指抓住活检口处的导管以作标记，随后在内镜监视下将导管后撤至刚出十二指肠乳头处。测量内镜医师手指标记处到活检孔的距离，即为狭窄段的长度，该方法测量的狭窄段长度可能比实际长度偏长。还有某些导管或导丝上间距已知的不透 X 线的标记也可用作参照，来测量狭窄近端与乳头之间的距离。应根据狭窄段的长度及位置选择合适的支架，避免过长，否则，如果发生支架向肠腔内移位，过长的肠内段支架可能对十二指肠壁造成损伤甚至穿孔。

选择好支架就开始放置。推进过程中抬钳器应处于关闭状态。当支架抵达抬钳器处时，略微松开抬钳器以便支架从内镜通道中释放出来；随后抬起抬钳器推送支架向上进入十二指肠乳头。必须拉直镜身且使其前端尽可能接近乳头，以获

得较大的推送力，便于操作流畅顺利地进行。抬起、放松抬钳器交替进行，推送支架逐步进入胆道，最终到达目标位置。回拉内镜并使其头端向上，进一步缩短内镜头端与乳头之间的距离，也易于使支架向上推进。支架自内镜推出后，内镜到乳头间的长度要尽可能短，否则支架受力后容易在肠腔内弯曲，力量不易传导到支架前端，向上推进困难，最终可能导致支架置入失败。为了使支架易于向上推进，助手必须持续牵引内套管或导丝。当支架抵达最佳位置时，助手可将导丝和内套管抽出，同时内镜医师继续用推送管向前施力抵住支架末端，以防支架向远端移位。如需造影以评估胆道引流或支架上方肝内胆管情况，应先退出导丝、保留内套管，以便注入对比剂。如需置入多个支架，可重复上述过程。

（2）肝门部胆管狭窄处理：肝门部胆管狭窄与远端胆管狭窄的塑料支架置入有两方面的差异：①尽管单侧支架置入从技术上不需要行胆管括约肌切开，但肝门部胆道梗阻行支架置入时并发胰腺炎的风险更高，而行胆管括约肌切开术可能会减少胰腺炎的发生；②由于狭窄段远离内镜头端，导致推送支架的力量不足以克服狭窄段的阻力，通常需要对狭窄段进行扩张，当放置双侧支架时，需要同时进行胆管括约肌切开和狭窄段扩张。一般来说，用于肝门部肿瘤的支架长度至少需要12cm，因为大部分患者从乳头开口到左右肝管汇合处的距离约为9cm。长度刚好跨过狭窄段的支架，可能会太短而不能在肝内胆管内锚定，而更容易向远端移位。相比之下，易于塑形的软支架可能不容易向远端移位。如果需要放置双侧支架，有两种放置导丝的方法。一种是在置入支架前，在左右肝管分别置入一根导丝。另一种是先置入第一个支架，然后在支架旁重新插管，将导丝超选进入对侧的肝内胆管系统。需要注意的是，受狭窄段的严重程度影响，或肝门部胆管梗阻时狭窄远端胆管因无胆汁而松弛变细，因此在第一次操作时，不一定能放置双侧10Fr支架。在这种情况下，可酌情先放置稍细的支架，待下次更换支架时可将其中一个或两个全部置换为直径更大的支架。

（3）无法取出胆道结石的支架放置：胆道结石无法取出、胆管明显扩张且下段无狭窄的患者，

置入猪尾型支架比直型支架更好，因为前者向远端移位的可能性小。猪尾型支架的置入与直型支架有所不同，在支架释放的最后阶段，必须适当回拉内镜，以便在十二指肠降部形成猪尾结构。内镜医师应持续向前推送支架，直到内镜下看到猪尾支架的远端标记，可于置入前在支架的猪尾部和直型部交界处做特殊标记（如果支架本身在该处没有可视性标记的话）。然后在支架推进的同时回拉内镜，或者放松抬钳器让推送器进入肠腔，最终使支架在十二指肠腔内形成猪尾结构。

（4）胆道外科手术、胆囊切除或外伤所致的胆漏及瘘管形成处理：可通过跨乳头放置塑料支架行短期引流来治疗，术中是否行胆管括约肌切开术视具体情况而定，支架不一定要跨越胆漏位置。支架的置入可以消除括约肌压力的影响而利于胆漏处的胆汁流入十二指肠，最终促进漏口或瘘管的闭合。但对于更为复杂的胆漏或胆总管的大漏口，支架一般需要跨越胆漏部位。

2. 胰管塑料支架置入　内镜下胰管塑料支架（endoscopic retrograde pancreatic drainage，ERPD）常用于治疗慢性胰腺炎所致的胰管阻塞；胰漏可能表现出的胰源性腹水或胰腺液体蓄积；在极少数情况下，胰腺癌所致的胰管恶性梗阻也会引起胰腺炎或剧烈腹痛，可通过跨越狭窄段放置胰管支架而得到有效治疗；置入临时性胰管支架可以有效预防某些高危人群ERCP术后胰腺炎的发生；重症急性胰腺炎的情况下，发生胰管渗漏或断裂会导致预后不良，置入胰管支架可改善部分患者的临床进程；对于创伤性胰管损伤的患者，塑料支架可以有效桥接损伤的胰管，利于胰漏的愈合。外科手术后发生的胰漏（如胰尾切除术、术中误伤），也可通过胰管支架进行有效治疗。慢性钙化性胰腺炎的患者，在体外冲击波碎石前置入胰管支架可以减少完全碎石所需的治疗次数，最终缩短治疗时间。

由于胰管支架的直径相对小（3～7Fr），所以置入胰管支架时无须行胰管括约肌切开术。纵然在极少数情况下需要放置10Fr支架，置入单个支架也不一定要行胰管括约肌切开术。支架直径的选择主要依据相应的适应证（如预防ERCP术后胰腺炎，治疗胰管狭窄或胰漏）和主胰管内径

的大小。细支架置入无须内套管，仅需要推送管或类似装置（如标准推送导管、括约肌切开刀或球囊导管）推送即可循导丝置入。与胆管支架的置入相似，首先应判定病变部位，将导丝插入胰管尾端，必要时进行狭窄扩张。当推送管到达合适位置时，撤出导丝，随后撤出推送管，保留支架尾端于乳头外。比较短且直径非常小（3Fr）的胰管支架的置入操作必须特别仔细，因为支架很容易插得过深而完全进入胰管内。胰管支架内移位后难以取出，因此有些医师喜欢使用单猪尾型支架，因为可以将其猪尾侧留置于十二指肠腔以防止支架向胰管内移位。细塑料支架（3～5Fr）主要用于有高危因素的患者（如插管困难、壶腹切除术后）和（或）拟行高风险操作的患者（如胆管括约肌切开术、胰管括约肌切开术），以预防 ERCP 术后胰腺炎的发生。一般认为该类支架多可于短期内自行排出，因而可以最大限度地减轻对胰管的损伤。现有的证据表明，5Fr-3cm 无侧翼胰管支架是预防 ERCP 术后胰腺炎的最佳选择。

二、自膨式金属支架

自膨式金属支架（SEMS）可分为裸支架（uSEMS）、半覆膜自膨式金属支架（pcSEMS）或全覆膜自膨式金属支架（fcSEMS），在治疗胆管狭窄时，其通畅期比塑料支架更长。塑料支架的直径是固定的，其在 3 个月和 6 个月内的堵塞率分别为 30% 和 50%。受十二指肠镜钳道的内径限制，能置入的塑料支架的最大外径为 12Fr（4mm）。相比之下，SEMS 支架系统外径最小为 6Fr，支架释放后可扩张至 10mm。尽管最初研发 SEMS 是为了给预期生存期短的恶性胆道梗阻患者提供更持久的支架延长治疗，但是近年来 fcSEMS 越来越多地用于治疗良性胆管疾病。

1.胆管置入 SEMS 的适应证

（1）无法根治性切除的恶性胆道梗阻：包括胰腺癌、胆管癌、壶腹癌、胆囊癌和由淋巴瘤或淋巴转移癌等导致的压迫，SEMS 置入可解除梗阻，改善引流，减轻黄疸，提高生活质量。

（2）恶性胆道疾病中的术前应用：许多中心仍将塑料支架置入作为疑似恶性但未经活检证实的胆道梗阻患者的初步治疗，仅在以下情况才考虑置入 SEMS，如塑料支架堵塞、预期患者存活期大于 3 个月、病理确诊为恶性肿瘤和（或）经肿瘤分期确认无法手术治疗。但随着多种新辅助化疗方案的发展，SEMS 已开始用于外科术前减黄。fcSEMS 较塑料支架和 uSEMS 可维持更长时间的支架通畅能力，如果最终没有实施外科切除术，fcSEMS 还具有可移除的优势。

（3）对良性胆道疾病的治疗：SEMS 通常用于缓解恶性胆管阻塞，但由于 fcSEMS 具有可移除性，越来越多的文献支持选择性使用 fcSEMS 治疗良性胆道疾病，如胆管狭窄、胆漏、胆瘘、括约肌切开术后出血。胆管良性狭窄（BBS）可由外科术后损伤、胆管吻合术（肝移植后）、慢性胰腺炎或原发性硬化性胆管炎引起，需要置入胆管支架来缓解狭窄并重新塑形胆管。研究证实并行置入多根大口径塑料支架、定期选择性更换，治疗 1 年的疗效优于置入单根 10Fr 塑料支架，术后胆管狭窄缓解率高达 80%～90%，慢性胰腺炎相关胆管狭窄缓解率可达 50%～70%。因此，目前推荐对大部分 BBS 患者使用多根塑料支架治疗。但多根塑料支架治疗 BBS 的不足之处在于其通畅期有限，需要进行多次 ERCP 来更换更大口径的支架来扩张狭窄。塑料支架会促进生物膜积聚和胆盐沉积，从而黏附和聚集胆泥。一旦形成这种内环境，胆汁流动受阻、管腔堵塞风险增加。因为 fcSEMS 释放后的直径是 10Fr 塑料支架的 3 倍，能带来更长的通畅期和更有效的扩张。这可能会减少内镜手术的次数，最终抵消初次治疗的高费用。因此建议首选放置单根 fcSEMS 而不是多根塑料支架。

2.SEMS 放置的技巧　胆道 SEMS 是以编织或以激光切割方式制成的网格状中空管腔，能够限制性径向膨胀。它们膨胀后的刚性和柔韧性程度各不相同。一些 SEMS 带有近端和远端侧翼以减少移位。与大口径塑料支架一样，金属支架套在引导内芯上循导丝进入内镜工作通道。与塑料支架不同的是，SEMS 被塑料外鞘和弦释放装置压缩固定后预装在引导内芯上。金属支架可以由镍钛合金（镍和钛化合）、不锈钢或铂镍钛（铂金内核与镍钛外壳）制成，但基本上都是由镍钛合金制成的。

（1）导丝：是穿过胆管狭窄段、导管上行和器械交换时保持胆管通路所必须用到的附件。通常首选体部刚性好、头端亲水的 0.035in 或 0.025in 导丝（1in ≈ 2.54cm），以利于器械交换。肝门部胆管狭窄时，需并行或 Y 形放置双侧支架来缓解梗阻，从而需要使用多根导丝进入到特定的引流肝段胆管内。

（2）支架尺寸、定位和括约肌切开术：10mm 直径的 SEMS 最为常用，其长度选择则由狭窄的长度、位置来决定，同时还要根据支架放置的方式是置于乳头上方还是跨越乳头来选择。释放后完全扩张开的 SEMS 应跨越狭窄段两端至少 10mm，以防止肿瘤跨越支架两端向内生长，一些支架完全释放后长度会有相应缩短，在计算支架长度时应考虑到这一点。在乳头上方放置支架，乳头括约肌可保持完整，如没有进行括约肌切开术，会减少十二指肠内容物反流到胆管。这种放置方式最常用于肝门部胆管或肝总管狭窄时，这时 SEMS 长度不足以跨越乳头；但如果狭窄段太长，也可将多根支架叠加放置。SEMS 放置在乳头上方的潜在缺点是会增加支架堵塞时再次插管进入支架内腔的难度。跨乳头置入 SEMS 的方式常用于胆总管梗阻时，支架伸入十二指肠腔内 3 ~ 10mm 有利于下次插管。然而，跨乳头方式放置 SEMS 时如果支架伸入肠腔过长会增加支架对乳头对侧十二指肠壁的机械性损伤，可能导致溃疡、出血，甚至穿孔，应注意避免这种情况。无论是在乳头上方还是跨越乳头放置 SEMS，都不一定要行胆管括约肌切开术。由于 SEMS 的输送系统直径小，且支架的径向膨胀力使其可在 48 小时内完全张开，因此对于远端胆管狭窄一般无须先行扩张狭窄段。

（3）内镜和透视下自膨式金属支架的展开：除了需要高质量的胆管造影来确定胆道梗阻的长度、位置和廓形，MRCP 或 CT 在 ERCP 术前评估中也很重要。支架推送器的端口应注射生理盐水润滑，以便于沿导丝推进支架及退出外鞘管。十二指肠镜的头端应保持尽量靠近乳头，以防止在将支架推送器的硬性导管插入乳头开口时意外滑脱导丝。内镜医师和助手互相配合使导丝在推送导管上行时始终保持相对静止。SEMS 两端的透视标记通常可以提示释放前后的支架位置，当支架跨越乳头口放置时，在内镜下可持续监测 SEMS 远端边缘的位置。当 SEMS 推送器到达目标位置后，助手逐渐退回外鞘管或牵引绳以释放支架。通过"退出外鞘管"将支架反方向推离内镜并释放，这时支架被从输送系统推出，扩张的同时长度相应短缩。这时医师应逐渐回拉推送管来精确调整支架位置。随着外鞘管的回撤，支架的近端逐渐释放。可以回拉输送系统来将支架位置向远端调整。若需将支架位置向近端调整，应推进外鞘管将部分释放的支架重新收回。外鞘管完全退出后，再退出推送导管和导丝。当 SEMS 跨越非常紧密的狭窄段时，不会立即完全径向扩张，退出推送导管时会使 SEMS 发生移位。为了避免这种情况，退出推送导管时将外鞘管再向前推进，以免推送导管的前鼻挂在支架网眼上而无法顺利退出。支架释放后已经无法向近端调整位置，但如果需要向远端调整位置或取出支架，可用异物钳抓取支架移动。

3. 恶性肝门部胆管狭窄（MHS）的处理　对恶性肝门部胆管狭窄行内镜下支架置入是一项失败风险相对较大的高级操作技术，所以内镜医师的经验非常重要。Bismuth Ⅰ型和Ⅱ型患者可通过 ERCP 行内镜下支架置入；而 Bismuth Ⅲ型和Ⅳ型患者需姑息性引流，可以通过 PTCD 或联合 ERCP 来引流减黄，具体方式根据当地医院的经验调整。

（1）单侧或双侧胆道引流：目前的共识认为只要引流的肝脏体积大于 50% 即可提高患者的生存时间。因此需要根据患者引流的肝脏体积大小决定是单侧引流或是双侧引流。但存在胆管炎的患者（尤其是已行引流治疗者）可能需要置入双侧支架引流治疗。如果胆管造影时左右肝内胆管都显影，一般建议双侧支架引流。在尝试胆道引流之前，常规需要通过非侵入性影像技术如 MRCP 评估胆管的狭窄情况及异常解剖结构。

（2）ERCP 支架选择：如果是非姑息性引流，首选鼻胆管或塑料支架引流，尽管患者会有少许不适，但因鼻胆管引流的通畅性好且胆管炎发生率低而备受欢迎。如果是姑息性引流，可使用 SEMS，引流效果优于塑料支架，通畅期更长，可减少再干预次数；而双支架引流时通畅期更长，再干预次数少。双侧 SEMS 可以并行放置，也可以将第二个 SEMS 通过第一个 SEMS 的网孔进入到对侧胆管，呈 Y 形放置。双侧 SEMS 放置的技术更具挑战性，要求操作者具有高超的技巧和丰富的经验。

4. 胰管金属支架　胰管支架仍以塑料支架为主，金属支架应用于一些慢性胰腺炎导致的胰管狭窄和胰管结石的患者，也取得了较好的效果。胰管狭窄诊断一旦确立，无论临床症状轻重均应首先考虑 ERCP 治疗，ERPD 置入对慢性胰腺炎患者腹痛症状的即刻缓解率为 65% ～ 95%。经内镜置入单个塑料支架在短期内具有较高的技术和临床成功率，是一种合理的首选治疗方法；然而单个塑料支架不能获得永久性的主胰管狭窄扩张，有较高的狭窄复发率。相对于塑料支架，金属支架有更大的直径和更长的支架通畅期，全覆膜金属支架较塑料支架更适用于慢性胰腺炎胰管狭窄。胰管结石可以通过内镜下胰管括约肌切开、狭窄段扩张及应用取石网篮或球囊清除结石。但胰管结石往往同时伴有胰管狭窄，单纯括约肌切开及狭窄段扩张有时很难取出结石，尤其在结石较大时。有报道在 ERCP 引导下放置 1 个临时的 6mm 全覆膜金属支架并液电碎石后成功取出结石。另外有对直径 1.1cm 的胰管结石先临时置入 1 个全覆膜自膨式金属支架在胰管内 3 天以扩张狭窄的病例报道，在确认支架完全扩张后取出金属支架并进行液电碎石术以粉碎结石，使用 ERCP 网篮成功取出碎石后无相关并发症发生。

三、支架置入患者登记制度

不论是塑料支架还是金属支架，应当建立支架置入患者登记制度，注意随访，尤其是良性疾病患者，以便召回患者进行支架移除或置换。应当采取措施以避免留置支架太久，被遗忘的支架取出十分困难，据报道 76% 需要手术，可导致 6.7% 的患者死亡。

（曾伟伟）

第三节　ERCP 术后胰腺炎的研究进展

ERCP 分为诊断性 ERCP 及治疗性 ERCP，作为侵入性操作，其并发症主要包括 ERCP 术后胰腺炎（post-ERCP pancreatitis，PEP）、胆管炎 / 脓毒血症、出血和肠穿孔，少见并发症包括低血压、低血氧、空气栓塞等。

1991 年 Cotton 等制定了关于 ERCP 术后并发症的共识意见，将 PEP 定义为 ERCP 术后出现急性胰腺炎相关的临床症状，包括新出现的或加重的腹部疼痛，伴有术后 24 小时血清淀粉酶超过正常上限的 3 倍，并且需住院 1 天以上。若 ERCP 术后仅有血淀粉酶升高，而无胰腺炎的临床表现则称 ERCP 术后高淀粉酶血症（post-ERCP hyperamylasemia，PEH）。目前我国 PEP 的诊断采用的是临床定义，包括：①典型腹痛症状；② ERCP 术后 24 小时血清淀粉酶、脂肪酶超过正常上限的 3 倍；③ CT 提示胰腺炎。只要符合以上 3 个指标中的任意两项，临床即可诊断为 PEP。与 Cotton 等的定义相比，临床定义增加了影像学指标，可以发现更多的潜在的 PEP 患者。

ERCP 总体并发症发生率为 3% ～ 10%，PEP 是其最常见的并发症。Kochar 等纳入 1977 年至 2012 年间 108 个随机对照试验（RCT），共计 13 296 例患者，对 PEP 发生率、严重度及死亡率进行系统回顾，显示 PEP 总体发生率为 9.7%，在一般风险人群中的发生率为 8.8%，而在高危人群中的发生率可高达 14.7%，且 PEP 中绝大多数为轻症胰腺炎，总体病死率 0.7%。在另一项国外的研究文献中显示高危患者 PEP 发生率可达 15% ～ 20%。在我国的数据中，南京大学医学院附属鼓楼医院一项纳入 4234 例 ERCP 患者的回顾性研究提示：PEP 发生率为 5.3%。万晓龙回顾分析 740 例西安交通大学第二附属医院 ERCP 患者，发现 PEP 发生率为 5.95%。

在一些特殊人群，如妊娠期妇女，Sumant 等回顾性分析 3628 例育龄期女性的 ERCP 术后并发症，其中妊娠患者 907 例，结果发现妊娠患者 PEP 发生率为 15%，明显高于非妊娠患者。

条共同通路，即产生级联反应导致蛋白水解酶过早激活，胰腺组织自我消化，腺泡分泌受损，从而产生 PEP 的临床症状。

一、发病机制

PEP 的产生机制目前尚不明确。可能的机制包括：乳头水肿导致的胰管内压力增加；导丝或其他器械导致的胰管机械损伤；反复胰管显影导致胰管静水压损伤增加；对比剂或肠液反流进入胰管导致的化学性刺激损伤；内镜下十二指肠乳头括约肌切开术或射频消融治疗导致的主乳头或胰腺实质热损伤；内镜及其配件等消毒不达标引起的感染也可能导致 PEP。

PEP 的发病机制虽然复杂，但过程都存在一

二、PEP 分级

1991 年，括约肌切开术并发症的规范化定义达成共识并被引进且广泛沿用至今。主要依照住院天数及需要的干预措施对并发症的严重程度进行了分级。这种分级方法可对不同情况下 ERCP 和括约肌切开术结果进行统一评估。ERCP 操作失败往往导致重复 ERCP 或经皮穿刺治疗或外科手术治疗，有可能明显增加患者的发病率、住院时间及花费。术后若需进入任何重症监护室治疗则归入严重并发症一类，详见表 11-1。

表 11-1　Peter Cotton 标准 PEP 严重程度分级（参考）

轻度	中度	重度
术后新发腹痛或腹痛较前加重 术后 24h 血淀粉酶升高超过 3 倍正常值上限 住院时间延长 2～3 天	住院时间延长 4～10 天	需要住院治疗 10 天以上 引起出血性胰腺炎、胰腺坏死，假性囊肿，有创引流，手术

PEP：术后胰腺炎；ERCP：内镜下逆行胰胆管造影。

三、PEP 高危因素

PEP 高危因素有很多，总体可分为两类（表 11-2）。一类为患者相关因素，如青年、性别（女性）、胆管不扩张、血清总胆红素或肝功正常、有既往 PEP 或复发性胰腺炎病史、Oddi 括约肌功能障碍（SOD）等。第二类为 ERCP 手术操作相关，如插管时间大于 10 分钟、导丝误进胰管、胰管内反复注射造影剂、乳头括约肌延迟预切开术、单纯小球囊扩张等（注：多研究表明，学员参与插管过程并不影响 PEP 的发生）。

表 11-2　PEP 相关危险因素一览表

患者	手术
年轻	插管时间＞10min
女性	导丝误进胰管
Oddi 括约肌功能障碍（SOD）	胰管内反复注射造影剂
PEP 病史或复发性胰腺炎病史	延迟预切开术
胆管不扩张	
肝功正常	

PEP 的各项危险因素都是相互关联的，需结合个体所存在的所有危险因素进行评估，有文献报道合并多项危险因素时，PEP 发生率可高达 40%。慢性胰腺炎被认为是 PEP 的保护性因素，可能与随年龄增长，患者胰腺萎缩及胰酶分泌功能下降、损伤敏感性降低有关。

1. 患者相关因素　机制尚不明确，可能是患者因为雌激素环境、炎症相关细胞因子的强化调节、α_1 抗胰蛋白酶水平低或其他因素导致胰腺敏感性增加，或是胆管压力增高导致括约肌松弛存在保护作用，增加了对胰腺损伤的抵抗力。

（1）年龄：年轻被认为是 PEP 的高危因素。但具体年龄小于多少岁，不同的研究得到的结论不尽相同：年龄阈值分别为年龄＜60 岁，年龄＜50 岁，年龄＜70 岁。但无论哪种结论，均提示 PEP 发生率随年龄增长而下降。有研究显示，30 岁以下患者 PEP 发生率为 6.2%，30～49 岁为 4.7%，50～69 岁为 4.4%，＞70 岁为 2.9%，其中＜30 岁组和＞70 岁组差异显著（$P=0.03$），该研究仅

在单因素分析时提示年龄是高危因素，而 < 50 岁患者组与 > 50 岁患者组的 PEP 发生率无明显差异。另一项研究以 75 岁为年龄分界，回顾性分析两组患者的 PEP 及严重程度也没有明显差异。年龄继续增长，> 80 岁高龄患者的 PEP 发生率明显下降（0.9% vs. 5.3%；$P < 0.05$），但另一方面出血、心血管事件、麻醉相关不良事件及死亡的风险增加。

（2）性别：国内外大量文献研究均支持女性是 PEP 高危因素。但也有一些研究结果并不支持这一观点，如在 Christoforidis 等的研究中，女性患者仅表现出一定的 PEP 高发趋势，其与男性患者的 PEP 发生差异并不显著。而 Cheng 等的多中心研究中，女性不是高危因素。在 Katinelos 等的研究中，也得出女性不是高危因素这一结论。国内也有不少支持这一观点的研究，一项纳入 1419 例 ERCP 患者的回顾性分析提示，PEP 发生率在男性和女性中并无显著统计学差异。目前，女性患者易发生 PEP 的原因尚不清楚，至于为何出现不同的研究结果，编者分析可能与女性好发奥迪括约肌功能障碍（SOD）有关，而 SOD 是 PEP 的高危因素，故而在因素分析中需要剔除合并 SOD 的患者才可能得到一致的结论。

（3）奥迪括约肌功能障碍（SOD）：常见于胆囊切除术后的女性患者。根据文献报道，怀疑合并 SOD 的患者，PEP 发生率高达 10% ～ 30%。发病机制可能为各种因素致使括约肌痉挛及水肿导致胰管引流不畅，放置胰管支架可降低 PEP 发生率。

既往认为该类患者同时接受奥迪括约肌测压，可能增加了 PEP 风险。如果是使用电晶体（solid-state）导管或者进行持续吸引时，对 SOD 的测压操作本身并不增加 PEP 的风险。这可能和测压方式的由传统的灌注式测压导管更改为抽吸式导管有关，采用新型抽吸式导管测压，PEP 风险性可能下降到与其他器械插管操作类似。

对疑似 SOD 的患者有 2 项研究，对比了进行 ERCP 胆道测压和不测压后 PEP 发生的风险，结果发现胆道测压对 PEP 风险并无独立影响。还有研究发现，术前疑似胆总管结石患者如果在术中未发现结石，这是 PEP 的一个独立危险因素，

这种危险因素也可归因于疑似 SOD。胆囊切除术后出现腹痛的女性患者，罹患 SOD 的可能性较大，故其 PEP 发生风险较高，对于此类患者行 ERCP 应该保持谨慎的态度。可考虑 MRCP 或 EUS 等其他无创或创伤性小的操作明确胆胰管状态。

（4）黄疸：编者在多年临床工作中发现，阻塞性黄疸患者行 ERCP 术很少发生 PEP，而术前没有黄疸的患者 PEP 发生率较高。我国一项纳入 4234 例患者的回顾性研究结果显示：术前胆红素水平正常是 PEP 发生的独立危险因素，OR 值为 1.917。周萍等通过 317 例患者 ERCP 资料分析得到结论：无黄疸患者 ERCP 术后胰腺炎的发生率高于黄疸患者（$\chi^2 = 4.539$, $P = 0.032$）。早期的单因素分析研究提示胆总管直径细小的患者发生 PEP 风险增加，这一类患者大多数没有黄疸。后续的无论是单因素分析还是多因素分析研究，都未再提示胆总管直径与术后胰腺炎的关系，即便是在 SOD 患者中也没有这一趋势。胆总管结石明确的患者行 ERCP 取石 PEP 的发生风险也较低，无症状的胆总管结石患者 PEP 发生风险明显增加。

一些学者认为胆红素正常的患者胆道没有代偿性扩张，导致注射对比剂时管腔难以发挥压力缓冲作用，胆管压力过高，容易发生 PEP。肿瘤等引起的长时间阻塞性黄疸的患者，可使胆总管适应这种高压扩张的状态，使其对再次刺激有一定的耐受性。胆总管结石的患者，长期的胆道梗阻会加重胆汁淤积，胆道梗阻与结石一起作用引起的一系列化学与机械刺激使胆总管进行了重构和适应，这种重构和适应使得其对再次刺激有更高的耐受性，故而较不容易发生 PEP。

（5）既往有无 ERCP 史及情况：既往有 ERCP 术后胰腺炎病史者发生 PEP 的风险增加（OR 值为 2 ～ 5.4）。Christensen 等研究指出，既往有胰腺炎病史的患者 ERCP 术后更容易并发胰腺炎。这可能是因为既往有胰腺炎史的患者本身存在易感因素及基础病变，且胰腺反复发生炎症导致胰腺结构改变、胰管分泌不畅。我国也有学者研究发现：既往有胰腺炎史的患者 PEP 的发生率明显高于无胰腺炎史的患者（25.64% vs.11.15%，

$\chi^2=6.377$，$P=0.012$）。

既往的研究多通过单因素分析得出该项危险因素。在部分研究中，单因素分析发现其他原因导致的急性胰腺炎是 PEP 的危险因素，但多因素分析中没有得出这一结论，可能受样本量不足或混杂因素影响。既往的资料少有将初次 ERCP 作为分析因素。Coelho-Prabhu 对于 10 年内 1072 次 ERCP 术回顾分析发现，通过多变量分析确定与 PEP 相关的危险因素为首次 ERCP（$P=0.0394$）。

我国南京大学医学院附属鼓楼医院一项纳入 2007 年至 2012 年期间 4234 例 ERCP 患者 PEP 危险因素分析发现，女性、首次 ERCP 和胆红素水平正常是患者相关的 3 个独立危险因素。尽管目前这方面研究不多，但结论基本是一致的。因此，对于首次实行 ERCP 的患者还是应该把握好适应证，以减少 PEP 的发生。

胆红素正常的女性患者发生 PEP 的概率为 5%，若合并困难插管，风险概率上升至 16%，若该患者怀疑有 SOD，其 PEP 风险增加至 42%。很遗憾目前并没有公认的综合预测模型。Jeurnink 等根据其单中心回顾性数据，选择预切开、SOD、年轻、女性、既往胰腺炎病史、胰腺分裂、困难插管（各 1 分）和原发性硬化性胆管炎（2 分）8 个因素建立了 PEP 和 ERCP 术后胆管炎的预测模型。当总分＞4 分时，胰腺炎和胆管炎发生风险高达 26%。研究中通过这一模型来指导患者是否可以当日出院。

一项汇集 3133 例 ERCP 患者的回顾性分析提示：不同 ERCP 适应证的患者，其 PEP 高危因素可能存在差异。在胆总管结石的患者中，女性（OR=2.11，95%CI 1.20～3.73）和术前胆红素正常（OR=1.93，95%CI 1.13～3.32）是 PEP 的独立危险因素，胆管狭窄患者中，合并十二指肠狭窄（OR=2.74，95%CI 1.14～6.59）和肝门部胆管狭窄（OR=2.59，95%CI 1.41～4.77）是 PEP 的独立危险因素。

（6）其他方面：胰腺分裂不是 PEP 的独立危险因素，但是副胰管的操作及副乳头括约肌切开会增加 PEP 的发生风险。憩室旁乳头可能是 PEP 高危因素，但也有很多研究发现合并憩室的 PEP

的发生率并没有增加。IPMN 合并细小胆管患者发生 PEP 风险增加，可能与胰管内黏液排泄不畅相关。饮酒可能是危险因素，吸烟和慢性肝病可能是 PEP 保护因素。而另一些研究显示 PEP 与糖尿病、高血压、肝硬化、肥胖和 BMI 等无显著相关性。这些因素与 PEP 的关系还有待更多的研究数据验证。

2. 手术操作相关因素　包括 5 次或更多次插管操作、预切开、胰管内注入对比剂、胰管乳头括约肌切开术、乳头球囊扩张、胆管残留结石、乳头切除术等。应该充分重视上述因素。

一项由经验丰富的内镜医师完成的 907 例 ERCP 插管前瞻性研究显示：困难插管通常指反复插管或插管时间延长（超过 5～10 分钟），是 PEP 的独立危险因素，该研究提示 321 例的患者第 1 次插管即成功，其 PEP 发生率仅为 0.6%，两次尝试后成功的 PEP 发生率上升至 3.1%，3～4 次尝试后上升至 6.1%，最后，5 次及 5 次以上尝试后上升至 11.9%（$n=226$）。插管时间＜5 分钟，PEP 风险为 2.6%，超过 5 分钟的手术的 PEP 风险为 11.8%。

内镜下十二指肠乳头括约肌切开术（EST）是否是 PEP 的危险因素是存在争议的。Akashi 等认为 EST 使十二指肠乳头周围组织水肿从而阻塞胰管引起 PEP。但在许多研究中，EST 并非 PEP 的危险因素。EST 并不增加 PEP 风险。

出现困难插管，预切开是一个不错的选择。但是预切开作为 PEP 危险因素存在争议。一项来自 Ding X 的荟萃分析提示预切开的患者 PEP 发生率为常规治疗组的两倍。但是也有不少文献并不支持这一观点。Mariani 认为：对于胆道插管困难的患者，早期预切开是一种有效的方法，可显著降低 PEP 的发生率。反复多次的插管尝试才是 PEP 真正的危险因素。Choudhary 也认为，在插管失败后 5～10 分钟进行早期预切开可以降低 PEP 的发生率，而不会影响插管率或增加其他并发症。

对于一些困难乳头，若条件允许，很多医师会使用针刀行乳头开窗术。一项纳入 6 个 RCT 研究的共计 966 例患者的荟萃分析提示：使用针刀对十二指肠乳头行预切开会降低 PEP 的发生风险，并且不会增加其他并发症的发生率。由此可以看出，预切开的风险主要取决于术者，因而建议在困难插管早期由有经验的 ERCP 医师（每周操作至少 1 例预切开）实施。

任何形式的胰管括约肌切开都是 PEP 的危险因素，但此类患者通常置入胰管支架预防 PEP，因此重症胰腺炎发生风险并不高（＜ 1%）。胰管显影也是 PEP 的高危因素。Hisa 的一项研究显示：常规胰管造影的患者中 PEP 的发生率为 37.0%（10/27），无胰管显影患者中 PEP 的发生率为 14.3%（11/77），接受导丝引导插管的患者 PEP 发生率仅为 2.6%。其可能的机制如下。

（1）对比剂注入胰管导致胰管内压力升高：腺泡上皮及胰管壁因此受到损害，其细胞膜被破坏，严重者细胞与细胞之间紧密连接也被破坏，其产生的过高压力甚至可使胰腺腺泡破坏而对比剂溢出，破坏胰腺组织。

（2）对比剂注入胰管后引起过敏反应及化学损伤：导致胰腺细胞破坏，胰酶激活。胰腺炎发生的风险随胰管显影的程度而增加（未显影 0.8%，头段 3.6%，头体段 4.5%，全程 8.6%，$P < 0.001$），胰管显影的患者发生中重度胰腺炎的风险也明显高于未显影的患者（$P < 0.001$）。

ERCP 操作过程中导丝反复误入胰管可能增加胰管静水压和黏膜损伤。此时若同时存在胰管纤细则可能增加 PEP 发生风险。Ishikawa 等发现在胰管直径≤ 3mm 的患者中，留置胰管导丝发生胰腺炎的风险增加（OR=3.12，95% CI 1.33 ～ 7.33，$P=0.01$），但在直径＞ 3mm 的患者组中，留置胰管导丝与否胰腺炎发生率无明显差异。2019 年欧洲胃肠内镜学会《ERCP 并发症指南》认为导丝进入胰管超过 1 次是 PEP 的危险因素。

一项来自 Donatelli G 的研究显示：大球囊扩张完整未切开的乳头括约肌会增加 PEP 发生的风险。Liao WC 开设了一项前瞻性随机试验，结果显示与传统的 1 分钟内镜下乳头球囊扩张术相比，5 分钟内镜下乳头球囊扩张术提高了取石的效率并降低了胰腺炎的风险。小切开后行括约肌球囊扩张并不会增加 PEP 的风险，并且对于困难的胆总管取石，内镜下乳头大球囊扩张术联合 EST 比单纯 EST 更有效，手术时间更短，早期并发症更少。

3. 操作者相关因素　包括术者为学员或进修生、术者缺乏经验。处于培训期的学员参与已被证明是胰腺炎发展的一个重要风险因素。有研究显示：单因素和多因素分析都提示学员参与是 PEP 高危因素（OR=1.5，$P=0.03$），已发生重症胰腺炎的患者中，73% 有学员参与。但在其他的一些报道中，学员参与并未显著增加 PEP 的发生风险，特别是在有丰富经验的医师指导的情况下。操作者的累积操作例数少也是 PEP 的风险因素之一。

插管时间越长，并发症越多。学员的插管时间究竟多久比较合适，来自我国空军军医大学西京医院的潘阳林教授团队的培训研究发现：给予学员 10 分钟的插管尝试时间较为适合，这样既可保证达到较为满意的插管成功率，又不增加 PEP 发生风险。在一项观察性研究中，学员参与了 36.1% 的原始乳头 ERCP，其最终插管成功率和 PEP 等并发症发生率与培训者组相当，但总体插管时间延长，预切开的使用显著增加（32.1% vs. 23.4%，$P < 0.001$）。在该项研究中学员 10 分钟内插管失败即由教员接手，其独立完成的初始插管成功率仅为 51%，预切开的使用率也高于既往，可能一定程度上控制了 PEP 的发生风险。该研究小组后续的多中心研究观察了 21 位 ERCP 学员（累积操作量＜ 200 次或需要在监督下非独立操作）插管和患者发生并发症情况，学员与教员的技术成功率相当（92.4% vs. 93.7%；$P=0.30$），总体并发症发生率相当（14.7% vs. 14.6%；$P > 0.99$），其中 PEP 发生率也相当（3% vs.2.6%，$P=0.58$）。在该项研究中，大部分（78%）为 1 级风险的 ERCP 操作。因此在培训学员的时候，设定插管时间在 10 分钟以内，选择合适的病例，限定导丝进入胰管次数、及时转换插管策略，以及学员出现粗暴的插管动作及时由经验丰富的教员接手可能降低学员参与后患者发生 PEP 的风险。

术者经验也会对 PEP 有影响。韩国进行的一项多中心前瞻性研究发现经验较少的内镜医师（每周少于 1 例）操作后患者 PEP 发生率为 12.0%，显著高于经验丰富的医师（6.7%）。ERCP 术后并发症的这些危险因素间存在协同作用，换言之，存在的危险因素越多，术后并发症的发生风险也越高。存在多种高危因素的患者，其 PEP 发生风险是叠加的。

编者认为，我国相较于发达国家，在患者数量方面具有一定的优势，大型的医疗中心每年 ERCP 患者数量可达数千例。希望能制定一套实用的 PEP 风险预测系统，给予相应的预防措施，以减少不良事件的发生。

4. 其他的危险因素　包括终末期肾病、胰腺体积过大、壶腹周围憩室、妊娠、无症状胆总管结石、金属胆管支架置入等报道较少，缺乏大型临床研究。

四、特殊人群 PEP

小儿 ERCP 术后并发症发生率略高于成人，最常见的并发症是 PEP，多为轻度，术后胰腺炎发生与胰腺造影、胰管括约肌切开术、胰管支架置入术、胰管狭窄扩张术等因素相关。

《中国 ERCP 指南（2018 版）》建议：妊娠期 ERCP 应由经验丰富的内镜医师操作，并尽量推迟至妊娠中后期（B1）。妊娠期 ERCP 相关并发症发生率高于非妊娠人群，包括术后胰腺炎、穿孔、胆囊炎等，但 ERCP 总体上不增加孕妇死亡率、早产率、流产率等，亦不会延长总体住院日。

五、PEP 预防策略

PEP 预防方面目前研究较多，总体分为 4 个方面。分别是：①把握好 ERCP 适应证，选择适合的患者；②操作技术方面：如更加轻柔地操作、避免暴力插管、减少插管次数、适当的时间终止操作、导丝辅助插管、留置胰管支架、留置鼻胆引流管、限制对比剂的注入等；③药物预防：使用抑制炎症反应的药物、减少胰酶分泌的药物、抑制蛋白酶活性的药物、降低奥迪括约肌压力的药物、水化药物、中药等；④由经验丰富的 ERCP 术者进行操作。

1. 把握好 ERCP 适应证，减少边缘适应证　ERCP 技术由于其操作技巧性很强、难度大，

被业界誉为消化内镜技术中"皇冠上的明珠"，伴随而来的并发症又很危险，甚至危及生命，在 ERCP 术中获益越少的患者，并发症发生率越高。把握好适应证非常关键，尽量减少一些边缘适应证。

2. 操作技术方面　反复多次的插管以及暴力插管容易造成奥迪括约肌痉挛与乳头水肿，导丝引导插管可能造成乳头部损伤，导致胰液引流不畅及胰腺炎的发生。更加轻柔地操作，避免暴力插管，尽可能用更少次数成功插管是减少 PEP 的方法。以编者多年的 ERCP 操作体会，插管成功多数不是"插"进去的，而是顺势"滑"进去的，从乳头的大体切除标本结构来看，乳头共同段内有较多皱褶，盲目插入只能导致切开刀尖端戳在皱褶形成的无效腔，甚至破入组织内形成假道。应顺应胆管走势拨开这些皱褶。

PEP 发生率与 ERCP 操作时间呈正相关，一项纳入 956 例 ERCP 的回顾性研究发现：操作时间 < 30 分钟的患者，PEP 发生率为 4.42%，30 ~ 60 分钟的 PEP 发生率为 14.18%， > 60 分钟的 PEP 发生率高达 39.09%（χ^2=101.2，$P < 0.01$）。长时间的 ERCP 操作会导致 PEP 诱发效应不断累加，使胰管和胰腺实质内被提前激活的胰酶量越多，诱发 PEP 的可能性越大，PEP 也可能越重。

有文献报道，对插管失败的病例改换其他内镜中心，插管成功率高达 96% 且同一内镜中心改天再操作的成功率可以高达 87.5%。这可能和终止操作后，患者乳头水肿减轻，胆汁及胰液排泄使胆管末端重新开放有关。适当的时间终止操作并不是向病魔低头，而是给患者和术者另一种选择。

操作技术的选择也是 ERCP 能否成功的影响因素之一。

（1）导丝辅助插管技术（wire-guided biliary cannulation，WGC）：可提高插管成功率，可在插管过程中限制对比剂注入胰腺，已经被广大内镜医师选择。虽然 WGC 技术提高了插管效率，但是能否降低 PEP 发生率还存在一些争议。一项纳入 332 例 ERCP 患者的前瞻性研究将 ERCP 患者分为 WGC 组和 159 例 CC（常规插管）组，两组之间 PEP 的发生率相同（6.1% vs. 6.3%，P=0.95）。而 Francesco D'Arpa 和 Tse F 的研究却

提示 WGC 技术可提高插管成功率，显著降低 PEP 发生率。造成这一差别的可能原因一方面是操作者的技巧，另一方面可能是导丝辅助插管有多种实施方法。无论如何，就现有的研究来看，导丝辅助插管仍应提倡。

（2）胰管支架置入（pancreatic stent placement，PSP）：可通过适当排出胰液缓解术后胰管高压，从而预防 PEP。已有多项随机对照试验及荟萃分析研究证实，预防性胰管塑料支架置入能够显著降低（60% ～ 80%）高危人群发生 PEP 的风险，有利于预防重症胰腺炎的发生，能够显著降低术后高淀粉酶血症水平值。

最新一项纳入 7862 名患者的对 4 种预防策略进行比较的荟萃分析［预防策略包括使用直肠非甾体抗炎药、乳酸林格液（LR）水化、胰管支架置入与使用安慰剂］发现，与安慰剂组相比，直肠非甾体抗炎药组（B=−0.69，95%CI −1.18 ～ −0.21），胰管支架组（B=−1.25，95%CI −1.81 ～ −0.69），LR 组（B=−0.67，95%CI −1.20 ～ −0.13），LR 联合直肠非甾体抗炎药组（B=−1.58，95%CI −3.0 ～ −0.17），均与 PEP 的发生风险降低有关。

目前各项指南已将胰管支架置入认可为主要的 PEP 预防措施。使用双导丝法插管时，或者有导丝误入胰管等操作相关高危因素时，首选预防措施为胰管支架置入。《中国 ERCP 指南（2018 版》对于 PEP 高风险的患者建议行胰管支架置入术。推荐使用 5Fr 胰管支架。

在胰管支架的选择方面，一项荟萃分析对不同类型胰管支架预防 PEP 的效果做了比较，数据表明 5Fr 的胰管支架在预防 PEP 方面更具优势，而支架有无侧翼则无明显差异，原因可能在于管径大的支架胰液引流量也更大、引流减压效果更好。另外 5Fr 支架比 3Fr 支架更容易操作、置入所需时间短，大部分医师仍倾向于使用 5Fr 支架，这也是欧洲胃肠内镜学会推荐的。

支架侧翼能有效预防支架移位，但同时也可能损伤胰管内皮，而无侧翼的胰管支架用以预防 PEP，其优势在于大部分该类支架可在 1 ～ 2 周时自行脱落，从而避免了再次内镜下拔除的需要。编者认为，综合考量后对于 PEP 高危人群，置入

侧翼支架，以减少胰管支架过早脱落失去保护胰腺的作用，对于普通人群预防 PEP 则可考虑使用无侧翼支架。

支架放置的合适位置目前无统一的意见，研究也不多。来自日本的 Sugimoto 等做了为了预防 PEP，胰管支架插入哪个位置更合适的研究，结论显示将支架插入胰腺体部或尾部可降低 ERCP 术后高淀粉酶血症的发生风险，并可能降低 PEP 的发生风险。

胰管支架留置时间尚无定论，既往报道为 1 ～ 14 天不等，更长时间的留置有可能会导致支架损伤相关的胰管慢性炎性改变。Cha SW 的一项单中心随机研究显示留置组（留置 7 ～ 10 天）的 PEP 发生率显著低于即刻拔除组（4.3% vs. 21.3%，$P=0.027$），中度以上胰腺炎的发生也显著降低（0 vs. 12.8%，$P=0.026$）。术后即刻拔除胰管支架一方面失去了其维持胰管开口通畅的功能，另一方面置入和拔除的操作有可能加重乳头水肿、损伤胰管黏膜或导致胰管括约肌痉挛，目前并不推荐这一策略。当存在复杂困难胰管结构或术者对胰管操作不熟悉时，胰管支架置入过程也存在损伤胰管的风险。

Choksi NS 的一项大型多中心临床随机对照研究提示，胰管支架置入失败的患者 PEP 发生率接近 3 倍于未行支架置入的患者（34.7% vs. 12.1%，$P=0.02$），患者年轻、出现困难插管或有复发性胰腺炎病史等是预测置管失败的独立危险因素，置管失败是 PEP 的独立危险因素。因而建议该项操作由有经验的 ERCP 医师实施。在此过程中出现胰管插管困难或支架难以置入时，应尽量避免重复操作加重胰管损伤，及时更换预防策略。

关于内镜鼻胆管引流术（endoscopic nasobiliary drainage，ENBD）的应用，业界认为有效的 ENBD 可减轻胆管及胰管内压力，使其正常排泄，并减少胆汁及对比剂反流到胰管。ENBD 可防止残余小结石嵌顿，保证足够的胆管引流，减轻十二指肠乳头水肿。术后放置鼻胆管引流导管可有效预防 PEP 的发生。

ENBD 可能是 PEP 的保护因素。一项随机对照试验的结果表明，ENBD 可显著降低内镜下胆道括约肌切开术联合内镜下乳头大球囊扩张术

患者的 PEP 发生率。另一项类似的临床试验证实 ENBD 只能显著降低术后高淀粉酶血症的发生，并减少了 EST 患者的住院时间，但未显著降低 PEP 的发生率。但无论怎样，ENBD 带来的益处是显而易见的，对于有 PEP 高危因素的患者行 ENBD 可能是有益的。

过快、过量地注入对比剂导致胰管显影、胰胆管压力骤然升高和胰液反流入胰腺实质，均极易造成 PEP 的发生。故在能判断病情的前提下尽可能减少或避免对比剂的使用，可一定程度降低 PEP 发生率。

3. 药物预防　抑制炎症反应的药物、减少胰酶分泌的药物、抑制蛋白酶活性的药物、降低奥迪括约肌压力的药物、水化（aggressive hydration，AH）药物、中药等。

（1）抑制炎症反应的药物：包括非甾体抗炎药（NSAID）、类固醇、IL-10、别嘌醇、己酮可可碱、利培酮、阿瑞匹坦等，NSAID 的研究是最多的，且其具有低价、安全、有效、易获取等特点，是现今我国和欧洲临床指南推荐的 PEP 预防用药。

NSAID 能预防 PEP 的机制在于其能够抑制急性胰腺炎发病机制中的相关通路，包括磷脂酶 A_2 的激活，前列腺素合成增加及中性粒细胞 - 内皮细胞黏附，以减弱急性胰腺炎早期的"瀑布样连锁放大效应"。NSAID 中研究最多的当属双氯芬酸和吲哚美辛。2012 年 Elmunzer 等发表的一项多中心 RCT，结果显示在 ERCP 术后立即使用 100 mg 吲哚美辛栓纳肛可显著降低 PEP 发生率（9.2% vs. 16.9%，$P = 0.005$），显著降低中重度胰腺炎的发生率（4.4% vs. 8.8%，$P = 0.03$），而消化道出血、肾功能异常等并发症并无差异。同期还有多项应用吲哚美辛或其他非甾体类药物（如双氯芬酸）预防 PEP 的 RCT 及相关的系统分析结果符合这一结论。用药途径方面，直肠给药优于口服、肌内或静脉给药。2015 年一项纳入 3378 例患者的荟萃分析发现，术前使用 NSAID 可有效降低约 48% 的 PEP 发生率，术后使用 NSAID，PEP 的发生风险同样也降低了 55%。与吲哚美辛（41%）相比，双氯芬酸是更有效的预防剂（55%）。

2016 年，一项多中心、单盲、RCT 共纳入 2600 例 ERCP 患者的高质量研究首次直接比较了不同使用时机（术前 / 术后）和不同使用人群（高危人群 / 一般人群），结果显示，术前普遍应用组和术后选择性应用组分别纳入 1297 例和 1303 例患者，分别有 47 例（3.6%）和 100 例（7.7%）发生 PEP（$P < 0.001$）。两组的其他并发症发生率相当。最终结果表明，对包括低危人群在内的所有 ERCP 患者术前普遍应用吲哚美辛栓纳肛是更具优势的 PEP 预防策略。

（2）减少胰液分泌的药物：包括生长抑素（somatostatin）及其合成类似物奥曲肽（octreotide），可通过减少消化酶的分泌直接影响外分泌功能，并通过抑制分泌素和缩胆囊素的产生而间接影响外分泌功能。国内外研究结果不尽相同，对于生长抑素及其类似物奥曲肽预防 PEP 仍存有争议。

Arndt J 等开展了一项纳入 510 名患者的随机双盲临床试验，分为生长抑素组（插管超过 3 分钟给予静脉注射生长抑素 250μg，随后立即以 250μg/h 的速度连续输注药物 4 小时，生长抑素的总剂量为 1250μg）及安慰剂组（接受等量的盐溶液进行初始注射和连续输注）。结果显示：生长抑素组 19 例（7.5%）和安慰剂组 17 例（6.7%）发生 PEP［相对风险（RR）=1.12，95%CI 0.59 ~ 2.1，$P=0.73$］。生长抑素组（2.4%）和安慰剂组（3.5%）的中度或重度急性胰腺炎病例数相似（RR=0.67，95%CI 0.24 ~ 1.85，$P=0.43$）。最终结论为：静脉推注生长抑素后短时间持续输注并不能降低 PEP 的发生率。

既往的两项荟萃分析表明，生长抑素推注或长时间输注（> 12 小时）可以降低胰腺炎的发生风险，而短时间输注（< 6 小时）则不能。对比两组研究发现，生长抑素推注的时间可能是生长抑素是否起预防作用的关键。Wang、Qin 等对安慰剂对照的 RCT 进行了荟萃分析，预防性长期使用生长抑素可显著降低高危患者 PEP 发生率，但短期或推注生长抑素并没有用。Zhao 等的一项回顾性研究提示：在总共 304 例病例中，81 例接受了 ERCP 术前生长抑素治疗；126 例接受 ERCP 术后生长抑素治疗，97 例未给予生长抑素治疗。ERCP 术前使用生长抑素能有效降低 PEP 的发生率（4.9% vs. 16.5%，$P=0.017$）。这种益处在高危患者中非常显著（8.9% vs. 26.0%，$P=0.035$），但

在低风险患者中无差异（0 vs. 6.4%，P=0.254）。ERCP 术后生长抑素治疗不能有效预防高危或低危患者发生 PEP。由此看来，生长抑素的给药时机、剂量、方式等都会对预防 PEP 的疗效产生影响。

我国近期一项多中心（11 家医院）、大样本量（纳入 900 例患者）的高质量 RCT 研究证实：ERCP 围术期使用生长抑素（250μg 术前静脉注射＋250μg/h 术后静脉滴注 11 小时）可显著降低 PEP 发生率（7.5% vs. 4.0%），且无严重不良事件发生。

由此看来，首剂 250μg 术前静脉注射，随后 250μg/h 术后静脉滴注 11 小时是一种较优的方案，得到了众多专家的认可。

生长抑素类似物奥曲肽同样可抑制多种内分泌激素，减少胰腺分泌。奥曲肽不同于生长抑素，其半衰期较长，故预防 PEP 主要是和用量有关，有国外荟萃分析发现奥曲肽在足剂量（≥ 0.5 mg）下才可以降低 PEP 的发生率。一项纳入 832 例 ERCP 患者的大型多中心（12 个内镜中心）RCT 研究证实：奥曲肽组（ERCP 术前 1 小时奥曲肽 0.3 mg 持续静脉滴注至术后 5 小时，静脉滴注结束后 6 小时及 12 小时奥曲肽 0.1 mg 皮下注射）患者 PEP 发生率为 2.42%（10/414），对照组为 5.26%（22/418）（P=0.046）。高淀粉酶血症总发生率为 14.9%；奥曲肽组为 12.32%（51/414），对照组为 17.46%（73/418）（P=0.041），未发现副作用。奥曲肽具有预防 PEP 和高淀粉酶血症的作用。

由此可见，目前关于生长抑素及其类似物奥曲肽对 PEP 预防作用的研究结果并不一致，包括给药时机、给药剂量、给药时长、给药方式以及在不同风险人群中的作用都有待更多更大的临床随机对照试验进一步验证。

（3）抑制蛋白酶活性的药物及质子泵抑制剂（PPI）：PPI 可通过抑制胃酸分泌而间接抑制胰腺分泌，还可以预防应激性溃疡的发生。蛋白酶抑制剂（加贝酯、乌司他丁及萘莫司他）能够广泛抑制与急性胰腺炎进展有关的胰蛋白酶、糜蛋白酶、弹性蛋白酶、磷脂酶 A 等的释放和活性，还可稳定溶酶体膜，改善胰腺微循环，减少急性胰腺炎并发症如全身炎症反应综合征（SIRS）和多器官功能障碍综合征（MODS），主张早期足量应用。

加贝酯、乌司他丁等均为人工合成的低分子蛋白酶抑制剂，其中以加贝酯对胰蛋白酶活性的抑制效果最佳，并且能够有效延缓炎症反应程度、抑制奥迪括约肌痉挛。目前无论是高质量 RCT 研究还是荟萃分析，均无法得出加贝酯及乌司他丁对 PEP 有预防作用的结论。但来自 2020 年的一项荟萃分析认为 ERCP 术前输注甲磺酸加贝酯（持续时间＞ 30 分钟）是有利的。

我国一项共纳入 12 个蛋白酶抑制剂干预性 RCT 包括 4 217 例患者的荟萃分析结果显示：加贝酯及甲磺酸萘莫司他可降低轻 - 中度 PEP 的发生率，加贝酯、乌司他丁、甲磺酸萘莫司他均未能降低 ERCP 术后高淀粉酶血症发生率、高危患者 PEP 的发生率或 ERCP 术后腹痛的发生率，抑肽酶对 PEP 及 ERCP 术后高淀粉酶血症的发生均无积极预防作用。2017 年一项荟萃分析认为乌司他丁仅能预防中低危患者 PEP 发生率。但另一项荟萃分析却认为乌司他丁不能预防 PEP，不适合临床使用。

萘莫司他是一种新型的蛋白酶抑制剂，一项荟萃分析纳入 5 项 RCT 研究，结果显示萘莫司他降低低危患者 PEP 发生率最为显著，而对高危患者无明显的预防作用。YU 等进行的一项前瞻性、RCT 的荟萃分析结果表明使用甲磺酸萘莫司他降低了 PEP 发生率（萘莫司他组为 3.9%，对照组为 8.0%，P < 0.001）。

上述研究结果错综复杂，有完全相反的结果，还需要做更多的高质量研究来验证抑制蛋白酶活性的药物与 PEP 的关系。

（4）降低奥迪括约肌压力的药物：早期的一些研究发现，硝酸甘油（GTN）舌下含服可舒张奥迪括约肌从而降低其压力，使 ERCP 时插管变得容易，并且可在十二指肠乳头完整的情况下进行取石。一项纳入 12 个 RCT，涉及 2649 名患者的试验提示：预防性使用 GTN 降低了 PEP 和高淀粉酶血症的总发生率。然而，GTN 对改善 PEP 的严重程度和插管率没有帮助。同时提示舌下含服 GTN 比透皮和局部给药能更有效降低 PEP 的发生率。此外，GTN 对 SOD 组的预防作用远比低发病率组明显。近期一项纳入 455 例患者的 RCT 研究发现舌下含服 GTN 联合静脉注射胰高血糖素可以显著提高深插管成功率、降低 PEP 发生率，这提示 GTN 舌下含服对预防 PEP 可能具有较好的应用价值，其他降低奥迪括约肌压力的药物如肾上腺素、磷酸二酯酶、硝苯地平、肉毒杆菌毒素、利多卡因等的效果仍有待进一步证实。

（5）水化药物：积极水化是急性胰腺炎的主要治疗手段，乳酸林格液能减轻酸中毒，减少胰腺酶原激活和炎症反应，可能对于预防 PEP 有作用。有研究显示与生理盐水相比，乳酸林格液可能是急性胰腺炎患者补水的最佳选择，因为它可能减少全身炎症反应综合征的发生机会，并可能刺激抗炎免疫反应。

2014 年，Buxbaum 等完成了一项入组 62 人的随机对照研究，首次提出使用乳酸林格液用于预防 PEP。结果显示治疗组 PEP 明显低于常规补液组（0 vs.17%，P=0.016），但是可惜该研究的样本量偏小增加了 I 类错误的风险。此后的数年，多个大样本量的随机对照研究及荟萃分析结果支持积极水化可以预防 PEP 的结果。最新欧洲胃肠内镜学会指南建议对有禁忌证的患者，如没有容量超负荷风险和预防性置入胰管支架，则可以使用乳酸林格液积极补液降低 PEP 发生率。

Park 等在一项前瞻性随机多中心试验中，将首次接受 ERCP 治疗的患者分为 3 组，分别为积极的乳酸林格液治疗组（3ml/kg）、积极的生理盐水溶液治疗组及标准乳酸林格液组（1.5ml/kg），结果表明对于普通至高危患者，积极进行乳酸林格液补液预防 PEP 的效果明显优于其他两组。一项纳入 7 项 RCT 的荟萃分析发现大剂量乳酸林格液较标准剂量乳酸林格液能明显降低 PEP 发生率。我国一项纳入 3 个 RCT 共 722 例患者的荟萃分析认为大剂量乳酸林格液可以显著降低 PEP 发生率。

总而言之，大剂量乳酸林格液水化是一种有效地降低 PEP 发生率的手段，执行简单，价格经济，但是大剂量乳酸林格液用于心肺功能或肾功能不全患者及高龄患者的安全性尚未验证，并且补液的用量及速度尚未制定统一标准，一般术中和术后 8 小时内使用 3ml/（kg·h）的液体，也有的术前和术后补加单剂 10～20ml/kg 液体。最后大量补液联合应用吲哚美辛栓剂和胰管支架的效果还需要同道们做更多的工作。

（6）中药：作为祖国的传统瑰宝，自古至今都被广泛使用，尽管现代西医盛行，但中药一直有其一席之地，并且在临床工作中发挥着独特的作用，在这次新型冠状病毒肺炎疫情期间，中药同样发挥了重要的作用。在我国急性胰腺炎的指南中推荐中药作为急性胰腺炎的治疗方法之一，有良好的疗效（推荐等级：强）。

导泻可减少肠腔内细菌过度生长，促进肠蠕动，有助于维护肠黏膜屏障。中药单药中，生大黄、芒硝等有良好的导泻作用。有研究显示生大黄口服或灌肠、芒硝外敷等可以缓解腹痛、腹胀、全身炎症反应。中药复方制剂，如清胰汤、大柴胡汤、柴芍承气汤等和芒硝外敷被临床实践证明有效，可通过降低血管通透性、抑制巨噬细胞和中性粒细胞活化、清除内毒素达到治疗功效。中药具有抑制胰酶分泌、降低括约肌压力、加强肠道蠕动促进肠道内细菌及毒素排出等多重作用，改善肠蠕动的效果突出，对缓解胰腺炎引起的腹胀疗效明显优于西药，故对防治 PEP 具有积极意义。

在预防 PEP 方面，我国学者也做了大量的工作。一项针对存在 PEP 高危因素患者的研究，共纳入 500 例，随机分为生大黄组（RG，250 例，每 3 小时饮用生大黄浸泡液，直至 ERCP 后排便）和对照组（CG，250 例，ERCP 后饮水）。RG 组 PEP 发生率为 2%（5/250）低于对照组（7.6%，19/250）（$P < 0.01$）。RG 组和 CG 组 ERCP 术后高淀粉酶血症的发生率分别为 5.2%（13/250）和 16.8%（42/250）。RG 组高淀粉酶血症的发生率明显低于对照组（$P < 0.01$）。RG 组 ERCP 后 24 小时腹痛发生率低于 CG 组（$P < 0.01$）。所有病例未见生大黄浸泡液副作用。故生大黄浸泡液预防高危患者 PEP 是安全有效的。很多临床研究均支持中药复方制剂能够降低 PEP 发生率。

中药不仅可以口服，还可保留灌肠，同样可以降低 PEP 发生率或有效降低 ERCP 术后高淀粉酶血症的发生率。一些临床广泛使用的针剂如丹参注射液等同样对 ERCP 术后胰腺炎、高淀粉酶血症有一定的预防作用。也有一些研究表明中药穴位外敷离子导入剂能促进术后合并高淀粉酶血症的患者血清淀粉酶水平的恢复，并能较好地缓解术后腹痛等症状。

（7）PEP 预防措施的联合应用：两种或两

种以上的预防措施一起应用是否会减少 PEP 的发生？在临床工作中，胰管支架和吲哚美辛栓常一起联用。Elmunzer B 及 Abdelfatah MM 所做的 RCT 研究提示，在 PEP 高风险人群中，吲哚美辛栓单用和联合胰管支架对预防 PEP 没有太大差异。

最近一项 21 个月共纳入 414 例患者的 RCT 研究显示单纯预防性药物使用（吲哚美辛栓纳肛、舌下含服硝酸异山梨酯、林格液大量水化）与联用胰管支架没有明显差异。但是有研究证实：在高危人群中，NSAID 纳肛联合水化治疗则可能比单用预防 PEP 效果更好。研究显示：联合用药组、单用吲哚美辛栓剂组、单用大量水化组及对照组的 PEP 发生率分别为 6%、13%、19% 和 21%，提示联合用药在预防 PEP 方面可能有其优势（6% vs. 21%，P=0.04）。

一项纳入包括 99 个 RCT，25 313 名患者、16 种药物预防 PEP 的网状荟萃分析提示，乳头局部喷洒肾上腺素和直肠纳入 NSAID 是预防 PEP 最有效的药物措施。

主乳头喷洒肾上腺素预防 PEP 的机制可能为降低血管渗透性、减轻乳头水肿、松弛十二指肠平滑肌和奥迪括约肌。Kamal A 等开展了一项纳入 960 例的多中心 RCT 研究，提示吲哚美辛单独组（n=482）的 PEP 发生率为 6.4%，联合组（吲哚美辛和肾上腺素局部喷雾剂）（n=477）为 6.7%；P=0.87。与单纯应用吲哚美辛相比，联合应用吲哚美辛和肾上腺素局部喷雾剂并不能降低高危者 PEP 的发生率。而来自我国 Luo H 等的一项多中心、大型 RCT 研究显示 IE 组（吲哚美辛和肾上腺素局部喷雾剂）49 例的 PEP 发生率为 8.5%，IS 组（吲哚美辛和生理盐水）31 例的 PEP 发生率为 5.3%，RR=1.60，95%CI 1.03 ～ 2.47，P=0.033，IE 组相比于 IS 组 PEP 发生风险增加。

至于为何会出现完全相反的结果，目前不得而知。2020 年，有学者将肾上腺素溶液使用方法由喷洒改为黏膜下注射，对比了肾上腺素溶液黏膜下注射联合吲哚美辛栓和单用吲哚美辛栓的差异，结果显示联用明显优于单用吲哚美辛栓，可能由于肾上腺素的收缩血管机制，术后出血发生率也明显下降。

上述这些药物预防 PEP 的机制不同，如何组合使用发挥最大预防作用还需要更多的研究。

4. 由经验丰富的 ERCP 术者进行操作　因 ERCP 对操作者的技术要求较高，若操作者技术不娴熟，且不能正确处理术中的突发事件（如反复插管、乳头肌误伤等）均会增加 PEP 的发生率。依据《中国 ERCP 指南（2018 版）》，医院年平均完成 ERCP 的例数不宜少于 100 例。保持一定工作量以利于技术水平的提高和工作经验的积累，减少操作的风险。操作经验丰富的医师能显著降低 ERCP 术后并发症这一点是毋庸置疑的。操作经验的影响渗透在 ERCP 操作的每一个环节，从控镜、插镜、拉镜、成功插管，注入对比剂的量及速度，切开的位置及速度，到是否放置胰管支架等，影响所有 ERCP 术后并发症的发生。在一篇多中心的研究中，一年进行 50 例以上的 ERCP 操作的医师被定义为高年资医师，他们行 ERCP 的成功率明显高于低年资的医师（86.9% vs. 80.3%），而并发症的发生率也明显低于低年资的医师（10.2% vs. 13.6%）。

如何获得更多的经验丰富的 ERCP 医师？只有鼓励更多的医师加入消化内镜这个大家庭，经过正规培训才行。我国是人口大国，但医师资源匮乏。2012 年普查数据显示，我国共有 26 023 名消化内镜医师，消化内镜医师占全部注册医师的比例为 1.06%，每百万人口拥有消化内镜医师 19.59 人，远低于发达国家水平（日本 132/ 百万人口）。上海长海医院团队通过分析 ERCP 全国普查数据发现，我国行 ERCP 病例绝对数量短缺、地区间发展不均衡的问题依然突出。

我国近几年 ERCP 事业蓬勃发展，出现了一批大的 ERCP 培训基地，截至 2018 年 8 月已有 15 家专业医师培训学院、103 家培训基地、39 家培训中心获批开始运营。越来越多医师加入 ERCP 团队，有很大一部分医师还是"内镜零基础"的外科医师（普外、肝胆科居多）。这些新加入的医师以及培训完数年内的 ERCP 医师都是低年资内镜医师。他们培训合格回自己单位后开展得如何，ERCP 并发症的控制如何，目前我国并没有这样的研究。基层消化科或消化内镜医师有一定的内镜操作基础，在学习 ERCP 时有一定的优势，而"内镜零基础"的外科医师学习 ERCP 可能会更加困难。学员受训后能否良好开展 ERCP 工作受诸多因素影响，包括受训后个人的操作能力、科室和医院的支持等。

在发达国家，都有一套属于自己的内镜培训及考核体系，有内镜医师初级、高级的认证机构，从事不同难度的内镜工作需要取得相应的资质证书，并需要定期考核。

我国目前各个培训中心尚缺乏统一的培训程序，对于培训后的医师也缺乏相应的考核。若能对内镜医师内镜技能加以考核，对于不同难度的 ERCP 操作派出相应等级的 ERCP 医师或至少有高年资 ERCP 医师在场指导或及时换更高年资的医师操作，可能会对减少 ERCP 术后并发症有帮助。ERCP 操作难度分级见表 11-3。

表 11-3　ERCP 操作难度分级

级别	特点
1 级	选择性胰胆管插管 主乳头活检 胆道支架拔除 / 置换
2 级	＜ 1cm 胆管结石取出 胆瘘的治疗 胆总管良恶性狭窄的治疗 预防性放置胰管支架
3 级	＞ 1cm 胆管结石取出 急性胆源性或复发性胰腺炎的治疗 肝门部胆管良恶性狭窄的治疗 副乳头插管及治疗 胰管狭窄的治疗 内移位胆管支架的取出 ＜ 5mm 可移动的胰管结石取出 Oddi 括约肌功能障碍的治疗（有 / 无测压） 胆管内超声检查
4 级	肝内胆管结石 胆道镜诊疗 十二指肠乳头切除 胃肠重建后 ERCP 内移位胰管支架的处理 ＞ 5mm 或嵌顿胰管结石的取出 假性囊肿引流术

六、小结

到 2021 年，ERCP 技术已经诞生超过 50 年了，我国 ERCP 技术起步于 20 世纪 70 年代初期。虽

然起步晚，但是发展非常迅速，在 ERCP 技术、科研、规范化培训等方面，已经处于世界领先地位。

空军军医大学西京医院郭学刚、潘阳林教授团队的关于 ERCP 培训学员插管时间的研究被同期杂志 *Endoscopy* 述评为"开启了 ERCP 培训标准化研究的序幕"，并受到国际同行的广泛认可。郭学刚教授团队 2016 年于《柳叶刀》上发表研究成果，明确了术前应用吲哚美辛栓剂在降低 PEP 发生率方面优于术后用药，实现了 ERCP 临床医学研究在国际顶级杂志《柳叶刀》零的突破，也标志着我国 ERCP 领域科研水平步入国际一流行列。

PEP 作为 ERCP 最主要和常见的并发症，如何预防及减少，不论对患者还是医师都尤为重要。

归根结底，ERCP 毕竟是一项 4 级手术，是手术就一定要做好一件事，那就是围术期管理。它包括：术前准备、术中抉择、术后处理、并发症的防治，以及 ERCP 质量控制五方面。不能只做进行 ERCP 的医师，而要全面获得信息，评估病情。因此，ERCP 医师要做到以下 5 个问题。

Why does the patient need ERCP（为什么做）？

When should ERCP be performed（何时做）？

Who need to perform ERCP for the patient（由谁来做）？

How to prevent the possible complication（如何预防可能发生的并发症）？

What is the best choice of ERCP for the patient（怎么做对患者最有利）？

每一次 ERCP 手术前要想清楚这 5 个问题，Why：患者有没有适应证？ When：择期还是限期？有没有禁忌？ Who：手术难度如何，自己是哪一级水平，术中如果有突发或意外自己是否能够处理？是否需要更有经验的医师接手或指导？ How：患者是否存在并发症的高危因素？如何预防？单用还是联用？ What：手术用哪个方案患者能最大获益？可不可以不做 ERCP 就能解决问题？相信每一个内镜医师心里都有自己的答案。

总之，ERCP 是消化内镜中技术难度较高、并发症风险较大，也是患者较易获益的一种微创治疗手段，希望我国的 ERCP 工作者能够更进一步

普及规范操作，进行规范培训，加强质量控制，提倡围术期全程管理理念，力争培养出更多的 ERCP 医师，最大限度地使患者获益，服务于更多的患者。

（薛　挺）

第四节　ERCP 培训的现状及问题

随着 ERCP 技术的发展和临床需求的增加，ERCP 培训也在经历模式和目标的转变。培训操作量不足的问题仍然存在，学员个体学习曲线的差异性逐渐被认知，ERCP 能力评估标准从特定的操作例数向特定的能力目标转变。学员认知能力目标和 ERCP 质量目标的建立使培训体系更为完整。初期机械模拟器训练可以提高学员在培训期内 ERCP 的操作能力。适合中国的规范化、系统化的 ERCP 整合培训模式仍有待更多的探索。

一、ERCP 培训现状

近几十年来，ERCP 从早期的以胆胰管造影和括约肌测压等诊断性操作为主，转变为以取石和引流等难度较高的治疗性操作为主，其适应证范围较前扩展并趋于复杂，如困难结石、难治性慢性胰腺炎、良恶性肝内外胆管狭窄、胆漏等。美国每年有 35 万～ 50 万例 ERCP 开展，其中近 30 年来治疗性 ERCP 增加了 30 倍。我国从 2006 年到 2012 年，ERCP 例数增加了 3 倍，其中 95% 为治疗性 ERCP。

与 ERCP 病例快速增长不相应的是，ERCP 医师不仅存在人力短缺、分布不均衡的问题，且仅有 1/4 的从业者接受过正规的培训。ERCP 调研报告发现大部分的内镜中心，平均每位 ERCP 医师的操作量可能不足以维持 ERCP 操作能力，75% 的医院年均 ERCP 少于 100 例。而当 ERCP 年操作量低于 50 例时，其治疗成功率（80%）和总体并发症发生率（14%）都难以令人满意。而在大流量的内镜中心，通常也是主要的 ERCP 培训中心，接诊或转诊后的高难度 ERCP 比例较高（3 级为主），适合学员操作的初阶难度病例相对较少，可能造成培训量的不足。有报道称学员在 1 年培训期间操作 ERCP 和 EST 的中位数分别为 140 例和 35 例，仅有不到 40% 的学员达到胜任操作所需的例数（ERCP 180 例、EST 69 例）。尽管如此，大部分的学员（＞ 90%）在培训后能力未达标时仍然倾向于规划独立操作 ERCP。

国外的 ERCP 培训通常整合在为期 3 年的消化专科医师培训项目中。在美国胃肠内镜学会（ASGE）颁布的 ERCP 核心课程中，学员进入 ERCP 培训前需要完成至少 18 个月的常规胃肠科轮转，ERCP 的培训时间至少为 12 个月，实践中学员通常需要利用额外的第 4 年来完成培训。不同地区对 ERCP 培训的要求略有不同。美国胃肠内镜学会要求学员至少完成 200 例 ERCP 操作，其中治疗性 ERCP 须过半。加拿大胃肠病协会和澳大利亚胃肠病协会要求学员至少进行 200 例独立操作，其中包括 80 例督导下的 EST 和至少 60 例胆管支架置入。英国胃肠病协会 ERCP 小组要求学员至少完成 300 例 ERCP，其中最后 50 例的插管成功率≥ 80%，培训后前 2 年的独立操作须在指导下完成且须完成维持 ERCP 能力所需的最低操作量。中国目前尚未建立全国统一的培训体系和标准，大部分 ERCP 医师在较大的内镜中心接受为期 3 ～ 12 个月的培训后开展工作，其操作和诊治能力在地区之间不均衡。

二、ERCP 能力评估目标的转变

ERCP 传统培训是以教员 - 学员手把手带教为主的学徒模式。ERCP 学员接受口头授课培训后，在教员（资深 ERCP 医师）的督导下进行临床 ERCP 病例的实践操作，教员指导的模式包括口头指导和手把手辅助内镜操作，当学员无法完成如进镜、选择性插管等操作步骤时，再由教员接手完成操作。通常以教员对学员整体能力的主观评估或完成的操作例数来评价学员能力。各国指南都提出了对 ERCP 学员培训操作例数的要求，其具体值存在差异，均基于早期初始培训研究数据，尚缺乏后续的研究验证。实际上不同学员的学习曲线存在较大的个体差异性。现有数据表明大部分学员尽管完成了上述操作例数，仍然没有掌握应有的能力，甚至需要超过以上标准 2 倍的例数时才能掌握相应能力。因此操作例数可能难以视为衡量学员 ERCP 胜任能力的单一标准。

目前内镜培训正在向以胜任能力为导向的医学教育（CBME）转型。美国毕业后医学教育认证委员会（ACGME）推出的新一代认证系统（NAS）要求医学培训项目应基于能力训练并建立里程碑式的培训目标/评估表。能力被定义为：通过培训和经验累积获得的能安全且专业地完成某项操作或任务应有的最低限度的技巧、知识和专业性。但在内镜培训中，操作能力通常难以定义和量化评估。

Jowell 等首先将正常解剖结构下独立操作选择性胆管插管成功率≥ 80% 作为 ERCP 胜任能力的标志。后续的培训项目和研究多沿用这一目标能力。也有部分研究者认为若想在培训完成后独立操作，将目标插管成功率设定为＞ 90% 更为合适。

已发表的各项培训研究使用了不同能力评估系统，其中大部分缺乏对认知能力的评估，达到目标能力需要的 ERCP 例数各有不同。Jowell 的研究表明 2 年培训期间学员需完成 180～ 200 例才能认为具备 ERCP 能力（80% 选择性插管成功率），其他操作如支架置入和胆管取石能力分别在 60 例操作和 120 例操作后达成。该项研究中只有 3/17 的学员达到了这一标准。其所用的评估系统衍生于结肠镜能力评估表，缺乏认知能力评估。Verma 等报道单个学员在 1 年内完成 350～ 400 例督导下的 ERCP 之后才达到目标能力，培训初期插管成功率仅有 43%，独立操作 300 例后成功率＞ 96%。另一项综合使用自评表 RAF-E、质量指标和难度指标的培训研究前瞻性评估 15 位学员在培训期后 2 年的表现。当 ERCP 操作量超过 200

例后，学员的总体插管成功率可达 85%，但原始乳头的插管成功率仍只有 68%（180 例后）。近期一项纳入 9 项研究的荟萃分析显示需要 70～ 400 例 ERCP 操作达到整体目标能力，70～ 160 例达到选择性胰管插管能力，79～ 300 例达到选择性插管能力，160～ 400 例达到选择性胆管插管能力，而需要 350～ 400 例操作才能达到原始乳头插管能力。在以上研究中，尽管不同学员学习曲线差异极大，达到目标能力所需基线操作的例数呈增长的趋势。

近几年来，结合 CBME 和 NAS 对内镜培训项目的要求，Wani 等通过一系列研究建立了 TEESAT 评估表联合 CUSUM 学习曲线分析的 ERCP 培训评估模式。其最终研究结果显示，尽管学员之间的学习曲线存在较大差异性，但平均达到总体目标能力所需的 ERCP 例数约为 250 例，掌握原始乳头插管和 EST 能力分别需要 110 例和 120 例针对原始乳头的 ERCP 操作。TEESAT 评估表包含对 ERCP 和 EUS 全局能力（技巧＋认知）的分级评估，整合了适应证、操作难度、各种技术目标和认知目标等评估参数。根据学员操作所需辅助力度分为 4 级：①无须指导；②少量口头指导；③需要较多的口头指导或手把手指导；④无法完成，教员接手。研究中 100% 的学员能达到认知能力要求。有 60% 的学员可在 1 年的培训期间达到技术能力要求，其中 69% 达到总体插管能力要求，67% 达到 EST 操作要求，但只有 18% 达到原始乳头插管能力要求。

类似的培训模式还有英国的 DOPS 项目和荷兰的 RAF-E 评估系统，其评估性能的研究数据还较为有限。

三、ERCP 单项技术的培训和学习曲线研究

1. 标准乳头括约肌切开术的培训　EST 是开放胆胰管出口的关键步骤，也是 ERCP 治疗步骤中风险最高的操作。不当的切开不仅可增加出血、穿孔的风险，还可能导致 ERCP 治疗的失败。Leung 等曾提出胆管括约肌切开术操作评分标准。在强调学员对主乳头切开轴向（一般为 12

点方向）认识的基础上，评估切开刀刀丝方向与乳头轴向的一致性以及实际切口方向：方向在 11 ～ 12 点为佳（3 分），12 ～ 1 点或 10 ～ 11 点为合格（2 分），10 点或 1 点钟以外范围为差（1 分），总分≥ 5 分为佳，2 ～ 5 分为合格，≤ 2 分为差。该评估表没有进一步的临床验证，实际使用也较少。但是可以为 ERCP 技术各步骤的客观评价提供参考。

2. 乳头括约肌预切开术的学习曲线　乳头括约肌预切开术是应对困难插管的有效方法，一般提倡早期应用以降低 PEP 发生风险。鉴于其技巧要求高、出血穿孔风险大，一般建议由有经验的专家进行操作，ERCP 学员在培训期间仅有少量机会接触此类高级插管技术，遑论接受相关的专项培训。如在 Wani 等有关 ERCP 培训的研究中，学员仅参与 4% 的胰管支架置入后插管，4% 的双导丝法插管及 2.4% 的预切开操作，尚无足够数据评估其成功率和学习曲线。

一些回顾性研究报道了 ERCP 医师掌握预切开技术的学习曲线。这些研究中，操作医师具有一定的 ERCP 操作经验（＞ 200 例）或处于培训结束后独立操作早期，既往没有接受预切开培训或没有操作经验。研究通常按时间分段或将患者每隔 25 ～ 50 例序次分组来进行比较。基本上，后期的预切开插管成功率逐渐升高（如从早期的 84% 升高到后期的 98%），并发症发生率呈下降趋势，但各组之间的差异并无显著性，且未能反映安全掌握该项技术所需的最低操作例数。Li 等将徒手针刀预切开插管成功率达到 85% 设定为目标值，对一位培训期后 ERCP 医师的前瞻性预切开数据进行回顾分析，发现达到这一目标至少需要完成 6 例预切开操作，并在 13 例后进入稳定期，而将插管成功率显著提高到 90% 以上则需要至少进行 125 例预切开操作，在 50 例预切开操作后，出血或胰腺炎的发生率可降低至 5% 以下。

3. 双导丝法插管的学习曲线　双导丝法也是应对困难插管的高阶插管方法，当导丝误入胰管时，使用双导丝法可将插管成功率提高到 90%。且其与预切开方法相比相对安全，并发出血和穿孔的风险也较低。西京医院因此对 ERCP 学员掌握双导丝法技术的学习曲线进行了初步探索。在该项前瞻性研究中，2 位学员在具备 25 例手把手 ERCP 操作经验的基础上，随机对 60 例发生困难插管的患者实施进一步的双导丝法插管。研究显示学员双导丝法操作总体成功率为 58.3%（35/60），双导丝法最终插管成功率可达 87.3%（53/60）。学习曲线显示学员在完成 15 例操作后可具有双导丝法的目标操作能力，即达到 70% 的插管成功率、协助评分 3 分（仅需少量口头指导）和技巧评分 4 分（稳定轻柔地完成主要操作步骤）。结合胰管支架、吲哚美辛栓等预防措施的使用，ERCP 术后胰腺炎和总体不良事件发生率分别为 6.7%（4/60）和 8.3%（5/60），控制于相对较低的水平。研究表明在 ERCP 手把手培训中，学员可以安全且有效地掌握双导丝法技术，从而克服困难插管，这可能有助于提高总体插管成功率和学员的自信心，这一结果值得开展纳入更多受训者的大型研究进行进一步证实。研究首次提出了双导丝法的技巧评分，以学员是否完成操作程序中的关键步骤而设定评分等级，在今后的 ERCP 培训中，可以尝试使用这一评估模式来评估学员其他操作技巧能力如预切开、乳头括约肌扩张、胆胰管支架置入等。

四、模拟器在 ERCP 培训中的作用

ERCP 模拟器通常用于学员的初期训练。现有的 ERCP 模拟器主要有动物模型、电脑虚拟系统和机械模拟器 3 种类型。

1. 动物模型　活体猪犬和离体猪胃做成的动物模型的优势在于组织柔韧性和视觉感受性接近真实人体。使用真实十二指肠镜，基本可以在动物模型上完成插管、乳头切开、导管导丝交换和支架置入等操作。但与人体中胆胰管共同开口于十二指肠主乳头的情况不同，猪犬的胆胰管是分别开口的，胆管开口于胃窦远端数厘米处，胰管开口则在更远端，因而对学员选择性胆胰管插管能力的训练有限，另外猪胆总管上行角度陡直，增加了胆管内操作的难度。研究者因而改进研发了 Erlangen endo trainer 模型和 Neo-papilla 模型。前者将离体猪肝胆胃肠器官摆放在模拟人体解剖结构的塑料模具中，与其他动物模型相比，其进

镜和插管操作更接近临床 ERCP 情境。后者使用鸡心模拟十二指肠主乳头、使用猪脾动脉和髂动脉模拟胆胰管。

在高阶 ERCP 操作培训方面，在离体猪胃或猪的直肠行黏膜下注射制造人工乳头，可以用于 EST 训练。使用活体猪可进行经口胆管镜的基础操作训练以及针刀预切开或乳头切除术的培训。离体猪肠模型可用于双球囊小肠镜 ERCP 的训练。

除部分欧盟国家对活体狗动物实验有伦理限制外，动物模型还因为费用高、系统准备耗时耗材、需要麻醉辅助、仅能一次性使用等问题的限制，而未有较多的实践应用，相关研究终点集中在模型的可行性、真实性等主观评价，缺乏对学员能力提升的评估和对患者临床结局影响的评估。

2. 电脑虚拟系统　可以模拟 ERCP 各阶段不同难度的操作，伴有对操作应力的感知和作用力反馈，可提供虚拟的患者反馈，同时能够整合有关解剖和诊断图谱等认知训练模块，对于学员操作过程中的各项时间参数以及操作后的并发症情况有更精确的记录。在对 GI mentor Ⅱ 系统的评估中，胆胰管显影、进镜、球囊扩张的真实性和操作难度都接近临床实际，而胆胰管插管、切开、取石和支架置入的操作难度都低于临床实际。系统能区分学员和教员在整体操作、进镜和透视等时间方面的差异，但对具体操作参数如插管次数、进入目标管腔方面无法评估。其他如 Endo VR 系统则难以鉴别学员操作水平随时间变化的趋势。

电脑虚拟系统具有情景模拟的优势，但是教员和学员操作特征差异并不大，侧面反映其操作难度较低，仅能应用于入门体验训练，作为持续训练器来提升学员能力的潜力有限。且使用的内镜和附件都是模拟器构件，缺少临床实践中必需的与操作助手的器械配合训练，其体验真实性受限，目前的研究尚没有涉及电脑虚拟系统训练对后期临床 ERCP 培训的影响。有一些研究比较了电脑虚拟系统和其他模拟器之间的差异。与活体猪和 Erlangen endo trainer 模型相比，电脑虚拟系统在视觉真实性、组织柔韧感、内镜人体工程学方面评分较低，但在乳头括约肌切开这一模块评分较高。与 EMS 模拟器相比，学员和教员都认为 EMS 培训在增加理解、自信和可靠性方面更具有优势。

3. 机械模拟器　Leung 等制造的 EMS 模拟器使用塑料软管和橡胶管模拟上消化道，以可替换的中央有孔的泡沫片模拟主乳头，胆胰管由聚乙烯透明管成 60° 连接模拟，模型内置摄像机监控管腔。使用真实的十二指肠镜可以在 EMS 模拟器上进行插管、超选、狭窄段扩张、刷检、支架置入、取石和机械碎石操作培训。X-vison 模拟器对胃肠道和胆胰管的模拟更为简化，但备有 4 种可更换的有机主乳头模型，具有不同开口形态和轴向，用于选择性插管和 EST 训练时可能更接近临床实际。其塑料胆树系统固定在透明面板下，可用于胆管内超选的训练。

一项多中心随机对照研究表明，在手把手培训初期同时接受间隔 2 个月的双周期强化 EMS 模型培训，在总共 16 周的培训时间内，EMS 组插管成功率有明显的提高（70% vs. 47%，$P=0.021$，OR=3.01）、插管时间缩短（4.7 分钟 ±4.2 分钟 vs. 10.3 分钟 ±14.1 分钟，$P < 0.001$），但对两组学员操作能力的主观评价并无差异。在此之前的研究中，第一年接受督导下的单次 EMS 培训，第二年接受自主重复 EMS 培训（每 2 周 1 次，持续 3 个月），EMS 组的总体和个人插管成功率都高于对照组，但重复 EMS 培训没有体现更多的优势，考虑到可能是由于缺少教员的监督反馈。两项研究都表明了早期 EMS 训练的重要性。最近的一项研究将 EMS 训练模式进一步细化，给予学员 20 小时的 EMS 培训，包括进镜、摆位、插管、支架置入。观察其后 25 例 ERCP 的情况，EMS 组的操作时间、插管成功率明显优于对照组。随访 6 个月仍有差异，但 1 年后无差异。该研究同时呈现了术后并发症的情况，两组总体并发症（13.3% vs. 21.3%）和术后胰腺炎（6.7% vs. 11.3%）、出血（4.7% vs. 6.7%）发生率没有明显差异。

相对于动物模型和电脑虚拟系统，EMS 具有简便经济和可重复的优势，使用真实内镜、器械，以及学员之间操作配合使其培训情境更加接近临床实践。初期的 EMS 训练有助于提高学员在培训期内 ERCP 的操作能力，体现为插管成功率的提高和操作时间的缩短，以上结论已被不同程度验证。研究者也在不断探索和优化 EMS 训练模式，以使学员获益最大化。目前尚不清楚延长 EMS 训练是否能使学员得到更加长期稳定的获益，或改善患者临床结局如减少并发症、提高治疗成功率。EMS 模型的真实拟人程度和高级训练项目仍有待进一步研发。

五、ERCP 培训的管理评估

1. 培训目标和质量指标　除去对操作技术层面的要求之外，ERCP 的培训还要求学员有良好的认知能力来完成如适应证把握、替代治疗选择和并发症处理等综合任务。在授课和学习资料的基础上，大部分学员（94%～100%）能够在培训期间达到认知能力目标。单人的 ERCP 学习曲线发现随着 ERCP 病例操作难度的增加，其治疗成功率有所下降（1 级 57%，2 级 69%，3 级 38%）。一般认为学员应首先接触 1 级难度的 ERCP 病。

培训项目应着力于持续提高学员操作 ERCP 的质量并培养其质量意识。ASGE 推荐的 ERCP 质量指标包括：① ERCP 适应证的合理性；②正常解剖结构下原始乳头的选择性插管成功率；③正常胆道解剖结构下小于 1cm 的胆总管结石清除率；④正常解剖结构下胆总管狭窄支架置入成功率；⑤术后胰腺炎发生率。

2.ERCP 整合培训模式探索　如前所述，ERCP 的培训目标和评估体系正转向以胜任能力为导向的教育系统，要求学员在培训期间同时达到一定程度的技术操作水平和认知深度。如何在限定的培训周期内优化培训模式，使其系统化、标准化，并有效地整合技术和认知培训，以提高培训质量、达到培训目标，也是目前 ERCP 培训亟待解决的问题。不同于欧美国家，囿于各地区间发展差异，我国尚未建立统一的培训及资质认可体系。西京医院 ERCP 中心在 ERCP 临床工作开展 40 余年及手把手培训工作开展 10 余年的基础上，对 ERCP 整合培训模式的一些探索总结于此。

（1）整合培训流程：在 12 个月的 ERCP 规范化培训期间，循序渐进地设定训练操作技术，偏重基础能力的奠定和稳固。在前 3 个月内奠定认知学习和十二指肠镜操作基础，将 EMS 模型培训作为前期导入训练。将围术期全程管理等认知教育贯穿培训全程。在培训后期加入高级插管技术的培训和 2～3 级操作难度的病例操作培训。这一培训流程有机整合了操作培训和认知培训、初阶操作和高阶操作、基础认知和前沿认知。具体见 11-4。

表 11-4　ERCP 培训流程

时间（月）	1	2	3	4	5	6	7	8	9	10	11	12
培训内容	认知培训 1：同意		围术期、影像解读、知情	认知培训 2：诊疗计划制订、并发症处理								考核
	EMS 模型培训											
	观摩（现场）	观摩（现场、视频回放）										
		认知培训 3：疑难病例回顾分析（每周）、临床研究进展（每月）										
		十二指肠镜										
		器械操作配合										
		手把手全程操作及术后答疑	选择性胆管插管									
			造影诊断									
					十二指肠乳头括约肌切开、扩张						
					胆管取石（1～3 级）						
					胆胰管引流（支架、鼻胆胰管）						
							双导丝插管技术、胰管插管				
		操作笔记及操作评估										

（2）标准化培训：通过前瞻性随机对照研究确立了学员的最佳选择性插管时间（10分钟），在控制并发症保证患者安全的基础上，给予学员充分的操作时间，提高了其选择性插管的成功率，而严密督导下给予15分钟的插管尝试操作时间也并不增加并发症的发生。通过回顾性研究，提出15分钟内或10次插管尝试未能进入目标管道或误入胰管2次以上（即15-10-2标准）是适合于ERCP学员的困难插管定义，从而有助于决策是否需教员接手干预和实施ERCP术后胰腺炎预防措施。

西京医院ERCP中心的培训日常中，常规的手把手操作已优化为口把手操作，由学员领会和思考教员的操作指令，自主地调整操作动作，使其操作学习过程更为主动。这一改进对学员培训质量影响的临床对照研究也在进行当中。

（3）培训后ERCP能力的维持：对学员的培训后随访发现，其在接受12个月ERCP规范化培训后独立开展ERCP顺利与否与个人能力和病例资源相关。在ERCP培训完成后、独立开展ERCP的早期，仍需要后续的跟踪培训来稳固学员的ERCP能力。在不定期开展短期高阶培训班（专注于高阶技术和疑难病例讨论）的同时，通过社交软件维持了长期的实时在线培训交流。在平台交流中，年操作例数超过50例的学员在操作病例经验分享和疑难话题讨论方面显著活跃，问卷调查显示在线平台交流和远程指导有助于培训后学员操作能力的提高和并发症处理能力的完善。

（王向平）

参考文献

柏愚，李德锋，王树玲，等，2018. 内镜下逆行胰胆管造影术围手术期用药专家共识意见 (2018 年，南昌). 中华胰腺病杂志，18(5): 297-304.

樊代明，2021. 整合医学：理论与实践 7. 北京：世界图书出版公司.

樊代明，2016. 整合医学：理论与实践. 北京：世界图书出版公司.

郭学刚，2016. 不容忽视的 ERCP 围手术期全程管理. 天津医药，44(5): 513-517.

李鹏，王拥军，王文海，2018. 中国 ERCP 指南 (2018 版). 中华内科杂志，57(11): 772-801.

李兆申，2018. 风雨兼程半世纪不忘初心续前行纪念 ERCP 50 岁. 中华消化内镜杂志，35(8): 533-535.

陶杰，王铮，于良，等，2015. 外科医师 ERCP 技能规范化教学的实践与体会. 中国医学教育技术，5: 570-572.

吴碧芳，刘赟鹏，谢韵，等，2021. ERCP 术后胰腺炎相关因素及防治进展. 中华胰腺病杂志，21(1): 75-80.

张荣春，潘阳林，陶芹，等，2015. 手把手培训后 ERCP 工作开展情况的影响因素分析. 中华医学杂志，95(16): 1245-1247.

中华医学会消化病学分会胰腺疾病学组，中华胰腺病杂志编辑委员会，中华消化杂志编辑委员会，2019. 中国急性胰腺炎诊治指南 (2019 年，沈阳). 中华消化杂志，39(11): 721-730.

Adler DG, Lieb JG 2nd, Cohen J, et al, 2015. Quality indicators for ERCP. Am J Gastroenterol, 110(1): 91-101.

Afghani E, Akshintala VS, Khashab MA, et al, 2014. 5-Fr vs. 3-Fr pancreatic stents for the prevention of post-ERCP pancreatitis in high-risk patients: a systematic review and network meta-analysis. Endoscopy, 46(7): 573-580.

Arain MA, Freeman ML, 2014. Pharmacologic prophylaxis alone is not adequate to prevent post-ERCP pancreatitis. Am J Gastroenterol, 109(6): 910-912.

ASGE Training Committee, Jorgensen J, Kubiliun N, et al, 2016. Endoscopic retrograde cholangiopancreatography (ERCP): core curriculum. Gastrointest Endosc, 83(2): 279-289.

Bai Y, Ren X, Zhang XF, et al, 2015. Prophylactic somatostatin can reduce incidence of post-ERCP pancreatitis: multicenter randomized controlled trial. Endoscopy, 47(5): 415-420.

Bailey AA, Bourke MJ, Kaffes AJ, et al, 2010. Needle-knife sphincterotomy: factors predicting its use and the relationship with post-ERCP pancreatitis (with video). Gastrointest Endosc, 71(2): 266-271.

Baron TH, Kozarek RA, Carr-Locke DL, 2015. 内镜逆行胰胆管造影 .2 版 . 郭学刚，吴开春，译 . 北京：人民军医出版社 .

Choksi NS, Fogel EL, Cote GA, et al, 2015. The risk of post-ERCP pancreatitis and the protective effect of rectal indomethacin in cases of attempted but unsuccessful prophylactic pancreatic stent placement. Gastrointest Endosc, 81(1): 150-155.

Concepción-Martín M, Gómez-Oliva C, Juanes A, et al, 2014. Somatostatin for prevention of post-ERCP pancreatitis: a randomized, double-blind trial. Endoscopy, 46(10): 851-856.

Cotton PB, Feussner D, Dufault D, et al, 2017. A survey of credentialing for ERCP in the United States. Gastrointest Endosc, 86(5): 866-869.

Elmunzer BJ, Higgins PDR, Saini SD, et al, 2013. Does rectal indomethacin eliminate the need for prophylactic pancreatic stent placement in patients undergoing high-risk ERCP? Post hoc efficacy and cost-benefit analyses using prospective clinical trial data. Am J Gastroenterol, 108(3): 410-415.

Elmunzer BJ, Scheiman JM, Lehman GA, et al, 2012. A randomized trial of rectal indomethacin to prevent post-ERCP pancreatitis. N Engl J Med, 366(15): 1414-1422.

Halttunen J, Meisner S, Aabakken L, et al, 2014. Difficult cannulation as defined by a prospective study of the Scandinavian Association for digestive endoscopy (SADE) in 907 ERCPs. Scand J Gastroenterol, 49(6): 752-758.

He QB, Xu T, Wang J, et al, 2015. Risk factors for post-ERCP pancreatitis and hyperamylasemia: a retrospective single-center study. J Dig, 16(8): 471-478.

Inamdar S, Berzin TM, Sejpal DV, et al, 2016. Pregnancy is a risk factor for pancreatitis after endoscopic retrograde cholangiopancreatography in a national cohort study. Clin Gastroenterol Hepatol, 14(1): 107-114.

Ishikawa-Kakiya Y, Shiba M, Maruyama H, et al, 2018. Risk of pancreatitis after pancreatic duct guidewire placement during endoscopic retrograde cholangiopancreatography. PLoS One, 13(1): e0190379.

Katsinelos P, Lazaraki G, Chatzimavroudis G, et al, 2017. Impact of nitroglycerin and glucagon administration on selective common bile duct cannulation and prevention of post-ERCP pancreatitis. Scand J Gastroenterol, 52(1): 50-55.

Luo H, Wang XP, Zhang RC, et al, 2019. Rectal indomethacin and spraying of duodenal papilla with epinephrine increases risk of pancreatitis following endoscopic retrograde cholangiopancreatography. Clin Gastroenterol Hepatol, 17(8): 1597-1606.e5.

Luo H, Zhao L, Leuna J, et al, 2016. Routine pre-procedural rectal indometacin versus selective post-procedural rectal indometacin to prevent pancreatitis in patients undergoing endoscopic retrograde cholangiopancreatography: a multicentre, single-blinded, randomised controlled trial. Lancet, 387(10035): 2293-2301.

Lyu Y, Cheng YX, Wang B, et al, 2018. What is impact of nonsteroidal anti-inflammatory drugs in the prevention of post-endoscopic retrograde cholangiopancreatography pancreatitis: a meta-analysis of randomized controlled trials. BMC Gastroenterol, 18(1): 106.

Mariani A, Di Leo M, Giardullo N, et al, 2016. Early precut sphincterotomy for difficult biliary access to reduce post-ERCP pancreatitis: a randomized trial. Endoscopy, 48(6): 530-535.

Mazaki T, Mado K, Masuda H, et al, 2014. Prophylactic pancreatic stent placement and post-ERCP pancreatitis: an updated meta-analysis. J Gastroenterol, 49(2): 343-355.

Meng W, Yue P, Leung JW, et al, 2020. Impact of mechanical simulator practice on clinical ERCP performance by novice surgical trainees: a randomized controlled trial. Endoscopy, 52(11): 1004-1013.

Pan YL, Zhao L, Leung J, et al, 2015. Appropriate time for selective biliary cannulation by trainees during ERCP--a randomized trial. Endoscopy, 47(8): 688-695.

Park CH, Paik WH, Park ET, et al, 2018. Aggressive intravenous hydration with lactated Ringer's solution for prevention of post-ERCP pancreatitis: a prospective randomized multicenter clinical trial. Endoscopy, 50(4): 378-385.

Park TY, Kang JS, Song TJ, et al, 2016. Outcomes of ERCP in Billroth II gastrectomy patients. Gastrointest Endosc, 83(6): 1193-1201.

Shin SK, Cho JH, Kim YS, 2015. Peroral pancreatoscopy with electro-hydraulic lithotripsy for pancreatic duct stone after placement of fully covered self-expandable metal stent. Endoscopy, 47 Suppl 1 UCTN: E234-E235.

Sotoudehmanesh R, Ali-Asgari A, Khatibian M, et al, 2019. Pharmacological prophylaxis versus pancreatic duct stenting plus pharmacological prophylaxis for prevention of post-ERCP pancreatitis in high risk patients: a randomized trial. Endoscopy, 51(10): 915-921.

Sugiyama H, Tsuyuguchi T, Sakai Y, et al, 2018. Transpancreatic precut papillotomy versus double-guidewire technique in difficult biliary cannulation: prospective randomized study. Endoscopy, 50(1): 33-39.

Talukdar R, 2016. Complications of ERCP. Best Pract Res Clin Gastroenterol, 30(5): 793-805.

Testoni P,A Mariani A, Aabakken L, et al, 2016. Papillary cannulation and sphincterotomy techniques at ERCP: European Society of Gastrointestinal Endoscopy (ESGE) clinical guideline. Endoscopy, 48(7): 657-683.

Troendle DM, Abraham O, Huang R, et al, 2015. Factors associated with post-ERCP pancreatitis and the effect of pancreatic duct stenting in a pediatric population. Gastrointest Endosc, 81(6): 1408-1416.

Voiosu T, Boskoski I, Voiosu AM, et al, 2020. Impact of trainee involvement on the outcome of ERCP procedures: results of a prospective multicenter observational trial. Endoscopy, 52(2): 115-122.

Wang XP, Ren G, Xi YB, et al, 2020. Learning curve of double - guidewire technique by trainees during hands - on endoscopic retrograde cholangiopancreatography training. J Gastroenterol Hepatol, 35(2): 2176-2183.

Wani S, Hall M, Wang AY, et al, 2016. Variation in learning curves and competence for ERCP among advanced endoscopy trainees by using cumulative sum analysis. Gastrointest Endosc, 83(4): 711-719.e11.

Wani S, Keswani R, Hall M, et al, 2017. A prospective multicenter study evaluating learning curves and competence in endoscopic ultrasound and endoscopic retrograde cholangiopancreatography among advanced endoscopy trainees: the rapid assessment of trainee endoscopy skills study. Clin Gastroenterol Hepatol, 15(11): 1758-1767.e11.

Wani S, Keswani RN, Han S, et al, 2018. Competence in endoscopic ultrasound and endoscopic retrograde cholangiopancreatography, from training through independent practice. Gastroenterology, 155(5): 1483-1494.e7.

Wen J, Li T, Lu Y, et al, 2019. Comparison of efficacy and safety of transpancreatic septotomy, needle-knife fistulotomy or both based on biliary cannulation unintentional pancreatic access and papillary morphology. Hepatobiliary Pancreat Dis Int,18(1): 73-78.

Zheng L, Wang LM, Ren G, et al, 2019. Patient-related factors associated with successful cannulation by trainees during hands-on endoscopic retrograde cholangiopancreatography training. Dig Endoscl, 31(5): 558-565.

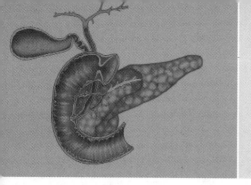

第 12 章　常用胆胰诊治技术之三：超声内镜

第一节　超声内镜在胆道疾病诊断中的应用

胆道系统按解剖部位被分为肝内胆道和肝外胆道两大部分，主要生理功能是输送及存储胆汁，肝内胆道指分布于肝脏组织内的胆管结构，外观形态类似树冠，由毛细胆管、肝小叶赫令管、小叶间胆管、肝段胆管、肝叶胆管逐步汇集形成左右肝管出肝，左右肝管于肝门部汇合成为肝总管，胆囊通过胆囊管与肝总管相连，汇合为胆总管，胆总管远端与胰管合流，通过十二指肠乳头开口于十二指肠内侧壁。由于胆道系统结构复杂，位置较深，毗邻组织器官较多，传统影像学检查往往难以清晰完整地显示胆道系统结构。随内镜技术发展，超声内镜（endoscopic ultrasonography，EUS）已广泛应用于临床，该技术可通过置于内镜前端的微型高频超声探头，于消化道管腔内对消化道管壁及邻近器官进行超声扫查，与经皮腹部超声相比，EUS 可避免肠腔内气体、脂肪及骨骼干扰，从而获得清晰的超声图像，因此，对于传统影像学诊断困难的胆总管微小结石、胆总管狭窄及胆囊早期占位性病变，EUS 显示出了较大优势。此外，EUS 引导下细针穿刺抽吸术（endoscopic ultrasound guided fine needle aspiration，EUS-FNA）对于胆道梗阻、肝门部占位性病变的病理学诊断也具有重要价值。

一、超声内镜在胆道结石诊断中的应用

1. 胆总管结石　是较常见的胆道疾病，有症状的胆石症患者中 10% ～ 20% 存在胆总管结石，目前对于胆总管结石诊断主要依靠影像学检查方法。经皮腹部超声（trans-abdominal ultrasonography，TUS）作为一种无创、简便易行且花费较低的检查方法，临床应用广泛，常被作为初步的检查及评估手段用于怀疑存在胆总管结石的患者，具有较高的敏感度及特异度，但其对于胆管结石的定位仍不十分准确，且易受肠腔内气体及腹壁脂肪干扰而影响检查效率。除 TUS 外，CT 也被用于诊断胆总管结石，其诊断敏感度为 85% ～ 88%，特异度为 88% ～ 97%，准确度为 86% ～ 94%，但如结石为阴性结石，其准确度会明显降低，并会使患者暴露于电离辐射的潜在危害下，并不作为常规推荐。在既往很长一段时间内，ERCP 被认为是诊断及治疗胆总管结石最为理想的方法，但 ERCP 是有创检查手段，即使由经验丰富的内镜医师进行操作，仍存在发生出血、穿孔及术后胰腺炎的风险，现已不建议作为单纯检查手段使用。MRCP 作为一种无创、无辐射的检查方法，几乎可以获得与 ERCP 相近的效果，诊断敏感度为 93%，特异度为 96%，但其对胆总管下端的结石及微小结石、泥沙样结石诊断率较低，对于体内装有心脏起搏器、脑动脉瘤夹等金属植入物患者是绝对禁忌，幽闭恐惧症患者也不宜进行。相比于上述传统影像学检查手段，EUS 提供了很好的肝内外胆管系统可视化超声图像，诊断胆总管结石敏感度及特异度均较高，两项荟萃分析汇总后显示 EUS 的敏感度及特异度分别为 89% ～ 94%、94% ～ 95%，且为无创性检查，成功率高，有研究显示 EUS 诊断胆总管结石的敏感度

显著高于 ERCP（91% vs. 75%），尤其是对于直径＜4 mm 的结石及泥沙样结石，EUS 诊断的敏感度更高。2017 年英国《胆总管结石指南》推荐对于中等可能存在胆总管结石患者选择 MRCP 及 EUS 进行诊断，两者均有较高的诊断准确率，虽统计学上不存在差异，但 EUS 似乎比 MRCP 显示出了更高的敏感度和特异度。有研究采用 EUS 对于 MRCP 检查阴性的患者进行再评估，共纳入 40 例 MRCP 诊断阴性患者，结果有 15 例经 EUS 诊断为胆总管结石，并经胆总管取石术得到证实，此研究认为 EUS 可作为对 MRCP 诊断阴性的胆总管扩张患者的有效补充诊断手段，基于以上结论，EUS 在诊断胆总管微小结石及泥沙样结石方面比 ERCP 及 MRCP 敏感度更高。然而，一项成本效益分析研究指出，MRCP 与 EUS 诊断胆总管结石相比，MRCP 成本效益更高。综上所述，EUS 是诊断胆总管结石最为有效的方法，可避免不必要的 ERCP 检查，对于高度怀疑结石但 MRCP 检查阴性的患者可作为补充检查手段，但在临床工作中对于各种诊断方法的选择需要综合考虑操作的可行性、操作医师经验及成本效益等因素。

2. 胆囊结石　TUS 最常被用于诊断胆囊结石，有较高的准确性，敏感度为 92%～96%，但当结石直径小于 3mm 或结石位于胆囊漏斗部，TUS 诊断敏感度仅为 65%。EUS 较 TUS 诊断胆囊结石更有优势，因其在消化道管腔内操作，可更接近胆道系统进行扫查，避免腹壁脂肪及肠腔内气体干扰，从而获得更高的图像分辨率。有研究表明引起急性特发性胰腺炎最常见的病因仍是胆道疾病（微小结石或胆泥），多项研究均证实 EUS 在寻找急性特发性胰腺炎病因时显示出了很高的诊断价值。EUS 可在 94.2% 的 TUS 诊断为结石阴性的急性特发性胰腺炎患者中发现微小胆囊结石，敏感度可达 100%，特异度也可达到 92.6%。一项前瞻性研究纳入了 100 例急性胰腺炎患者，结果显示 EUS 发现胆囊结石的敏感度显著高于 TUS（100% vs. 84%）。总体而言，80% 的急性特发性胰腺炎患者通过 EUS 检查可得到确诊。

二、应用于胆道梗阻疾病诊断

1. 胆道恶性梗阻　胆道恶性肿瘤是引起胆道恶性梗阻最常见的原因，其中以肝外胆管癌多见，肝外胆管癌按部位分为肝门部胆管癌及远端胆管癌。由于胆道系统结构复杂，TUS、CT、MRCP 等影像学检查手段在肿瘤早期通常不易发现病变，Mohamadnejda 等比较了 EUS、ERCP 及 CT 等影像学检查在肝外胆管癌诊断中的价值，结果表明 EUS 诊断阳性率明显高于 ERCP、CT 或 MRI 检查。2020 年美国国家综合癌症网络（NCCN）指南指出，CT 或 MRI 无法观察到的胆管肿瘤，EUS 或 ERCP 对于肿瘤位置的判断或许有帮助，其可根据胆管扩张的位置来定位肿瘤，还可进行组织学诊断并缓解胆道梗阻。

肝门部胆管癌是引起高位胆道梗阻常见的原因，获得病理学诊断难度较大。目前通过 ERCP 行胆管细胞刷检是最常采用的获得病理学诊断的方法，但 ERCP 刷检的阳性率仅为 30%～60%，结果并不理想。而 EUS 可直接观察胆总管至肝门部胆管的结构变化，有文献报道通过 EUS 及 EUS-FNA 诊断肝门部胆管癌，其敏感度、准确率、特异度、阳性预测值、阴性预测值分别为 52%、68%、100%、100% 和 54%。尽管 EUS-FNA 对肝门部胆管癌诊断的敏感度和准确率有待提高，但仍是一种安全、有效地获得胆道肿瘤病理学诊断的方法。Gleeson 等报道有 17% 的患者在 CT 和（或）MRI 图像上未显示淋巴结转移，但通过 EUS-FNA 证实有淋巴结转移。因此，EUS 不仅可以早期发现病变，而且能够了解肿瘤的范围、浸润深度、有无淋巴结转移、血管受累，从而获得较为准确的术前分期，并可通过穿刺活检获得细胞和组织病理学证据，对治疗方案的制订和手术方法的选择具有重要意义。

低位胆道恶性梗阻最为常见的原因为远端胆管癌、壶腹癌及胰头癌，其中远端胆管癌及壶腹癌属于胆道恶性肿瘤，由于其位置的特殊性，传统影像学检查存在一定的局限性，至少 15%～20% 的患者仅通过 EUS 检查后发现胆总管远端肿瘤，而腹部影像学检查未发现明显占位。EUS 及 EUS-FNA 诊断低位胆道梗阻的敏感度明显高于高位胆道梗阻，EUS-FNA 诊断胆管癌的总体准确率为 73%，诊断低位梗阻病因的敏感度为 81%，而诊断高位梗阻仅为 59%。壶腹部肿瘤早期不易诊断，通常在患者出现阻塞性黄疸等症状时被发现，国外研究报道 EUS 诊断壶腹部肿瘤的准确率和特异度优于 TUS、ERCP、MRCP 及 CT，EUS 诊断壶腹部 T 分期的准确性比 CT 及 MRI 更高。除此之外，EUS 对鉴别诊断远端胆管癌与胰头癌、壶腹癌的价值较大，对明确肿瘤是否合并胆道结石、胆管囊状扩张等具有优势，EUS-FNA 对明确诊断并确定实施胰十二指肠切除术治疗方案有重要意义；EUS 对区域内的肿大淋巴结具有影像学诊断价值，并具有引导定位进行细针穿刺、病理活检的技术优势，超声多普勒有助于评价门静脉等周围血管是否受肿瘤侵犯。在一项纳入 957 例恶性胆道梗阻患者的荟萃分析中指出，EUS-FNA 的不良事件发生率仅占 0.3%。因此，对于怀疑恶性胆道梗阻的患者，应选择进行 EUS-FNA 检查，其不仅具有高度的特异度及灵敏度，且十分安全。

2. 胆管良性狭窄　诊断与鉴别诊断仍然是比较棘手的问题，对良性狭窄进行不必要的手术会增加相关费用支出与并发症发生风险，但误诊可能会使恶性肿瘤患者错失手术切除机会。《胆管良性狭窄内镜处理的亚太共识意见》建议对胆管良性狭窄的诊断应结合病史、基本实验室检查、影像学检查等多种方法而做出。多数胆管良性狭窄患者有上腹部手术史，或有慢性胆道感染 / 结石、慢性胰腺炎等病史。近年来 EUS 在不明原因胆道狭窄评估中的作用越来越受到重视，通过 EUS 观察胆管壁呈 3 层结构，良性狭窄的超声表现为胆管壁三层结构保存完整，回声均匀，边缘光滑，而恶性狭窄的标准就是超声模式下胆道壁三层正常结构被破坏。有报道称某些 EUS 检查特征可作为不明原因胆管狭窄的诊断线索，胰腺肿块和（或）胆管壁不规则增厚鉴别良恶性狭窄的灵敏度为 88%，特异度为 100%，胆管壁厚度＞ 3 mm 诊断恶性狭窄的灵敏度为 79%，特异度为 79%，同时结合 EUS-FNA 可获得细胞 / 组织学证据，对于鉴别胆管良恶性狭窄也可提供更多有益的信息。

三、应用于胆囊疾病诊断

1. 胆囊息肉　多数的胆囊息肉患者无明显症状，通常经 TUS 或者腹部 CT 检查偶然发现，胆固醇性、炎性及纤维性息肉无恶变倾向，如无明确症状无须处理，腺瘤性息肉存在恶变风险，且随息肉的增大而增加，大于 1cm 的息肉通常需行胆囊切除术，因此对息肉的诊断及随访十分重要。国外一项研究中对 194 例直径小于 20mm 的胆囊息肉样病变患者行 EUS 检查，结果发现其准确率为 97%，而 TUS 仅为 76%，另一项研究表明 EUS 诊断直径 5 ～ 15mm 的胆囊息肉敏感度和准确度分别为 81% 和 86%。一项荟萃分析指出，TUS 诊断胆囊息肉敏感度较高，但对于息肉类型及性质判断的正确率较低，而 EUS 优于 TUS。超声内镜声学造影（contrast-enhanced EUS，CH-EUS）是通过观察病灶的血流灌注情况来确定病灶的良恶性的方法，该方法可通过观察息肉样病变内有无血流从而更好判断息肉的良恶性。

2. 胆囊癌　胆囊癌是消化系统预后最差的肿瘤之一，起病隐匿，进展迅速。EUS 能清楚显示胆囊壁的层次结构，胆囊癌最具特异性的表现是 EUS 显示的胆囊壁多层结构破坏，除此之外，EUS 还可明确区域淋巴结的累及情况，对胆囊癌的 T 分期和 N 分期具有诊断价值（表 12-1）。

表 12-1　美国癌症联合委员会（AJCC）胆囊癌分期

原发肿瘤（T）	Tis：原位癌
	T1：侵及胆管壁深度＜ 5mm
	T2：侵及胆管壁深度 5 ～ 12 mm
	T3：侵及胆管壁深度＞ 12 mm
	T4：侵及腹腔动脉干、肠系膜上动脉和（或）肝总动脉
局部淋巴结（N）	N0：无区域淋巴结转移
	N1：1 ～ 3 枚区域淋巴结转移
	N2：≥ 4 枚区域淋巴结转移
远处转移（M）	M0：无远处转移
	M1：有远处转移
分期	0：Tis、N0、M0
	Ⅰ：T1、N0、M0
	Ⅱa：T1、N1、M0，T2、N0、M0
	Ⅱb：T2、N1、M0，T3、N0 ～ 1、M0
	Ⅲa：T1 ～ 3、N2、M0
	Ⅲb：T4、任何 N、M0
	Ⅳ：任何 T、任何 N、M1

Sadamoto 等评估了 EUS 诊断胆囊癌 T 分期的价值，结果显示其准确率可达 75.6% ～ 100.0%。EUS-FNA 可为胆囊癌的病理组织学诊断提供依据，同时进行周围淋巴结活检明确肿瘤的分期及预后，EUS-FNA 诊断胆囊占位性病变的准确率为 80 % ～ 100%，无发生术后并发症和针道转移的报道。一项对 41 例因胆囊癌行手术治疗的患者的回顾性研究发现，EUS 对分期为 Tis 的检查准确度为 100%，T1 为 76%，T2 为 85%，T3 与 T4 为 93%。因此 EUS 可帮助明确胆囊癌的分期，并指导治疗方法的选择。

3. 胆囊壁增厚　定义为多种原因导致的胆囊壁厚度＞ 3mm，多种疾病都可导致胆囊壁局部或弥漫性增厚，引起胆囊壁增厚的良性病变主要包括急慢性胆囊炎、胆囊腺肌症和胆固醇息肉，应与胆囊癌等恶性疾病进行鉴别。EUS 可以清晰地观察胆囊壁各层结构，不同病因导致的胆囊壁增厚在 EUS 下有不同的特征。Mizuguchi 等对 EUS、TUS、CT、MRI 对胆囊壁增厚的鉴别诊断进行比较，EUS 在对胆囊壁层次结构成像上优于其他成像方式。对于弥漫性胆囊壁增厚的病例，EUS 较 TUS 在区分良恶性方面更有优势。

（黄　蕊）

第二节　胰腺癌的超声内镜诊断

胰腺肿瘤性病变在 EUS 下大体分为实性病变与囊性病变，包括两大类的多种疾病。常见表现为实性病变的胰腺肿瘤有胰腺癌、胰腺神经内分泌肿瘤（PanNET）、实性假乳头肿瘤（SPT）、胰腺转移癌；常见的胰腺囊性病变有胰腺假性囊肿，胰腺囊腺瘤（PCA），包括浆液性囊性肿瘤（SCN）、黏液性囊性肿瘤（MCN），以及胰腺导管内乳头状黏液瘤（IPMN）等。胰腺实性占位中近 90% 的病理类型是导管腺癌，本节主要以胰腺癌为主阐述 EUS 在其诊断、鉴别诊断中的应用。

一、影像学比较

体表超声（US）、CT、MRI、EUS、ERCP、正电子发射计算机断层显像（PET）等影像学检查方法均可对胰腺肿瘤性病变进行诊断，各有优缺点，目前还没有一个绝对完美的胰腺肿瘤诊断工具。

1. US　优点：普及程度高，无损检查，价格便宜。缺点：对胃及十二指肠壁有无侵犯无法显示；对胰腺前方被膜、胰腺钩突部及小胰癌显示欠佳。因腹腔气体、腹壁脂肪、组织粘连等因素干扰，有时很难清晰显示胰腺全貌及其结构，也很难显示胰腺病变的程度和范围。

2. CT　优点：普及程度相对较高，相对无损检查，技术性能稳定，能提供较详细的分期资料。准确率可达 86% ～ 90%，CT 引导下穿刺活检准确率 80% ～ 91%，CT 对胰腺肿瘤的灵敏度为 84%，很少有假阳性，但可有假阴性。多排螺旋 CT 三期动态增强扫描检出率可达 78% ～ 90%。缺点：价格相对较高，有一定的放射性损伤。

3. MRI　优点：安全、无创、无放射损害，诊断准确性高。对照研究发现 MRI 诊断胰腺占位的灵敏度接近 EUS，特别是在胰腺某些部位（钩突、胰尾）的诊断优于 EUS。缺点：价格相对较高，设备条件普及程度不够。

4. ERCP　优点：内镜下可直接观察胃、十二指肠及乳头等受侵征象，可镜下活检。缺点：ERCP 不能直接显示肿瘤病变，主要依靠主胰管、分支胰管的间接征象诊断，对胆道下端和胰管阻塞或有异常变化者有较大价值。若肿瘤不侵犯胰管则很难发现病灶。开展的条件要求较高，普及程度不够。

5. PET　优点：在肿瘤早期诊断上体现了巨大优势，灵敏度 90.1%。缺点：假阳性率较高，普及程度低，检查费用高。

6. EUS　优点：可近距离显示整个胰腺及胆胰管系统的实时、高分辨率图像，灵敏度 85% ～ 99%，特异度 100%，阴性预测值接近

100%，在诊断小胰癌方面具有更大的优势，灵敏度显著大于 CT 的 53% 和 MRI 的 67%。超声造影、弹性成像等可进一步提高诊断效率。各种胰腺病变取样方法中 EUS 引导下细针穿刺抽吸 / 活检术（EUS-FNA/B）是不可或缺的。缺点：胰腺癌与其他胰腺实性占位［淋巴瘤、转移癌、自身免疫性胰腺炎（AIP）等］比较，无特征性图像表现，在区别肿瘤和炎性病变时，同样为低回声表现，仅行 EUS 准确率不高，需行 EUS-FNA/B，明确诊断。设备普及率不高，操作者经验差异很大。

二、诊断

1. 声像图特征　EUS 同体表超声的表现一致，特点是 EUS 显示的病灶更清楚，毗邻结构的浸润性征象更明确。

（1）直接征象：胰腺形态的失常，肿瘤所在部位胰腺呈结节状、团块状或不规则状局限性肿大，胰腺肿块轮廓向外突起或向周围呈"蟹足"样或"锯齿"样浸润性伸展，其边缘不规则，边界较清楚（图 12-1）；胰腺癌以低回声型多见，部分呈高回声和混合回声型，少数为等回声型及无回声型。

（2）间接征象（图 12-2）：①胆道扩张；②主胰管扩张；③主胰管浸润性闭塞；④胰腺周围血管如门静脉、脾静脉、肠系膜上静脉、下腔静脉、腹主动脉、肠系膜上动脉等浸润；⑤胰腺毗邻脏器如肝脏、胆囊、胃浸润；⑥十二指肠的浸润性征象；⑦淋巴结转移征象；⑧腹水征。

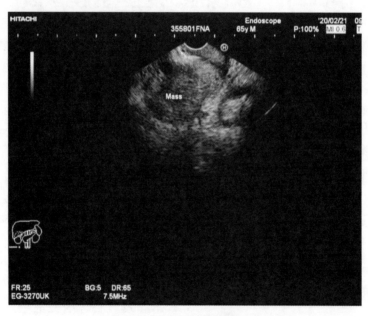

图 12-1　胰头部肿块影

2. 诊断标准　EUS 诊断胰腺癌主要根据其声像图变化，确诊依靠 EUS-FNA/B 及其病理诊断。

（1）确诊标准：①胰腺实质内有明显的境界清晰的异常回声区。②胰腺异常回声区伴有下列所见：a. 胰尾部胰管扩张，直径＞ 3mm；b. 胰头部胆管狭窄和（或）闭塞；c. 胰腺有局限性肿大。

（2）疑似诊断：①胰腺有异常回声区；②胰腺有局限性肿大；③需要进一步详查: a. 胰管扩张；b. 胆管扩张或胆囊肿大。

3. 分期　沿用最多的分期标准是 AJCC 的 TNM 分期系统（图 12-3，表 12-2）。

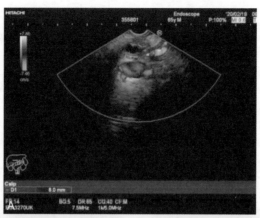

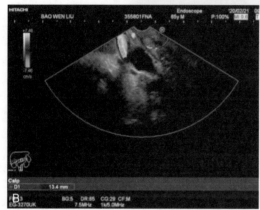
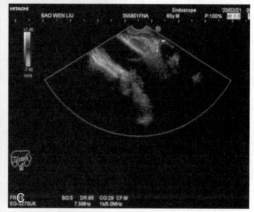

图 12-2　胰腺癌的间接征象

A. 胆管扩张；B. 胰管扩张；C. 周围淋巴结

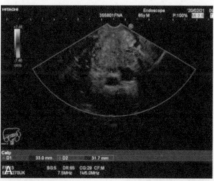

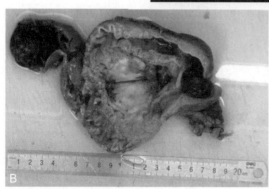
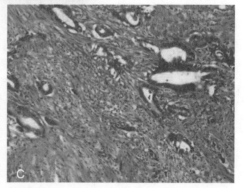

图 12-3　胰头癌病例

术后病理分期为 T2N1M0。A. EUS；B. 术后大体标本；C. 组织病理

表 12-2　胰腺癌的 TNM 分期

	T（原发肿瘤）		N（局部淋巴结）	M（远处转移）		分期	
Tx	无法评估原发肿瘤	Nx	无法评估淋巴结累及情况	M0	无远处转移	Ⅰa 期	T1、N0、M0
T0	无原发肿瘤依据	N0	无局部淋巴结转移	M1	有远处转移	Ⅰb 期	T2、N0、M0
Tis	原位癌（包括高级别导管上皮内瘤变，导管内乳头状黏液性肿瘤伴重度异型增生，导管内管状乳头状肿瘤伴重度异型增生，黏液性囊性肿瘤伴有重度异型增生）	N1	1～3 个局部淋巴结转移			Ⅱa 期	T3、N0、M0
T1	肿瘤最大径≤ 2cm	N2	4 个以上局部淋巴结转移			Ⅱb 期	T1～3、N1、M0
T1a	肿瘤最大径≤ 0.5cm					Ⅲ 期	任何 T、N2、M0，T4、任何 N、M0
T1b	0.5cm <肿瘤最大径< 1cm					Ⅳ期	任何 T、任何 N、M1
T1c	肿瘤最大径 1～2cm						
T2	2cm <肿瘤最大径≤ 4cm						
T3	肿瘤最大径> 4cm						
T4	肿瘤不论大小，直接侵入或者黏附于邻近器官和结构［腹腔干、肠系膜上动脉和（或）肝总动脉］						

本表适用于胰腺导管腺癌、腺泡细胞癌、导管内乳头状黏液性肿瘤伴有浸润癌、导管内管状乳头状肿瘤伴有浸润癌、胶样癌、黏液性囊性肿瘤伴有浸润癌、神经内分泌癌、胰母细胞瘤

三、鉴别诊断

1. 胰腺神经内分泌肿瘤　大多直径较小，呈均匀的弱、低回声，边缘清楚光整，多发生于胰体尾部，一般无胰管和（或）胆道扩张。瘤体较大的大多为非功能性 PanNET，常见 EUS 表现为高低混杂的回声，或因瘤体内出血和囊性变出现无回声区。与胰腺癌的区别在于，PanNET 的回声较胰腺癌相对更高，但与周围正常胰腺组织分界明确。而癌肿边缘不规则，常伴有胰管和（或）胆道扩张及周围脏器组织受压、浸润和转移征象。血清嗜铬粒蛋白 A 和生长素受体显像可以辅助鉴别诊断，确诊依靠 EUS 引导下穿刺活检或手术病理。

2. 实性假乳头肿瘤　好发于年轻女性，多见于胰尾。通常瘤体较大，外周经常有不规则钙化区域，中心充满大量乳头样结构的肿瘤组织，中央经常见出血坏死后形成一些不规则无回声区。

与胰腺癌的鉴别在于肿瘤实质部分回声总体上高于胰腺癌，瘤体内部回声不均匀，有一些高回声光点类似腺瘤样息肉，周围可有钙化。较少浸润周围血管和脏器，而以压迫为主，部分肿瘤可发生肝转移。EUS 引导下穿刺活检术或手术切除行免疫组化检测是主要鉴别方法。

3. 胰腺转移癌　占胰腺占位的 2%。EUS 下无特征性表现，转移性肾细胞肾癌可见较多血供。确诊依靠 EUS 引导穿刺活检并与原发灶进行病理对比。

4. 胰腺囊性肿瘤　多呈多房或蜂窝状无回声囊腔，囊壁回声增强，也可表现为类似实质性肿块的高回声或低回声病灶，但其透声性好，后方回声增强。

5. 壶腹部癌、胆总管下段癌　壶腹部癌、胆总管下段癌和胰头癌，若癌肿发生于三者邻接部位或晚期病灶增大，互相浸润、融合，解剖关系紊乱，鉴别极为困难，需结合其他影像学及临床

表现，或 EUS-FNA/B 进一步鉴别。

6. 腹膜后肿瘤　大多为淋巴瘤，表现为较小的圆形或卵圆形弱、低回声结节，边缘光滑，也可融合成大的分叶状团块。

7. 慢性胰腺炎　其与胰腺癌需鉴别的两种征象为炎性假瘤和囊肿。炎性假瘤具有胰管穿通征，而胰腺癌一般没有；与囊肿鉴别需要结合数量、部位、大小，与消化管壁的关系，囊壁的厚度，囊肿内容物的透声情况及囊肿内有无乳头状物等。确诊需行 EUS-FNA/B。

四、超声内镜特殊影像功能应用

1. 超声内镜弹性成像（endoscopic ultrasound elastography，EUS-EG）　根据不同硬度的组织在相同压力作用下会产生不同形变的原理，通过分析形变前后组织的超声信号数据差异，可以获得局部组织的弹性图像。超声数字成像系统能进行实时弹性成像。不同的弹性值用不同的颜色表示。弹性相对大小用彩色直方图表示（红、绿、蓝）。硬组织区域显示为深蓝，中等硬度为紫色，再次硬度为绿色，中等软度为黄色，软组织区为红色（图 12-4）。

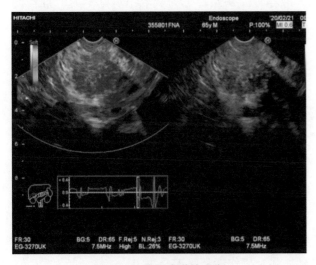

图 12-4　胰头癌弹性成像

目前，单纯以超声成像鉴别胰腺占位的良恶性仍有很大的困难，尤其是对合并重度慢性胰腺炎者，其中慢性肿块型胰腺炎与胰腺癌鉴别极其困难。由于胰腺导管腺癌病变组织内存在大量纤维组织和明显的组织粘连，病变区较邻近的胰腺实质硬度增加，弹性成像显示病变区域大部分呈现蓝色。而病变区域弹性成像表现为明显绿色者，基本可排除恶性肿瘤，其阴性预测值大于 90%。

多数研究认为，弹性成像不能取代 EUS-FNA/B，但对于体积较小、无法经 EUS-FNA/B 获得细胞组织、病理阴性或无结论的 EUS-FNA/B 病例，尤其高度怀疑恶性病变者，弹性成像可能具有重要临床价值。弹性成像另一个应用是弹性靶向 EUS-FNA/B 技术，穿刺时，对均匀蓝色最明显区域行靶向 EUS-FNA/B，可取得更高概率的阳性结果。

2. 超声内镜声学造影　目前常用的超声对比剂（ultrasonic constrast agents，UCA）是声诺维（sonovue），其是一种磷脂外膜包裹的六氟化硫微泡。作为一种血池示踪剂，UCA 克服了传统 B 超及彩色或能量多普勒超声的局限，使得微血管系统的实质显影成为可能。依靠增强对比剂与超声模式，动态的病灶增强得到显现。

进行对比增强 EUS（CE-EUS）的注意点：使用大号的静脉内插管（16～18G）以防止注射时微泡被破坏；使用三通阀门将装有对比剂的注射器、插管和装有生理盐水的注射器相连，注射时产生的高压可能会破坏微泡，因此需要缓慢注射对比剂随后使用生理盐水冲洗，防止微泡在血管内存留。

胰腺腺癌与肿块型慢性胰腺炎的鉴别比较困难，几乎所有的方法都有其局限性。胰腺癌病灶的 CE-EUS 主要表现为灌注缺乏。而胰岛细胞瘤、导管内乳头状产黏液蛋白肿瘤（IPMN）及慢性胰腺炎主要表现为显著增强。CE-EUS 也可用于辅助 EUS-FNA/B。

胰腺的转移性病灶发生率虽然很低，研究发现所有的转移性病灶表现为回声增强，这可能与病灶为富血供有关，因此 CE-EUS 能够为鉴别原发性胰腺癌与胰腺转移性病灶提供支持，从而影响后续治疗选择。

五、超声内镜引导下细针穿刺抽吸 / 活检术

20 世纪 80 年代，引入超声内镜技术的主要目的之一就是提高胰腺癌的早期诊断率，随着技术的发展，超声内镜已经应用于很多其他疾病的诊治中，但其主要适应证还是可疑胰腺占位性病变的诊断和分期，然而依据声像图变化的诊断标准以及特殊影像功能的应用有时对于癌和非癌的诊断仍有很大的困难，确诊仍然依靠 EUS-FNA/B。

1. 适应证　EUS-FNA/B 的基本原则是获得的信息应该可能潜在影响患者的临床管理。除此之外，EUS-FNA/B 的适应证应该以诊断准确性、高性价比、患者的舒适性及安全性为前提。EUS-FNA/B 的基本条件为：EUS 能直视病灶，实时监测穿刺针道和穿刺路径有无血管。其在胰腺肿瘤性病变的主要适应证有：①性质不明的胰腺实性占位性病变。②胰腺癌及术前分期。③胰腺神经内分泌肿瘤。④不可切除病变行放化疗前，或潜在可切除病变行新辅助放化疗前。⑤首次穿刺（包括 US、CT 或 EUS 引导下）结果阴性，可重复行 EUS-FNA/B 提高诊断率。⑥自身免疫性胰腺炎，EUS-FNA/B 对自身免疫性胰腺炎的诊断敏感度较低，特异度较高，可排除胰腺肿瘤。⑦其他一些肿物，如结核病等。

2. 禁忌证

（1）内镜检查禁忌证：①心肺功能不全；②已知或怀疑内脏器官穿孔；③未禁食或消化道梗阻；④患者不能配合。

（2）凝血机制障碍：若国际标准化比值（INR）> 1.5 或血小板计数低于正常，有出血风险，一般血小板计数 < 80×10^9/L，有一定的出血风险，血小板计数 < 50×10^9/L 不建议进行 EUS-FNA/B。

（3）不能到达的病灶：① EUS 下病灶显示不清；②穿刺路径有交叉的大血管或其他管道不能避开。

（4）EUS-FNA/B 结果不能改变治疗方案。

3. 并发症　虽然 EUS 及 EUS-FNA/B 为有创检查，但总体上是安全的，总体并发症发生率较低，不足 1%。常见的并发症包括出血、感染、穿孔、急性胰腺炎，偶见气胸、一过性腹泻和发热，通过对症治疗，极少数者需转外科手术治疗。胰腺实性病灶，前瞻性研究并发症发生率 2.44%，回顾性研究为 0.35%。理论上可发生肿瘤针道的种植转移、腹膜后转移，与经皮活检相比，EUS-FNA/B 发生率更低。

4. EUS-FNA/B 对胰腺病变的诊断价值　EUS 是目前临床使用的各种影像技术中对胰腺显示最好的方法之一（图 12-5）。EUS-FNA/B 对胰腺病变具有明显临床诊断价值，其敏感度、特异度分别为 85% ～ 93%、96% ～ 100%。

5. 影响超声内镜引导下细针穿刺操作的因素

（1）穿刺针型号的选择：不同粗细的穿刺针对实性病变或淋巴结穿刺的诊断准确率无显著统计学差异。在穿刺针的选择上，应综合考虑病变的解剖学部位和类型、标本倾向的处理模式及操作者经验。普遍接受的观点是 19G 穿刺针常用来进行 EUS 引导下的介入治疗；22G 穿刺针常用来获取组织标本进行诊断。针越粗越不利于在十二指肠操作，所以 22G 或 25G 适合于经十二指肠穿刺操作。对于实性病变或淋巴结的常规 EUS 引导下穿刺，FNA 穿刺针与 FNB 穿刺针同等推荐。当初始目标为获取组织标本时，推荐使用 FNB 穿刺针。

（2）穿刺次数：如果无法提供病理专家现场指导（ROSE），通常情况下，推荐对胰腺实性占位性病变行 FNA 至少穿刺 3 ～ 4 针，行 FNB 穿刺 2 ～ 3 针，对胰腺囊性病变行 FNA 穿刺 1 针，对肝脏或淋巴结行 FNA 和 FNB 穿刺 2 ～ 3 针。

（3）穿刺时吸引方式的选择：对实性病变或淋巴结进行穿刺时使用不同的吸引方式在样本获取率上无显著统计学差异，建议根据穿刺针类型、病变部位、病变类型及血供特点、标本倾向的处理方式及操作者经验综合决定。

（4）ROSE：EUS-FNA/B 过程中采用 ROSE 是否能减少穿刺针数和提高总样本获取率目前证据不一，因此在 EUS 穿刺时采用或不采用 ROSE。对于缺乏经验的操作者或总体样本充足度 < 90% 的内镜中心，建议有条件可采用 ROSE。

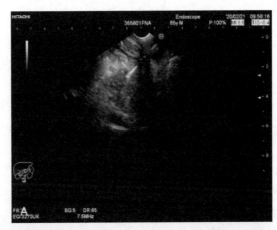

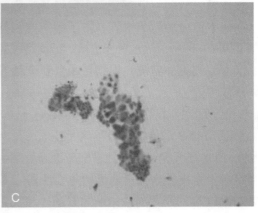

图 12-5　EUS-FNA
A. EUS 细针穿刺；B. 细胞涂片波片；C. 细胞病理

（5）穿刺中是否使用针芯：是否使用针芯进行细针穿刺并不影响病变检出率及取得的标本质量。

（6）提高穿刺样本获取率的方法：建议在实性病变或淋巴结穿刺时采用扇形穿刺手法以提高样本获得率。可以利用声学造影和（或）弹性成像指导实性病变的穿刺。

（王　磊）

第三节　胰腺囊性病变的超声内镜诊断

胰腺囊性病变（pancreatic cystic lesions，PCL）是指由胰腺上皮和（或）间质异常增生，分泌物潴留、聚集，进而形成的含囊腔的病变，可以为单发或多发的肿瘤样囊腔结构，其性质可以为肿瘤性或非肿瘤性占位。主要包括胰腺假性囊肿（pancreatic pseudocyst，PPC）和胰腺囊性肿瘤（pancreatic cystic neoplasm，PCN）。胰腺囊性病变通常是无症状的，通常为良性病变，但部分病变具有恶性倾向。一项 2803 名健康人群的 MRI 查体中，胰腺囊肿的发病率为 2.4%。患病率随年龄增长而增加，性别之间没有差异。只有少数囊肿大于 2cm。我国 PCL 患病率为 1.31%，多见于女性，患病率随年龄增长而增加。高危 PCL 的粗患病率为 7/ 万。

超声内镜（EUS）技术是将内镜技术和超声技术加以融合，在内镜指引下，深入胃十二指肠腔内，由于胰腺组织解剖毗邻胃十二指肠，使得超声探头可以紧贴胰腺组织进行超声检查，避免了气体、腹部脂肪组织、骨骼等干扰，具有更高的检查灵敏度。超声内镜不仅能显示胰腺囊性病变的形态、大小、边界等信息；还能较好地显示囊性病变的分隔、壁结节等囊腔内结构；并能通过血流多普勒技术观察囊壁血流情况，其具有高灵敏度，EUS 在诊断直径＜2cm 的囊性病变中具有独特的优势。

此外，EUS 还可以在超声实时引导下通过细针穿刺抽取囊液观察囊液性状，对其进行生化、肿瘤标志物、蛋白标志物、基因学等实验室检查；还可对囊壁、壁结节进行穿刺，取得其细胞学及组织学标本进行病理学检查，由于超声内镜穿刺针毗邻胰腺、穿刺仅通过胃肠道壁、穿刺路径短，故该技术穿刺更加精准，损伤更小，安全性及成功率更高。

由于 EUS 技术的进步以及其相对于 US、CT、MRI/MRCP 等传统影像学诊断技术，具有诸多优势，EUS 已经越来越多地被临床医师所重视，成为鉴别胰腺囊性病变良恶性的重要手段。本节主要针对 PCL 的超声内镜诊断加以阐述和探讨，供临床同道参考。

一、临床特点

胰腺囊性病变主要见于中老年女性，大多数无症状，体检或因其他原因行 CT/MRI 检查时偶然发现，其生长缓慢。随着病变的增大，可压迫邻近脏器而出现相应症状，如阻塞性黄疸、急性胰腺炎。病变囊内出血时可出现上腹部疼痛等非典型表现。胰腺囊性病变包括可能具有恶性倾向的囊肿，如导管内乳头状黏液性肿瘤（IPMN）、黏液性囊性肿瘤（MCN）；部分囊肿也可能无恶性倾向，如浆液性囊性肿瘤（SCN）、胰腺假性囊肿（PPC）；还有低度恶性的肿瘤，如实性假乳头状肿瘤（solid pseudopapillary neoplasm, SPN）。其中 SCN 恶变率极低，可长期随访，IPMN 和 MCN 为黏液性肿瘤，有一定的恶变率，如存在高危因素则建议手术切除，SPN 为低度恶性肿瘤，建议直接行手术切除。因此，针

对胰腺囊性病变的精准诊断和合理治疗显得尤为重要。

1. 胰腺假性囊肿　常继发于急慢性胰腺炎、胰腺损伤等，在慢性胰腺炎的发生率为 20%～40%，急性胰腺炎并发胰腺假性囊肿的发病率为 2.0%～18.5%。其属于一种特殊形式的液体集聚，有完整的非上皮细胞包膜包裹，胰腺炎或损伤后 4 周包膜逐渐形成。其主要临床症状为病变对周围脏器的压迫而产生的相应症状，如上腹部不适、恶心、呕吐、食欲缺乏、黄疸，可触及腹部包块，囊内感染及出血时可出现发热及腹痛等。

2. 浆液性囊性肿瘤　常是在进行其他病变影像学检查时被发现，病变早期患者通常无明显临床症状，其生长速度较缓慢。常见的症状是腰部不适、轻度腰痛。体重减轻等消耗性症状、腹部肿块、黄疸及上消化道梗阻并不常见。多见于老年女性。

3. 黏液性囊性肿瘤　症状同其他胰腺囊性肿瘤，无特征性临床表现，多数通过体检发现，40%～75% 的患者无任何症状。临床症状可表现为腹部不适或者疼痛，为上腹部疼痛，向两侧腰肋部放射，也可以表现为非特异性的恶性病变表现，如体重减轻、厌食，压迫性症状如阻塞性黄疸，恶心呕吐等消化道梗阻症状。多见于中年女性。

4. 导管内乳头状黏液性肿瘤　多见于中老年人，发病率无明显的性别差异。临床无特异性症状或体征，分为主胰管型胰腺导管内乳头状黏液性肿瘤（MD-IPMN）和分支胰管型胰腺导管内乳头状黏液性肿瘤（BD-IPMN）。MD-IPMN 常出现腹痛、腹泻、胰腺炎、糖尿病、黄疸、体重减轻等非特异性表现，而 BD-IPMN 患者则较少出现上述临床表现。其临床症状和患者胰管扩张程度、IPMN 分泌的黏液量呈正相关。

5. 实性假乳头状肿瘤（SPN）　多见于年轻女性，主要临床表现是腹部疼痛，有时也是唯一临床表现。可伴或不伴有其他非特异性临床表现如厌食、体重减轻、黄疸等，这些症状或体征可以单一存在。患者腹痛时查体可以触及腹部包块。

病变压迫门静脉和其分支静脉时，也可引起门静脉高压症状，表现为食管胃静脉曲张、消化道出血等。

二、超声内镜声像特征

1. EUS 价值　EUS 的优势在于因其能够深入胃、十二指肠腔，将探头紧贴胰腺组织进行超声检查，排除气体及腹壁脂肪层干扰，具备更高的检查灵敏度。其对于直径 1cm 以下的 PCN 检出的敏感度高于 CT。此外，EUS 对 PCN 的观察还可细化到囊壁的厚度、囊内是否有分隔、囊内是否有高回声样改变、囊壁是否存在壁结节及乳头、主胰管的直径及是否与病灶相通、主胰管内是否存在结节样改变。此外，在 EUS 引导下对囊液进行引导细针穿刺，既可抽取囊液进行检查，也可进行活检进一步行囊液生化、细胞学、病理学

分析，是鉴别胰腺囊肿良恶性的一种重要手段。研究显示，EUS 对于鉴别良恶性或黏液性与非黏液性 PCN 的准确率为 50% ～ 75%。如出现囊壁增厚、胰腺实质内低回声占位、胰管内结节，均应考虑恶变可能。

2. EUS 声像表现及囊液成分

（1）胰腺假性囊肿：超声内镜声像特征为单一的类圆形、圆形均匀的低回声囊性结构，大小不一，边界及轮廓清晰，囊壁呈高回声改变。如假性囊肿内部感染或含有血性液体、组织碎屑时，囊液可呈弱低回声且囊液部分伴有稍高回声改变（图 12-6）。胰腺假性囊肿超声可观察到与/不与胰管相通。囊液常稀薄，通常呈黑褐色，浑浊，甚至带血，淀粉酶水平高，CEA 水平、CA19-9 水平低，细胞学检查多为巨噬细胞及炎症细胞碎片。

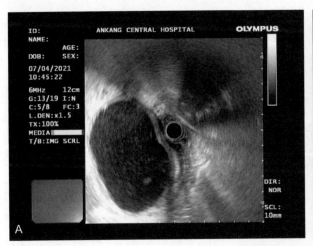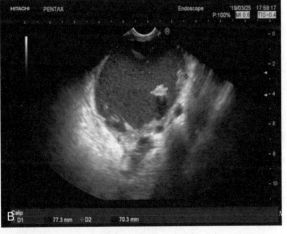

图 12-6　胰腺假性囊肿
内部感染或含有血性液体、组织碎屑时，囊液可呈弱低回声且囊液部分伴有稍高回声改变

（2）浆液性囊性肿瘤：EUS 表现为圆形、类圆形的囊性病灶，边界清晰，边缘平滑，内部为大量直径数毫米的无回声小囊，呈密集多房结构，其间有高回声分隔，病灶中央的"星状瘢痕"为其特征性表现（图 12-7）。病灶中心可有强回声伴声影，提示钙化，后方可见回声衰减不明显或稍增强。约 70% 的浆液性囊性肿瘤以微囊型为主，表现为典型的蜂窝状多囊结构，囊的数目一般 > 6 个，小囊直径均在 2cm 以下，有时也表现为囊实

混合性低回声。囊内可见薄分隔，约 20% 病例可出现分隔汇合而成的特征性中央"星状瘢痕"伴或不伴有钙化，囊壁上无结节，囊肿不与胰腺导管交通。大囊型浆液性囊性肿瘤占 20% ～ 30%，表现为多囊或寡囊结构，小囊直径多 > 2cm。EUS-FNA 获取囊液分析可见其囊液清亮稀薄，淀粉酶水平低、CEA 水平低、CA19-9 水平低，细胞学检查多为形态一致胞质内含有大量的糖原颗粒的扁平或立方上皮细胞。

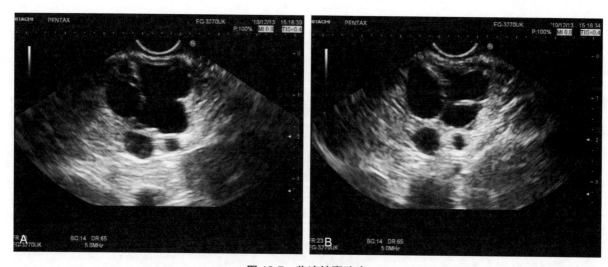

图 12-7　浆液性囊腺瘤
呈圆形、类圆形的囊性病灶，多房结构，病灶中央"星状瘢痕"为其特征性表现

（3）黏液性囊性肿瘤：大多数位于胰腺体尾部，直径 2～10cm 不等。EUS 表现为由单房或少数较大的低回声或无回声房腔构成，囊壁常较厚，内部有或无分隔，分隔多表现为细条影状，囊壁较光滑，可见粗大的乳头状赘生物突入囊腔或壁结节（图 12-8）。囊腔极少与胰管相通。黏液性囊性肿瘤根据手术病理分级可分为腺瘤、交界性（低度恶性）、非浸润性及浸润性癌。超声内镜观察到囊壁不规则增厚、囊壁内含有乳头状凸起及附壁结节等因素时提示恶性可能。囊液多为黏稠黏液，CEA 水平高、淀粉酶水平低，细胞学检查多为高柱状上皮细胞，类似于胰腺导管，常见杯状细胞，细胞内外可见大量黏液而无糖原。

（4）导管内乳头状黏液性肿瘤：分为主胰管型、分支胰管型及混合型。主胰管型 IPMN 超声内镜图表现为局限性或弥漫性的主胰管扩张，胰管内可伴有附壁结节形成（图 12-9），胰腺实质多有萎缩；分支胰管型 IPMN 超声内镜可见多个 5～20mm 囊性低回声区，呈葡萄串（cluster of grapes）征象，主胰管可伴有轻度扩张；混合型 IPMN 为主胰管型和分支胰管型共同存在，超声内镜表现为主胰管、分支胰管均可见囊性扩张。其诊断标准为：①主胰管型胰管扩张大于 10mm；②分支胰管型其囊性病变直径大于

40mm，囊内有不规则厚壁分隔；③附壁结节直径大于 10mm。囊液多为黏稠黏液，CEA 水平中等或高，淀粉酶水平高。细胞学检查可见高柱状黏液上皮细胞。

（5）实性假乳头状瘤：声像特征表现为局限性低回声实性或囊性占位性病变，在部分病例中可以观察到肿瘤中央出现无回声区囊性病变，并在其中出现分隔，呈蜂窝状房腔，囊性病变与周围组织分界清晰，边缘可因出现钙化而呈现强回声，较少发现胰管及胆管扩张情况。EUS-FNA 获取的囊液多为血性液体，CEA 水平低。细胞学可发现异常的单层上皮细胞。

3. 增强 EUS 对 PCN 的诊断价值　增强 EUS 成像方法包括弹性成像和对比增强 EUS（CE-EUS）。其在胰腺占位性病变的诊断价值得到了较好的认可，但增强 EUS 成像技术没有足够的特异度，从而不能作为胰脏恶性肿瘤的独立诊断方式，不能替代 EUS-FNA。然而，CE-EUS 有助于提高对腔内和腔外病变的实时评估，有助于提高取样靶向性和评价周围淋巴结等，因此在特定的临床情况下可提供辅助诊断信息。胰腺囊性病变中 CE-EUS 可以显示囊壁结节的血流情况，有助于区分壁上皮结节和黏液凝块，进而为判断 PCN 的类型及良恶性提供帮助。Hirofumi Harima 的研究显示 EUS 联合增强成像，使壁结节的诊断准确

率高达 98%，明显高于 CT（92%）及单纯 EUS（72%）。CE-EUS 可显著提高壁结节测量的准确性，从而将恶性 BD-IPMN 的诊断准确率提高到 93%。研究显示，CE-EUS 对 PCN 囊壁结节诊断的敏感度和特异度分别为 100% 和 80%。Fusaroli 等研究则表明，造影后显示增强的结节为恶性结节，无增强效应的结节为囊内的黏液凝块或碎屑。Zhong 等对比了 CE-EUS 与 CT、MRI 和 FB-EUS（fundamental B-mode EUS）对 PCN 的诊断准确性，通过比较 PCN 的增强模式，评估 CE-EUS 对 PCN 的识别能力。研究发现 CE-EUS 显示胰腺囊性病变良、恶性差异有统计学意义（ $P = 0.017$ ）。良性病变的增强模式大多是 Ⅱ 型和 Ⅲ 型，而恶性病变类型为 0 型、Ⅰ 型和 Ⅳ 型。0/Ⅰ/Ⅳ 型增强模式作为恶性病变的诊断标准，其敏感度、特异度和准确率分别为 80%、65.3% 和 67.1%。CE-EUS 对 PCN 的识别准确率高于 CT、MRI 和 FB-EUS（CE-EUS vs. CT，92.3% vs. 76.9%；CE-EUS vs. MRI，93.0% vs. 78.9%；CE-EUS vs. FB-EUS，92.7% vs. 84.2%）。因此，CE-EUS 有望成为诊断 PCN 的一项重要成像技术。

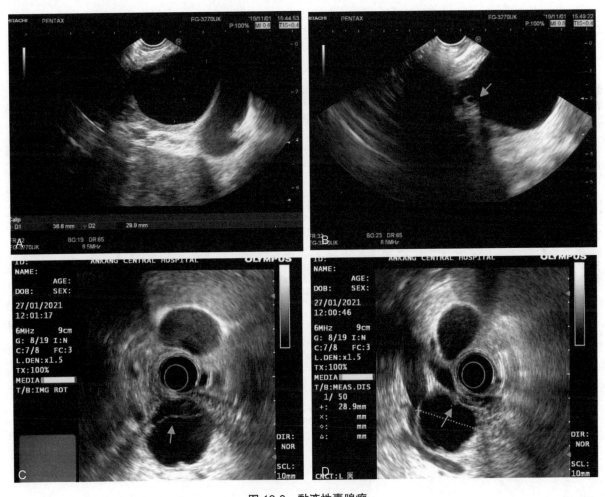

图 12-8　黏液性囊腺瘤

呈单房结构，壁厚，内部有或无分隔，分隔多表现为细条影状，囊壁较光滑

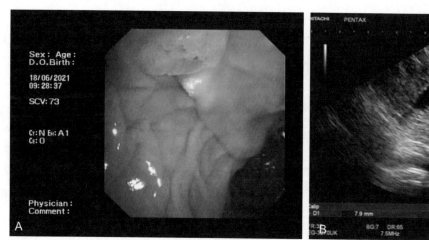
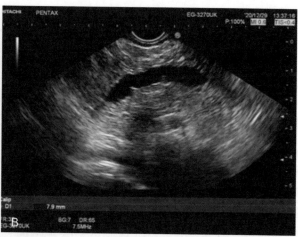

图 12-9　主胰管型 IPMN
呈局限性或弥漫性的主胰管扩张，胰管内可伴有附壁结节形成

三、超声内镜相关技术诊断

1. EUS-FNA、EUS-FNB　近年来EUS-FNA、EUS-FNB由于可以获取囊液及囊壁组织，通过囊液分析、组织学、细胞学检查，从而对PCL的诊断起到了一定的帮助作用，但囊肿壁较薄，穿刺取到的组织量往往较少，诊断效果并不理想。微活检钳的出现，使这一现状有望改善。这一技术是在超声内镜引导下，采用19G穿刺针穿刺后，采用微活检钳在超声内镜影像指导下，对目标囊壁抓取组织进行病理诊断。一项纳入56例患者的多中心回顾性研究显示，EUS-FNB技术成功率为100%，结合细胞学和组织学检查，总诊断率为83.9%，不良事件发生率为16.1%，以自限性囊内出血最为常见，无须特殊处理。Daniel Balaban的一项系统综述指出，EUS引导的微活检针活检（MFB）在技术上是可行的、安全的，对PCL有很高的诊断准确性。该研究共纳入9项研究463名患者，显示EUS引导下MFB的技术成功率为98.5%、组织采集率为88.2%、诊断准确率为68.6%、不良事件发生率为9.7%。

2. EUS引导穿刺针激光共聚显微内镜（needle-based confocal laser endomi croscopy nCLE）　是基于细针的共聚焦激光显微内镜，通过实时动态地观察囊壁黏膜腺体和血管形态的微结构，以亚细胞水平的分辨率成像目标组织，达到实时的活体光学活检的近似病理学诊断目的。Konda等的

前瞻性多中心研究，对66名PCN患者进行了nCLE成像检查，将nCLE成像图片与病理图像进行对比，结果显示nCLE下上皮绒毛结构的存在与PCN相关（$P=0.004$），敏感度为59%、特异度为100%、阳性预测值为100%、阴性预测值为50%，总体并发症发生率为9%，包括胰腺炎（1例轻度，1例中度）、短暂腹痛（$n=1$）和自限性囊内出血（$n=3$），均无须特殊处理。一项单中心的前瞻性研究，对30例PCN患者进行EUS引导下穿刺针成像（胆道镜光纤和nCLE），以评估胆道镜光纤联合nCLE结果与PCN临床诊断的关系。胆道镜光纤下观察到黏蛋白和乳头状突起、nCLE观察到的暗环这两项特征与临床诊断黏液性囊性肿瘤的特征相关。胆道镜光纤检查敏感度为90%（9/10），nCLE检查敏感度为80%（8/10），联合检查敏感度为100%（10/10）。但该研究为单中心研究，缺乏完全的病理相关性。nCLE用于区分黏液性和非黏液性病变在EUS-FNA中是可行的，可以在体内诊断PCN，具有较高的准确性。

3. EUS穿刺囊液分析价值

（1）囊液黏稠度评估：由于黏液性囊肿肿瘤内含有较高黏性的囊液，故有学者建议采用囊液的"拉丝征"鉴别黏液性及非黏液性胰腺囊性病变。Bick等报道，在示指和拇指间放置一滴囊液，将其拉伸，长度大于1cm，持续时间大于1分钟定义为"拉丝征"阳性。结果显示，该方法在黏液

性及非黏液性胰腺囊性病变的鉴别中有较高价值，其敏感度为 58%（44%～70%）、特异度为 95%（83%～99%）、阳性预测值 94%（81%～99%）、阴性预测价值 60%（46%～72%）。但"拉丝征"的观察有一定的主观性，存在一定的差异。Hakim 等研究发现，由一位经验丰富的内镜医师对不同胰腺囊性病变患者进行 EUS-FNA，并进行囊液"拉丝征"测试并录制视频，将视频分享给 14 名经验丰富的超声内镜医师并调查如下问题：拉丝征是否为阳性？如果是阳性，其阳性的评定长度是多少？该研究告知观察者，测量人员示指尖端侧面长度约为 1.5cm，作为测量的参考长度。结果显示，观察者间、观察者与操作者间具有良好的一致性（$P < 0.001$）。在阳性样本中，89.8% 的样本存在 > 5mm 的长度差异（$P < 0.001$），表明长度测量存在显著差异，拉丝征阳性的长度定义的一致性亦较差。总而言之，拉丝征可作为内镜医师临床初步判断囊肿性质的方法之一。

（2）囊液细胞学检测：囊液中发现巨噬细胞、组织细胞和中性粒细胞，提示假性囊肿；发现黏蛋白的存在提示黏液性肿瘤；发现富含糖原的立方细胞，则提示浆液性囊性肿瘤。但 PCN 囊液中细胞数量普遍偏低，有研究发现，EUS-FNA 检测到有效细胞的比例仅为 47%。单因素分析得知，病变血管侵犯、存在实性成分、穿刺次数与高细胞量相关；多变量分析显示，囊性实性成分和穿刺次数可提高 EUS-FNA 诊断率。对有实性成分的胰腺囊肿，多次 EUS-FNA 可将诊断率从 44% 显著提高到 78%。多数研究显示，囊液细胞分析特异度较高，为 90.6%～97%，但敏感度各异（51%～64.8%）。

（3）囊液生化分析：由于细胞学的敏感度有限，囊液淀粉酶、脂肪酶测定可用于胰腺囊性占位的性质的判断。囊液中检测到大量的淀粉酶，强烈提示囊肿与胰管相通，最常见于假性囊肿和导管内乳头状黏液瘤，黏液性囊腺瘤囊液淀粉酶含量也可升高，在良性黏液囊肿中淀粉酶明显高于高危黏液囊肿。一项研究显示，CEA < 30ng/ml、淀粉酶 > 8500U/L 可诊断 91% 的假性囊肿；当淀粉酶 < 350U/L 时，85% 的病变为浆液性囊腺瘤。一项纳入了 12 项研究共 450 名患者的荟萃分析显示，囊液淀粉酶 < 250U/L 可用于鉴别胰腺囊性病变，其诊断 SCN、MCN 的敏感度为 44%，特异度 98%。Cizginer 等研究显示，黏液性囊肿和非黏液性囊肿的淀粉酶均值没有明显差异。

（4）囊液肿瘤标志物检测：囊液肿瘤标志物是囊壁的上皮细胞分泌的，能够反映囊壁细胞类型，主要包括 CEA、CA724、CA19-9、CA125、CA153 等，大量的研究尝试通过囊液肿瘤标志物的水平来区分黏液性和非黏液性病变。在诊断囊性病变方面，CEA 是最为敏感的指标，CEA 界值在不同的研究中有差异，其敏感度、特异度也存在较大差异。CEA 以临界值 > 110ng/ml 为标准时，鉴别黏液性和非黏液性肿瘤诊断准确率为 42.8%，明显低于 EUS 形态学诊断（67.7%）、细胞学检查（58.6%）。但 CEA 联合 EUS 形态学诊断、细胞学检测的敏感度、特异度和准确率分别为 91%、75%、85.7%，均高于单项诊断方法。以临界值 160ng/ml 为标准时，其敏感度为 60.4%，特异度为 85%。以临界值 192ng/ml 为标准时，准确率为 79%，显著高于 EUS 形态学诊断（51%）和细胞学检查（59%）。当临界值以 317ng/ml 为标准时，敏感度和特异度分别为 89% 和 93%。而在 CEA < 5ng/ml 时则可排除黏液性肿瘤的诊断。一项回顾性队列研究显示，肿瘤指标 CEA、CA724 在良性黏液性和恶性囊性肿瘤中的水平要显著高于非黏液性囊性肿瘤。CEA、CA724 临界值分别为 207ng/ml、3.32ng/ml 时，鉴别黏液性和非黏液性囊性肿瘤的敏感度、特异度、准确率分别为 72.7%/80%，97.7%/69.5%、89.5%/73.6%。两者结合囊液细胞学结果，可增加诊断准确率。囊液 CA19-9 的临界值为 1318U/ml 时，在鉴别良恶性囊性病变中敏感度为 64.1%，特异度为 68.1%。一项荟萃分析显示：CA19-9 在鉴别 PCN 良恶性方面具有良好的联合特异度（88%），而敏感度较差（仅为 47%），因此建议其作为其他临床诊断方法的补充。

（5）囊液 DNA 分析与黏蛋白检测：基因突变、基因沉默、染色体丢失是导致胰腺导管细胞恶变的三大原因。因此，囊液的 DNA 分析主要用于区别有恶变潜能的黏液性囊肿与非黏液囊肿以及发现恶性囊肿。囊液 DNA 标志物主要有 *VHL* 基因、*KRAS* 基因和 *GNAS* 基因。*VHL* 基因突变仅存在于 SCN，*KRAS* 基因突变主要用于鉴别黏液性与非黏液性 PCN，其特异度接近 100%，但无法区分 MCN 与 IPMN；而 *GNAS* 基因突变对 IPMN 的诊断特异度接近 100%；报道显示，二代测序进行 *KRAS/GNAS* 检测是鉴别胰腺黏液性病变和非黏液性病变的一种合适方法，其敏感度和特异度可达 94.4%、100%。黏蛋白染色检测黏液性囊性肿瘤的敏感度为 85.45%，特异度为 86.05%，准确率为 85.87%。对囊液 DNA、分子标志物分析可提升单纯使用细胞学、生化和（或）肿瘤标志物分析在胰腺囊性病变诊断中的适用性，提高诊断准确率。

四、小结

随着诊断技术的进步，胰腺囊性病变的检出率越来越高，对胰腺囊性病变性质及预后的精准判断对临床治疗越来越重要，EUS 相关影像学技术以及 EUS-FNA 介入相关的激光共聚显微内镜、微针活检、囊液分析等技术成为继 CT/MRI 等影像诊断技术后的重要手段，由于可取到细胞及组织，其在胰腺囊性病变的诊断与鉴别诊断中发挥出了无可比拟的优势，越来越受到临床的重视。

特别致谢：为本文提供部分图片的西安市第三医院内镜中心张超副主任医师。

（贺永锋）

第四节 超声内镜引导下胆胰管引流术的进展

对于 ERCP 无法进入胰胆管的患者，EUS 引导下胆胰管引流术是经皮或手术引流的替代方案。从解剖结构来看，EUS 引导下的胆道引流有 3 个途径：胆管、胆囊和胃肠道，从而分别形成 3 个技术：EUS 引导下胆道引流（EUS-BD）、EUS 引导下胆囊引流（EUS-GBD）和 EUS 引导下肠吻合术（EUS-EA）。EUS 引导下胰胆管造影（ESCP）技术即在 EUS 引导下穿刺针进入胆道，在透视下注射对比剂到目标胆管，与 ERCP 的乳头插管技术相似。ESCP 技术始于 1996 年，并逐渐衍生出会师、顺行引流、经腔内黏膜引流三种 EUS-BD 技术。也有人认为 EUS 会师技术（EUS-RV）和 EUS-BD 属于不同的技术类型。对于胰十二指肠切除术后吻合口狭窄的患者，也可以考虑在 EUS 引导下穿刺主胰管作为首选治疗措施，其成功率高于 ERCP。EUS 引导下胰管引流（EUS-PD）开展较晚，进展缓慢，不过近年来随着技术的进步，开展越来越多。

一、超声内镜引导下胆管引流

1. EUS-BD 的发展历程　EUS-BD 包括 EUS-

GBD（胆囊引流）、EUS-CDS（胆管十二指肠吻合）、EUS-HGS（肝胃吻合）和 EUS-EA（肠吻合）等，是经皮穿刺胆道引流的替代治疗手段，在内镜治疗失败或不适合内镜治疗的胆道梗阻病例中可选择 EUS-BD。当 ERCP 治疗失败后，传统选择经皮经肝穿刺胆道引流术（PTBD），但目前来看 EUS-BD 应该作为首选。根据专家共识，EUS-BD 与其他治疗相比，疗效相当，但不良事件发生更少。EUS-EA 用于治疗良性或恶性胆道梗阻时，一般仅适用于 3 种消化道重建术后的患者：Roux-en-Y 胃旁路术（RYGB）后、Roux-en-Y 胆肠吻合术后或输入袢综合征术后。

胆囊切除术是有症状的胆囊疾病的标准治疗方法，但是对于有手术禁忌证的患者常选择经皮胆囊穿刺引流术（PTGBD）。EUS-GBD 可替代 PTGBD 作为胆囊切除术前的一种暂时性措施，疗效相同（EUS-GBD 临床成功率可达 86.7% ~ 96.7%）且不良事件发生较少，支架从最初的小口径塑料支架发展到双蘑菇头覆膜金属支架。简而言之，EUS-GBD 可以当作体内 PTGBD。同样，EUS-BD 可以被认为是胃肠道内 PTBD。

EUS-BD既往进展缓慢,但现在的发展是稳步、持续和快速的。过去 25 年，EUS-BD 的发展可以 5 年为一个阶段进行总结。1996 年，诊断性 ESCP 问世；2001 年，EUS-BD（即治疗性 ESCP）首次用于胆管十二指肠穿刺引流（CDS）；到 2006 年，EUS 引导下的经胃左肝胆管穿刺引流术（HGS）、会师技术、顺行胆管置管引流术从最初欧美五个中心逐步广泛开展；亚洲国家自 2006 年后逐步开展相关治疗，至 2011 年，EUS-BD 累计报告病例数超过 200 例；2016 年，全世界报告的病例数超过 2000 例，其中包括数个高证据等级的临床研究，EUS-BD 成为 ERCP 失败后的首选补救措施。另外，EUS-GBD 从最初报道至今仅完成 200 余例，并且仍有数个需要解决的问题，目前仍然需要进一步评估。最后，EUS-EA 仍然是探索性的尝试，目前仅有少数的病例报道。至 2021 年，EUS-BD 已经广泛开展，大量的多中心临床试验为 EUS-BD 的规范化提供了高等级的循证医学证据，陆续又有新支架的研发、内镜附件的更新换代，已有多项多中心前瞻性研究探索 EUS-BD 是否可替代 ERCP 作为治疗胆道恶性梗阻的首选方法，结果显示两者在疗效和安全性方面没有明显差异。

2. EUS-BD 适应证、禁忌证和风险 EUS-BD 的适应证可分为 3 个等级：明确的适应证、可能的适应证和有争议的适应证。明确的适应证包括：ERCP 治疗失败的患者，不可切除的恶性胆道梗阻，ERCP 失败或技术难度大、预期不可能成功的病例（如 Roux-en-Y 术后）。可能的适应证包括：结石或良性吻合口狭窄和解剖改变的患者，可选择顺行 EUS-BD；不宜手术的患者通过置入 SEMS 或 LAMS 行永久性 EUS-GBD；恶性胆道梗阻患者尝试 ERCP 和 EUS-BD 引流失败后，EUS-GBD 用于补救性治疗；输入祥综合征继发的胆道梗阻。仍然有争议的适应证：EUS-BD 替代 ERCP 作为首选治疗；良性病变的引流，如结石和良性狭窄；经肠腔置入支架穿透消化道壁后完成常规 ERCP 治疗；针对 Roux-en-Y 胃旁路术后的患者，EUS 下穿刺后（除外远端胃窦穿刺部位）完成经皮入路 ERCP 替代腹腔镜辅助经胃壁 ERCP 治疗。

EUS-BD 的禁忌证与 ERCP 类似，即任何不宜行上消化道内镜治疗的患者，如活动性穿孔、血流动力学不稳定或无法纠正的凝血功能障碍的患者。某些解剖因素，如肝内无扩张和胆囊萎缩等，属于相对禁忌证。换句话说，如果解剖因素妨碍穿刺目标的识别，则可能导致无法完成 EUS-BD 和 EUS-GBD。对于大量腹水的患者，胆道和消化道建立窦道困难，且容易引起胆漏，诱发腹膜炎，因此，大量腹水的患者应避免行 EUS-BD。最后，EUS-BD 属于高等级的侵入性操作，需要熟练的内镜医师团队进行操作，如果无足够的个人或医院团队的专业支撑，也被视为禁忌。

EUS-BD 常见并发症包括胆漏、支架移位、出血、穿孔、腹膜炎。不良事件来源于两方面：操作过程中胆道和胃肠壁完整性受到破坏，以及乳头损伤。如果仅有穿刺针穿刺的情况下，管壁完整性被破坏的可能性很小（如会师技术），如果经胃肠道置入支架，其损伤则最大（如 EUS-CDS、EUS-HGS）。主要并发症有腹腔内或腹膜后的胆漏，轻者出现气腹，严重者可导致胆汁瘤或胆汁性腹膜炎。术后胰腺炎可能是由术前失败的 ERCP 操作或顺行跨乳头操作（如球囊扩张或金属支架置入）导致的。由于穿刺或扩张、切开（会师操作中需要行 EST）等操作可导致消化道出血。

3. EUS-BD 技术的进展和展望 EUS-BD 在近 20 年取得了巨大的进步，也逐渐获得了学界的认可。据报道，EUS-BD 的技术成功率和临床成功率已经超过了 90%，提示该技术未来有可能成为一项常规的操作用于胆道引流。目前有关 EUS-BD 亟待解决的主要问题是如何选择和扩大适应证，与传统的引流相比较优势和劣势如何。

对于 ERCP 操作失败的患者，传统的解决方案是行经皮经肝穿刺胆道引流术（PTBD），EUS-BD 和 PTBD 技术的比较目前仅有 10 余项临床研究报道，且大多数是回顾性研究，前瞻性随机对照研究较少。Hatamaru K 等总结了其中 10 项对照研究结果发现，在这些研究中包含的 530 例患者中，282 例接受了 EUS-BD，248 例接受了 PTBD，EUS-BD 和 PTBD 的技术成功率相似（91% vs. 95%）。一项对纳入 483 例患者的 9 项研究的荟萃分析发现，EUS-BD 和 PTBD 在技术成功率方面没有差异，但是，与 PTBD 相比，EUS-BD 显示出更高的临床成功率，显著降低了并发症和再干预率。虽然 EUS-BD 操作难度大，对医师经验和水平要求更高，但与 PTBD 相比，EUS-BD 有几个优势。大部分 PTBD 由放射介入科医师完成，穿刺目标局限于肝内胆管或者胆囊，因此要求患者肝内胆管扩张，一般选择置入塑料支架；而 EUS-BD 由内镜医师完成，穿刺目标可选择肝内或者肝外胆管，一般选择置入金属支架，内镜医师还可及时处理相关并发症。另外，两者并发症发生率无明显差异，但是 PTBD 术后再次干预率较 EUS-BD 高。这表明，EUS-BD 对 ERCP 失败的患者比 PTBD 更有优势，如果操作者有丰富的内镜操作经验，EUS-BD 是一种较 PTBD 更好的替代引流技术。

另一个备受关注的热点问题是是否可以直接选择 EUS-BD 替代 ERCP 或预切开技术。一项荟萃分析纳入了 5 项随机对照研究共 361 例胆道恶性梗阻的患者，比较 ERCP 和直接行 EUS-BD 的疗效，结果发现，ERCP 和 EUS-BD 技术成功率分别为 94.73% 和 93.67%，临床成功率分别为 94.21% 和 91.23%，总并发症发生率分别为 22.3% 和 15.2%，均没有统计学差异，但值得注意的是，ERCP 组术后胰腺炎的发病率为 9.5%，而 EUS-BD 组无术后胰腺炎发生。另有两项回顾性研究比较了十二指肠乳头预切开术和 EUS-BD 对胆管插管失败患者的疗效。Lee 等对选择性胆管插管失败的患者进行了一项回顾性、多中心、队列研究，结果显示预切开术联合 EUS-BD 的技术成功率明显高于单纯预切开。另一项单中心回顾性研究发现，EUS 会师技术（EUS-RV）组的技术成功率（98.3%）显著高于乳头预切开术组（90.3%）。综上所述，对于胰头癌、远端胆管癌、十二指肠乳头癌致胆道恶性梗阻的病例，以及肿瘤浸润至乳头和十二指肠的患者，ERCP 和预切开等技术面临巨大挑战，此时 EUS-BD 可能是更好的选择。此外，预切开术可能导致更高的并发症发生率。特别是对于恶性肿瘤患者，EUS-BD 可选择无肿瘤引流路径，减少种植转移的风险。

二、超声内镜引导下胰管引流

1. EUS-PD 的发展历程　主胰管狭窄、胰管离断综合征（DPDS）、胰肠吻合口狭窄等患者一般均首选 ERCP 治疗，但有近 10% 的病例经乳头进入主胰管困难。因此，EUS-PD 越来越多被作为替代技术应用于临床。EUS-PD 是一项新的技术，Harada 等于 1995 年完成了首例 EUS 引导下的胰管造影术，直到 2002 年才有了 4 例 EUS-PD 的个案报道。与 EUS-BD 比较，EUS-PD 发展相对缓慢，截止到 2019 年，公开发表的病例数不到 500 例。主要的原因是 EUS-PD 技术难度大，内镜操作经验丰富的医师操作成功率为 70% ～ 78%，并且并发症发生率高，超过 20%。

EUS-PD 有两种方法：EUS 会师技术（EUS-RV）和 EUS 引导下经腔道引流（EUS-TMD）。解剖正常的病例应首选 EUS-RV，而消化道重建术后或十二指肠梗阻的病例可选择 EUS-TMD。由于导丝通过乳头通常比较困难，EUS-RV 的技术成功率低于 EUS-TMD。总之，目前 EUS-PD 仍在探索阶段。

2. EUS-PD 的适应证、禁忌证和风险　EUS-PD 的适应证为胰管梗阻、胰漏及胰管不连续综合征。各种原因导致 ERCP 失败后，经常尝试使用 EUS-PD。解剖结构正常的病例，ERCP 失败后应尝试行 EUS-PD。对于消化道重建术后或十二指肠梗阻等解剖特殊的病例，EUS-PD 可作为一线治疗选择。EUS-PD 的禁忌证包括在 EUS 下无法看到胰管、穿刺路径的大血管干扰、严重的凝血功能障碍和内镜操作中其他禁忌证。在有大量腹水的情况下，EUS-PD 术后有发生胰瘘和腹膜炎的风险，对于有腹水的患者应仔细评估 EUS-PD 的适应证。

如果内镜可到达乳头开口或胰肠吻合口，可首先选择 EUS-RV。EUS-RV 的操作过程包括：胰管穿刺、胰管造影、导丝经乳头或吻合口进入肠腔、更换内镜镜、循导丝逆行进入胰管置入支架或进行其他治疗。通常情况下，即使计划行 EUS-RV，也必须做好因导丝不能通过乳头或吻合口而改行 EUS-TMD 的准备。内镜下不能到达乳头开口或胰肠吻合口，或 EUS-RV 失败的病例，可以实施 EUS-TMD。其手术过程与 EUS-RV 非常相似，当穿刺进入胰管后，需要扩张穿刺道，然后置入支架引流。

EUS-PD 的不良反应发生率与 EUS-BD 相似。与 EUS-PD 相关的不良事件包括腹痛、胰腺炎、胰漏、胰周积液、腹膜炎、支架脱位、出血和穿孔。在 EUS-PD 中，穿刺过程和穿刺道的扩张、胰腺造影等操作可导致胰管高压而发生胰腺炎，因此，EUS-PD 术后胰腺炎、胰漏和胰周积液风险相对较高，术后应进行密切监测，术后 24 小时常规进行 CT 扫描，以评估是否存在这些并发症。

3. EUS-PD 技术的进展和展望　EUE-PD 技术进展较缓慢，主要原因是技术难度较大，需要由经验丰富的内镜医师完成，同时要求胰腺外科、麻醉科、放射介入科等多学科合作。目前其技术成功率为 80% 左右，且并发症较高，限制了该技术的发展。

目前有关 EUS-PD 的报道都是小样本的回顾性研究。其中一项荟萃分析纳入了 13 个研究 406 例患者，结果显示技术成功率为 82%，临床有效率为 81%，并发症发生率高达 29%。另一项综述总结了包含 517 例患者的 33 个研究，结果显示会师技术成功率为 55.6%，顺行引流技术成功率达 93.8%，会师技术成功率低的主要原因是导丝通过乳头难度大，并发症发生率约为 20%，包括胰腺炎、腹痛、胰漏、胰周积液、腹膜炎、支架移位、出血、穿孔。前瞻性研究较少，Kahaleh 等开展了一项前瞻性观察性研究，纳入 13 例慢性胰腺炎导致的胰管狭窄并且长期腹痛的患者，ERCP 治疗失败后行 EUS-PD，10 例患者成功地经胃置入支架，随访 14 个月，胰管扩张程度缓解，疼痛评分明显下降，但出现了 1 例出血和 1 例穿孔。另一项前

瞻性研究观察了 ERCP 失败后行 EUS-PD 置入覆膜金属支架的病例，共纳入 25 例患者，其中 23 例成功置入支架，患者腹痛症状明显缓解，无严重并发症出现。总之，目前仍缺少高等级证据的临床研究以指导临床治疗。

EUS-PD 开展的另一个主要限制因素是缺乏专用内镜操作附件和设备。目前在 EUS-PD 中使用的大多数设备最初都是用于 EUS-FNA 和 ERCP 的，尚无专门用于 EUS-PD 的设备。尤其是支架的研发亟待加强。胰管的引流支架长度、直径、侧翼、侧孔等均需要进一步研发。此外，覆盖金属支架在 EUS-PD 中也有一定的可行性，覆盖金属支架在胆道引流中已经广泛使用，但是放置在胰管内的覆膜金属支架有可能导致分支胰管堵塞、支架内组织增生，需要进一步评估其长期结果。在穿刺点选择、穿刺道扩张方法、再次干预时机、如何降低并发症方面也亟待进一步研究。

综上所述，在 ERCP 失败后，应考虑 EUS-PD 作为胰管引流的替代方法，但其技术要求较高，成功率有待提高。自 2002 年首次报道至今，其相关的进展不大。EUS-PD 主要用于胰管狭窄或胰肠吻合口狭窄 ERCP 失败的患者，手术难度大，并发症发生风险较高，即使经验丰富的操作者仍不能使并发症减少。因此，如何实现标准化操作、扩大适应证、降低并发症、开发新的设备尚需进一步探索。

（任　贵）

第五节　内镜下胰腺坏死物清理术

急性胰腺炎是最常见的消化系统疾病，大部分是自限性的轻症急性胰腺炎，但重症急性胰腺炎的病死率为 15% ～ 20%，此部分患者病程中若发生坏死组织感染，病死率可高达 20% ～ 30%。在修订后的亚特兰大急性胰腺炎分类中，把间质水肿性胰腺炎在发病前 4 周内发生的胰周积液称为急性胰周液体积聚（acute peripancreatic fluid collection，APFC），其特征在于无明确的

壁和胰腺或胰周坏死。当 APFC 持续超过 4 周时，将形成一个明确界限的囊壁，称为胰腺假性囊肿（pancreatic pseudocyst，PPC）。坏死性胰腺炎早期可出现急性坏死物积聚（acute necrotic collection，ANC），包含混合的液体和坏死组织，坏死组织包括胰腺实质或胰周组织。超过 4 周 ANC 逐渐形成无菌性包裹性时称为包裹性坏死（walled-off necrosis，WON/walled - off pancreatic necrosis，WOPN）。

胰腺坏死是指胰腺实质不能存活，通常伴有胰周脂肪坏死。坏死组织成为潜在的感染灶。大约 30% 的胰腺坏死患者会发生感染。坏死组织的量是预测坏死性胰腺炎死亡率的最强的指标。感染性胰腺坏死（infected pancreatic necrosis，IPN）是指细菌侵入坏死的胰腺组织，可导致感染相关临床表现、败血症和死亡。如果对感染性坏死不进行干预和引流，死亡率接近 100%。即使采用积极的静脉补液、营养支持和早期干预胰腺坏死的治疗，胰腺坏死的死亡率还是会增加。无菌性胰腺坏死的死亡率为 10%，感染后上升到 30%。

一、WON 的干预

单纯引流可以改善 WON，但很多情况下需要清理感染的实体坏死组织。开放性外科坏死切除术曾是感染性 WON 的标准治疗方法，但该方法具有较高的并发症发生率和死亡率。2000 年 Seifert 等首次报道内镜下坏死清理术，先在内镜下行跨壁引流（目前主要通过超声内镜引导实现），然后将内镜直接插入坏死腔中，用各种内镜附件冲洗、抽吸去除坏死组织，这种方法称为内镜下直接坏死组织清除（direct endoscopic necrosectomy，DEN）。此后，多个中心发布了大样本研究，其取得了很好的效果。

1. 干预方式　胰腺坏死的干预可以采取外科、经皮和内镜清创的形式。经皮穿刺置管引流术（percutaneous catheter drainage，PCD）是在超声或 CT 引导下经皮直接穿刺引流坏死区域。该方法损伤小，对内镜无法引流的区域、病情严重不能耐受内镜及手术的患者比较适用。经皮导管引流还可使用生理盐水冲洗，不仅可以提高引流效率还可以避免导管阻塞。置管形成的窦道可为后续经皮清创提供途径，如视频辅助下后腹膜清创（videoscopic-assisted retroperitoneal debridement，VARD）以及经皮内镜清创等。但 PCD 引流坏死物不充分，可能并发出血、感染、胰外瘘形成等并发症。

开放性手术治疗不再被认为是金标准，其已经被微创方法所取代。目前微创方法包括单独或联合使用软式内镜、硬式内镜，以及经皮引流和腹腔镜治疗。对于对药物治疗无反应的症状性 WON 患者，需要进行引流手术。一项随机对照试验表明，与开放手术比微创升阶梯治疗可降低死亡率和主要并发症发生率 40% ～ 69%。微创升阶梯式疗法被认为是 IPN 的标准治疗方案，其按入路可以分为两类：①经皮腹膜后微创升阶梯式疗法：第一步行 PCD，如临床症状无明显改善，再将 PCD 的窦道扩大，清除坏死组织。或在肾镜、腹腔镜视频辅助下将坏死组织清除。②经胃 / 十二指肠微创升阶梯式疗法：第一步行 EUS 引导下经胃 / 十二指肠壁穿刺坏死组织，置入塑料支架或金属支架引流，如病情需要，再在内镜直视下通过网篮或圈套器等器械将坏死组织清除。

2. 干预的指征与时机　无症状胰腺坏死患者没有必要对其进行干预。无论大小、位置及波及的范围如何，绝大多数患者的坏死会自行吸收。因 WON 的压迫而导致持续性胃流出道梗阻、肠梗阻或胆道梗阻，出现腹痛、恶心、呕吐和中重度的营养不良，或有复发性急性胰腺炎或瘘管，在症状出现后至少 4 ～ 8 周，才需要对无菌性 WON 进行干预。如果出现感染，但症状轻微的坏死，建议推迟外科、介入或内镜干预 4 周以上，以促进 WON 的形成和内容物的液化。为了避免致命的并发症，感染性坏死伴临床体征不稳定者需要立即引流。在这种情况下，微创方法的坏死清理手术应优先于开腹手术。经皮细针穿刺检测胰腺和胰周感染组织不应作为常规检查，可能因结果假阴性延误干预时机或诱发继发感染。区分无菌坏死和感染性坏死很困难，但非常重要，因为对预后和治疗影响极大。当临床症状恶化，高热和炎症指标上升和（或）血培养阳性时应怀疑感染。影像学检查中 WON 中气体的存在高度提示感染。感染可通过经皮细针穿刺或引流时获得的培养物来确认，并可用于指导抗生素治疗。在存在脓毒症和急性坏死性病变的情况下，即使在急性胰腺炎发病后 2 ～ 3 周，只要 CT 或 MRI 确定形成 WON，也可在内镜下经胃通路进行干预。

3. 干预的策略　治疗症状性 WON 的第一步是经皮或内镜引流。如果引流无效，则应考虑进行坏死清理术。坏死清理术有两种治疗策略：初次引流过程中的坏死清理术（直接坏死清理术）和引流失败后的坏死清理术（升阶梯方法）。根据文献回顾，35% ～ 55% 的感染性 WON 患者可以通过单独经皮或内镜引流成功治疗。Mouli 等收集了 8 项关于非手术治疗感染性胰腺坏死患者的回顾性观察研究（$n=324$），发现只有 26% 的患者需要行坏死清理术。在四项关于单纯引流治疗感染性胰腺坏死的观察性研究（$n=157$）中，38%的患者接受了坏死清理术。尽管内镜下坏死清理术有效且可缩短住院时间，但可能导致严重的并发症，包括死亡。因此，只有在引流治疗失败后才应考虑内镜下坏死清理术。若微创手段干预无效可行开放手术清创。

4. 内镜治疗感染性 WON 的目的　首先是跨壁入路（经胃或经十二指肠）引流液体和清除固体组织，其次部分患者采用经十二指肠乳头入路治疗胰管渗漏和（或）破裂，但经乳头内镜引流术治疗 WON 无法清理固体成分。在跨壁引流过程中，清除固体碎片在任何方式的干预中都是至关重要的，这种干预可以是"机械式"的，也可以是通过冲洗或其他方式进行的。

二、术前的内科治疗

1. 抗生素　重症急性胰腺炎患者不推荐常规预防性应用抗生素。预防性应用抗生素反而增加了腹腔内真菌感染的风险。有明确证据证实或强烈怀疑（胰腺坏死物积聚中出现气体、发热、菌血症、脓毒症或一般临床情况恶化）胰腺坏死组织发生感染，应给予静脉注射抗生素，并考虑进一步干预治疗。小肠细菌移位是感染性坏死的主要病因。所以应使用对肠道细菌敏感并能渗透入胰腺的抗生素（碳青霉烯类、喹诺酮类、甲硝唑、高剂量头孢菌素）。若有血培养或经皮细针穿刺培养结果，抗生素应做相应调整。什么情况下停用抗生素尚无明确标准。如果临床症状、生化指标、影像学征象好转可考虑停用。如果所有培养物持续阴性，一般在拔除引流管 48 小时后停用抗生素。

无菌感染的跨壁干预可能导致污染或感染，在内镜干预前应给予预防性抗生素。不推荐常规使用抗真菌药物。

2. 营养治疗　在重症急性胰腺炎患者及合并 WON 患者中，与肠外营养相比，肠内营养降低了全身感染、多器官衰竭、手术治疗的概率，应避免使用肠外营养，除非肠内营养不可用、不能耐受或不能满足患者的热量需求。

3. 抗凝剂或抗血小板药物　最好在经壁引流前停用，坏死物清理前务必要停用。如果在手术过程中出现严重出血，无法进行内镜治疗，应立即行介入治疗。内镜下引流和坏死清理术最好在深度镇静或全身麻醉下进行。

三、跨壁引流

1. 非 EUS 引导下的内镜下跨壁引流　自 20 世纪 80 年代以来，人们就开始尝试在内镜下对胰腺液体积聚（PFC）进行穿刺，放置 10Fr 支架和鼻腔管引流。最初尝试通过胃壁或十二指肠壁对 PFC 进行跨壁盲穿。非 EUS 引导下的内镜下跨壁引流需要在坏死腔和胃腔或十二指肠腔之间形成瘘管，是一种盲法，内镜下坏死腔压迫胃肠形成隆起是一个先决条件。这种方法的成功率在50% ～ 60%，操作失败是因为内镜下看不见压迫隆起。内镜下看不到压迫隆起时穿孔的风险非常高。另一个主要并发症是出血，发生率约 6%。还有可能将恶性囊性肿瘤或坏死物积聚误诊为假性囊肿。

在早期许多经内镜治疗患者需要辅助经皮穿刺引流，特别是扩展到结肠旁沟的较大病变。对鼻腔冲洗管不耐受的患者和（或）预计可能需要灌洗数周的患者，可放置经皮内镜下胃造瘘管（PEG）替代，并将空肠延长置入积聚部位。鼻腔冲洗管可用于连续冲洗，每 24 小时用无菌液体冲洗一次，或每 3 ～ 4 小时冲洗一次，持续数天至数周，具体取决于冲洗前的坏死组织的量和患者的耐受程度。其可能避免需要后续的坏死物清理，但患者有不适感，随着大直径腔内金属支架的出现，不再常规放置鼻腔冲洗管。

2. EUS 引导下的内镜下跨壁引流　Grimm 等

于 1992 年首次尝试了 EUS 引导引流技术，即便在内镜下没有看到 PFC 对胃肠道的压迫隆起，EUS 引导 PFC 穿刺也是安全可靠的。一项对无感染有症状的 WON 在 EUS 引导下的内镜下跨壁引流的报道，成功率高，症状缓解率为 87%，但有继发感染的风险。

1996 年，Baron 等首次通过内镜下经壁引流和灌洗有效去除感染坏死胰腺组织以治疗 WON。后来，Seifert 等使用直接内镜下坏死清理术技术，内镜直接进入坏死腔，然后使用内镜附件清理坏死组织。随后，大量的研究表明了直接坏死组织清除在治疗 WON 方面的有效性。亚洲内镜治疗的共识声明回顾了 38 项已发表的研究，涉及 697 名患者。82.6% 的患者坏死腔消失。在 37 项 633 例患者的研究中也回顾了直接坏死组织清除相关的并发症。与直接坏死组织清除相关的发病率和死亡率分别为 27.3% 和 4.4%。主要并发症为出血（12.6%），出血可能发生在球囊扩张时或坏死清理术中。穿孔（4.4%）是第二常见的并发症。空气栓塞是一种致命的并发症，发生率为 0.8%。因此，强烈建议在直接坏死组织清除过程中使用二氧化碳，而不是空气，以降低空气栓塞的风险。EUS 引导下的内镜下跨壁引流是目前各种指南推荐的首选方法。

（1）跨壁通道器械：用于 WON 透壁穿刺的器械可分为非电灼式和电灼式。非电灼式设备包括 19G EUS-FNA 穿刺针、4.5Fr 或 5Fr ERCP 造影导管、扩张探条或扩张球囊等。非电灼技术依靠逐级扩张技术，在透视引导下，在坏死腔内放置 7Fr、8Fr、8.5Fr 或 10Fr 双猪尾支架或鼻腔引流管等。扩张的程度取决于支架和内镜的大小。在经胃入路中，球囊扩张至 15mm 是安全的。最近开发的大口径自膨胀金属支架可以减小扩张的程度（即球囊扩张 4 ～ 6mm 是足够的）。有些患者胃肠道内有自发性瘘管。如果内镜检查可以确定并能接近这些瘘管，可以利用这些自发性瘘管，以减少不必要的不良事件。

电灼设备包括标准透热带导丝针刀、专用囊肿切开刀和带电灼的专用支架输送系统。囊肿切开刀可以使穿刺、电灼在一个步骤中完成，然后用内导管进入坏死腔，随后进行支架置入等操作。

最近应用的带电灼头端 SEMS 输送系统，整个过程只需一步完成（穿刺和支架放置）。操作难度明显减低。

（2）支架置入：为了维持足够的内镜下坏死清理术的通道，临床上最常用的是多个塑料支架置入，尤其是双猪尾支架。大口径金属支架的使用越来越多地被报道。大口径金属支架可提供更好的引流，无须更换支架即可方便地进入坏死区，从而减少治疗次数或总费用。最近，临床应用了一种新型腔内贴壁支架，即 LAMS，因其长度短小（1cm），更适用于进行内镜引流或清创（相比之下，商业化的覆膜食管 SEMS 通常 > 6 ～ 7cm），因其易用性，此类设备简化了 EUS 引导下的 PFC 处理，特别是用于 WON 的内镜清创，有报道其治疗 PFC 操作成功率达 97.1%，临床缓解率为 94.1%，平均手术时间为（10.3 ± 5.7）分钟。EUS 引导下使用 fcSEMS 和 LAMS 的 WON 引流清创术在整体治疗效果上优于双猪尾支架（DP）。与 fcSEMS 和双猪尾支架相比，LAMS 对治疗 WON 所需的手术次数明显更低。20mm 的 LAMS 与 15mm 的 LAMS 相比有更高的临床成功率和更好的安全性，治疗 WON 所需要的直接坏死组织清除次数更少。带有电灼输送系统的 LAMS 降低了手术的技术难度，避免了在置入支架时需要扩张通道，手术时间较短，并可能减少辅助清创手术的次数。这些设备广泛地采用使跨壁引流逐渐替代外科手术。金属支架腔或沿金属支架放置的双猪尾支架可能有助于防止支架移位和坏死物质沉积所致的阻塞。

在第一次内镜检查时，应常规使用前视内镜进行直接坏死组织清除。也有使用超细胃镜进入坏死腔直接清创的，但超细内镜工作钳道较小，影响附件的进入。附送水治疗内镜可以在坏死清理术中进行冲洗，工作钳道较大，方便各种附件的出入，如网篮、圈套器、活检钳、鳄鱼钳、三爪 / 五爪钳。定期清创的时间间隔从几天到几周不等，具体取决于患者的状况、预计残余坏死量和 CT 随访的情况。

（3）支架在体内放置时间：支架在体内放置时间不固定，塑料支架可长期放置，直到坏死组织完全清除，同时其可在主胰管断裂的患者中发挥一定的预防胰管离断综合征的作用。而 LAMS 或 SEMS 不可在体内长期放置，对于放置超过几周的 LAMS，有迟发性出血发生的报道。

（4）辅助药物治疗：一些学者认为可以根据生物学检测结果用抗生素代替生理盐水进行冲洗。有报道对静脉给予抗生素症状无改善的 IPN 患者局部给予抗生素冲洗可避免 50% 的进行坏死清理术的概率。直接坏死组织清除时给予过氧化氢冲洗与标准直接坏死组织清除相比，临床成功率更高，住院时间更短，两者并发症发生率相当。此外，一项大型多中心研究显示，放或不放置鼻腔管在临床成功率方面没有明显差异（90.9% vs. 95.6%，P=0.59）。

部分内镜医师建议，包裹性坏死进行内镜引流的患者应避免使用抑酸药，可发挥胃酸的"化学清创"作用，但这一推荐缺乏高质量临床证据支撑。

四、复杂 WON 的内镜下治疗

1. 多通道引流　传统的单腔通道技术（single transluminal gateway technique，SGT）或采用经壁放置单个或多个支架，无论是否行直接坏死组织清除，都足以治疗单房和无并发症的 WON。然而，SGT 并不总是有效的，特别是对多发性和多分隔的有并发症 WON。在这种情况下，多腔通道技术（multiple transluminal gateway technique，MGT）或单腔经囊多路引流（single transluminal gateway transcystic multiple drainage，SGTMD）是很好的选择。

2. 双模式引流技术（dual-modality drainage，DMD）　对于复杂的组织坏死，Varadarajulu 等使用了 EUS 引导的双模式方法，结合了内镜引流和经皮引流技术，对结肠旁沟和盆腔的 WON 进行治疗，利用两个或更多的跨壁入路进行冲洗，目的是改善多分隔坏死的引流。通过鼻腔管冲洗 200ml 生理盐水，每 4 小时一次。在冲洗时改变患者的体位。患者不需要行外科坏死切除术，DMD 治愈率高，死亡率低，避免了外科坏死切除术和胰外瘘。

五、内镜下治疗胰腺坏死的效果

越来越多的研究表明，大多数 WON 患者能成功地利用内镜下治疗。回顾性研究显示，内镜引流的治疗成功率为 45% ~ 63%。内镜下坏死清理的总体治疗成功率为 76%，死亡率为 5%，与手术相关的并发症发生率为 27%。有系统回顾认为直接坏死组织清除对感染性坏死是安全的（死亡率为 6%，并发症发生率为 36%）和有效的微创治疗方法（治疗成功率为 80%）。现在主张，如果对感染性坏死的患者进行干预，则初始治疗应包括影像引导的经皮导管引流或内镜下跨壁腔内引流。

六、并发症

内镜下胰腺坏死清理术可能引起危及生命的并发症。建议内镜下引流时有外科和介入科的支持。跨壁引流最严重并发症是出血和穿孔。经壁引流术后出血需要生命支持治疗以及内镜、外科或血管造影栓塞干预。经胃引流时发生穿孔，如果没有胃内容物漏出，可通过鼻胃管引流和抗生素保守治疗，使胃壁迅速闭合。大口径（食管）SEMS 可用于封闭穿孔，在某些情况下可用于压迫出血。感染性不良事件通常在液体和（或）固体碎片引流不充分的情况下发生。内镜下支架放置后可能发生移位进入坏死腔内。如果坏死腔尚未完全塌缩，跨壁通道仍通畅，还可以经内镜取出支架。直接坏死组织清除后出现致命的空气栓塞已有报道。使用二氧化碳而不用空气可以避免此类不良事件的发生。

七、内镜下坏死清理术的治疗终点

内镜下坏死清理术的治疗终点尚未明确，可以是坏死组织的完全切除，空洞的消失，临床条件的改善，或这些的组合。内镜下坏死清理术的最终目标是控制感染而无须进一步的抗生素治疗，直到临床症状消失。成功的内镜下坏死清理表现为坏死腔的减小、腔内粉红色肉芽组织的形成，但每个内镜中心对其定义不同。此外，在整个治疗期间，某些患者需要在 1 个月内行多次清理治疗。在临床实践中，根据患者的情况，内镜下的坏死清理术通常每周进行 2 ～ 3 次，若清理术后临床症状未改善，且未引流区域发生感染，有时需要缩短间隔时间，积极地行坏死清理术。

八、内镜下坏死清理术的预后因素

一项美国多中心研究表明，体质指数＞ 32kg/m² 是内镜下坏死清理术失败的影响因素。WON 的所在部位也是一个影响因素，WON 在胰周中央区域的清理比较容易，但是在边缘区域的 WON 可能需要追加手术或经皮途径来清理。有糖尿病病史，延伸至结肠旁沟的 WON 也是内镜下坏死清理术失败的危险因素，因此，当内镜下坏死清理术后的 CT 扫描显示结肠旁沟有一个孤立的 WON 时，应考虑追加经皮引流。

九、胰管离断综合征的处理

在所有的 WON 患者中，胰管离断综合征（disconnected pancreatic duct syndrome，DPDS）发生率高达 10% ～ 50%。对于有手术条件的患者而言，推荐进行远端胰腺切除的确定性手术；非手术治疗，如长期放置支架，对 DPDS 进行干预的效果尚不明确，对于一般情况较差、无法进行手术的患者，可放置支架暂时缓解 DPDS 引起的症状。但是，由于术后并发症发生率高，应谨慎操作，应由操作熟练的内镜医师在介入医师和外科医师的支持下进行。

内镜下胰腺坏死清理术是一个耗时、耗力的过程。因为不良事件比其他任何胆胰疾病治疗更常见，甚至可能致命，所以需要选择合适的患者。更重要的是，除了内镜医师还需要重症监护室、外科和介入科医师的支持来处理这类复杂的患者。多学科团队从疾病一开始就应该参与进来，以决定是否干预、何时及如何进行干预。

（张险峰）

参考文献

樊代明，2016. 整合医学：理论与实践. 北京：世界图书出版公司.

樊代明，2021. 整合医学：理论与实践 7. 北京：世界图书出版公司.

葛楠，孙思予，金震东，2017. 中国内镜超声引导下细针穿刺临床应用指南. 中华消化内镜杂志，34(1): 3-13.

何文华 吕农华，2018. 感染性胰腺坏死的微创升阶梯式疗法应用现状. 中华消化内镜杂志，35(4): 297-298.

金震东，李兆申，2017. 消化超声内镜学. 3 版. 北京：科学出版社：529-536.

李斌，邓侠兴，妻小清，等，2018. 远端胆管癌规范化诊治专家共识(2017). 中华肝胆外科杂志，24(1): 1-8.

中国医师协会超声内镜专家委员会，2021. 中国内镜超声引导下细针穿刺抽吸/活检术应用指南 (2021, 上海). 中华消化内镜杂志，38(5): 337-360.

朱惠云，蒋斐，金震东，等，2016. 内镜超声联合细针穿刺活检术对胰腺囊性病变诊断效果评价. 中华消化内镜杂志，33(7): 433-436.

Arvanitakis M, Dumonceau JM, Albert J, et al, 2018. Endoscopic management of acute necrotizing pancreatitis: European Society of Gastrointestinal endoscopy (ESGE) evidence-based multidisciplinary guidelines. Endoscopy, 50(5): 524-546.

Balaban VD, Cazacu IM, Pinte L, et al, 2021. EUS-through-the-needle microbiopsy forceps in pancreatic cystic lesions: a systematic review. Endosc Ultrasound, 10(1): 19-24.

Banks PA, Bollen TL, Dervenis C, et al, 2013. Classification of acute pancreatitis—2012: revision of the Atlanta classification and definitions by international consensus. Gut, 62(1): 102-111.

Baron TH, DiMaio CJ, Wang AY, et al, 2020. American Gastroenterological Association clinical practice update: management of pancreatic necrosis. Gastroenterology, 158(1): 67-75.e1.

Baron TH, Kozarek RA, Carr-Locke DL, 2015. 内镜逆行胰胆管造影. 2 版. 郭学刚，吴开春，译. 北京：人民军医出版社：372-386.

Barresi L, Crinò SF, Fabbri C, et al, 2018. Endoscopic ultrasound-through-the-needle biopsy in pancreatic cystic lesions: a multicenter study. Dig Endosc, 30(6): 760-770.

Beger HG, Warshaw AL, Büchler MW, et al, 2008. The Pancreas: An Integrated Textbook of Basic Science, Medicine, and Surgery. 3th ed, Oxford: Blackwell Publishing: 277-278.

Boxhoorn L, Fritzsche JA, Fockens P, et al, 2021. Clinical outcome of endoscopic treatment for symptomatic sterile walled-off necrosis. Endoscopy, 53(2): 136-144.

Crockett SD, Wani S, Gardner TB, et al, 2018. American Gastroenterological Association institute guideline on initial management of acute pancreatitis. Gastroenterology, 154(4): 1096-1101.

de Pretis N, Mukewar S, Aryal-Khanal A, et al, 2017. Pancreatic cysts: diagnostic accuracy and risk of inappropriate resections. Pancreatology, 17(2): 267-272.

Dhindsa BS, Mashiana HS, Dhaliwal A, et al, 2020. EUS-guided biliary drainage: a systematic review and meta-analysis. Endosc Ultrasound, 9(2): 101-109.

Forsmark CE, Vege SS, Wilcox CM, 2016. Acute pancreatitis. N Engl J Med, 375(20): 1972-1981.

Fusaroli P, Serrani M, De Giorgio R, et al, 2016. Contrast harmonic-endoscopic ultrasound is useful to identify neoplastic features of pancreatic cysts (With Videos). Pancreas, 45(2): 265-268.

Hakim S, Coronel E, González GMN, et al, 2021. An international study of interobserver variability of string sign of pancreatic cysts among experienced endosonographers. Endosc Ultrasound, 10(1): 39-50.

Hatamaru K, Kitano M, 2019. EUS-guided biliary drainage for difficult cannulation. Endosc Ultrasound, 8(Suppl 1): S67-S71.

Isayama H, Nakai Y, Itoi T, et al, 2019. Clinical practice guidelines for safe performance of endoscopic ultrasound/ultrasonography - guided biliary drainage: 2018. J Hepatobiliary Pancreat Sci, 26(7): 249-269.

Kakked G, Salameh H, Cheesman AR, et al, 2020. Primary EUS-guided biliary drainage versus ERCP drainage for the management of malignant biliary obstruction: a systematic review and meta-analysis. Endosc Ultrasound, 9(5): 298-307.

Krishnan K, Bhutani MS, Aslanian HR, et al, 2021. Enhanced EUS imaging (with videos). Gastrointest Endosc, 93(2): 323-333.

Kulzer M, Singhi AD, Furlan A, et al, 2018. Current concepts in molecular genetics and management guidelines for pancreatic cystic neoplasms: an essential update for radiologists. Abdom Radiol, 43(9): 2351-2368.

Lariño-Noia J, de la Iglesia-García D, González-Lopez J, et al, 2021. Endoscopic drainage with local infusion of antibiotics to avoid necrosectomy of infected walled-off necrosis. Surg Endosc, 35(2): 644-651.

Lee A, Aditi A, Bhat YM, et al, 2017. Endoscopic ultrasound-guided biliary access versus precut papillotomy in patients with failed biliary cannulation: a retrospective study. Endoscopy, 49(2): 146-153.

Messallam AA, Adler DG, Shah RJ, et al, 2021. Direct endoscopic necrosectomy with and without hydrogen peroxide for walled-off pancreatic necrosis: a multicenter comparative study. Am J Gastroenterol, 116(4): 700-709.

Moris M, Bridges MD, Pooley RA, et al, 2016. Association between advances in high-resolution cross-section imaging technologies and increase in prevalence of pancreatic cysts from 2005 to 2014. Clin Gastroenterol Hepato, 14(4): 585-593.e3.

Navaneethan U, Njei B, Lourdusamy V, et al, 2015. Comparative effectiveness of biliary brush cytology and intraductal biopsy for detection of malignant biliary strictures: a systematic review and meta-analysis. Gastrointest Endosc, 81(1): 168-176.

Nunes N, de Lima MF, Caldeira A, et al, 2021. GRUPUGE perspective: endoscopic ultrasound-guided biliary drainage. GE Port J Gastroenterol, 28(3): 179-184.

Parsa N, Nieto JM, Powers P, et al, 2020. Endoscopic ultrasound-guided drainage of pancreatic walled-off necrosis using 20-mm versus 15-mm lumen-apposing metal stents: an international, multicenter, case-matched study. Endoscopy, 52(3): 211-219.

Powers PC, Siddiqui A, Sharaiha RZ, et al, 2019. Discontinuation of proton pump inhibitor use reduces the number of endoscopic procedures required for resolution of walled-off pancreatic necrosis. Endosc Ultrasound, 8(3): 194-198.

Schmitz D, Kazdal D, Allgäuer M, et al, 2021. KRAS/GNAS-testing by highly sensitive deep targeted next generation sequencing improves the endoscopic ultrasound-guided workup of suspected mucinous neoplasms of the pancreas. Genes Chromosomes Cancer, 60(7): 489-497.

Sharaiha RZ, Khan MA, Kamal F, et al, 2017. Efficacy and safety of EUS-guided biliary drainage in comparison with percutaneous biliary drainage when ERCP fails: a systematic review and meta-analysis. Gastrointest Endosc, 85(5): 904-914.

Siddiqui AA, Kowalski TE, Loren DE, et al, 2017. Fully covered self-expanding metal stents versus lumen-apposing fully covered self-expanding metal stent versus plastic stents for endoscopic drainage of pancreatic walled-off necrosis: clinical outcomes and success. Gastrointest Endosc, 85(4): 758-765.

Song TJ, Lee SS, Moon JH, et al, 2019. Efficacy of a novel lumen-apposing metal stent for the treatment of symptomatic pancreatic pseudocysts (with video). Gastrointest Endosc, 90(3): 507-513.

Sun LQ, Wang Y, Jiang F, et al, 2019. Prevalence of pancreatic cystic lesions detected by magnetic resonance imaging in the Chinese population. J Gastroenterol Hepatol, 34(9): 1656-1662.

Teoh AYB, 2019. Outcomes and limitations in EUS-guided gallbladder drainage. Endosc Ultrasound, 8(Suppl 1): S40-S43.

Tyberg A, Nieto J, Salgado S, et al, 2017. Endoscopic ultrasound (EUS)-directed transgastric endoscopic retrograde cholangiopancreatography or EUS: mid-term analysis of an emerging procedure. Clin Endosc, 50(2): 185-190.

van Baal MC, Bollen TL, Bakker OJ, et al, 2014. The role of routine fine-needle aspiration in the diagnosis of infected necrotizing pancreatitis. Surgery, 155(3): 442-448.

van Santvoort HC, Besselink MG, Bakker OJ, et al, 2010. A step-up approach or open necrosectomy for necrotizing pancreatitis. N Engl J Med, 362(16): 1491-1502.

Wennmacker SZ, Lamberts MP, Di Martino M, et al, 2018. Transabdominal ultrasound and endoscopic ultrasound for diagnosis of gallbladder polyps. Cochrane Database Syst Rev, 8(8): CD012233.

Williams E, Beckingham I, El Sayed G, et al, 2017. Updated guideline on the management of common bile duct stones (CBDS). Gut, 66(5): 765-782.

Yasuda I, Takahashi K, 2021. Endoscopic management of walled-off pancreatic necrosis. Dig Endosc, 33(3): 335-341.

Zhong L, Chai N, Linghu E, et al, 2019. A prospective study on contrast-enhanced endoscopic ultrasound for differential diagnosis of pancreatic cystic neoplasms. Dig Dis Sci, 64(12): 3616-3622.

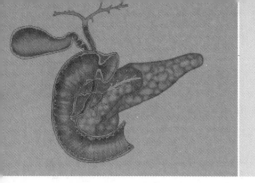

第13章 常用胆胰诊治技术之四：外科手术及其他

第一节 胆管癌的手术技巧

肝门部胆管癌（hilar cholangiocarcinoma，HC）是起源于胆管上皮的恶性肿瘤，又称为 Klatskin 瘤，是胆道系统的常见恶性肿瘤之一。HC 具有恶性程度高、预后较差、对放化疗不敏感等特点，目前外科手术仍是治愈肝门部胆管癌的唯一方法。HC 因其发生部位特殊、呈浸润性生长、与肝门部血管关系密切等特点给手术切除造成极大的困难，导致手术切除率及长期生存率均较低。其生长及转移特点为：①纵向生长，沿胆管黏膜下层纵向肝侧及十二指肠侧生长；②横向浸润，向胆管周围及邻近结构浸润性生长，累及肝门部重要血管结构及肝组织；③淋巴转移，易出现区域性淋巴转移。目前 HC 手术切除趋向于扩大化，为了实现肿瘤切除的彻底性，目前联合肝脏切除已被视为 HC 根治性手术的标准手术程序。

病灶切除和胆道重建是 HC 根治性手术的两个关键步骤，根治性切除的目标在于实现显微镜下的阴性手术切缘（R0 切除），胆道重建的目标在于保持胆汁向肠道的通畅流出。经典的 Bismuth-Corlette 分型方法目前仍被广泛用于指导 HC 的术前手术方案，其主要的病灶切除内容包括：肝外胆管（包括胆囊）切除、肝十二指肠韧带血管骨骼化切除以及联合不同范围的肝脏切除。联合肝脏切除增加了病灶切除的彻底性，同时也明显加大了胆肠吻合的难度，其相应胆道并发症的发生风险亦增大。胆道重建最常用的术式仍是胆管空肠 Roux-en-Y 吻合术，而精准的手术设计、

精良的胆道吻合口制备与精确的胆肠吻合技术是减少术后胆漏、吻合口狭窄等胆道并发症发生的关键。

一、术前评估

1. 手术可行性评估 外科医师既要尽一切办法达到病灶完整切除的目的，又要不断探索如何减少手术可控的并发症风险，其中术前精确评估是提高 R0 切除率的首要环节。首先需判断手术切除的可行性，应从以下 6 个方面评估：①肿瘤大小及部位；②肿瘤侵犯胆管的范围；③肿瘤与周围血管的关系；④肝叶萎缩情况及预留肝体积大小；⑤淋巴转移情况；⑥是否存在远处转移。术中评估与决策基于术前精准评估，术中再次评估及决策是提高 R0 切除率的决定性因素。首先，术前评估可能存在腹腔转移的病例，可行腹腔镜探查明确腹壁、网膜或肝脏是否存在转移病灶，疑似病灶可快速冷冻检测定性。对于术前评估疑似 N2 站淋巴转移的病例，可行开腹术中 N2 站淋巴结活检，包括腹腔干左侧淋巴结（9b 组）、腹主动脉旁淋巴结（16 组）、肠系膜上动脉旁淋巴结（14 组）等；若出现 N2 站肿大淋巴结且术中冷冻检测阳性，则视为不可切除。

2. 切除范围评估

（1）Bismuth-Corlette Ⅰ 型和 Ⅱ 型：术中需判断的重点为胆管切除位点及血管是否侵犯。常规廓清肝十二指肠韧带淋巴结（12a、12p、12b

组）、肝门淋巴结（12h组）、胰头后淋巴结（13a组）、肝总动脉淋巴结（8a、8p组）及腹腔干右侧淋巴结（9组），离断胆总管远端并明确切缘性质。随后判断：①胆管切除位点：Bismuth-Corlette Ⅰ型可距肿瘤0.5～1.0cm切除，术中需检测尾状叶胆管切缘，若尾状叶切缘阳性，则需联合尾状叶切除；对于Bismuth-Corlette Ⅱ型需利用降低肝门板技术充分游离二级胆管，保证距肿瘤0.5～1.0cm切除胆管，同时需常规切除尾状叶。②肝动脉、门静脉与肿瘤的关系：肝右动脉常走行于肝总管与门静脉之间，易受侵犯；如果肝右动脉受侵，肝左动脉未受侵犯，同时未游离肝右叶周围韧带，可行肝右动脉切除；若门静脉受累，需根据受累部位及范围合理选择切除重建的方式。

（2）Bismuth-Corlette Ⅲ型和Ⅳ型：术中判断的重点为肝叶切除的范围、保留侧肝叶胆管切缘的高度及是否需血管切除重建。① Bismuth-Corlette Ⅲ型和Ⅳ型的肝门部胆管癌常需联合半肝、扩大半肝或肝三叶切除，充分游离肝门结构后可判断肝门部肿瘤距保留侧肝内胆管的距离。Bismuth-Corlette Ⅲa型肝门部肿块，若充分游离左侧肝内胆管距离肿瘤0.5～1.0cm，则可行右半肝＋尾状叶切除，若小于0.5cm，则可行规则性扩大右半肝切除，即右半肝＋部分Ⅳb段；Bismuth-Corlette Ⅲb型建议常规行扩大左半肝切除，即切除左半肝＋部分右前叶肝组织；因右肝管距离常不足0.5cm，切除后可充分显露右叶肝内胆管并在直视下逐支切断胆管分支；同时右半肝体积较大，可较好地耐受扩大半肝切除。Bismuth-Corlette Ⅳ型可根据肿瘤部位及血管侵犯综合判断肝切除范围，结合患者耐受情况选择扩大半肝切除或肝三叶切除；若难以耐受较大范围肝切除，可选择围肝门切除从而获得根治性切除效果，同时降低大范围肝切除的风险。②保留侧肝叶胆管切缘的高度决定了手术根治效果及胆肠重建的难度。建议距肿块0.5～1.0cm处选择胆管切除位点，术中冷冻检测每一分支胆管切缘性质；少见情况为胆管切缘已超过U点（门静脉横部与脐部转折点）或P点（门静脉右前及右后支分叉部），冷冻检测仍提示胆管黏膜灶状癌变，则难以再继续送检切缘，

只可行姑息手术；胆管切缘位置越高，则胆管成形及胆肠吻合难度越大，不可一味追求胆管切缘阴性从而增加重建的难度。③保留侧肝叶动脉及门静脉受累情况决定切除重建的方式；遵循先确认切缘再血管重建的原则，确定保留侧切缘阴性后可行血管切除重建；如拟保留侧肝叶胆管切缘阳性同时伴有血管侵犯，则视为不可根治性切除，不必行血管切除重建。如发现局段血管呈灰白色且增厚、质硬，同时与肿瘤组织无法分离可视为血管受侵犯，肝动脉及门静脉受累均需要切除重建；若肝动脉和门静脉段受累在3cm以内均有希望行血管切除后对端吻合重建。若门静脉受浸润段较长，可选择自体血管或人工血管以重建；若肝动脉受侵犯较长难以重建，则可选择门静脉动脉化方式，即将肝动脉与门静脉的侧壁间行端侧吻合，但术后的门静脉高压及其并发症是限制其应用及争议的要点。针对Bismuth-Corlette Ⅳ型肝功能条件较差、不宜行半肝切除或扩大肝切除的患者，围肝门切除技术可在切除局部肝门部胆管癌病变的同时较好地保留功能性肝实质。常规需联合肝门部肿瘤、肝脏Ⅳb＋Ⅴ段及尾状叶切除，切除后肝创面可见6～8支肝内胆管开口，且相互距离较远，难以行胆管成形术，可采用肝门空肠吻合技术。

二、胆肠吻合技术在HC各分型的不同手术方案中的具体应用

1. Bismuth-Corlette Ⅰ型HC Ⅰ型HC中若左、右肝管的肝外部分长度＞1cm，则行单纯肝外胆管切除术，若＜1cm则联合肝Ⅳb段及尾叶切除。在单纯肝外胆管切除术中，若汇合部位置较高、肝总管较长，切除肿瘤后则有可能保留汇合部，若近侧胆管断端直径在1.0cm以上，可直接与空肠输入袢端侧胆肠吻合。在肝总管口径较细的情况下，可将左肝管横部适当切开，将其整形成口径＞1.5cm的"端-侧"型开口，再行"端侧-侧"胆肠吻合，这样可减少后期吻合口狭窄发生的概率。肝管汇合部无法保留时，切缘可能深入到肝门，故需充分解剖肝门部，将肝门板前部分肝组织切除，向肝实质内分离，清晰显露

肝门两侧的二级胆管分支。然后根据残留左右肝管的间距、胆管开口的数量、切缘与门静脉分叉的关系等情况，以可吸收线缝合相邻胆管开口处的胆管壁组织、完全覆盖胆管分隔处的手术创面，缝合胆管时应保持无张力，从而将肝门区多个胆管断口靠拢拼缝成一个大的开口即共同的胆管"腔"再与肠袢吻合，使用单针 4-0～5-0（根据开口直径决定）的 Prolene 血管线完成胆肠缝合。

一般不建议常规放置支撑管，因为支撑管虽可以支撑吻合口，引流胆汁，但容易引起吻合口的异物反应，严重时可导致肠瘘、胆漏。凡口径适当、吻合可靠、下端通畅引流的胆肠吻合，其近期反流性胆管炎、远期吻合口狭窄发生率也较低，因此无须安置支撑管。只有当吻合口径太小（＜5mm）、胆管炎性水肿导致吻合条件极差或肝门位置深吻合难以操作时，安置支撑管可给患者带来裨益。一般选择硅胶管作支撑，根据各胆管口径大小选择恰当直径的硅胶管，经修剪后硅胶管长度一般在2～4cm，植入各胆管开口中并经胆肠吻合口起支撑作用，无须每一根硅胶管都用可吸收缝线固定，这样短期引流胆汁后，硅胶管可自行脱落，比文献报道中安置 T 管引流更为方便。

2.Bismuth-Corlette Ⅱ型 HC　对于Ⅱ型 HC 通常联合Ⅳb、Ⅴ段（当尾叶受侵时，联合Ⅰ段）切除，联合Ⅳb、Ⅴ和Ⅰ段切除被称为"小范围肝切除术"（minor hepatectomy）或"中央部肝切除术"（central liver resection），也有学者根据其标本外观称为"哑铃形肝切除术"（dumbble-form resection）。由于肝门胆管分叉部与肝Ⅳb、Ⅴ和Ⅰ段相邻近，故切除这部分肝脏内的胆管分支足以达到阴性胆管切缘水平，与半肝切除术相比保留了更多的残余肝实质，减少了术后并发症发生率和死亡率。行中央部肝切除术时，由于肝脏在2～3个平面上被切除，故在各平面上均可残留多个肝内胆管开口（常为4～8个），各开口直径大小不一、相隔距离远近不一，若有可能仍采取上述方法，尽量将邻近肝管开口拼合成一较大的胆管口再行吻合，拼合时应注意不要遗漏右后肝管，过于细小的胆管可直接予以缝闭；但当断面胆管开口相距较远时，预期无法整形为一个吻合

口时，只能将左、右侧肝管各分支分别共干整形后行胆肠吻合，最好将吻合口数量控制在 2 个以内，宜先完成左侧胆肠吻合，继而在空肠袢与右侧胆管对应处重新开口，按相同方法完成右侧胆肠重建。需注意的是，在切断空肠建立 Roux-en-Y 袢时，应充分游离空肠系膜下方，以保证双胆肠吻合口之间无张力。有研究报道了 11 例 Bismuth-Corlette Ⅱ型 HC 患者的临床资料，所有患者术中均行左右胆管单独整形后分别与空肠吻合，术后发生胆漏仅 3 例，未发生围术期死亡病例，其中10 例患者获得随访，中位生存期为 29 个月。由此可见，双胆肠吻合未必会增加术后并发症，在适宜的患者中同样可以达到胆汁通畅引流的效果而不影响生存期，当然长远的疗效仍需大宗病例研究来证实。

3.Bismuth-Corlette Ⅲ、Ⅳ型 HC　目前多主张对Ⅲ、Ⅳ型 HC 联合大范围肝切除术（major liver resection，MLR），大范围肝切除被定义为 3 个及以上的肝段切除术，回顾性研究资料结果显示，半肝及以上的肝切除能显著提高 R0 切除率，延长患者的生存时间。另外，半肝以上切除的肝断面胆管情况较为简单，即减少了断面胆管的数量，降低了胆道连续性重建的难度。目前针对侵犯至右肝管的Ⅲa 型 HC 需联合右半肝及尾状叶切除，而侵犯至左肝管的Ⅲb 型 HC 需联合左半肝及尾状叶切除，向肝内切除肝段肝管已是近端肝管的切离极限点，肝段肝管切除后的残面近端肝管是难以用于重建的。行左半肝切除时，右侧胆管切缘至少达到右前和右后胆管汇合部的右侧，在此平面各肝内胆管开口相对较为集中，且肝脏断面及胆管断口均朝向切口方向，对右前、右后叶胆管实施共干成形并不困难，将两相邻的胆管壁直接缝拢再与空肠行单口胆肠吻合即可；行右半肝切除术时，左侧近端胆管切缘需达到左肝胆管脐部，且左肝管较右肝管长，故残余的左半肝肝断面上的肝管多不会超过 3 支，且位置较浅有利于胆肠吻合的操作，故同样行左内、左外叶胆管共干成形后与空肠行单口胆肠吻合即可；肝断面一般自然朝向右下方，若适当左倾手术床并将肝切面整体向左上方牵引可便于手术操作。此外，沿左肝管纵轴酌情切开左肝管壁，可有效增大胆管

断口面积，既有利于胆肠吻合操作，又可能延缓日后吻合口狭窄的发生。

Ⅳ型 HC 肿瘤侵犯至二级胆管根部，通常认为若肿瘤的病理边际超越两侧胆管切离极限点，即左侧肿瘤边界超过 U 点，右侧肿瘤边界超过了 P 点，则无法实施根治性手术切除。若一侧侵犯较轻，而另一侧侵犯二级胆管分支较重，则可联合右半肝 / 肝右三叶切除或左半肝 / 肝左三叶切除，若残肝体积不足可行中央部肝切除术。肝脏右三叶切除，切肝量大，残余肝脏体积很小，是人的极量肝切除范围，是人体所能耐受的最大失肝量，肝硬化患者的极量肝切除范围更小。对于 Bismuth-Corlette Ⅳ型 HC，肝三叶切除比半肝切除具有更大肿瘤学上的益处，因为肝三叶切除可切除更长的近端胆管，增加了阴性胆管切缘的机会。肝右三叶切除术最早由 Wangensteen 于 1951 年率先报道，行该手术需准确评估患者的手术耐受性，为保证充足的未来残肝体积和功能，可能需要术前胆道引流（preoperative biliary drainage，PBD）或门静脉栓塞术（portal vein embolization，PVE），以尽量避免发生术后肝衰竭及手术死亡。Ⅳ型 HC 联合肝右三叶切除后，其左侧肝管的切离点在 U 点的左侧，左肝外叶断面通常会残余 2 ～ 3 个二级胆管分支，其缺点在于管壁较薄、管径细，吻合未必牢靠，可采取将二、三级胆管断端整形成为同一开口后再行左肝管空肠吻合。

三、腹腔镜 HC 根治术

腹腔镜 HC 根治性手术主要两个难点步骤，即腹腔镜下实施肝脏切除和胆肠吻合术。完全腹腔镜下胆管空肠 Roux-en-Y 吻合术的开展时间较早，但既往多局限于治疗胆总管囊性扩张症、胆管损伤、胆石症或用于胆道恶性肿瘤的姑息治疗等。在进行胆管离断时若使用电钩，可能因烧灼后瘢痕挛缩而造成吻合口狭窄，故尽量使用剪刀离断胆管或进行胆管修剪；胆管整形方法与前述类似，遇断端位于汇合部时，可剪开胆管中隔或沿长轴剪开左、右肝管以扩大吻合口直径，遇多支胆管开口情况仍采用上述盆式整形方法，建立

的共同胆管口径越大越有利于吻合。

建立空肠 Roux-en-Y 结构时，首先在横结肠系膜根部确认 Treitz 韧带，于 Treitz 韧带下方 15 ～ 20cm 处以切割吻合器横断空肠，远端胆汁引流肠袢经结肠后上提至肝门区以备吻合，继续以吻合器完成近端空肠袢与远端胆汁引流肠袢间的侧侧吻合，结束后需注意观察胆汁引流肠袢的血供情况，避免因胆肠吻合处的输入袢空肠血供差而发生吻合口愈合不良。虽然可以采用吻合器完成胆肠吻合，但远期吻合口狭窄率较高，故仍以手工缝合为主。

行腹腔镜下胆肠吻合时，一般由肠管进针向胆道缝合较为方便，且主要以单层连续缝合为主，为保证后壁吻合的空间，一般先从左至右完成后壁外翻缝合，行前壁外翻缝合可由右向左进行，直至肝门左侧与线尾打结。吻合时针距及缘距注意保持在 2 ～ 3mm，太大可能造成术后胆漏，过小可能导致胆管组织坏死或吻合口狭窄，结束时可放置一块纱布在吻合口下方，看有无黄色胆汁染色纱布以判断有无胆漏，若有必要可再间断缝合一针加强。胆肠缝合技术本身直接影响着手术效果，其缝合细节如缝合方式、缝线选择、缝合层数、黏膜层的对合情况、吻合组织的健康程度都很重要。胆肠的缝合方式众多，既往以单纯间断缝合多见，其缺点有后壁缝合时线结不容易打在管腔外，肝门位置较深时不容易操作，吻合时间较长，张力不均匀易切割，因此发生术后吻合口漏、吻合口组织瘢痕挛缩、继发性吻合口结石的概率较高。且以往使用丝线较多，非可吸收缝线异物反应较重，于线结处易继发结石，会损伤胆管黏膜导致炎症、瘢痕形成。连续缝合可减少打结次数，操作更为流畅，较为方便省时，对于肝门位置深导致操作困难的情况，也具有一定优势；其优点还有管腔内不留线结，异物反应较少；缝合过程中可以自由调节缝线的松紧度保证吻合口胆管均匀受力，避免撕裂胆管组织，且收紧后抗渗漏性好，避免术后早期发生胆漏；同样可以保证黏膜对黏膜的精确对合。

关于后壁连续而前壁间断的缝合技术报道较多，但关于单针完成胆肠前后壁连续缝合的文献报道较少。采用"单针式连续胆肠吻合法"进行

胆道重建，吻合过程均在头戴式手术放大镜下进行，放大 2～3 倍。该吻合方法采用单针 4-0～5-0（根据吻合口直径选择）的 Prolene 血管滑线行单层黏膜对黏膜的胆肠吻合，仅在缝合终点有一次打结操作，吻合速度明显加快。且 Prolene 缝线是单股双针的不可吸收缝线，较为光滑、与组织摩擦力小、缝线穿过组织流畅、无组织切割或磨损、柔韧性强、松紧度易控制、不易被酶类降解、持久耐用、张力稳定、组织反应较少，是比较理想的缝线。"单针式连续胆肠吻合法"具体操作步骤是，完成胆管残端整形后，首先于胆管残端两侧（3 点、9 点位置）各缝合 1 针可吸收线作为牵引线，线结在外，吻合完成后再剪断；根据胆管残端口径于空肠引流袢对系膜缘切开一个大小一致或稍小的椭圆形口（距空肠远端残端约 5cm），与胆管对齐；Prolene 缝线为单股双针，将其中一根针夹持留在左侧备用，另一根针从左侧牵引线处（3 点位置）由胆管腔外向腔内穿入，再由空肠黏膜层向浆肌层穿出，以肝门横沟左侧为起点，从左至右完成后壁的单层连续外翻缝合直至过右侧牵引线（9 点位置），此过程中一般随缝随拉紧缝线，且保持针距约 2 mm，边距约 2 mm，如遇肝门位置较深时，可先不收紧缝线，使空肠与胆管之间保持一定距离，于后壁缝合结束时再缓慢均匀拉近胆管与空肠，收紧缝线并保持张力适度；随后再用 Prolene 缝线的另一根针，同样从左至右连续外翻缝合前壁，过程中随缝随收紧，直至于右侧牵引线处（9 点位置）与右侧缝线会师，让助手以生理盐水湿润主刀的右手示指、拇指，再打结完成整个重建。在接受该胆道重建术式的患者中，术后胆漏、反流性胆管炎、吻合口出血等胆道并发症发生率明显降低，岳树强教授遂将该术式逐步广泛应用于胰十二指肠切除术或良性胆道疾病切除术中，收效确切。"单针式连续胆肠吻合法"简化了胆肠吻合过程的手术操作，更为简便、省时，且效果良好。

（卫江鹏）

第二节　胰腺癌的手术技巧

胰腺癌是高度恶性的消化系统肿瘤，其全球死亡率居恶性肿瘤的第 4 位。目前，手术切除依旧是胰腺癌患者获得长久生存并有望治愈的唯一治疗方式。尽管在过去的数十年里，胰腺癌的手术技术和方式得以逐步完善，根治性切除术可使胰腺癌患者的 5 年生存率达到 15%～25%。但是绝大多数的患者在确诊时肿瘤已经处于进展期而失去了根治手术的机会。从手术角度来讲，规范的淋巴结清扫有助于降低肿瘤的局部复发率并改善胰腺癌患者的预后。因此，回顾胰腺癌的淋巴结转移的相关研究，辩证地分析胰腺癌淋巴结清扫范围，具有重要的临床意义。

一、胰腺癌淋巴结的清扫范围

对胰腺癌区域淋巴结转移、胰腺外神经浸润等生物学特征的逐步认识，以及对传统的胰十二指肠切除术（pancreatoduodenectomy，PD）手术切除范围的分析显示，传统的 PD 仅注重肿瘤本身的切除，1/3 左右的转移淋巴结未被清扫，因而难以达到根治性切除。

为了追求根治性手术，外科医师尝试通过更彻底的手术方式，以提高 PD 术后患者的长期生存率。早在 1973 年，美国 Fortner 医师就提出区域性胰腺切除术（regional pancreatectomy）的概念，其范围包括部分或全部胰腺切除、胃次全切除、门静脉之胰内段及部分患者甚至包括肝动脉的切除重建，整块切除标本，用于治疗难以切除的胰头癌或 PD 术后肿瘤复发的病例。日本学者随后开展了以广泛的淋巴结清扫、合并门静脉等血管切除，甚至全部胰腺切除为特点的扩大胰腺切除术。然而，各种术式的规范以及淋巴结清扫的范围仍没有得到统一。1998 年在意大利召开的国际性会议上，与会的国际知名胰腺外科和病理学专家一致采用日本胰腺学会（JPS）的淋巴结分组法，并为规范 PD 的手术名称及淋巴结清扫范围提供了初步意见。①标准胰十二指肠切除术（standard pancreatoduodenectomy，SPD），除传统的 Whipple 手术以外，淋巴结的清扫范围包括了第 12b1、12b2、12c、13a、13b、17a、17b、14a 及 14b 组。②根治性胰十二指肠切除术（radical pancreatoduodenectomy，RPD），是在 SPD 的基础上，淋巴结的清扫范围还包括了第 8a、8p、9、16a2 及 16b1 组，强调肝十二指肠韧带及肠系膜上动脉周围组织的清扫，并要求切除胰头及第 16a2 和 16b1 组对应区域的 Gerota 筋膜。③扩大的根治性胰十二指肠切除术（expended radical PD，ERPD），即在 RPD 的基础上，清扫所有的第 16 组淋巴结（第 16a1、16a2、16b1 及 16b2 组），要求完整切除该区域内所有的神经和淋巴结缔组织，必要时需切除右侧肾上腺。与会者一致同意根治性手术必须进行肝总动脉、肝固有动脉和肠系膜上动脉周围的骨骼化清扫。需要指出的是，该会议采用的为 1993 年 JPS 淋巴结分组，其初步意见未明确各术式的适应证、淋巴结清扫的彻底性及相关并发症。如行 SPD 时第 8 组淋巴结清扫的必要性，以及行 RPD 时第 14 组淋巴结左侧半周清扫的必要性，保留幽门胰十二指肠切除术（PPPD）可否作为胰头癌根治性手术等。

20 世纪 70 年代日本即开展了扩大腹膜后淋巴结清扫术（相当于 ERPD）。为了防止胰腺腹膜后切缘的肿瘤残留，对腹膜后及腹主动脉周围的淋巴结、胰头神经丛、肠系膜上动脉周围神经丛以及腹腔神经丛进行了广泛而完全的清扫，必要时合并门静脉等血管切除。需要指出的是，目前尚无明确扩大 PD 的定义，一般认为肝十二指肠韧带骨骼化、门静脉 / 肠系膜上静脉部分切除及后腹膜淋巴结广泛清扫是扩大 PD 的重要组成内容。至于后腹膜淋巴结广泛清扫的范围，水平方向宜从右肾蒂到主动脉左界；垂直方向宜从门静脉水平到十二指肠第 3 段下界水平。目前认为扩大淋巴结清扫术未改善患者的总体生存率，与标准淋巴结清扫术相比手术死亡率相似，扩大淋巴结清扫术会增加手术时间 25 分钟至 2 小时。根治性 PD 的荟萃分析进一步证明：标准与扩大淋巴结清扫术两者在生存率方面无差别，而扩大

淋巴结清扫术增加了手术时间及术后并发症发生率。近年 NCCN 指南明确指出，在临床试验之外，区域淋巴结切除不应该作为 Whipple 手术的常规操作。

二、开腹淋巴结清扫技巧

1. 游离十二指肠并清扫第 16 组淋巴结　以 Kocher 手法游离十二指肠，将胰头部和十二指肠从腹膜后充分游离出来，直至显露 Treitz 韧带；整块清扫腹膜后的第 16a2 和 16b1 组淋巴结及其周围的脂肪结缔组织。在此过程中，行胰头癌根治性切除术时，基于淋巴转移特点及 R0 切除的可能性考虑，应采取"小瘤大作"即行广泛的淋巴结清扫，位于腹主动脉、下腔静脉和左肾静脉围成的三角形区域内的第 16 组淋巴结为广泛清扫的重点。第 16 组淋巴结一般被认为是消化系统肿瘤中能被安全清扫的最高水平的淋巴结组。尽管第 16a2 及 16b1 组淋巴结曾被划分为第 2 站，2003 年 JPS 分组中则认为第 16a2 及 16b1 组为第 3 站淋巴结。因此，探查完成后拟行 PD 手术的病例，可考虑切取该区域淋巴结送术中冷冻病理学检查。若结果为阳性，应与家属沟通并建议行旁路手术，以避免"为手术而手术"的倾向。

2. 切断胃并清扫第 5、6、7、8 及第 9 组淋巴结　于幽门上方 3cm 离断胃体，解剖腹腔干及其分支胃左动脉、脾动脉近端和肝总动脉，清扫第 7、8a、8p 及第 9 组淋巴结。源于胰腺钩突的胰腺癌行淋巴结清扫时，重点在于对肠系膜上动脉周围特别是其根部的淋巴结清扫，国内外学者均认为第 14a 组也是胰头癌的第 1 站淋巴结。

3. 切除胆囊，切断胆总管及胃十二指肠动脉，清扫第 12 组淋巴结　从肝门部向十二指肠方向分离肝十二指肠韧带，将肝固有动脉、门静脉和胆总管一一分离并悬吊，在肝总管水平切断胆管，清扫第 12a、12b 及第 12p 组淋巴结；确认胃右动脉及胃十二指肠动脉后，结扎并切断。注意对术后病理标本的规范处理，手术切除的整体标本以及清扫下来的包括淋巴结在内的软组织，均应按照手术时的解剖标志做好标记。

4. 切断空肠　距 Treitz 韧带 15cm 处切断空肠。探查时肿瘤若已经侵犯十二指肠或者第 5 及第 6 组淋巴结时应选择 PD，而不是 PPPD，以保证肿瘤的 R0 切除。

5. 显露肠系膜上静脉，切断胰腺，清扫第 14 组淋巴结　切断胰腺后，将肠系膜上静脉牵向左侧，在其左下方牵引肠系膜上动脉，在肠系膜上动脉正前方沿外膜由足侧向头侧分离直达肠系膜上动脉根部，清除其右侧的所有组织（第 14p 及第 14d 组）。

6. 注意事项　从结肠中动脉向肠系膜上动脉清扫时，其左侧清扫要特别注意，避免"过犹不及"而增加术后并发症，由于胰腺癌的嗜神经性，腹腔干及肠系膜上动脉右侧、肝总动脉及肝固动脉的清扫应做到骨骼化，即在血管鞘内操作；重要血管应仔细分离并一一悬吊，以便于保护血管及进行淋巴结清扫；但亦应不要过度剥离，以免形成假性动脉瘤。

三、腹腔镜胰腺癌手术技巧

相比开腹手术，腹腔镜胰十二指肠切除术（LPD）失去手的触觉和受腔镜操作的限制，肿瘤完整切除难度增加，一旦出血难以控制，需要对重要部位进行技巧性解剖处理。

1. 肠系膜上静脉 - 门静脉（SMV-PV）的探查和分离　SMV-PV 与胰腺及周围组织包绕紧密，一旦肿瘤侵犯难以安全剥离。通过 Kocher 切口，向左游离十二指肠至水平段可见 SMV，此段血管较长，通常与十二指肠无关联，由此处进入可尽量避免出血。然后从血管鞘转向胰腺下缘，向上分离至脾静脉汇入处，越过脾静脉至 PV 的起始部位，判断肿瘤是否侵犯 SMV。分离胰腺下缘时注意识别肾前筋膜，避免损伤肾上腺和肾后壁血管。探查胰颈后方的间隙时，如发现有血管从 SMV-PV 前方通过，可在横断胰腺后处理。如果该处血管受到肿瘤侵犯或粘连严重，勉强分离造成 SMV 的损伤，血管撕裂后出血量较大。因此，事先可以充分游离 SMV-PV，留置阻断带，一旦出血可予以阻断，尽快进腹，于主干处用 5-0 Prolene 缝线缝合修补或离断血管行端端吻合，其他属支损

伤可直接用钛夹夹闭，SMV 的空肠支和回肠支保留其中之一即可代偿循环。SMV 的局部侵犯也并非手术禁忌证，依然可以实现 R0 切除，延长部分患者生存期，效果优于姑息性放化疗。术中发现胰头肿瘤侵犯 SMV 侧壁约 1.5cm，腔镜下游离出血，小纱布确切压迫止血后取上腹部正中小切口逐层进腹，以血管阻断钳钳夹肿瘤侵犯的 SMV 上下缘，切除该部分侵犯血管后用 5-0 Prolene 缝线行血管端端吻合。SMV 重要的属支胃结肠干常于胰颈下方从其右侧汇入，该段血管管壁较薄、长度较短，撕裂后难以夹闭，并且存在多种变异分型，其中"胃网膜右静脉 - 结肠右静脉 - 胰十二指肠下前静脉"的形式最为常见。虽然胃结肠干的变异种类较多，但有预见性地进行解剖探查，可有效防止血管撕裂和出血。

2. 肝十二指肠韧带解剖和肝总管的离断　在解剖肝十二指肠韧带时，由于 PV 位于胆总管后方，先打开 PV 鞘彻底暴露 PV 被认为是避免损伤 PV 的重要措施。在离断胆总管时，先切断肝总管前壁，看清后方的 PV，再切断胆总管后壁，可尽量避免损伤 PV。近来，通过下后入路，从十二指肠下曲后方间隙进入，优先探查下腔静脉、肠系膜上动脉（SMA），再探查 SMV，然后从 Kocher 切口逆行，横断胃、十二指肠和胰颈后，切除胰腺钩突，最后解剖肝十二指肠韧带切断胆总管，在优先完成 SMA 探查的同时，也方便周围淋巴结活检清扫。肝总动脉旁淋巴结的清扫可在横断远端胃后进行，但需要注意胃右动脉的分支血管，不适当的牵拉也可能对 PV 和胃左静脉根部造成损伤。

3. 胰腺颈部的游离和钩突的切除　在 SMV 前或左侧切断胰颈后，适当游离胰颈有利于接下来的胰肠吻合操作。由于胰腺背面有较多汇入脾静脉的属支，当胰腺周围炎症和周围粘连较重时，于脾静脉与 SMV 交汇处容易发生撕裂。一旦撕裂出血，可同 SMV 损伤处理办法，直视下缝合修复，但尽可能不夹闭结扎脾静脉，因为这样有引起门静脉高压性胃病和胃底静脉曲张破裂出血的风险。除汇入脾静脉的属支外，胰颈后方还常有细小血管交错，可用无损伤钳尽量向前提拉残余的胰颈，超声刀在靠近胰腺背面的系膜离断夹闭小血管，

同时用网膜覆盖该处。

胰腺钩突的完整切除常被认为是 LPD 的难点之一，考虑到钩突与 PV 和肠系膜上血管包绕紧密，且有多支包括胰上静脉和胰下静脉在内的多支细小静脉从后壁和右侧壁汇入 SMV，这些细小血管在 SMA 与胰头、十二指肠的纤维脂肪组织内与神经、淋巴组织构成钩突部系膜。处理时，先游离钩突侧方的 SMV，全程显露，用牵引绳向左牵拉，同时助手向右提拉已切断的十二指肠，增加钩突与 SMV 的距离，以超声刀从上往下、从前往后缓慢前进。紧贴静脉血管壁分离胰腺组织及分支血管，被认为可以预防出血、完整切除，同时尽可能实现胰腺钩突的全系膜切除，增加 R0 切除率。但需要特别注意对起源于 SMA 的变异肝右动脉，应予以保护。另外，在清扫周围淋巴结时，注意保留 SMA 左侧的神经结缔组织，避免术后发生重度腹泻。

必须要注意的是腹腔镜胰腺癌切除术提倡"阶段性转换"策略，即手术早期通过腹腔镜游离显露，再适时主动地手助干预，并不刻意追求"唯腔镜手术"。对胰腺癌患者施行 LPD 提倡应用"easy first"策略，即遵循先易后难的原则进行游离显露，使手术最大可能在腹腔镜下完成，将肿瘤周围较为困难的步骤放在最后，以便及时中转开腹止血或血管重建。术中对重要部位处理需要一定的解剖技巧，而一些相关策略的倡导也从另一个层面降低了手术难度。

（卫江鹏）

第三节　小肠镜技术在胆胰疾病中的应用

小肠镜技术在胆胰疾病中的应用主要是在消化道重建术后患者的 ERCP 术中。由于消化道肿瘤的高发，以及减肥手术、肝移植手术等的增多，消化道重建术后 ERCP 的比例也越来越大。ERCP 本身是难度较高的内镜操作，对于胃肠和胆胰管解剖结构被手术改变的患者，ERCP 将更具有挑战性。在一些手术，尤其是采用 Roux-en-Y 吻合术后，经口至目标管道开口的距离较正常时明显增长，通常使用的十二指肠镜和胃镜等难以到达。过去这些胆胰疾病多采用经皮肝穿刺胆道引流或外科手术来治疗，但这两种方法创伤大、并发症多，并且随着手术次数的增加，手术的难度也越来越大。

2001 年以来出现了多种器械辅助小肠镜（device-assisted enteroscopy，DAE），用于消化道重建术后 ERCP。小肠镜镜身长，在外套管等器械辅助下可大大增加插镜深度，恰恰可以弥补十二指肠镜和胃镜的不足。小肠镜 ERCP 经过多年发展，成功率不断提高，表现出创伤小、住院时间短、并发症少等特点，成为消化道重建术后 ERCP 的重要手段。

一、小肠镜系统

使用最广泛也是最早出现的器械辅助式小肠镜，是球囊辅助小肠镜（balloon assisted enteroscopy，BAE），包括双球囊小肠镜（double balloon enteroscopy，DBE）和单球囊小肠镜（single balloon enteroscopy，SBE），随后出现了螺旋管式小肠镜（spiral enteroscopy，SE）和经钳道的球囊辅助式小肠镜（through-the-scope balloon-assisted enteroscopy，TTS-BAE）（表 13-1）。

1. 双球囊小肠镜　2001 年，Yamamoto 等首次在研究中介绍了 DBE 技术，2003 年由日本富士公司生产的 DBE 正式上市。传统的 DBE 由一条工作长度为 200cm 的内镜和一条长 145cm 的外套管组成，工作钳道内径有 2.2mm、2.8mm 和 3.2mm 三种规格，内镜和外套管的远端各有一个球囊，用以固定肠壁。DBE 的进镜过程是一系列球囊充、放气和镜身及外套管的推进-拉回动作的循环，使小肠肠壁在后方堆叠，从而达到比胃镜、结肠镜更深的插镜位置。DBE 通常需要双人操作。

表 13-1　五种常用小肠镜系统参数

内镜类型	镜身长度（cm）	工作孔道（mm）	套管长度（cm）
双气囊小肠镜	200	2.2～3.2	145
短双气囊小肠镜	152	2.8～3.2	105
单气囊小肠镜	200	2.8	140
短单气囊小肠镜	152	3.2	105
螺旋式小肠镜	200	2.8	118 或 100

　　DBE 原本用于小肠疾病的诊治，长度远大于胃镜和十二指肠镜，ERCP 长附件的选择范围很小，或需要专门定制加长附件。短型 DBE（short-type DBE，s-DBE）的出现，可以解决这些问题。s-DBE 工作长度为 152cm，工作通道内径不变。

　　2. 单球囊小肠镜　2007 年日本奥林巴斯公司推出了 SBE，以期降低进镜难度，在获得与 DBE 相似检查范围的同时减少操作时间。SBE 工作长度 200cm，工作钳道内径 2.8mm。SBE 进镜过程与 DBE 相似，同时 SBE 镜身前端没有球囊，拉回时依靠内镜前端弯曲成角和外套管前端球囊充气固定肠壁，操作更加灵活，视角更加宽广。SBE 可由单人操作。

　　为适应 ERCP 的需求，奥林巴斯公司又开发了短单球囊小肠镜（short-type SBE，s-SBE），镜身长度 152cm，工作通道内径也加宽到了 3.2mm。

　　3. 螺旋管式小肠镜　2008 年由美国 Spirus 公司推出的 SE，套管前端是一段螺旋结构，进镜过程中通过旋转外套管，可以将肠管推向套管后方，从而使内镜快速到达小肠远端。

　　4. 经钳道的球囊辅助式小肠镜　以色列 SMART 医疗系统公司推出的 TTS-BAE，不使用外套管，而是由内镜工作通道插入球囊组件，通过球囊的充放气，辅助内镜前进。球囊组件通过所需的最小内镜工作通道内径为 3.7mm。

二、消化道重建手术类型

　　1. 毕Ⅱ式胃大部切除术（BⅡ）　BⅡ曾广泛应用于消化性溃疡出现的并发症（如出血、穿孔、十二指肠狭窄等）。由于质子泵抑制剂的应用，大多数消化性溃疡可以通过药物保守治疗，

目前 BⅡ主要应用于胃远端肿瘤切除后的消化道重建。BⅡ包括胃窦切除和残胃与空肠吻合。BⅡ术后，主乳头位于十二指肠残端附近。到达胃空肠吻合口后，术中 X 线透视下操作有助于判断插镜的方向，保证内镜进到右上腹的输入袢内。当输入袢较短时，反而不容易插镜，因为外科手术重建时输入袢会被往上拉，可能会导致吻合口成角锐利。输入袢的插镜技术与结肠镜检查类似。操作者在插镜过程中反复拉直镜身，以使内镜到达十二指肠乳头时获得较稳定的视野和状态，有助于选择性胰胆管插管。此外，也可以通过在术中注射空气和对比剂明确肠道走向，帮助内镜医师更好地找到输入袢。到达十二指肠乳头后，由于选择性胆管插管方向和正常解剖的胆管插管方向相反，插管难度较大。

　　为减少 BⅡ术后胆汁反流及减少十二指肠梗阻发生的风险，部分患者可能会加做布朗吻合，即空肠 - 空肠侧侧吻合。空肠布朗吻合的存在导致内镜医师进镜时可能会看到多个腔道，增加胆肠袢选择难度，但目前认为布朗吻合并未降低 ERCP 操作的成功率。BⅡ术后的输入袢通常较短，但部分患者在结肠前吻合，这时常规的前视镜和十二指肠镜可能难以到达，需用小肠镜操作。

　　2. 胰十二指肠切除术（PD）　经典的 PD 通常指 Whipple 手术，常用于胆胰及十二指肠恶性肿瘤及严重的胰、十二指肠创伤等疾病的治疗。一般情况下，PD 术后胆肠吻合口或胰肠吻合口距胃肠吻合口 45～60cm，这个距离可以减少胃液和食物进入到这些吻合口。PD 术后 ERCP 的成功率与能否到达以及正确识别胰肠吻合口或胆肠吻合口紧密相关。患者术前应尽可能完善 MRCP、CT 等检查，明确手术指征及进行 ERCP 的必要性。进行 ERCP 检查时，当内镜插镜至胃空肠

吻合口时，可见两个腔道，分别为输入袢和输出袢。PD 术后输出袢通常较输入袢容易辨认。可以通过留置导丝、印度墨汁或做内镜标记的方式对输出袢进行标记，从而减少进入输出袢的次数。

胆肠吻合口通常采用端侧吻合的方式在距离输入袢盲端 10cm 左右进行吻合。内镜医师根据胆道的组织学特征或胆汁分泌对胆肠吻合口进行判别。胰肠吻合通常采用端侧吻合或侧侧吻合的方法吻合，由于胰管较细，并且胰液清亮透明，胰肠吻合口通常很难被发现，所以即使内镜到达输出袢盲端，也不意味着能找到胰肠吻合口。一个研究显示，仅有 50% 的胰肠吻合口能被发现，使用促胰液素或局部喷洒亚甲蓝可以帮助判断胰肠吻合口的位置。如果发现胰肠吻合口狭窄，可以通过球囊扩张或支架置入的方法来改善患者的预后。

3. 全胃切除 Roux-en-Y 吻合术（RY-TG）　主要用于治疗未侵犯肝脏、腹膜或直肠子宫陷凹，且病变较广的胃部恶性肿瘤。RY-TG 将病变切除后，在距离 Treitz 韧带约 15cm 的地方切断空肠作为输入袢，将远端空肠与食管进行吻合，然后在吻合口 40cm 左右的地方将输入袢与空肠吻合。RY-TG 术后 ERCP 需将内镜经食管、远端空肠插入胆肠袢，穿过近端空肠和十二指肠，到达主乳头。RY-TG 和 B Ⅱ 一样，十二指肠乳头及胰胆管的结构保持完整，这可能给选择性胰胆管插管的操作带来较大的难度。RY-TG 术后胃部被切除，插镜入路较其他的 Roux-en-Y 重建术后短，使用常规的内镜有可能到达位于十二指肠残端的十二指肠乳头。

4. 胆管空肠 Roux-en-Y 吻合术（RY-CJ）　适用于肝内外胆管结石、肝外胆管狭窄、先天性胆道畸形（如先天性胆总管囊肿、胆道闭锁等）、胆管癌、肝移植等。RY-CJ 是在十二指肠上缘将胆总管切断后，将近端胆管与旷置的空肠袢进行 Roux-en-Y 吻合。RY-CJ 术后胃的解剖结构没有发生变化，并且胆肠袢较长，这使内镜难以到达胆肠吻合口。当内镜穿过胃和十二指肠后，在空肠上段可以发现胆肠袢与空肠的吻合口。RY-CJ 术后胆肠袢与吻合口成角锐利，尤其是采用空肠 -

空肠侧侧吻合的方法，内镜难以进入输入袢。胆肠袢的吻合口通常采用端侧吻合或侧侧吻合的方法，这意味到达输入袢吻合口时内镜可以看到两个或三个腔道。内镜如果能进入输入袢，到达输入袢的近端就相对容易。输入袢的末端是一个盲端，胆肠吻合口通常在盲端附近采用端侧吻合的方式连接肠道。如果胆道在肝门部分叉处被切断，那么内镜下往往可以看到两个胆肠吻合口，分别是左右肝管。RY-CJ 并不改变主乳头和胰腺的解剖结构，因此，如果是怀疑胰腺疾病需要进行 ERCP 诊治的话，可以按标准的 ERCP 方式进行。RY-CJ 术后胆管结石可能与胆肠吻合口狭窄、导致胆汁排出不畅、在胆道内淤积及继发感染有关。

小肠镜技术在消化道重建术后 ERCP 中发挥重要作用。B Ⅱ 术后 ERCP 首选十二指肠镜操作，失败后选择胃镜或结肠镜操作，小肠镜作为前两种方法失败后的第三选择。PD 和 RY-TG 术后 ERCP 首选结肠镜操作，失败后选择小肠镜操作。RY-CJ 术后 ERCP 首选小肠镜操作。

三、不同小肠镜 ERCP 术式的比较

小肠镜 ERCP 方法各有利弊。传统的 DBE 及 SBE 工作长度均为 200cm，最大工作通道内径 3.2mm 或 2.8mm，能使用的 ERCP 配件十分有限。s-DBE 长 152cm，可供选择的配件增多，多数常规 ERCP 配件均可适用，但其工作通道内径为 2.8mm 或 3.2mm，导致部分外径较大的配件难以通过。s-SBE 长 152cm，工作通道内径 3.2mm，可以允许大部分 ERCP 配件的使用，是 BAE 辅助 ERCP 较理想的选择。但 s-DBE 和 s-SBE 也存在因内镜过短而难以到达胆胰管开口的可能，如胃旁路术后胆肠袢过长时，成功率低。SE 及 TTS-BAE 等其他新型 DAE 在消化道重建术后 ERCP 中的应用研究相对较少，有待进一步探索。

Schreiner 等回顾了 32 例行 BAE-ERCP 的患者，发现 DBE 与 s-DBE 的成功率分别为 50% 和 40%，差异无统计学意义。Iwai 等分析了 90 例次消化道重建术后 ERCP，分为 SBE 组（B Ⅱ 吻合 9 例次、Roux-en-Y 吻合 19 例次）和 s-SBE 组（B Ⅱ 吻合 10 例次、Roux-en-Y 吻合 52 例次），

SBE 组和 s-SBE 组在 B Ⅱ吻合中到达胆胰管开口的成功率分别是 100% 和 90%（*P*=0.95），到达胆胰管开口后插管的成功率分别是 89% 和 89%（*P*=0.56），插管成功后治疗的成功率分别是 100% 和 100%；SBE 组和 s-SBE 组在 Roux-en-Y 吻合中到达胆胰管开口的成功率分别是 84% 和 92%（*P*=0.27），到达胆胰管开口后插管的成功率分别是 68% 和 88%（*P*=0.09），插管成功后治疗的成功率分别是 90% 和 93%，差异无统计学意义。De Koning 等回顾分析了 95 例次 Roux-en-Y 术后 ERCP，分别采用 SBE 和 DBE 辅助 ERCP，其中 SBE 65 例次，DBE 30 例次，两组的成功率分别为 75% 和 73%，差异无统计学意义（*P*=0.831）。美国的一个多中心研究纳入了 129 例消化道重建术后行 ERCP 的患者，其中使用 SBE 45 例，使用 DBE 27 例，使用 SE 57 例，结果发现三者的到达胆胰管开口的成功率分别为 69%、74% 和 72%（*P*=0.887），到达胆胰管开口后插管的成功率分别为 87%、85% 和 90%（*P*=0.878）。

如上所述，目前各个研究报道的 DAE 辅助 ERCP 成功率差异较大，具体选择哪种 DAE 辅助 ERCP 效果最佳有争议。仍要充分了解各种 DAE 的特点和患者消化道重建的具体方式，明确患者主要问题与手术目标，在此基础上选择合适的 DAE 辅助 ERCP 方案。

四、相关技术

1. 内镜交换技术　为了充分利用 DAE 的进镜优势，解决加长附件缺乏的问题，内镜交换技术应运而生。内镜交换技术是先用 DBE 或 SBE 到达目标管道开口，使肠壁皱缩，然后退出内镜，保留外套管，并在患者口腔外切断外套管，给外套管开"侧窗"，使剩余外套管的长度小于胃镜的长度，然后换用胃镜从外套管的切口插镜至目标管道开口进行操作，使常规的 ERCP 附件得以使用。

2. 透明帽的使用　消化道重建术后，输入袢较长且弯曲，在 DAE 前端安装透明帽可以使镜端与肠壁保持一定的距离，从而可以获得清晰的视野，有利于快速进入输入袢，找到目标开口和插

管。Trindade 等回顾了 56 例消化道重建术后行透明帽辅助 SBE-ERCP 的患者（胃旁路术 50 例，胆管空肠吻合术 4 例，胰十二指肠切除术 2 例），发现到达胆胰管开口的成功率、插管的成功率、治疗的成功率分别达到 87.5%、78.6% 和 71.4%。Yane 等的研究也表明，不使用透明帽是导致操作失败的潜在因素（OR=4.61，95%CI 1.48～14.3，*P*=0.008）。

五、围术期管理

围术期全程管理对常规的 ERCP 具有重要意义。作为 ERCP 诊治的一种困难情况，DAE-ERCP 更加需要围术期全程管理，需要术者、助手、临床医护人员的紧密配合，甚至外科、介入科、超声科等多科室的团队协作。术前讨论充分评估患者的病情，综合考虑，选择最佳的治疗方案。务必查看手术记录，明确消化道重建的方式、输入袢的长度和吻合口的类型，制订手术方案及补救预案。术中操作轻柔，避免暴力损伤肠道，灵活运用技术、附件，简化操作。若反复尝试仍不能成功，适时放弃并实施其他补救方案。术后严密观察护理，定期随访，按时复查或重复治疗。树立以患者利益为中心的理念，深刻理解各种治疗方式的优劣势，适时选择对患者最有利的治疗方式，使患者获得最大利益。

六、小结

根据已有报道，消化道重建术后小肠镜 ERCP 是安全有效的方式，但由于操作难度较大，对操作者技术水平要求高，加上小肠镜 ERCP 配件选择有限，尚不能大范围普及，有待进一步规范。目前消化道重建术后小肠镜 ERCP 多是回顾性、小样本研究，缺乏大样本随机对照试验研究。在所有小肠镜中，BAE 开展时间较早，技术相对成熟，SE、TTS-BAE 等其他方式在消化道重建术后 ERCP 中的应用价值还有待进一步探讨。随着相关技术的不断发展和完善，DAE 将会在消化道重建术后 ERCP 中发挥更大的作用，PAE-ERCP 有望操作更加便利、诊治成功率更高、应用更加广泛，

有可能成为该类患者的一线诊治方法。

（刘少鹏　梁树辉）

参考文献

蔡秀军，彭承宏，张学文，等，2014. 胆道重建技术专家共识. 中国实用外科杂志，34(3): 222-226.

陈孝平，黄志勇，陈义发，等，2013. 肝门部胆管癌根治术肝切除范围的合理选择. 中国普通外科杂志，22(1): 8-9.

樊代明，2016. 整合医学：理论与实践. 北京：世界图书出版公司.

樊代明，2021. 整合医学：理论与实践7. 北京：世界图书出版公司.

樊代明，2021. 整合肿瘤学：临床卷. 北京：科学出版社.

樊代明，2021. 整合肿瘤学：基础卷. 北京：世界图书出版公司.

国际肝胆胰学会中国分会，中华医学会外科学分会肝脏外科学组，2014. 胆管癌诊断与治疗——外科专家共识. 中国实用外科杂志，34(1): 1-5.

何宇，王曙光，别平，2015. 肝门部胆管癌根治联合血管切除重建的难点与技巧. 中华普外科手术学杂志（电子版），9(5): 16-19.

毛谅，仇毓东，2016. 提高肝门部胆管癌根治性切除率的手术技巧. 国际外科学杂志，43(7): 480-482，封4.

张东，耿智敏，王林，2017. 肝门部胆管癌的精准评估及手术技巧. 国际外科学杂志，44(7): 488-490，封4.

郑树国，项灿宏，冯晓彬，等，2013. 肝门部胆管癌诊断和治疗指南（2013版）. 中华外科杂志，51(10): 865-871.

朱奕锦，梁树辉，姚少维，等，2018. 器械辅助式小肠镜在消化道重建术后经内镜逆行胰胆管造影术中的应用进展. 中华消化内镜杂志，35(10): 769-772.

Agrawal MK, Thakur DS, Somashekar U, et al, 2010. Mesopancreas: myth or reality? JOP, 11(3): 230-233.

Akerman PA, Agrawal D, Cantero D, et al, 2008. Spiral enteroscopy with the new DSB overtube: a novel technique for deep peroral small-bowel intubation. Endoscopy, 40(2): 974-978.

Arnaoutakis D, Eckhauser F, 2011. Safety and effectiveness of splenic vein to inferior mesenteric vein anastomosis during pancreaticoduodenectomy: comment on "Splenic vein-inferior mesenteric vein anastomosis to lessen left-sided portal hypertension after pancreaticoduodenectomy with concomitant vascular resection.". Arch Surg, 146(2): 1381-1382.

Cai JX, Diehl DL, Kiesslich R, et al, 2017. A multicenter experience of through-the-scope balloon-assisted enteroscopy in surgically altered gastrointestinal anatomy. Surg Endosc, 31(7): 2753-2762.

Chauhan SS, Manfredi MA, Abu Dayyeh BK, et al, 2015. Enteroscopy. Gastrointest Endosc, 82(6): 975-990.

Chen YH, Tan CL, Mai G, et al, 2013. Resection of pancreatic tumors involving the anterior surface of the superior mesenteric/portal veins axis: an alternative procedure to pancreaticoduodenectomy with vein resection. J Am Coll Surg, 217(4): e21-e28.

De Koning M, Moreels TG, 2016. Comparison of double-balloon and single-balloon enteroscope for therapeutic endoscopic retrograde cholangiography after Roux-en-Y small bowel surgery. BMC Gastroenterol, 16(1): 98.

Ebata T, Mizuno T, Yokoyama Y, et al, 2018. Surgical resection for Bismuth type IV perihilar cholangiocarcinoma. Br J Surg, 105(7): 829-838.

Ercolani G, Zanello M, Grazi GL, et al, 2010. Changes in the surgical approach to hilar cholangiocarcinoma during an 18-year period in a Western single center. J Hepato-biliary Pancreatic Sci, 17(3): 329-337.

Fortner JG, 1973. Regional resection of cancer of the pancreas: a new surgical approach. Surgery, 73(2): 307-320.

Igami T, Nishio H, Ebata T, et al, 2010. Surgical treatment of hilar cholangiocarcinoma in the "new era": the Nagoya University experience. J Hepato-biliary Pancreat Sci, 17(4): 449-454.

Ito F, Agni R, Rettammel RJ, et al, 2008. Resection of hilar cholangiocarcinoma: concomitant liver resection decreases hepatic recurrence. Ann Sur, 248(2): 273-279.

Kawabata Y, Tanaka T, Nishi T, et al, 2012. Appraisal of a total meso-pancreatoduodenum excision with pancreaticoduodenectomy for pancreatic head carcinoma. Eur J Surg Oncol, 38(7): 574-579.

Kawamura T, Yasuda K, Tanaka K, et al, 2008. Clinical evaluation of a newly developed single-balloon enteroscope. Gastrointest Endosc, 68(6): 1112-1116.

Kimbrough CW, Cloyd JM, Pawlik TM, 2018. Surgical approaches for the treatment of perihilar cholangiocarcinoma. Expert Rev Anticancer Ther, 18(7): 673-683.

Lara LF, Singh S, Sreenarasimhaiah J, 2010. Initial experience with retrograde overtube-assisted enteroscopy using a spiral tip overtube. Proc, 23(2): 130-133.

Mansour JC, Aloia TA, Crane CH, et al, 2015. Hilar cholangiocarcinoma: expert consensus statement. HPB, 17(8): 691-699.

Matsumoto N, Ebata T, Yokoyama Y, et al, 2014. Role of anatomical right hepatic trisectionectomy for perihilar cholangiocarcinoma. Br J Surg, 101(3): 261-268.

May A, Nachbar L, Wardak A, et al, 2003. Double-balloon enteroscopy: preliminary experience in patients with obscure gastrointestinal bleeding or chronic abdominal pain. Endoscopy, 35(2): 985-991.

Michalski CW, Kleeff J, Wente MN, et al, 2007. Systematic review and meta-analysis of standard and extended lymphadenectomy in pancreaticoduodenectomy for pancreatic cancer. Br J Surg, 94(3): 265-273.

Schreiner MA, Chang L, Gluck M, et al, 2012. Laparoscopy–assisted versus balloon enteroscopy–assisted ERCP in bariatric post–Roux-en-Y gastric bypass patients. Gastrointest Endosc, 75(4): 748-756.

Shah RJ, Smolkin M, Yen R, et al, 2013. A multicenter, U.S. experience of single-balloon, double-balloon, and rotational overtube–assisted enteroscopy ERCP in patients with surgically altered pancreaticobiliary anatomy (with video). Gastrointest Endosc, 77(4): 593-600.

Shimatani M, Hatanaka H, Kogure H, et al, 2016. Diagnostic and therapeutic endoscopic retrograde cholangiography using a short-type double-balloon endoscope in patients with altered gastrointestinal anatomy: a multicenter prospective study in Japan. Am J Gastroenterol, 111(2): 1750-1758.

Siegel R, Naishadham D, Jemal A, 2013. Cancer statistics, 2013. Cancer J

Clin, 63(1): 11-30.

Toomey P, Hernandez J, Morton C, et al, 2009. Resection of portovenous structures to obtain microscopically negative margins during pancreaticoduodenectomy for pancreatic adenocarcinoma is worthwhile. Am Surg, 75(9): 804-809.

Trindade AJ, Mella JM, Slattery E, et al, 2014. Use of a cap in single-balloon enteroscopy-assisted endoscopic retrograde cholangiography. Endoscopy, 47(5): 453-456.

Tsutsumi K, Kato H, Okada H, 2017. Impact of a newly developed short double-balloon enteroscope on stent placement in patients with surgically altered anatomies. Gut Liver, 11(2): 306-311.

van Gulik TM, Kloek JJ, Ruys AT, et al, 2011. Multidisciplinary management of hilar cholangiocarcinoma (Klatskin tumor): extended resection is associated with improved survival. Eur J Surg Oncol, 37(1): 65-71.

Wang SG, Tian F, Zhao X, et al, 2016. A new surgical procedure "dumbbell-form resection" for selected hilar cholangiocarcinomas

with severe jaundice: comparison with hemihepatectomy. Medicine, 95(2): e2456.

Xiong J, Nunes QM, Huang W, et al, 2015. Major hepatectomy in Bismuth types I and II hilar cholangiocarcinoma. J Surg Res, 194(1): 194-201.

Yamamoto H, 2005. Double-Balloon Endoscopy. Clini Gastroenterol Hepatol, 3(7 Suppl 1): S27-S29.

Yamamoto H, Sekine Y, Sato Y, et al, 2001. Total enteroscopy with a nonsurgical steerable double-balloon method. Gastroint Endosc, 53(2): 216-220.

Yamauchi H, Kida M, Okuwaki K, et al, 2013. Short-type single balloon enteroscope for endoscopic retrograde cholangiopancreatography with altered gastrointestinal anatomy. World J Gastroenterol, 19(11): 1728-1735.

Yane K, Katanuma A, Maguchi H, et al, 2016. Short-type single-balloon enteroscope-assisted ERCP in postsurgical altered anatomy: potential factors affecting procedural failure. Endoscopy, 49(1): 69-74.

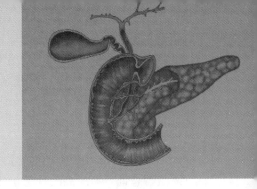

第14章　胆胰疾病诊治进展之一：胆系结石

第一节　胆总管困难结石的治疗对策

胆总管结石（common bile duct stone，CBDS）是发生在胆总管内结石的统称，由胆管内一些胆汁的成分（如胆固醇、胆色素、钙以及黏液物质等）在各种原因的作用下析出、凝聚成石而形成，是一种常见并高发的胆道疾病。普通人群胆总管结石的患病率为1%左右，存在地域性差异，在50岁以上人群中发病率增高。

胆总管结石可分为原发性和继发性两种，原发性胆总管结石常发生于有复发性或持续性胆道感染的患者；继发性胆总管结石指胆囊结石或肝内胆管结石排至胆总管内而发生的结石。近些年来，原发性胆总管结石的发病率逐渐下降。

胆总管困难结石目前学术界并无公认的严格定义，一般认为采用常规取石技术仍未能取出结石，即可认为是胆总管困难结石。胆总管困难结石占所有患者的5%～10%，胆总管困难结石包括以下情况：一是存在解剖结构变异或解剖异常，内镜无法到达乳头，如壶腹周围憩室、Roux-en-Y胃空肠吻合、BⅡ术后解剖、十二指肠狭窄、胆管狭窄、S形胆总管、胆总管远端长度过短（≤36mm）、急性胆总管远端成角（≤135°）、Mirizzi综合征等；二是结石本身的特点，如结石直径＞15mm、结石嵌顿、数量多（大于10枚）、质地硬、结石形状不规则（铸形、桶形或立方形）、结石不易捕获等；三是患者存在合并症不能耐受内镜治疗，如高龄、存在出血倾向、正在接受抗凝治疗等。

一、病因

胆总管结石的成因较为复杂，是由多种因素混合作用所致，女性（female）、肥胖（fatty）、中年（forty）、多产妇（fertile）、家族史（family）、口服避孕药和雌激素替代治疗、减肥期间的极低热量膳食和体重快速减轻、糖尿病、肝硬化、胆囊动力下降、克罗恩病和溶血等均为胆总管结石的危险因素。十二指肠乳头旁憩室、胆汁淤积、胆道蛔虫病史，可增加发生原发性胆总管结石的风险，原发性胆总管结石占胆总管结石的15%左右。

二、诊断

结合患者临床症状，胆总管结石一般不难诊断。胆总管结石有无症状取决于是否发生胆道梗阻和感染。当结石未引起胆道梗阻时，患者可无任何症状，可为常规体检时发现；但当发生梗阻合并感染时可引起急性梗阻性化脓性胆管炎、肝损伤、胆源性肝脓肿、胆源性胰腺炎等严重并发症，表现为腹痛、寒战高热和黄疸（Charcot triad）及神志障碍、休克（Reynolds pentad）症状。结合肝胆超声及肝功能、外周血常规检查，胆总管结石诊断一般即可明确。对于需精确检查胆总管结石的患者，可进行磁共振胆胰管造影术或内镜超声检查术。MRCP具有完全无创的优点，通常不需要麻醉，也不受解剖改变的影响，可直观清晰地显示胆、胰管的病变，对直径≥5mm的结石具有较高的诊断率，对ERCP术前判断病情、掌握适应证与禁忌证具有较高的参考价值。然而，MRCP不适用于安装了心脏起搏器、除颤器或体内金属置入等情况。EUS是评估胆总管结石的另一种方法，可作为协助诊断胆总管结石的二线检查方法。EUS可清楚显示十二指肠降段、十二指肠乳头、肝门部到壶腹区的胆管。EUS检出率受操作者水平的影响，但其诊断敏感性不受结石大小或胆管内径的影响。如果EUS发现胆总管结石可以在同一次内镜检查中进行ERCP诊治，减少额外的操作，也减少了手术、镇静和间期胆管炎的风险。EUS相对于MRCP诊断胆总管结石的敏感度为75%～100%，特异度为85%～100%，其尤其对胆管内小结石诊断准确率较高，且相对安全（图14-1）。

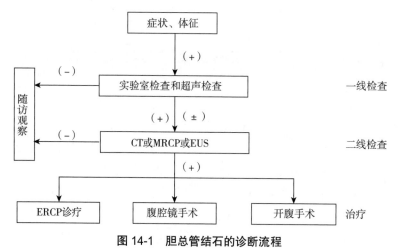

图14-1　胆总管结石的诊断流程
［引自 中国ERCP指南（2018版）］

三、治疗

鉴于胆总管结石的潜在危害，不论结石大小或多少，也不论有无症状，均需要积极处理。其治疗方式包括ERCP、腹腔镜手术、开腹手术以及经皮经肝治疗。

1.胆总管结石治疗前准备

（1）患者准备：对于行胆总管结石治疗患者，术前应进行充分评估，考虑因素包括患者年龄、基础疾病、心肺功能储备情况；建立较粗的静脉通道，做好患者心电、血压、脉搏及氧饱和度等检测，并评估患者出血风险，必要时予以停用抗凝药物及抗血小板药物，或做好抗凝药物替代治疗。在实施手术或内镜治疗操作前，术者或主要助手应与患者或家属沟通，告知患者目前诊断，其操作适应证、目的、替代方案（非手术治疗、外科手术治疗、内镜治疗、经皮穿刺治疗），以及替代治疗方案的优缺点及可能存在的风险，详细表述术后可能出现的并发症，并由患者或患者指定的委托人签署书面知情同意书。对于已经发生感染或有高危感染风险患者建议使用广谱抗菌药物，抗菌谱应涵盖革兰染色阴性菌，以及肠球菌及厌氧菌。对于行ERCP的患者有研究表明术前直肠应用吲哚美辛和术中留置胰管支架均能显著降低术后胰腺炎的发生率。

（2）设备及器械准备：外科手术治疗需准备清洁手术室，依据不同手术方式准备相关手术器械，如腹腔镜、胆道镜及镜下配套相关器械；行ERCP手术除了必须有射线防护的操作面积大于40m²手术操作间、内镜操作系统、图文报告系统、性能良好的X线机外，ERCP操作必须备齐相关内镜下使用器械，如导丝、乳头切开刀、取石器、碎石器、扩张球囊、引流管、支架、内镜专用的高频电发生器等。且所有的器械符合灭菌要求，一次性物品按有关规定处理，常用易损的器械均有备用品。

（3）医护人员准备：主要操作者及其助手必须取得相应手术准入资格，参加规范化的专业技术培训。在指导下至少相应完成相应要求的手术例数及达到对应手术成功率后，才可独立操作。

2. 胆总管非困难结石治疗　ERCP 是一项历史悠久的，高效、微创、安全的胆总管结石治疗方法。目前我国 ERCP 的插管成功率可达 95% 以上，已经达到国际先进水平，胆总管非困难结石内镜下治疗成功率大于 90% 以上。

单纯肝外胆管结石且胆囊已经摘除的患者，如无特殊禁忌一般首先考虑 ERCP 胆管取石。在胆总管非困难结石行内镜下治疗过程中，十二指肠镜常规进镜至十二指肠降部，观察乳头周围形态，寻找乳头开口，并使用十二指肠乳头括约肌切开刀带导丝行乳头插管，弓式切开刀头端的弯曲可为插管提供额外的角度，方便调整切开刀头端轴线与胆管假想轴线相重合，切开刀内可通过 0.035in 或 0.025in 导丝，其头端有亲水端，便于导丝引导切开刀进入胆管，完成胆道深插管，回抽胆汁，注入对比剂，充分对比胆管，以显示结石的大小、形状、位置、数目，梗阻情况，胆管情况尤其是远端胆管直径等，要注意远端胆管有无狭窄，因为狭窄将影响取石的成功与否。

随后行 EST，EST 应逐步进行，切开刀的远端置于管道中，应用切开刀前 1/3 刀丝作为切割部，沿乳头 11 ～ 1 点方向行乳头切开，切开时的乳头处切割线张力不应太大，避免拉链式切开，增加穿孔及出血风险。乳头切开时用切凝混合模式，可降低出血风险，不增加术后胰腺炎发生率；括约肌切开的长度取决于乳头的形状和远端胆管的直径、形态。当乳头突起明显、胆管扩张、末端管道条件较好时，完全的 EST 可切至横向皱襞的顶部。当乳头较小、远端胆管纤细狭窄时，可能仅能进行有限的切开。当末端胆道的括约肌肌纤维被切断时，应该可以看到胆汁自行流出。当括约肌充分切开时，还可以发现完全弯曲的、25mm 刀丝的括约肌切开刀能自由通过括约肌切开的开口。

当完成 EST 术后，再根据胆管及结石情况，选择相应不同型号取石器械如取石球囊或取石网篮，行胆道清理取石。清理取石后酌情予以留置鼻胆引流管，对预防 ERCP 术后胰腺炎、胆管炎等有一定效果。

3. 胆总管困难结石的治疗

（1）存在解剖结构变异，内镜无法到达乳头所致困难结石的治疗方法如下。

1）消化道重建术后解剖结构变异：包括毕 I 式术后解剖、Roux-en-Y 胃空肠吻合、毕 II 式术后解剖、Whipple 术术后解剖、胆肠吻合等。术前要完全掌握患者的消化道解剖结构，应尽可能在 ERCP 之前寻找到患者既往手术记录，明确患者既往手术消化道重建的类型，确定进镜路线；然后估计患者消化道吻合通道的长度，以便选择合适的内镜和附件。毕 I 式术后行 ERCP 术操作与正常解剖结构下手术无异。消化道重建术后，行 ERCP 术时，进镜到胃肠吻合口或肠肠吻合口，要确认输入袢，通常情况下，输入袢位于小弯侧，可观察到较多胆汁样液体。当进入输入袢存在困难时，可将患者调为俯卧或仰卧位，先将导丝进入正确的肠袢，内镜再沿导丝进入。可在透视下检查内镜是否进入输入袢。对于存在十二指肠乳头的消化道重建者，其乳头与正常解剖者大致相同。对于胆肠吻合者，黏膜皱褶易遮挡吻合口，即使内镜成功进入小肠输入袢，要找到胆肠吻合口也有一定困难。内镜到达输入袢盲端后，应耐心仔细冲洗肠腔并缓慢退镜，认真观察胆汁流出方向，一般在距盲端 10cm 的肠壁找到胆道开口。消化道重建患者的胆管插管比较困难，因其胆管插管的方向与常规 ERCP 的方向相反。通常使用带有导丝的导管尝试胆管插管，但其成功率约为 67.8%，困难情况下可考虑使用胰管导丝辅助法、乳头预切开等技术，以提高插管率。

在 Roux-en-Y 胃空肠吻合患者中，标准内镜往往不够长，不能到达乳头，需要球囊辅助小肠镜。在球囊和外套管辅助下，小肠镜更容易到达十二指肠乳头或胆肠吻合口处，使消化道重建术后 ERCP 进镜成功率更高，由于小肠镜工作孔道小、缺乏抬钳器及配套插管的器材，导致插管困难，与十二指肠侧视内镜相比，治疗性操作受到很大限制。近年来，腹腔镜辅助性 ERCP 也逐渐应用于临床，在大型 ERCP 诊疗中心，吻合通道长度＜150cm 的患者应首先考虑小肠镜辅助性 ERCP，吻合通道长度＞150cm 的患者，腹腔镜辅助性 ERCP 应该是首选方法，该手术具有较高的技术成功率，其局限性在于胃造口关闭后难以重复行 ERCP。

随着 EUS 的发展，EUS-RV 可作为对手术后解剖结构变异的胆总管结石患者 ERCP 失败后的解救方案，EUS 引导将导丝顺行送入胆管后，导丝通过十二指肠乳头到达十二指肠腔，从而通过导丝完成 ERCP 的后续操作，但有时候胆道穿刺和导丝超选的难度较大，无法完成导丝汇合。

完成十二指肠乳头插管后则可行内镜下 EST 或乳头球囊扩张术（endoscopic papillary balloon dilation，EPBD），EST 是治疗胆胰疾病的常用方法，对于胃肠吻合术后的患者，当通过输入袢接近乳头时，胆管解剖位置是反向的，实施 EST 并不容易。内镜下乳头球囊扩张术相对容易，穿孔或出血风险低，但它与 ERCP 术后胰腺炎发生有关。

在肠镜辅助性 ERCP 中，EST 联合内镜下乳头大球囊扩张术（endoscopic papillary large balloon dilation，EPLBD）越来越多地应用于肠道解剖结构改变后胆管大结石的取石治疗中，EST 联合 EPLBD 可以减少对碎石术的需求，对于消化道重建患者，EPLBD 是去除胆总管结石安全有效的方案。

2）壶腹周围憩室：十二指肠乳头壶腹周围憩室是一种发生于十二指肠降段内侧的十二指肠乳头壶腹周围的特殊类型的十二指肠憩室，是由先天性肠壁局限性肌层薄弱或发育不全，造成局部肠壁向外扩张引起的带状突起所致。受憩室牵拉、压迫，可引起胆总管走向变异，进而对胆汁排泄造成影响，故壶腹周围憩室与胆总管结石的发生密切相关。当患者合并胆总管结石时，因阻碍胆汁排泄，不断增大胆总管压力，可致胆总管的末端扭曲，进一步影响对胆总管走行方向与长度的判断，此外，十二指肠壶腹周围憩室会影响乳头结构，甚至使其消失，无法根据乳头口的情况准确判断胆总管末端的走向与 ERCP 插管方向，尤其是内镜操作医师经验欠缺时，反复刺激乳头会引起水肿，进一步增加插管难度，还会引起出血、

穿孔等一系列并发症。临床在插管过程中需对胆管轴线走向、乳头位置仔细观察，及时调整内镜位置及插管的角度与方向，可使用亲水头端导丝协助胆管插管，防止插管进入胰管而引起胰腺炎。插管过程中，助手动作轻柔，配合插入导丝，均匀用力，遇到阻力时切勿强行通过，可调整切开刀及导丝等调整插管方向进行插管。如解剖变异，导管与胆管假想轴线对位欠佳，导丝及导管无法完成胆管插管时，可尝试使用导丝固定法、双导丝胰管内导丝占据法、胰管支架占据法、组织夹乳头固定法等协助胆管插管；完成插管后，根据造影显示结石情况、乳头可扩张情况、胆管情况，对结石取出可能性进行评估，切忌暴力取石，防止出现结石乳头口嵌顿、乳头切口处撕裂、穿孔等；利用内镜调整镜身顺应胆管轴线方向进行取石，避免对球囊或网篮行直接暴力拉拽。胆管开口方向会因乳头切开或扩张后发生改变，从而增加网篮插入胆管的难度，结石较多时，需多次插入网篮取石，针对此类情况，术中留置导丝以引导网篮，减少对胆管及乳头的创伤。ERCP 术后放置鼻胆管，确保胆道引流通畅，防止应用对比剂、取石等污染操作引起胆囊炎。

3）十二指肠狭窄：是行 ERCP 手术的相对禁忌证，应于术前详细评估患者十二指肠狭窄性质及程度，判断行 ERCP 的手术风险及获益后酌情行内镜下治疗或外科手术治疗。如为不可手术十二指肠恶性肿瘤并肠管狭窄梗阻（Ⅰ型或Ⅲ型，狭窄位于乳头开口上方或下方），可先予以放置十二指肠不覆膜支架扩张肠管，疏通流出道，待十二指肠支架充分扩张后，可行常规 ERCP 插管；如不能行乳头处胆管插管及后续操作（Ⅱ型，狭窄累及乳头开口周围），ERCP 往往难以成功，可予以 PTCD 及超声内镜穿刺行"会师"或放置引流，解除胆道梗阻及感染。如为十二指肠良性狭窄，可予以充分围术期评估后行十二指肠狭窄段球囊扩张术，扩张后行乳头插管、取石等操作。国内有研究报道 ERCP 治疗十二指肠良性狭窄合并胆总管结石有较高成功率，但复发率也较高。

4）胆管狭窄：当胆管结石位于狭窄胆管的近端时，需要在取石前进行狭窄评估和处理。在

良性狭窄时，可用球囊将狭窄扩张至胆管正常直径大小，然后尝试取石，但狭窄的大扩张有穿孔的风险。网篮机械碎石可将石头碎成碎块状，有助于完全清除结石。很多情况下，需要放置多个塑料支架或全覆膜金属支架，先扩张狭窄胆管，后期再处理结石。如前所述，可通过支架的摩擦效应使结石变小，以便下次取石。对于可切除胆管恶性狭窄合并结石者，可考虑在手术治疗切除胆道病变的同时，取出结石，完成胆肠吻合；对于不可切除胆管恶性狭窄患者，予以评估生存期，行胆道塑料支架或金属支架置入解除胆管狭窄所致梗阻。

（2）对于结石本身特点所致困难结石的治疗：当结石/远端胆管直径比值大于1时，球囊取石可能会失败。对于结石直径≥15mm、数量多质地硬、形状特殊，单纯行常规EST，常不能顺利完成胆管结石取出，取石成功率下降。此时则需要联合相应技术取出胆管结石，相应技术包括EPLBD、机械碎石术（mechanical lithotripsy，ML）、经皮胆管镜引导碎石术和体外震波碎石术（extracorporeal shock wave lithotripsy，ESWL）等。

1）EST联合EPLBD：EST是取出胆总管结石前扩大乳头开口的标准方法。EPBD指使用直径＜10mm的球囊扩张胆管括约肌的技术，对于无禁忌证的小块结石患者，EPBD可作为EST的替代疗法，EPLBD由EPBD演变而来，指使用直径＞12mm的球囊扩张胆管开口的技术，既可以与EST联合应用也可以单独使用。EST联合EPLBD综合了EST和EPLBD的优势：可降低穿孔和出血的风险及术后胰腺炎发生率。欧洲消化内镜学会推荐将小切口EST联合EPLBD作为困难结石取出的首选方法。EST联合EPLBD和单纯EST对胆总管困难结石的总体取石成功率相同，EST联合EPLBD减少了术中机械碎石比例。多项回顾性分析认为EST联合EPLBD治疗胆总管困难结石的不良事件发生率不高于单纯EST，故在胆总管困难结石治疗中，EST联合EPLBD的安全性更高。EST联合EPLBD的总体不良事件发生率为8.3%，常见不良事件包括出血（3.6%）、胰腺炎（2.4%）和穿孔（0.6%）。其中手术时长与

ERCP术后胰腺炎发生相关，直径大于15mm的球囊是严重或致死性不良事件的危险因素。放置鼻胆管引流可降低EST联合EPLBD术后发生胰腺炎的风险。

2）机械碎石术（ML）：指利用碎石网篮套住结石，之后通过金属螺旋鞘收紧网篮压碎结石的技术，包括应急碎石术和内镜下机械碎石术（endoscopic mechanical lithotripsy，EML），处理困难结石一般首选EML技术，应急碎石术主要适用于普通网篮取石失败且结石嵌顿的情况。ML的优势包括易于普及、效果较好且费用低廉。ML治疗胆总管困难结石的总成功率为90%～94%。当对胆总管困难结石行EST联合EPLBD失败或不合适时，欧洲消化内镜学会指南推荐行ML。

ML的局限性在于其操作复杂、耗费时间，且可能需要多次操作。为改进ML效果，在大块结石（＞20mm）下方展开网篮可增加大块结石捕获率。或在对胆总管困难结石行ML前置入短期（2～3个月）胆管支架可减少手术耗时并增加网篮的持久性。结石嵌顿、结石直径≥30mm和结石与胆管直径比＞1.0均与ML失败相关。

ML治疗CBDS的并发症发生率为3.5%，主要的并发症包括网篮滞留、破裂、导丝断裂或手柄损坏，主要的补救措施有应急碎石术、ESWL或POCS引导碎石术、增加括约肌切开或置入支架。

3）POCS引导碎石术：指在POCS直视下通过液电碎石术（electrohydraulic lithotripsy，EHL）或激光碎石术（laser lithotripsy，LL）的方式进行碎石，所用设备包括双人操作母子胆道镜系统、单人操作胆道镜和直接经口胆道镜（如超细内镜），3种设备均可在胆道内直视结石下进行EHL和LL。POCS引导碎石术可有效地处理胆总管困难结石，尤其是对于胆管结石较大、胆管结石下方狭窄、肝内胆管结石及Mirizzi综合征等。当碰到Mirizzi综合征患者时，胆囊颈-胆管汇入口处存在巨大结石，往往远端胆管的内径较细，结石难以被碎石网篮捕获，经口胆道镜直视下行碎石术是一种可行的手术治疗方法。对于POCS引导的不同碎石技术，多数研究认为LL的疗效和安全性

优于 EHL。LL 的胆管完全清除率、结石粉碎率均高于 EHL，LL 操作时间更短，术后并发症发生率也低于 EHL。POCS 引导碎石术对胆总管困难结石的总体清除率为 88%～97.3%，内镜下结石清除率较机械碎石结石清除率更高，且花费少于开腹手术和腹腔镜胆管探查术。POCS 引导碎石术治疗胆总管困难结石的总体不良事件发生率为 7%，最常见的不良事件为胆管炎，发生率约为 4%，此外，胰腺炎、穿孔和其他不良事件发生率约为 2%、1% 和 3%，严重不良事件发生率为 1%。总体来说，对于常规处理失败后的胆总管困难结石，POCS 引导碎石术疗效确切，相比于传统的机械碎石等技术具有一定的优势。

4）ESWL：现用于常规疗法难以处理的较大胆总管结石的治疗。《中国 ERCP 指南（2018版）》及欧洲消化内镜学会指南均推荐当常规技术无法清除胆总管结石且无腔内碎石技术时，可考虑行 ESWL。ESWL 利用液电或电磁能量产生冲击波，透过人体软组织将结石震碎。ESWL 操作较为复杂，对技术要求高，为便于透视下识别和定位结石，需要置入鼻胆引流管，且操作期间需用对比剂或生理盐水持续注入胆管。此外，需行多次 ESWL 并行 ERCP 以清理结石。ESWL 的胆管完全清除率和结石粉碎率均低于 LL。由于技术上的局限，ESWL 治疗胆管结石目前在我国开展较少。对于胆总管困难结石及大结石（> 20mm），术前 ESWL+ERCP 在总结石清除率、减少 ERCP 时长、减少 ML 干预、提高巨大结石清除率等方面均优于单纯 ERCP，说明单次 ESWL 辅助 ERCP 治疗胆总管困难结石的效果较好。ESWL 的术后并发症发生率为 8.4%，主要包括胆道出血（2.9%）、胆管炎（2.9%）及胰腺炎（1.7%）。

（3）胆管结石嵌顿的治疗：偶尔可在乳头开口发现嵌顿的结石，这时候导丝引导的插管往往很困难，在乳头膨起明显处进行针刀预切开比较安全，嵌顿的结石位于胰管开口前方，因而对胰管有保护作用。嵌顿一旦解除，效果往往立竿见影。如果嵌顿的结石较小，也可以利用圈套器圈套结石近端乳头黏膜，轻轻收网挤压辅助往外排石。如果发现乳头在十二指肠内高度膨出，也

应怀疑有结石嵌顿的可能，偶尔在插管过程中会发现结石脱落。还有一种处理方法，是将球囊导管放置在结石的远端，充气后封堵注射对比剂，这样可能使结石向胆管近端移动而解除嵌顿。

（4）胆道支架：如果不能一次完全取石，可以通过放置胆道支架建立引流并择期再次行 ERCP 取石。放置支架后胆汁可以减少结石与支架的摩擦，利于结石排出，也可以为后期的 ERCP 提供便利。胆道支架置入后亦可辅助行 ESWL，在 ERCP 中加入 ESWL 后，结石清除率增加，高达 90%。全覆膜胆管自膨胀金属支架放置对于胆管困难结石治疗的效果仍需进一步评估。

（5）外科手术治疗：对于拒绝接受内镜治疗患者，及合并胆囊结石的胆总管结石患者，可予以外科治疗。胆总管结石的治疗有多种方法，最传统的是通过外科手术行开腹胆总管探查术（common bile duct exploration，CBDE），随着微创技术的日趋成熟，腹腔镜胆道镜联合胆管探查取石等微创外科治疗方法已成为胆总管结石的主要外科治疗手段和首选方式，传统开腹胆管探查取石的适应证主要局限于结石嵌顿、微创手术失败及多次胆道手术的患者。具体手术方式见第 14 章第二节治疗部分。

（6）不能耐受外科手术及内镜治疗的胆总管困难结石的治疗：对于多次开腹手术后复发肝内胆管结石合并肝内外胆管扩张的老年人、高危患者、肝硬化失代偿期患者，评估不能耐受内镜治疗时，可行经皮经肝胆道镜（percutaneous transhepatic cholangioscopy，PTCS）术进行治疗，PTCS 通过经皮经肝穿刺胆管置管引流，并将原有瘘管进行扩张，再通过通道使用胆道镜进行取石，具有可重复多次手术操作直至取净结石的优势。常见并发症为出血、胆漏、胆道感染、腹膜炎等。禁忌证：肝内胆管扩张不明显；凝血功能严重受损，有明显出血倾向；大量腹水，肝内胆管结石疑有胆管癌变；门静脉高压症和肝内胆管解剖异常。

四、小结

胆总管困难结石的治疗仍存在很多问题，治

疗方案抉择并不简单。针对胆总管结石的"解除梗阻、去除病灶、通畅引流"方针，至今仍是治疗肝胆管结石病的基本原则，各种技术优化组合，使"胆总管困难结石"的患者得到合适的个体化和序贯化治疗，应发挥各项治疗手段的优点，以期实现疗效最大化，创伤最小化。

（韩岩智）

第二节　胆总管结石的外科诊疗

胆总管结石多位于胆总管的中下段。但随着结石增多、增大和胆总管扩张、结石堆积或上下移动，常累及肝总管。胆总管结石的含义实际上应包括肝总管在内的整个肝外胆管的结石。胆总管结石的来源分为原发性和继发性。原发性胆总管结石为原发性胆管结石的组成部分，结石可在胆总管中形成，或原发于肝内胆管的结石下降落入胆总管。继发性胆总管结石是指原发于胆囊内的结石通过胆囊管下降到胆总管。

一、病因

胆总管结石发病有两大类的原因：第一类原因，目前有超过一半的胆总管结石是从胆囊结石继发而来的，即胆囊结石经过胆囊管下降到胆总管，现在这个病因所占比例越来越多。第二类原因，肝内的胆管形成结石，然后排入胆总管形成胆总管的结石。原发于胆总管的结石情况比较少，也有一些患者在胆管下端出口附近有十二指肠的乳头旁憩室等，这类的因素可以导致原发性的胆总管结石，但比较少见。

二、诊断

1. 肝功能检查　在一项研究中，胆总管结石组与胆囊结石组患者血清肝功能指标中 ALT、AST、TBIL 及 DBIL 的比较，差异无统计学意义（$P > 0.05$）。胆总管结石组和胆囊结石组血清 GGT 分别为（150.89U/L ± 40.95U/L vs. 36.58U/L ± 11.28U/L），ALP 分别为（142.83U/L ± 21.99U/L vs. 120.96U/L ± 20.27U/L），差异有统计学意义（$P < 0.05$）。按照胆总管结石直径 1cm 做亚组分析，两组血清 GGT 含量均明显高于胆囊结石组，差异有统计学意义（$P < 0.05$）。肝功能指标对胆囊结石继发尤症状的胆总管结石具有预判价值。

2. 腹部 CT 检查　这是通过应用 X 线获得身体横截面图像的检查。将身体切成数毫米至 1 厘米的圆形切片，根据切面图像进行诊断。如果是钙化的胆总管结石，则显像率高。

3. MRCP（使用 MRI 拍摄胆囊、胆管和胰管的检查）　这是利用磁共振现象进行的图像检查。没有 CT 检查那样的曝光，但检查时间较长。体内有金属或体内装有心脏起搏器的人不能进行磁共振检查。MRCP 对胆总管结石的可视化率为 90% 以上，非常有用，但直径 5mm 以下的小结石可能无法可视化。

4. 超声内镜（EUS）检查　这是在尖端使用超声波装置对上消化道内镜（胃相机）进行的检查。通过从胃和十二指肠观察，可以进行比体外腹部超声（回声）更详细的观察，专家几乎可以 100% 诊断胆总管结石的有无。检查时间比通常的上消化道内镜（胃镜）检查要长，但即使在门诊也可以使用镇静药进行检查。

5. 超声检查　超声诊断胆囊结石的准确率很高，但对胆总管结石的诊断准确性不足。在胆囊完好时，B 超发现胆总管直径 > 6mm 可诊断为胆管扩张，如胆囊已切除，则 B 超诊断胆管扩张的标准为胆总管直径 > 10mm。如果症状出现早期（如第一天）未见胆管扩张，结石可能已经排出。如存有疑问，MRCP 可非常准确地发现残余结石。如 MRCP 显示不清可行 ERCP，不但可诊断也可治疗。CT 不如超声准确，但可发现潜在的肝脓肿。怀疑有急性胆管炎者，还应检查全血细胞计数和血培养。白细胞升高常见，氨基转移酶可超过 1000IU/L，提示急性肝细胞坏死，常由微小脓肿引起。血培养可指导抗生素的应用。

三、治疗

1. 开腹胆总管探查术 胆总管结石常由胆囊结石继发而来，对于胆囊结石合并胆总管结石的患者，开腹胆囊切除＋胆总管探查术是最常用的治疗方式。胆管切开后的修复方法主要有胆管内置 T 管引流、胆管一期缝合术和胆肠吻合术三种。尽管 130 多年前的第一例开腹胆总管探查术采用了胆管一期缝合的方式修复胆管，但 100 多年来，开腹胆管探查＋胆管一期缝合术因具有较高的胆管感染率、结石残留率，加之缝合材料和技术不够精细，在临床上并未广泛应用。与此同时，开腹胆管探查＋T 管引流因其可有效引流胆汁、降低胆管压力等优点，被临床普遍采用，尤其是发生残留结石时，经 T 管窦道应用胆道镜取石效果确切，可避免二次手术，保证了治疗的有效性和安全性。在 20 世纪 80 年代，胆肠吻合术曾较多地应用于胆总管结石的治疗，但由于该术式破坏了奥迪括约肌的生理功能，可引起肝内外胆管内微环境的改变，并可诱发反流性胆管炎，导致吻合口狭窄、结石复发，并且有发生胆管癌的风险，目前其临床应用趋于理性和谨慎。但如果胆管严重扩张，即使奥迪括约肌功能正常，取出结石后扩张的胆管导致结石复发的风险依然很高，因此仍然建议行胆肠吻合术。此外，当奥迪括约肌功能受损时，易因十二指肠内容物反流而导致反流性胆管炎和结石复发，此时行胆肠吻合术更为合适。因开腹手术具有创伤大、并发症较多、术后恢复慢、住院时间长等不足，近年来微创手术已成为治疗胆总管结石的首选方式，但对于结石嵌顿、微创手术失败及多次胆道手术后的患者，开腹手术仍然是重要的补充手段。

2. 腹腔镜胆总管探查术 1990 年以后，随着腹腔镜和胆道镜的逐步普及，胆总管探查术也进入了内镜时代。腹腔镜胆总管探查术（laparoscopic common bile duct exploration，LCBDE）具有成功率高、创伤小、术后恢复快、并发症少等优点，逐渐成为治疗胆总管结石的首选方式。特别是进入 21 世纪以后，LCBDE 开展的数量和临床研究

与日俱增，新的技术理念也层出不穷。

3. LCBDE＋T 管引流术 开展 LCBDE 之初，出于对术后胆漏的担忧，修复胆管的手段多采用 T 管引流。胆总管探查术后 T 管引流有多方面的优点，如可以缓解胆管水肿和痉挛，防止胆汁淤积，支撑胆道，避免术后狭窄等。此外，术后还可经 T 管进行胆管造影，经 T 管窦道应用胆道镜对残留结石进行治疗。但 T 管留置时间通常需要 6～8 周，T 管作为一种异物长期留置于体内，易诱发胆管炎症和结石形成，引起胆管壁增厚、纤维化，且易刺激肠道，影响肠道蠕动。T 管开放引流时，胆汁及胆盐的外流丢失可导致水、电解质紊乱，影响消化功能。此外，术后管道护理及更换引流管增加了医务人员的工作量，同时也增加了患者的身体、心理及经济负担，严重影响患者的生活质量。

4. 腹腔镜下胆管前壁切开胆总管探查＋胆管一期缝合术 随着对 T 管引流相关问题的关注及经验总结，越来越多的外科医师意识到，多数情况下胆总管探查术后常规放置 T 管是不合理的。随着微创技术的进步，腹腔镜下胆管前壁切开胆总管探查＋胆管一期缝合术越来越多地应用于临床。Zhang 等认为，与 T 管引流相比，胆管一期缝合的手术时间及术后胆漏发生率差异无显著性，但住院时间明显缩短。最近 Guan 等的研究显示，胆管一期缝合手术组的手术时间、住院时间和住院费用与 T 管引流组相比无明显差别，且术后随访无胆管狭窄、结石复发等情况发生。Zhan 等认为腹腔镜下经胆管前壁切开胆总管探查＋胆管一期缝合对老年（≥65 岁）患者同样具有良好的安全性和可行性，而 Liu 等认为腹腔镜下经胆管前壁切开胆总管探查＋胆管一期缝合术后胆漏的发生与胆管狭窄和术者的处理经验不足有关。腹腔镜下胆管前壁切开胆总管探查＋胆管一期缝合的围术期技术要点主要包括以下几方面：

（1）胆管直径：了解胆管情况有助于术前评估及患者筛选。胆管直径不能过细，否则缝合后容易引起狭窄。编者认为，选择胆管一期缝合时，胆管直径应不小于 7mm，应避免缝合过密和边距过小；针距过密会影响胆管愈合，而边距过小则伤口抗张能力弱，更易发生胆漏；并强调尽量用 5-0

或 6-0 的可吸收线细致缝合，针距 2 ~ 3mm，边距 2mm。通过数学计算可知，对于直径 7mm 的胆管，如果边距掌握在 2mm，缝合后的胆管直径是 5.7mm，不会引起术后狭窄。Cai 等的研究表明，胆总管直径大于 8mm 时行一期缝合相对安全，可确保缝合边距，避免术后胆道狭窄。

（2）胆管切开长度：胆管切开的长度要根据结石的数量和大小而定，如果结石数量多、体积大，可进行较充分的胆管切开，否则切开长度以 7mm 左右为宜。

（3）最大限度地取净结石：应用肝内肝外反复取石、全程无间断无死角观察胆管的策略，可提高胆管结石完全取出率。

（4）胆道镜下细致观察 Vater 壶腹功能情况：如果乳头开闭正常，表明胆管下段通畅无狭窄，否则应慎用胆管一期缝合，可考虑 T 管引流。

（5）胆管黏膜炎症水肿程度：胆道镜探查可在直视下了解胆管黏膜的炎症水肿情况，无明显水肿或水肿程度轻者方可行一期缝合，并且术中不要过多地用胆道镜反复探查或以取石网篮反复刺激胆管内壁，以减少黏膜应激性水肿。

（6）腹腔要冲洗干净：术中胆总管切开后，会有大量含有细菌、碎石的胆汁外溢，可导致炎性刺激物质在腹腔内播散，引起术后感染、胆漏的发生，因此术中应冲洗腹腔并吸净积液及细碎的结石。

（7）成熟的胆管切开及缝合技术：胆管要用冷剪刀纵行切开，电刀切开容易导致胆管内壁热损伤，不利于切口愈合。胆管壁的出血可用小功率、短接触的方式进行电凝止血。缝合方面，相较于 T 管引流，胆管一期缝合因无 T 管对视野的干扰，其缝合难度相对较低。确保胆管壁全层缝合是手术成功的关键。Hua 等的研究表明，连续缝合、保证针距及缝合边距在 1.0 ~ 1.5mm 时防止胆漏的效果更好。

（8）选择合适的缝线：2011 年，Joshi 等报道了不同粗细缝线对胆管一期缝合术后胆漏的影响，发现 3-0 缝线组的胆漏发生率明显高于 5-0 缝线组，但胆漏并不延长住院时间，且不增加其他并发症的发生率。2020 年，Zhou 等报道了 79 例胆总管探查＋胆管一期缝合术时应用倒刺线缝合

胆管的经验，认为应用倒刺线缝合胆管具有一定的优势。

5. LCBDE 联合胆管支架置入内引流或经皮经肝穿刺胆管外引流术　1995 年，Rhodes 等报道了 3 例 LCBDE 后置入胆管支架的经验，理论上该方法具有降低胆道压力、促进胆管愈合等作用，但 2006 年的一项研究显示，与胆管内置 T 管引流（TTD）组比较，胆管支架组的胆漏发生率明显升高。Yu 等报道了 LCBDE 术中置入 D-J 管行内引流的经验，所有患者均无胆漏发生，可在术后 3 天经十二指肠镜取出 D-J 管。然而，胆管内置入物均存在移位、阻塞的可能，且需二期经内镜取出，会造成再次创伤，其临床价值及可行性有待进一步验证。近年来，还有文献报道了 LCBDE+PDC 术后行经皮经肝穿刺胆管引流的方法，但其创伤较大，并发症较多，且留置引流管时间较长，与 TTD 比较并无明显优势。

6. LCBDE ＋ 胆肠吻合术　随着微创技术的发展，胆总管探查术后行胆肠吻合术可在腹腔镜下完成，常用的手术方式有腹腔镜 Roux-en-Y 胆管空肠吻合术、腹腔镜胆管十二指肠吻合术等。腹腔镜 Roux-en-Y 胆管空肠吻合术可采用胆管空肠端侧吻合及胆管空肠侧侧吻合两种方式，但后者易发生胆总管下端胆泥淤积和盲端综合征，因此选择胆管空肠端侧吻合的方式更佳。腹腔镜 Roux-en-Y 胆肠吻合术后常见的并发症包括吻合口瘘、反流性胆管炎及吻合口狭窄等，主要与空肠血管弓损伤、旷置空肠袢过长或过短有关。为避免或减少胆肠吻合术后并发症的发生，编者团队设计出了腹腔镜和开腹杂交策略下 Roux-en-Y 胆肠吻合的方式，该术式经脐部小切口在腹腔外完成肠肠吻合，在腹腔镜下完成胆肠吻合，术中确保了旷置空肠袢的长度及肠肠吻合的质量，减少了术后并发症的发生，手术时间及住院时间短，费用低，且操作简单、学习曲线短，具有较好的临床效果。腹腔镜胆管十二指肠吻合术在国外多被用于复发性胆总管结石、ERCP 取石失败的患者，是一种安全、有效的手术方式。但自 20 世纪 90 年代以来，经过多年大量临床实践的积累和认识，因其适用范围窄、术后远期并发症较多，在国内已逐渐被弃用，文献鲜有报道。

7. 胆总管嵌顿结石的外科治疗 胆总管末端复杂的生理结构，造成胆总管嵌顿结石诊断和治疗困难，选择的治疗方法不当或者操作失误，会造成医源性胆胰肠结合部损伤、胆道与十二指肠出血等并发症。因此，胆总管嵌顿结石的治疗手段应依据结石嵌顿的部位、结石形状、结石质地、嵌顿时间的长短、周围脏器情况、并发症以及患者全身的体质状况，还有所处医院的医疗技术条件等做出综合判断，选择恰当的治疗措施。胆总管嵌顿结石一般的治疗原则是"去除病灶，取尽结石，矫正狭窄，通畅引流，防止复发"，同时要注意减少损伤，减少并发症，降低风险等因素，因此，选择有效的方法来治疗胆总管嵌顿结石显得特别重要。

（1）非手术治疗：胆总管嵌顿结石的非手术治疗对于年老、体弱或者已经做过胆道手术的患者，一般情况下采用保守的非手术治疗，首先控制炎症感染等并发症，待症状缓解后，择期手术。经消炎、抗休克，通过静脉输液保持水、电解质和酸碱平衡，增强营养，然后经皮经肝穿刺胆道引流或经内镜乳头切开取石，放置鼻胆管引流减压等。如果经非手术治疗 12 ~ 24 小时后还不见好转或者继续加重，患者持续典型的查科三联征或出现休克等严重急性梗阻性化脓性重症胆管炎，应及时行胆道探查减压。

（2）传统开腹手术：胆总管嵌顿结石的传统治疗方法是开腹手术，从右上腹经腹直肌或右肋缘下斜切都能很好地显示胆总管，开腹后触扪探查相关脏器，对于有条件者，在切开胆总管之前最好先用胆道造影或 B 超检查，明确结石和胆道系统的病理状况，结石取出后，一般用纤维胆道镜检查胆总管中是否遗留结石，直到取净结石为止。

开腹发现结石嵌顿时，必须做 Kocher 切口，然后将十二指肠和胰头向左翻起，胆总管探查切口靠近十二指肠的上缘，向胰腺段延长，缩短取石通道，取石时一般分为三种情况：①当嵌顿结石较松时，将胆管活检钳沿着结石与胆管壁的间隙插入，在远端用活检钳将 Vater 壶腹的嵌顿结石钩回胆总管下段，然后取出结石；②当嵌顿结石较紧密时，用活检钳在结石与胆管壁间，慢慢活动活检钳，术者也可采取"上取下推"的手法，使结石松动或者移位，然后用上述方法取石；③当嵌顿结石紧密时，用活检钳先"咬碎"结石，再分块取出。林建华等使用特制加长型胆道取石钳成功取出 83 例胆总管嵌顿结石，这说明手术中取石钳的长度、适当的弧度都与手术的成功与否有关系。在胆总管嵌顿结石的开腹治疗过程中，一般放置 T 管引流，T 管的放置可以有效防止胆汁外渗，避免术后胆汁性腹膜炎和局部淤胆感染等并发症，安全可靠，并可在术后通过 T 管了解以及处理胆道残留结石等问题。选择乳胶 T 管容易引起组织反应，手术后一段时间会与周围组织粘连形成窦道，用硅胶管或聚乙烯材料的 T 管，虽然组织反应轻，但拔管后容易发生胆汁性腹膜炎，不宜采用。T 管的粗细，应与胆总管内腔相适应，放入的 T 管的直径应小于胆管内径，如果胆总管有一定程度的扩张，最好选用 22 ~ 24F 的 T 管，便于术后用纤维胆道镜经窦道取石。

（3）微创手术：胆总管嵌顿结石的微创治疗，外科医师追求的目标历来是"爱护组织，减少创伤"，随着内镜及相关技术设备的发展，借助先进仪器的可视化以及准确定位，外科手术也向着微型化、微创化发展。黄志强院士认为，微创外科的目的是使患者遭受最小的手术创伤，最少的瘢痕愈合，处于最佳的内环境稳定状态。微创化的外科治疗浪潮已迅速扩展到外科各个领域，几乎所有的外科疾病包括胆总管嵌顿结石都可成功地进行微创治疗。① ERCP：自从日本学者 1975 年首次开展 ERCP 联合 EST 以来，微创治疗模式迅速成为胆总管嵌顿结石的治疗模式之一，它们的优点是无麻醉，微创，可视。②腹腔镜手术：腹腔镜技术是因治疗胆囊结石而被引入胆道外科。随着腹腔镜技术的发展，外科医师对腹腔镜技术的熟练掌握，以及该治疗具有创伤小、恢复快的特点，腹腔镜技术在胆道外科的应用范围不断扩大。其中包括 LCBDE，该技术治疗胆总管下段嵌顿结石具有手术时间短、住院时间少、医疗费用花费低的优点，但是由于 LCBDE 开腹手术时术者手触摸不到，所以应该在具有开展术中胆道镜及碎石设备条件的单位开展。③腹腔镜联合钬激光碎石治疗：当嵌顿结石取出困难时，一般采用腹腔镜联合钬激光碎石治疗，钬激光是一种新的外科手术激光，能击碎结石，击碎后用生理盐水冲洗干净，钬激光具有对周围组织热损伤小的优点，尤其适用于胆总管嵌顿结石的治疗，目前主要采用腹腔镜联合胆道镜下钬激光碎石，腹腔镜联合胆道镜下取石钳或者取石篮取石治疗胆总管嵌顿结石。腹腔镜联合胆道镜下体内微爆破碎石也是一种胆总管嵌顿结石的治疗方法，此方法适用术中网篮不能套取的大结石、胆道术后残留的大结石等，这种治疗胆总管下端嵌顿结石的方法既可以避免十二指肠乳头切开，又具有操作简单、安全易行、疗效确切的效果。④胆道镜及碎石设备治疗胆总管嵌顿结石：若结石嵌顿于奥迪括约肌内时，传统方法取石困难，需在胆道镜的监视中判断结石的性质以及部位，用胆道镜探视发现当胆总管下端结石嵌顿不完全时，用取石网篮的头部金属组织，多次反复地撞击结石的外围组织，使结石松动，然后用网篮套取拉出管道。当结石嵌顿于壶腹部时，胆道镜显示器上可看到十二指肠黏膜上的绒毛组织，如果黏膜上黏附芝麻样结石碎块时，通过胆道镜用生理盐水冲洗小结石，排入十二指肠，降低结石复发率，如果壶腹部和乳头扩张后，术后冲洗胆总管使小结石排入十二指肠。当结石嵌顿时间长，结石变硬，梗阻完全，胆总管壁黏膜组织增生增厚，取石钳不能探取结石时，可采用激光碎石、机械碎石等手段，先将嵌顿结石粉碎，然后取出。各种碎石方法中，液电冲击波碎石产生的热会损伤胆道；超声碎过程比较痛苦；声频液压和体外震波碎石容易损伤胆道及周围组织；双频激光和钬激光碎石较安全彻底，成功率高，但价格较昂贵。因此，应根据患者状况及自身医疗技术条件来选择碎石方法。⑤内镜括约肌切开术治疗胆总管嵌顿结石：当胆总管嵌顿结石引发梗阻性化脓性胆管炎时，应快速安全地解除梗阻，缓解全身毒血症症状，此时先进行胆道有效的引流，再处理结石，首先选择内镜下 EST 和鼻胆管引流。EST 目前成为治疗胆总管结石的标准方法，尤其当患者高龄、无胆囊功能不全以及患有不适合手术的并发症时首选 EST 治疗胆总管嵌顿结石，EST 取石过程中应根据结石大小行乳头肌切开、乳头肌扩张术，尽可能使结石完全取出，避免碎石残余导致结石复发。如果结石容易取出，则取出后放置鼻胆管引流。如果不易取出或者取不干净，以放置鼻胆管引流为主。在乳头包裹结石的情况下，将结石垫在乳头肌下，使针刀着力点好，同时由于结石的阻塞也不会损伤胰管，所以只需在乳头周围做点状切口，结石会在胆道高压的作用下排入肠道，如果结石大，就在 11 点方向全程切开乳头。总之，以操作简单，短时间，有效引流，缓解胆道感染为原则。

（肖书傲）

参考文献

蔡治方，顾进，赵鹏，2018. 胆总管结石内镜逆行胰胆管造影术后并发十二指肠乳头出血的危险因素分析. 中国内镜杂志，24(7): 14-19.

陈孝平，汪建平，赵继宗，2018. 外科学. 9 版. 北京：人民卫生出版社，440-442.

陈志宇，别平，2016. 胆肠吻合在肝胆管结石治疗中的合理应用. 中国实用外科杂志，36(3): 280-283.

樊代明，2016. 整合医学：理论与实践. 北京：世界图书出版公司.

樊代明，2021. 整合医学：理论与实践 7. 北京：世界图书出版公司.

葛均波，徐永健，王辰，2018. 内科学. 9 版. 北京：人民卫生出版社：422-425.

顾宏，2010. 腹腔镜联合胆道镜下钬激光碎石治疗胆总管下段嵌顿结石的临床研究. 中国医学创新，7(3): 33-34.

黄志强，2004. 微创外科与外科微创化的总体研究. 中国微创科杂志，4(1): 1-2.

蒋小峰，张大伟，卢海武，等，2017. 经皮经肝胆道镜硬镜碎石术治疗肝内胆管结石 194 例临床疗效分析. 中国实用外科杂志，37(8): 896-899.

赖亚栋，庄涵虚，林淑惠，等，2020. 经内镜逆行胰胆管造影术在十二指肠良性狭窄合并胆总管结石中的应用价值. 中华消化内镜杂志，(1): 47-50.

梁廷波，白雪莉，陈伟，2018. 腹腔镜胆总管探查术治疗 CBDS 的现状与进展. 中华消化外科杂志，17(1): 22-25.

梁玉河，徐均伟，杨晓军，2017. 腹腔镜胆总管探查术后一期缝合留置经皮肝穿刺胆道引流管的临床研究. 腹腔镜外科杂志，22(9): 673-676.

刘牧云，李兆申，2015. 美国消化内镜中心安全指南介绍 [J]. 中华消化内镜杂志，32(10): 701-705.

王雪峰，吴文广，2017. 消化道重建术后 ERCP 和小肠镜辅助 ERCP 的应用价值. 中国实用外科杂志，37(8): 838-841.

杨晶，张筱凤，顾伟刚，等，2018. 体外冲击波碎石联合内镜治疗对胆总管困难结石的疗效分析. 中华消化内镜杂志，35(8): 590-592.

Bass G, Gilani SNS, Walsh TN, 2013, Validating the 5Fs mnemonic for cholelithiasis: time to include family history. Postgrad Med J, 89(1057): 638-641.

Cai HH, Sun DL, Sun YM, et al, 2012. Primary closure following laparoscopic common bile duct exploration combined with intraoperative cholangiography and choledochoscopy. World J Surg, 36(1): 164-170.

Chen W, Mo JJ, Lin L, et al, 2015. Diagnostic value of magnetic resonance cholangiopan- creatography in choledocholithiasis. World J Gastroenterol, 21(11): 3351-3360.

Cuendis-Velázquez A, E Trejo-Ávila M, Rosales-Castañeda E, et al, 2017. Laparoscopic choledochoduodenostomy. Cir Esp, 95(7): 397-402.

Giljaca V, Gurusamy KS, Takwoingi Y, et al, 2015. Endoscopic ultrasound versus magnetic resonance cholangiopancreatography for common bile duct stones. Cochrane Database Syst Rev, 2015(2): CD011549.

Guan HQ, Jiang GB, Mao XJ, 2019. Primary duct closure combined with transcystic drainage versus T-tube drainage after laparoscopic choledochotomy. ANZ J Surg, 89(7-8): 885-888.

Halawani H M, Tamim H, Khalifeh F, et al, 2017. Outcomes of laparoscopic vs open common bile duct exploration: analysis of the NSQIP database. J Am Coll Surg, 224(5): 833-840.e2.

Hua J, Lin S, Qian D, et al. 2015. Primary closure and rate of bile leak following laparoscopic common bile duct exploration via choledochotomy. Dig Surg, 32(1): 1-8.

Ishii K, Itoi T, Tonozuka R, et al, 2016. Balloon enteroscopyassisted ERCP in patients with Roux- en-Y gastrectomy and intact papillae (with videos). Gastrointest Endosc, 83(2): 377-386.e6.

Joshi M R, Sharma S K, 2011. Laparoscopic primary repair of common bile duct: does the suture size matter. J Nepal Health Res Counc, 9(1): 10-13.

Kim TH, Kim JH, Seo DW, et al, 2016. International consensus guidelines for endoscopic papillary large-balloon dilation. Gastrointest Endosc, 83(1): 37-47.

Liu D, Cao F, Liu J, et al, 2017. Risk factors for bile leakage after primary closure following laparoscopic common bile duct exploration: a retrospective cohort study. BMC Surg, 17(1): 1.

Ljungqvist O, Scott M, Fearon KC, 2017. Enhanced recovery after surgery: a review. JAMA Surg, 152(3): 292-298.

Luo H, Zhao L, Leung J, et al, 2016. Routine pre-procedural rectal indometacin versus selective post-procedural rectal indometacin to prevent pancreatitis in patients undergoing endoscopic retrograde cholangiopancreatography: a multicentre, single-blinded, randomised controlled trial. Lancet, 387(10035): 2293-2301.

Manes G, Paspatis G, Aabakken L, et al, 2019. Endoscopic management of common bile duct stones: European Society of Gastrointestinal Endoscopy (ESGE) guideline. Endoscopy, 51(5): 472-491.

Ozogul B, Ozturk G, Kisaoglu A, et al, 2014 The clinical importance of different localizations of the papilla associated with juxtapapillary duodenal diverticula. Can J Surg, 57(5): 337-341.

Rhodes M, Nathanson L, O'Rourke N, et al, 1995. Laparoscopic antegrade biliary stenting. Endoscopy, 27(9): 676-678.

Schreiner MA, Chang L, Gluck M, et al, 2012. Laparoscopyassisted versus balloon enteroscopy- assisted ERCP in bariatric post-Roux-en-Y gastric bypass patients. Gastrointest Endosc, 75(4): 748-756.

Verbesey JE, Birkett DH, 2008. Common bile duct exploration for choledocholithiasis. Surg Clin North Am, 88(6): 1315-1328, ix.

Williams E, Beckingham I, EI Sayed G, et al, 2017. Updated guideline on the management of common bile duct stones(CBDS). Gut, 66(5): 765-782.

Yasuda I, Fujita N, Maguchi H, et al, 2010. Long- term outcomes after endoscopic sphincterotomy versus endoscopic papillary balloon dilation for bile duct stones. Gastrointest Endosc, 72(6): 1185-1191.

Yu M, Xue H, Shen Q, et al, 2017. Primary closure following laparoscopic common bile duct exploration combined with intraoperative choledochoscopy and D-J tube drainage for treating choledocholithiasis. Med Sci Monit, 23: 4500-4505.

Zhan ZL, Han HC, Zhao DB, et al, 2020. Primary closure after laparoscopic common bile duct exploration is feasible for elderly patients: 5-Year experience at a single institution. Asian J Surg, 43(1): 110-115.

Zhou HJ, Wang S, Fan FX, et al, 2020. Primary closure with knotless barbed suture versus traditional T-tube drainage after laparoscopic common bile duct exploration: a single-center medium-term experience. J Int Med Res, 48(1): 300060519878087.

Zhu J, Tu S, Yang Z, et al, 2020. Laparoscopic common bile duct exploration for elderly patients with choledocholithiasis: a systematicreview and meta-analysis. Surg Endosc, 34(4): 1522-1533.

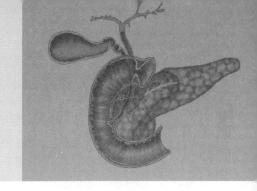

第15章 胆胰疾病诊治进展之二：胆管狭窄

第一节 不明原因胆管狭窄

胆管狭窄在临床上并不少见。若狭窄是由肿块压迫、浸润引起，通过 CT、MRI 或进一步的 EUS-FNA 通常能对病灶的良恶性做出判断。若影像学检查未见肿块，通常的做法是 ERCP 结合细胞学刷检（敏感度 45%、特异度 99%）或活检（敏感度 48.1%、特异度 99.2%），因敏感度低，ERCP 后仍有约 20% 的病例无法明确良恶性。这部分影像学上未见狭窄相关肿块，ERCP 结合细胞学刷检/活检后仍无法定性的胆管狭窄定义为不明原因胆管狭窄。无法确定狭窄的性质给临床医师带来难题。据统计，有 3.3% 术前考虑恶性狭窄，术后病理却证实为良性，但若一味强调观察随访，则可能延误部分恶性狭窄的治疗。本节主要探讨有助于诊断不明原因胆管狭窄的临床特征、技术手段。

一、临床表现及病因

胆管狭窄可无临床症状，也可表现为典型的上腹痛、发热、黄疸、皮肤瘙痒等胆汁淤积、胆管炎症状，详细的病史采集有助于鉴别狭窄性质。一项研究显示，恶性狭窄患者的黄疸程度明显高于良性狭窄，两者总胆红素分别为 317.8μmol/L 和 22.1μmol/L，差异显著。良性胆管狭窄最常见的病因是医源性因素。胆囊切除术后胆管损伤狭窄的发生率为 0.1%～0.9%，尽管发生率低，但因其手术量大，胆囊切除术一直是医源性胆管狭窄的最常见原因；另一常见原因是肝移植术，移植后吻合口或非吻合口处狭窄发生率约为 13%。因此，当近期有胆囊切除术或肝移植病史时，应首先考虑良性狭窄。其他的良性狭窄病因包括原发性硬化性胆管炎（PSC）、IgG_4 相关硬化性胆管炎等。部分 PSC 与炎性肠病并存，病史中若有炎性肠病，结合 MRCP 典型的胆管多处不连续狭窄及继发性扩张，可对疾病做出诊断。胆管的血供来源于肝动脉，肝动脉栓塞继发缺血性胆管炎可导致胆管狭窄，多见于肝移植术后非吻合口狭窄，少部分见于结节性多动脉炎累及肝动脉。免疫功能缺陷患者如艾滋病、长期应用激素等出现胆管狭窄时应警惕激发感染性胆管狭窄。恶性狭窄主要为胆管癌和胰腺癌所致，近端、中段恶性狭窄首先考虑胆管癌，远端恶性狭窄，无论影像学上是否可见肿块，都应考虑到胰腺癌的可能。

二、实验室检查

1. CA19-9　CA19-9 常用来筛查胆管癌、胰腺癌，但其敏感度只有 69%，胆汁淤积、胆管炎、肝硬化等其他病变也可导致 CA19-9 升高。因此，CA19-9 不能准确鉴别良、恶性胆管狭窄。

2. IgG_4　IgG_4 相关性疾病最常受累的器官是胰腺，其次是胆管，前瞻性队列研究发现胆管受累达 59%。血清学 IgG_4 升高、组织学富含 IgG_4 细胞是诊断 IgG_4 相关硬化性胆管炎、自身免疫性胰腺炎或 IgG_4 综合征的重要依据。然而，ERCP 胆管刷检/活检的阳性率偏低。血清学 IgG$_4$ 敏感度为 74%，虽然不理想，但其检测方便，故对不明原因胆管狭窄患者应常规检测血清学 IgG$_4$。需注意的是，IgG$_4$ 相关性胆管炎可同时合并或继发肝胆胰恶性肿瘤，因此，初诊的患者及随后的随访需注意筛查恶性肿瘤。

三、影像学检查

1. CT　CT 诊断胆管恶性狭窄的敏感度仅为 73%，通常表现为胆管壁不规则狭窄增厚，动脉期无明显强化，门静脉期后强化逐渐明显，狭窄段上游胆管扩张。

2. MRCP　与 CT 相比，MRCP 更直观地显示了胆管树的情况，特别是肝内胆管的成像。MRCP 对是否存在胆管狭窄以及狭窄严重程度判断的准确性很高，但对诊断恶性狭窄的敏感度也只有 88%，MRI 弥散加权成像可进一步提高敏感度及特异度。MRCP 虽然不是诊断胆管恶性狭窄的金标准，但可在 ERCP 术前提供必要的信息，为 ERCP 术前决策提供重要参考依据。

四、内镜检查与治疗

1. ERCP　目前广泛运用于胆管狭窄的评估，其在胆管狭窄中有如下作用：①能够精准确定胆管狭窄的位置及长度，狭窄的严重程度；②通过刷检或胆管内活检获取病理学证据，以明确狭窄性质；③放置胆道支架或鼻胆管引流减黄。传统刷检或活检获取病理细胞学或组织学结果的敏感度较低，特别是肝门部病变的刷检难度大，其阳性率较远端狭窄更低。有学者尝试了多种办法以提高胆管刷检或活检的效果，如增加活检刷长度、增加刷检次数、病理科医师现场阅片观察等，但最多也只将敏感度提高至 76%，尚不能满足临床需求。传统的 ERCP 在鉴别胆管狭窄性质上敏感度不高，近年来出现了一些基于 ERCP 的新技术，包括导管内超声、荧光原位杂交、SpyGlass 经口胆道镜和共聚焦内镜等。

2. EUS　是诊断胆胰疾病的重要手段，对小于 2cm 的壶腹周围癌的检出率优于 CT 和 MRI。

当 CT、MRI 未见狭窄相关肿块时，EUS 检查仍有可能发现肿块。一项对 40 名不明原因胆管狭窄患者的研究发现，对 ERCP 刷检后仍无法确诊的患者行 EUS-FNA，如以胰头肿块或胆管壁厚 ≥ 3mm 诊断恶性狭窄，其敏感度为 79% ～ 88%，特异度为 79% ～ 100%；若以 EUS-FNA 病理结果作为恶性狭窄的标准，特异度为 100%，但敏感度下降至 47%。另一项研究表明，EUS-FNA 在诊断肝门部恶性狭窄的敏感度低于远端胆管狭窄（59% vs. 81%，P=0.04）。尽管 EUS-FNA 对诊断不明原因胆管狭窄有其优势，但肿瘤细胞是否会沿着穿刺通道播散仍是值得关注的问题。一项对 16 名肝门部癌行诊断性 FNA（13 名经皮 B 超引导、3 名 EUS 引导）的研究发现，6 名 FNA 阳性患者有 5 名出现腹膜转移，9 名 FNA 阴性患者均未出现腹膜转移，而没有接受 FNA 组只有 8%（14/175）出现腹膜转移。EUS-FNA 是否会增加肿瘤细胞转移概率目前仍存在争议，但部分移植中心已将此方法列为肝门部肿瘤患者肝移植的禁忌。

3. 荧光原位杂交（fluorescence in situ hybridization，FISH）　通过荧光标记的探针结合特定的核酸序列来检测染色体异常，从而提高恶性胆管狭窄的诊断率。一项前瞻性的研究显示，FISH 在诊断恶性狭窄的敏感度高于传统细胞学（55% vs. 38%，P=0.001），对于细胞学阴性但临床考虑恶性狭窄的患者，FISH 的敏感度为 57%。FISH 可直接使用 ERCP 刷检的标本进行分析，建议在首次 ERCP 刷检后同时检测细胞学及 FISH 以提高阳性率。需注意的是，FISH 虽然在提高检测敏感度的同时保持较高的特异度，但是在没有合并胆管癌的 PSC 患者中可发现 7 号染色体的三倍体异常，有可能导致假阳性结果。

4. 导管内超声（intraductal ultrasound，IDUS）　是将超声探头通过十二指肠镜钳道进入胆管，因避开了胆道周围组织的干扰，可更清晰观察胆管壁情况。IDUS 诊断胆管恶性狭窄的征象包括正常胆管壁 3 层结构破坏、不对称性管壁增厚，边界不规则等。一项对 234 例不明原因胆管狭窄的研究表明，ERCP 联合 IDUS 对恶性狭窄的检出率优于 EUS（91% vs. 74%，P < 0.000 1）。相对于 EUS、SpyGlass 经口胆道镜及共聚焦内镜，IDUS

操作及观察诊断的难度较低，适合所有开展 ERCP 的单位。

5. 胆道镜 通过胆道镜直视观察胆管已有几十年的历史，早期胆道镜需双人操作，操作性和可靠性较差。随后出现了单人操作胆道镜（包括波士顿公司的 SpyGlass 直视系统），在大型的内镜中心逐渐得到了普及。SpyGlass 直视系统可以通过治疗性十二指肠镜钳道进入胆管，头端可向 4 个方向弯曲，直视观察胆管并精准地取活检。2011 年，一项关于胆道镜的多中心前瞻性研究纳入 297 名患者，对 95 名最终确诊的胆管狭窄患者行亚组分析显示，以胆道镜直视下图像诊断恶性狭窄的敏感度为 78%，特异度 82%，若以直视下活检结果为诊断标准，特异度 98%，但敏感度下降至 47%。迄今为止，胆道镜直视下靶向活检诊断胆管狭窄性质的研究有多项，研究结果的特异度均较高，但敏感度差别很大。一篇系统综述显示，胆道镜下活检诊断胆管癌的综合敏感度为 66%，特异度为 97%。与通过十二指肠钳道的标准胆道活检钳相比，胆道镜活检钳尺寸更小，可获取的组织更少，这可能导致其敏感度下降。胆道镜的操作技术难度较高，各个医学中心操作的熟练程度不一，可能导致研究结果差异较大。若以胆道镜直视下图像诊断胆管狭窄性质，虽然大大提高了敏感度，但特异度有所下降。国内一项回顾性研究将胆道镜下发现结节样或肿块样增生、粗大血管、不规则血管、表明粗糙不规则、质地松脆易出血视为恶性狭窄的征象，诊断敏感度为 100%，特异度为 90%，阳性预测值 95.8%，阴性预测值 100%。胆道镜下直视图像判断狭窄性质具有一定的主观性，现在并没有建立国际认可的诊断标准，其图像的判读与操作者经验高度相关。

6. 微探头共聚焦激光内镜（probe-based confocal laser endomicroscopy，pCLE） 是一种新的内镜诊断技术，荧光素钠作为对比剂，共聚焦探头通过十二指肠镜钳道进入胆管，采用低能量激光进行聚焦照明，可观察胆管黏膜表面及黏膜下 40 ~ 70μm 的组织结构，达到理论上光学活检的目的。pCLE 诊断病变良恶性虽然也依赖操作者的主观判断，但目前有统一的迈阿密分型系统对 pCLE 的诊断进行规范。一项前瞻性多中心研究纳入了 102 名不明原因胆管狭窄患者（最终 89 名可确诊评估分析），ERCP 联合 pCLE 诊断胆管恶性狭窄敏感度为 98%，特异度为 67%，准确性明显高于 ERCP 联合组织活检（90% vs. 73%，$P=0.001$）。虽然 pCLE 的敏感度很高，但特异度不理想，可能与 pCLE 在区分恶性狭窄与慢性炎症上较为困难有关。为了克服这一缺点，"胆管狭窄的 pCLE 巴黎分类标准"针对慢性炎症所致胆管狭窄提供了更加详细的描述，以期进一步提高诊断的特异度。前瞻性多中心研究结果显示，基于巴黎标准的胆管狭窄的 pCLE 诊断敏感度为 89%，特异度为 71%。"胆管狭窄的 pCLE 巴黎分类标准"提高了 pCLE 诊断恶性狭窄的特异度，但以牺牲了敏感度为代价，误诊了部分良性胆管狭窄。因此，是否应将"胆管狭窄的 pCLE 巴黎分类标准"纳入临床工作中仍有待进一步研究。

五、总结

尽管在过去的 20 年中涌现了不少新技术，胆管狭窄诊断的准确性有所提高，但目前仍无法用单一的技术手段解决胆管狭窄的诊断难题。各个医院的设备条件差异较大，难以制定统一的诊断流程图。SpyGlass 经口胆道镜是目前诊断不明原因胆管狭窄的主流手段，但只有大型医学中心可熟练应用，而 pCLE 更是只有极少数医院可开展。对于首次 ERCP 刷检 / 活检后无法确定良恶性狭窄的患者，若无更高级的诊断手段时，定期随访是可选择的方案，必要时置入胆道塑料支架姑息引流，大部分恶性狭窄在随访的前 6 个月内可获得确诊。另外，若确诊为良性狭窄，长时间的随访也是必需的，特别是对于某些易恶变的疾病，如 PSC，长期定期随访有助于早期发现癌变。不明原因胆管狭窄涉及多个学科，消化科、内镜科、肝胆外科、影像科、病理科等多学科诊疗模式可能是未来的趋势。对于不明原因胆管狭窄，应力争优化早期诊断，避免对良性狭窄进行不必要的手术探查。

（陈和清）

第二节　无法手术切除的肝门胆管恶性狭窄的内镜引流策略

肝门胆管恶性狭窄（malignant hilar biliary stricture，MHBS）可由肝门部胆管癌、肝细胞肝癌、肝内胆管细胞癌、胆囊癌及其他转移性肿瘤等多种恶性肿瘤引起，这组疾病总体上预后很差，并且常常难以早期诊断，一经确诊，大多数患者往往失去了根治的机会。手术切除是肝门胆管恶性狭窄患者唯一可能的根治疗法，然而临床上往往只有少数患者能获得根治性切除的机会，传统放疗或者化疗对于提高生存期的获益十分有限。黄疸是肝门胆管恶性狭窄患者的主要临床症状，胆管引流也成为主要的姑息性治疗方法。与PTCD相比，内镜引流存在着更符合生理、无体液丢失、患者生活更方便等优点，因此支架引流已逐渐成为无法手术切除的肝门胆管恶性狭窄患者主要减黄手段之一。但是内镜引流在该群体中极具挑战性，这主要是由于胆管梗阻非常复杂，常难以完全引流，且ERCP术后急性胆管炎的发生率较高。目前对于最佳内镜引流模式，包括引流范围和支架类型仍缺乏统一的共识。本节将着重探讨无法手术切除的肝门胆管恶性狭窄内镜下的最佳支架引流模式。

一、单侧引流与双侧引流

2001年，Palma等发表了一项使用塑料支架来治疗肝门胆管恶性狭窄的随机对照研究结果，与单侧支架置入相比，双侧支架置入术的技术成功率和临床成功率并无优势，早期不良事件发生率更高。因此，该作者认为对于无法手术切除的肝门胆管恶性狭窄患者常规置入多根塑料支架是不合理的。在2013年发表的第二项使用塑料和金属支架的RCT研究中，Mukai等研究显示单侧和双侧支架置入之间的支架通畅性没有显著性差异，但是约50%接受单侧引流的患者需要进一步进行双侧引流来解决黄疸或者胆管炎。第三项RCT研究发表于2017年，研究中主要使用金属支架，Lee等揭示了双侧支架置入术后临床成功率和支架通畅率较高，但生存率没有提高。这3项RCT

研究提供了相互矛盾的结果，可能是由于支架类型、使用的技术、入组患者的不均一性，以及相对较小的样本量所导致。因此目前对于无法手术切除的肝门胆管恶性狭窄的患者，采用单侧引流或双侧引流仍然存在争议。为了进一步深入研究无法手术切除的肝门胆管恶性狭窄患者的单侧引流与双侧引流的孰优孰劣，编者所在单位牵头完成了一项大型、多中心、回顾性队列研究，纳入了1239例肝门胆管癌、肝细胞肝癌、肝内胆管细胞癌、胆囊癌和肝脏转移性肿瘤5种类型的不能手术切除的肿瘤患者，结果显示在临床成功率（$P=0.024$）、支架通畅期（$P=0.018$）和生存时间（$P=0.040$）方面，双侧支架优于单侧支架。因此，编者认为对于无法手术切除的肝门胆管恶性狭窄，双侧引流在总体上是优于单侧引流的。此项研究结果于2020年初正式发表在国际权威期刊 *Gastrointestinal Endoscopy* 上。编者所在单位最近还在《中华消化内镜杂志》上发表了一项关于内镜下双侧金属支架与单侧金属支架治疗不能手术切除肝门胆管恶性狭窄的大样本研究，共纳入了300例肝门胆管恶性狭窄（Bismuth-Corlette Ⅱ～Ⅳ型）患者，结果显示：双侧金属支架组的临床成功率高于单侧金属支架组（98.9% vs. 78.7%，$P < 0.001$），平均总干预次数少于单侧金属支架组（$P < 0.001$），支架通畅期长于单侧金属支架组［10.0（8.0，12.1）个月 vs. 5.7（5.2，6.3）个月，$P < 0.001$］；双侧金属支架组患者的中位生存时间在数值上大于单侧金属支架组，但是差异无统计学意义［7.6（6.3，8.9）个月 vs. 4.6（3.7，5.7）个月，$P=0.057$］。编者认为对于无法手术切除的肝门胆管恶性梗阻，双侧金属支架引流的临床疗效优于单侧金属支架引流。

二、金属支架与塑料支架

在2012年，Sangchan等发表的一项关于肝门胆管癌的RCT研究显示：54例患者使用了金属支架，54例患者使用了塑料支架，金属支架组比塑料支架组具有更长的支架通畅期，金属支架组患者的中位生存时间也更长。在 2013 年，Mukai 等发表了另一项关于肝门胆管癌的 RCT 研究：各有 30 例患者分别使用了金属支架和塑料支架来进行引流，金属支架组的通畅期更长、干预次数更少、性价比更高。这两项 RCT 研究显示金属支架是优于塑料支架的。编者所在单位牵头完成的大型、多中心、回顾性队列研究同样显示：与塑料支架相比，金属支架组在所有结果参数上均优于塑料支架组（$P \leqslant 0.001$）。编者所在单位近期还在 *Digestive endoscopy* 杂志上发表了一项关于内镜下双侧金属支架与双塑料支架治疗不能手术切除肝门胆管恶性狭窄的大样本队列研究，共纳入了 262 例不能手术切除的肝门胆管恶性狭窄患者（均为 Bismuth-Corlette Ⅱ～Ⅳ型），结果：金属支架组的中位生存期明显长于塑料支架组 [7.2 个月（95%CI 6.0 ～ 8.5）vs. 4.1 个月（95%CI 2.9 ～ 5.3），$P=0.015$]。金属支架组的临床成功率明显高于塑料支架组（分别为 99.0% 和 71.9%，$P < 0.001$），术后胆管炎发生率较低（7.3% vs. 26.0%；$P < 0.001$），中位无症状支架通畅时间延长 [9.2 个月（95%CI 7.6 ～ 10.6）vs. 4.8 个月（95%CI 4.2 ～ 5.3）；$P < 0.001$]，总干预次数较少（$P < 0.001$）。在总生存率的多变量 Cox 分析中，金属支架置入（$HR=0.589$，$P=0.002$）、肝门胆管（$HR=0.419$，$P=0.009$）和辅助治疗（$HR=0.596$，$P=0.006$）是死亡的独立预测因素。编者得出结论：内镜下应用双侧金属支架治疗晚期肝门胆管恶性狭窄优于双侧塑料支架，临床成功率提高，支架通畅时间和总体生存期延长。

三、肝脏引流体积

Vienne A 等报道了一项回顾性研究，分析了 107 例高位肝门胆管恶性狭窄患者的支架引流疗效，结果显示与引流效果相关的主要因素是肝脏引流量超过 50%（$OR=4.5$，$P=0.001$），尤其是 Bismuth-Corlette Ⅲ型狭窄；引流萎缩的肝叶（< 30%）是无效的，且增加胆管炎的风险（$OR=3.04$，$P=0.01$）；50% 以上的引流与较长的

中位生存期有关（119 天 vs. 59 天，$P=0.005$）。编者所在单位完成的大型、多中心、回顾性队列研究也探讨了 633 例无法手术切除的高位肝门胆恶性狭窄患者肝脏引流体积与临床预后的关系。结果显示：与引流 < 50% 肝脏引流体积的患者相比，> 50% 肝脏引流体积组的患者在提高临床成功率（$P=0.002$）、减少急性胆管炎发生率（$P=0.035$）、增加支架通畅期（$P=0.032$）和生存时间（$P=0.008$）方面具有明显优势。因此，编者认为 > 50% 肝脏引流体积可以改善患者的预后。

四、ERCP 术后急性胆管炎

ERCP 术后胆管炎是肝门胆管恶性狭窄患者 ERCP 术后最严重的不良事件，但是其发生率以及危险因素尚未被系统地研究。因此，编者所在单位首次系统性地研究了肝门胆管恶性狭窄患者 ERCP 术后急性胆管炎的风险。研究纳入了 502 名无法手术切除的肝门胆管恶性狭窄患者（均为 Bismuth-Corlette Ⅱ～Ⅳ型）。结果显示共有 108（21.5%）例患者发生了术后胆管炎，其中轻度胆管炎 51 例（10.1%），中度胆管炎 42 例（8.4%），重度胆管炎 15 例（3.0%）；多变量分析显示，金属支架置入（与塑料支架相比）（$RR=0.328$，95%CI 0.200 ～ 0.535）和 Bismuth-Corlette Ⅳ型（与 Ⅲ / Ⅱ 型相比）（$RR=2.499$，95%CI 1.150 ～ 5.430）是 ERCP 术后急性胆管炎和急性中 / 重度胆管炎的独立预测因素；与未发生胆管炎的患者相比，发生 PEC 的患者临床成功率明显降低（86.3% vs. 41.7%，$P < 0.001$），早期死亡率增加（6.5% vs. 0.5%，$P < 0.001$），支架通畅期缩短（4.9 个月 vs. 6.4 个月，$P < 0.001$），总生存时间也明显缩短（2.6 个月 vs. 5.2 个月，$P < 0.001$）。因此，编者认为：高位肝门胆管恶性狭窄的患者经内镜支架置入后急性胆管炎发生率较高，需要被高度重视；Bismuth-Corlette Ⅳ型的患者发生 PEC 风险很高，但是可以通过使用金属支架来降低风险。

对于高位肝门胆管恶性狭窄的患者，在胆管造影过程中，影像引导的精准造影也是减少 ERCP

术后急性胆管炎风险的重要因素。造影前最好先抽吸胆汁减压，围 ERCP 期需要使用抗生素来预防感染。一旦发生 ERCP 术后胆管炎，需要进行分级管理。对于中 - 重度胆管炎，强有力的抗生素以及充分的胆道引流都是必不可少的。

五、关于肝门胆管双金属支架置入术

编者所在单位牵头完成的大型、多中心、回顾性队列研究平行地比较了单侧金属支架置入（UMS）、双侧金属支架置入（BMS）、单侧塑料支架置入（UPS）和双侧塑料支架置入（BPS）这 4 种主要的内镜下支架置入方法，结果显示：BMS 组、UMS 组、BPS 组和 UPS 组的临床成功率分别为 98.9%、83.5%、71.4% 和 65.4%（$P < 0.001$）；无症状支架通畅中位时间分别为 9.6 个月、6.8 个月、4.6 个月和 4.2 个月（$P < 0.001$）；患者的中位生存期分别为 7.1（95% CI 6.0 ~ 8.2）个月、4.4（95% CI 3.8 ~ 4.9）个月、4.1（95% CI，2.9 ~ 5.2）个月和 2.7（95% CI 1.8 ~ 3.7）个月（$P=0.001$）。因此，编者认为在技术上可行的情况下，双侧金属支架置入术是治疗不能手术切除的肝门胆管恶性狭窄患者的首选方法，单侧金属支架置入是第二选择。编者进一步总结了肝门胆管双金属支架置入的操作技巧并发表在《中华消化内镜杂志》上，探讨内镜下跨越十二指肠主乳头平行放置双侧胆管金属支架的成功率和疗效；结果显示内镜下跨越十二指肠主乳头平行放置双侧金属支架技术成功率为 96.4%（53/55），临床成功率为 96.2%（51/53），早期并发症发生率为 13.2%（7/53），支架中位通畅期为 9.2（95%CI 8.0 ~ 10.3）个月，双侧胆道系统的内镜再干预成功率为 92.3%（12/13），患者的中位生存时间为 6.7（95%CI 4.7 ~ 8.8）个月。编者认为这种改良的双侧金属支架置入法治疗无法手术的肝门胆管恶性狭窄是安全和有效的。回顾性分析 2012 年 1 月至 2019 年 2 月期间在上海东方肝胆外科医院采用内镜下同期平行放置双侧金属支架治疗无法手术切除肝门胆管恶性梗阻（Bismuth-Corlette Ⅱ ~ Ⅳ 型）的 118 例患者资料。按照支架放置方式分为 3 组：双侧支架均跨越十二指肠主乳头（long long-SBS，LL-SBS）组、单侧支架跨越十二指肠主乳头（long short-SBS，LS-SBS）组和双侧支架均不跨越十二指肠主乳头（short short-SBS，SS-SBS）组。观察指标包括临床成功率、支架通畅期、内镜下双侧胆管再干预成功率和生存时间。结果：3 组的临床成功率分别为 96.2%（51/53）、98.1%（52/53）、91.7%（11/12），支架通畅期分别为 9.2（95%CI 8.0 ~ 10.3）个月、11.6（95%CI 6.8 ~ 16.4）个月、8.1（95%CI 3.7 ~ 12.5）个月，患者生存时间分别为 6.7（95%CI 4.6 ~ 8.8）个月、7.6（95%CI 5.7 ~ 9.4）个月、7.1（95%CI 0.7 ~ 13.6）个月，以上指标 3 组间差异均无统计学意义（$P > 0.05$）；在内镜下双侧胆管再干预成功率上，LL-SBS 组为 12/13，LS-SBS 组为 0/10，SS-SBS 组为 1/5，差异有统计学意义（$P < 0.001$）。编者认为平行放置胆管双侧金属支架是治疗肝门胆管恶性狭窄的一项有效的内镜引流技术；双侧支架均跨越十二指肠主乳头的方式可以提高双侧胆管再干预的成功率。

六、小结

综上所述，对于无法手术切除的肝门胆管恶性狭窄患者，金属支架优于塑料支架，双侧引流总体上优于单侧引流；引流 50% 以上肝脏体积能够改善患者的预后；如果条件允许，双侧金属支架可能是首选的引流方法，ERCP 术后胆管炎始终是术后最常见的并发症。

（夏明星）

第三节　原发性硬化性胆管炎

原发性硬化性胆管炎（PSC）是一种发病机制不明的慢性胆汁淤积性肝病，以肝内和（或）肝外多灶性胆管狭窄为特征，通常影响肝内和肝外胆管。大多数的 PSC 患者最终由于进行性炎症和纤维化导致的胆汁淤积进展为肝纤维化、肝硬化门静脉高压和肝衰竭。PSC 是一种较罕见的疾病，根据目前流行病学数据显示，PSC 发病率为（0.91～1.90）/10 万，北欧国家的发病率最高约为 16.2/10 万。PSC 可发生于任何年龄阶段，男女比例约为 2：1，约有 70% 患者合并炎性肠病（IBD），以溃疡性结肠炎（UC）为主。PSC 合并 IBD 患者无移植生存期较短，且发生恶性肿瘤概率较小。肝移植是目前唯一的根治方法，但存在着移植后复发等问题。药物及内镜治疗虽可在一定程度上缓解症状，但并不能阻止 PSC 的病情进展。

一、发病机制

目前对 PSC 的发病机制仍知之甚少。现有研究支持多因素病因学理论、易感性遗传和环境因素的结合。有证据表明遗传倾向在 PSC 发病机制中发挥作用。PSC 和 IBD 患者的亲属患 PSC 的风险增加。在一项对大量 PSC 患者进行的全基因组关联研究（GWAS）表明，它与人类白细胞抗原（HLA）的关联比其他任何一种遗传因素关联都强 1000 倍以上，这支持了 PSC 作为免疫介导性疾病的观点。除了遗传因素之外，PSC 和 IBD 之间的联系可能会阐明一些发病机制。目前有 3 个假设可以解释在 IBD 中看到的肠内信息与 PSC 的发展之间的联系：

1. 肠道微生物群组成的改变可能产生潜在的毒性的免疫刺激副产物。

2. 由疾病而引起的肠黏膜通透性的增加可能会使微生物毒素和细菌转移到肝胆系统。

3. 肠道细菌或副产品可能会触发对胆道细胞的免疫激活，并导致胆管损伤。多项研究表明，PSC 患者的微生物群多样性降低，与单独的 IBD 和健康对照组（HC）患者有所不同。在动物模型中，免疫介导的肝胆损伤与肠道衍生物之间的相关性表明，肠道细菌过度生长和细菌副产物可能导致类似 PSC 的肝胆疾病。

二、诊断

对于有胆汁淤积生化表现和典型影像学表现的患者，排除其他原因的硬化性胆管炎，即可诊断 PSC。其他常见的继发原因有：胆管结石、胆管癌、复发性化脓性胆管炎、IgG_4 相关胆管炎、慢性胆管寄生虫感染、先天性原因（胆总管囊肿、Caroli 综合征、胆道闭锁）、艾滋病相关胆管病、嗜酸性胆管炎、肥大细胞胆管病、门脉高压性胆管病、复发性胰腺炎、复发性化脓性胆管炎、外科胆道创伤等。

1. 症状　PSC 患者起病比较隐匿。40%～50% 的患者可无症状，常因生化指标持续异常而就诊。当出现症状时，疲劳是最常见的。其他症状还有发热、瘙痒和上腹部不适等。腹水、肝性脑病等症状提示患者已经发展为终末期肝病。

2. 血清学检查　约 75% 的 PSC 患者的血清学指标出现异常。最常见碱性磷酸酶（ALP）和 γ-谷氨酰转移酶（GGT）指标升高。有 28%～40% 的患者胆红素升高，这提示患者可能预后较差。AST 和 ALT 通常轻度升高，与其他肝病类似，AST 升高 > ALT 时提示患者可能发展为肝硬化或预后不良。凝血酶原时间（PT）升高或国际正常化比值（INR）、低白蛋白（ALB）和低血小板（PLT）通常提示患者可能合并肝硬化或门静脉高压。部分患者可能抗中性粒细胞胞质抗体（ANCA）阳性，但无特异性且与疾病活动或预后无关。当 PSC 患者抗核抗体（ANA）、抗线粒体抗体（AMA）、平滑肌抗体、艾滋病毒抗体、血清血管紧张素转换酶、总免疫球蛋白和免疫球蛋白亚群（包括 IgG_4）等检查呈阳性时，应注意排除继发性胆管炎或重叠综合征可能。

3. 影像学检查　MRCP 被认为是 PSC 患者诊断的金标准，其灵敏度可达 86%。相较于行

ERCP，MRCP 侵袭性较小且并发症少（即 ERCP 术后胰腺炎等）。虽然 MRCP 被推荐作为诊断 PSC 的初始成像方式，但对于存在机械性梗阻（结石、狭窄、肿瘤等）患者治疗性干预或对胆管恶性狭窄患者需活检取样时，应考虑 ERCP。建议 ERCP 术前需多学科专家评估其合理性。

4. 病理学检查　近年来影像技术的发展降低了肝活检对 PSC 诊断的作用。PSC 特征性的病理表现为同心的"洋葱皮"导管周围纤维化，其他表现包括胆管增殖、慢性门静脉周围炎症改变、胆管扩张、导管减少和不同程度的纤维化和肝硬化。一项回顾性研究表明对经典 PSC 患者，肝活检很少能增加其诊断信息。当临床怀疑 IgG_4 硬化性胆管炎、PSC 合并重叠综合征或小导管 PSC 时，应考虑肝脏活检。

三、治疗

1. 药物治疗

（1）熊去氧胆酸（UDCA）：是一种亲水性胆酸，可通过促进胆汁酸排泄、增加亲水性胆酸来减轻 PSC 患者的胆汁淤积情况，减轻毒性胆酸对肝细胞和胆管细胞的损伤。研究表明，UDCA 可以改善患者的肝功能，尤其是 ALT 和 AST，但 UDCA 并不能延缓 PSC 患者疾病的进展，对患者的生存无影响。一项小样本的 UDCA 前瞻性戒断研究中发现长期服用 UDCA 患者停用 UDCA 3 个月会出现肝生化指标明显恶化的情况，其中升高最明显的是 GGT，约有 42% 患者甚至还出现瘙痒增加的情况。停用 UDCA 后会影响患者胆汁酸代谢，但除了会使初级胆汁酸结合物的积累增加外，对初级胆汁酸的浓度没有影响。有研究表明，高剂量 $[28 \sim 30mg/（kg \cdot d）]$ 的 UDCA 使患者肝功能指标（AST 和 ALP）下降较慢，且明显增加了患者的不良事件发生率，如肝硬化、胆管癌以及死亡。不推荐 UDCA 用于新诊断的 PSC 患者的常规治疗，高剂量 UDCA $[28 \sim 30mg/（kg \cdot d）]$ 对患者有损害的可能。

（2）免疫抑制剂：传统的免疫抑制剂治疗方法并不适用经典 PSC 患者。既往的免疫抑制药物如泼尼松、布地奈德、硫唑嘌呤、他克莫司、甲氨蝶呤、麦可酚酸酯、秋水仙碱、青霉素和抗肿瘤坏死因子抗体的试验受到一定的限制，当怀疑有 $PSC-IgG_4$ 相关疾病以及 PSC-AIH 时，可以进行激素类药物的短期试验性治疗。若无及时的临床症状缓解或生化指标的改善，则不应继续使用激素类药物。激素类药物的长期使用可能加重患者并发症（骨质疏松）情况。

（3）抗生素：使用抗生素是为了改变肠道细菌的组成。在既往研究中评价抗生素（万古霉素、甲硝唑联合 UDCA 和米诺环素）对患者的影响，得出抗生素治疗可改善 PSC 患者胆汁淤积症，降低患者 ALP 水平。特别是万古霉素，可能通过对微生物组的直接影响或通过宿主介导的机制对 PSC 有积极的作用。但由于抗生素存在耐药问题和使用剂量的个体差异问题，所以抗生素对 PSC 患者长期的影响并不清楚。

（4）新型潜在疗法：基于对 PSC 发病机制的新见解，人们对 PSC 的临床试验越来越感兴趣。近几年主要围绕调节胆汁酸、免疫调节剂和肠道微生物变化三方面展开研究，主要研究的药物包括：norUDCA、奥贝胆酸、全反式视黄酸、胆盐转运蛋白抑制剂、抗生素、粪便微生物组移植和单克隆抗体等。

2. 内镜治疗

（1）ERCP：适用于存在主干狭窄，有明显胆汁淤积症状，如皮肤瘙痒和（或）胆管炎，并可对胆管癌进行早期诊断。PSC 患者的显性狭窄定义为胆总管直径＜1.5mm，或肝内胆管直径小于 1.0mm。PSC 患者中主干狭窄较为常见，其发生率为 10.4% ～ 60%。伴有显性狭窄的患者胆管癌发生风险增高，无移植生存期缩短。ERCP 的治疗手段包括球囊扩张、支架置入和鼻胆管引流。球囊扩张是最基础的内镜治疗方法。患者 5 年生存期约为 83%。研究表明，对于存在胆道梗阻的患者，球囊扩张可以减轻患者的胆道梗阻，缓解患者的胆汁淤积症状，延长患者的无移植生存期。支架置入适用于对于反复球囊扩张治疗无效和胆汁引流欠佳的患者。既往研究表明，单纯或联合支架置入效果不优于单纯球囊扩张，支架置入组患者胰腺炎和胆管炎并发症发生率明显高于球囊扩张组。鼻胆管引流适用于胆管壁水肿、炎症或溃疡引起管腔狭窄或内镜扩张置管失败的患者。有研究发现定期 ERCP 可改善患者生存期，尤其是对于存在显性狭窄的患者。目前国内外指南均推荐球囊扩张可作为一线内镜治疗选择，并不建议对有主干狭窄的患者将支架置入作为常规治疗。PSC 患者 ERCP 并发症发生率约为 4.3%，其中胰腺炎占 1.2%、胆管炎占 2.4%、出血占 0.7%。患者术中行括约肌切开术和导丝进入胰管是 ERCP 术后不良事件的高危因素。对行 ERCP 患者特别是需要支架置入的患者，应预防性使用抗生素来降低 PSC 患者术后胆管炎与胰腺炎的发生。行 ERCP 治疗时，应特别注意对主干狭窄患者良、恶性狭窄的鉴别，常见的恶性狭窄包括胆管癌、胆囊癌、肝癌、胰头癌及其他的恶性转移癌。目前可用的内镜技术检测方法有胆管内毛刷细胞学、胆汁细胞学、荧光原位杂交及内镜下取组织活检等。

（2）内镜治疗的补救：如果 ERCP 治疗失败，可以选择经皮穿刺胆道造影、扩张胆管或放置支架。经皮治疗适用于行空肠 Roux-en-Y 吻合或胃旁路术等解剖结构已破坏的 PSC 患者，但该治疗耗时较长，且并发感染、肝动脉损伤、胆道出血及胆汁性腹膜炎等较为常见，患者耐受性和舒适性较差。因此经皮治疗通常仅可作为 ERCP 之后的二线方法。

3. 外科治疗

（1）姑息手术：姑息手术通过胆道重建行胆肠内引流术使患者黄疸和胆管炎症状得到明显改善。适用于非肝硬化的 PSC 患者，以及肝门或肝外胆管狭窄、有明显胆汁淤积或复发性胆管炎、不能经内镜或经皮扩张的患者。对于已经发展为肝硬化的患者，术后生存期未见明显改善。但由于先行姑息手术会增加肝移植的手术时间和难度，所以对有肝移植条件的患者不提倡先行姑息手术。

（2）肝移植：对于进展至终末期的 PSC 患者，肝移植为唯一根治方法。肝移植后 1 年、5 年和 10 年生存率分别为 91%、82% 和 74%。移植适应证包括肝硬化和（或）门静脉高压；终末期肝病模型（MELD）评分 > 15 分或 Child-Pugh 积分 > 10 分，或符合肝移植标准的合并肝癌患者；胆管炎反复发作，菌血症发作 > 3 次，脓毒症发

作 > 1 次；胆管癌直径 < 3cm 且无转移征象；顽固性皮肤瘙痒。PSC 患者肝移植术后复发率为 10% ～ 40%，主要复发危险因素包括男性、术后出现全结肠或活动性结肠炎，约 50% 的患者需再次行肝移植。

（3）结肠切除术：在既往回顾性研究中发现，相比于 PSC 诊断后行结肠切除术，PSC-IBD 患者在诊断 PSC 前行结肠切除术能降低患者死亡或肝移植的风险。这可能与切除结肠可以减少炎症趋化因子通过门静脉进入肝脏有关。

4. 并发症治疗

（1）胆管炎：是 PSC 的一种常见并发症。据报道，肝移植时 55% 的患者都有细菌感染，而有胆管狭窄或既往胆道器械使用史等诱发因素的患者感染率高达 77%。胆管炎或胆汁培养阳性的危险因素是先行 ERCP。对于拟行 ERCP 的患者，应常规使用抗生素。胆管感染最常见的细菌有大肠埃希菌、克莱伯菌、肠球菌、梭状芽孢菌、链球菌、假单胞菌和拟杆菌。在使用抗生素时，应考虑到患者肝脏或肾脏疾病的病史、严重程度及细菌敏感性等因素。轻度发作的常见一线药物是氟喹诺酮，如环丙沙星。更严重的病例通常静脉注射头孢菌素或广谱青霉素。对抗生素治疗没有反应的胆管炎应考虑是否有真菌感染。严重急性胆管炎和主干胆管狭窄患者需要紧急胆道减压，对于继发于复杂肝内胆管病的再发性胆管炎患者，使用抗生素可能会导致患者对多种抗生素耐药，并应尽可能避免使用。

（2）代谢性骨病：骨质疏松症在 PSC 中很常见。年龄 > 54 岁、体质指数 < 24kg/m² 和 IBD 是低骨密度的强危险因素，同时患者也可能存在维生素 D 缺乏症。英国《慢性肝病相关骨质疏松症管理指南》建议肝硬化或晚期胆汁淤积症患者应每两年进行一次骨密度测量。

（3）脂溶性维生素缺乏、疲劳和抑郁：晚期胆汁淤积可以导致患者的脂溶性维生素吸收不良。对于 PSC 患者有任何缺乏维生素的证据，均应考虑多种维生素替代疗法。疲劳和抑郁是慢性肝病患者的常见症状，目前没有明确的治疗方法。

（4）瘙痒：轻度瘙痒患者可应用润肤剂和抗组胺药物治疗。对于中重度瘙痒患者可以应用胆

汁酸螯合剂（消胆胺）作为瘙痒的一线治疗药物，但耐受性较差。对于瘙痒症状持续存在或对一线药物耐受的患者，可选择二线治疗药物如利福平、苯巴比妥和纳曲酮等药物。血浆置换也可缓解一定程度的瘙痒。有研究证明苯扎贝特（400mg/d）对于中重度瘙痒的患者有明显的改善，但其长期疗效和安全性仍不能确定。通常患者疾病进展到晚期时的瘙痒难以用药物控制，当患者出现生活质量下降时，尽早选择肝移植。

（史　鑫）

第四节　门静脉高压性胆病

门静脉高压性胆病（portal hypertensive biliopathy，PHB）是指继发于门静脉高压的肝内、外胆管的解剖和功能的异常，包括胆管局部的狭窄、扩张、成角、移位及结石形成，临床上大部分患者表现为无症状性的胆汁淤积，约20%的患者可能出现反复发作的腹痛、发热、黄疸等胆管梗阻症状。Dhiman团队首次系统阐述了PHB的概念，用以描述这些由门静脉高压导致的胆管异常。近年来，随着对门静脉高压的研究逐渐深入，越来越多的学者逐渐认识到门静脉高压患者胆管病变，并提出了PHB的概念。

一、病因

PHB与其他引起门静脉高压的疾病如肝硬化、门静脉阻塞、恶性肿瘤、腹部炎症、骨髓增殖性疾病、肝纤维化等相关，多是由肝外门静脉梗阻（extrahepatic portal vein obstruction，EHPVO）和非肝硬化性门静脉纤维化（non-cirrhotic portal fibrosis，NCPF）引起的，EHPVO多见于儿童，NCPF多见于青壮年或中年女性。

二、发病机制

PHB发病机制目前尚未完全明确，研究认为其发生与以下因素有关：

1.肝外胆管静脉与胆囊静脉直接汇入门静脉系统　门静脉高压时，使静脉回流出现障碍，导致毛细血管静水压、有效滤过压均升高，引起胆道组织生理性改变，胆囊壁组织因回流障碍致水肿、增厚，胆管内壁出现凹凸不平，形成细小、不规则、瓣膜样改变。

2.低蛋白血症　低蛋白血症时，引起血浆胶体渗透压的下降，加剧胆道系统毛细血管有效滤过压的升高，也可引起上述改变。

3.肝胆淋巴回流障碍　肝硬化时，淋巴自身压力升高，淋巴回流障碍，引起或导致胆囊壁与胆管的改变。

4.浓缩胆汁的影响　肝硬化时，产生的浓缩胆汁可刺激胆囊壁，引起胆囊静脉回流障碍，长期则可引起胆囊内膜慢性炎性增厚。

5.恶性回流障碍　胆囊壁与胆管组织水肿，压迫胆囊、胆管静脉，可致静脉回流进一步受阻，并因此形成恶性循环。

三、临床表现

门静脉高压患者大多存在胆管异常，但临床症状通常不明显，仅少数患者出现腹痛、黄疸、发热、消瘦、胆管炎，以及由门静脉高压引起的上消化道出血等。其中儿童出血症状更为少见。临床依据其特征表现将其分为两类：①慢性胆汁淤积类症状：临床主要表现为黄疸与瘙痒，系胆管周围静脉丛缺血或压迫胆管所致；②胆石症症状：临床主要表现为胆绞痛、胆囊炎相关症状。Somnath报道的56例患者中，有60.7%（34例）的患者出现上消化道出血，42.8%（24例）出现不同程度的黄疸，12.5%（7例）出现胆管炎，21.4%（12例）出现上腹部隐痛，12.5%（7例）出现黑粪。Bhatia的研究还认为少数PHB可表现为胆总管结石类症状，主要与胆管狭窄导致胆汁淤积有关。

四、诊断

1. ERCP　目前该技术被认为是诊断 PHB 最重要的手段。ERCP 检查可见胆总管、肝管壁凹凸不平，多处出现多发性狭窄结节状扩张，亦可见由结石而致的充盈缺损、胆管移位等，PHB 患者肝内胆管多呈聚集分布，似人工修剪状。大多数 PHB 患者镜下显示为左肝管异常，管壁多有凹凸不平，肝内胆管分支呈葡萄串样扩张，而右肝管多数无异常改变，或改变不明显。根据 ERCP 所见，可将 PHB 分为 4 型，Ⅰ型：病变仅累及肝外胆管；Ⅱ型：仅肝内胆管受累；Ⅲ型：同时累及肝外和一侧（左或右）肝内胆管；Ⅳ型：肝外胆管和两侧肝内胆管同时受累。鉴于 ERCP 是一种有创性的检查方法，检查后容易并发急性胰腺炎等，所以只建议有症状的 PHB 患者行 ERCP 检查帮助评估病情。

2. MRCP 和门静脉造影术　一般情况下，MRCP 和门静脉造影术可作为 PHB 患者的首选检查手段。首先，MRCP 显影成功率高，成像过程中不受肠腔内气体干扰，能够清晰显示扩张的管道，作为无创性检查，MRCP 在检测肝内胆管异常变化方面要优于 ERCP。另外，门静脉造影术在检查 PHB 中也具有一定优势，它可以清晰显示和判断门静脉血管的构成状态及其侧支循环情况。

3. 超声内镜　超声声像图也可用于 PHB 的诊断，超声下 PHB 患者门静脉系统呈蜂窝状或多囊状表现，门静脉呈动静脉混合性血流，方向不规则，声像图下可见门静脉血栓或门静脉改变，如门静脉变形、狭窄，门静脉壁增厚和侧支血管迂曲增粗。肝门回声显示异常，胆管处一般难以辨认，在肝门处可见胆管局部呈扩张状，有时也有侧支血管缠绕胆管周围，部分病例可见胆囊改变、胆管结石、肝内胆管扩张等表现。超声内镜可评价胆管周围曲张静脉对胆管的压迫情况，还可用于鉴别诊断时排除结石、肿瘤、胆泥等。

总而言之，门静脉高压患者，出现或不出现黄疸、皮肤瘙痒、腹部隐痛等胆道梗阻症状，实验室检查发现肝功能异常，影像学上可以观察到门静脉血栓、海绵样变、胆道梗阻、变形等征象的患者，在排除原发性和继发性硬化性胆管炎、胆石症、缺血性胆管病、急性和慢性排斥反应、原发性胆汁性肝硬化、囊性纤维化、累及胆管的寄生虫病等后可以诊断。

五、治疗

目前尚无统一的治疗标准，对无症状者临床不做特殊处理，对有症状者多采用个体化治疗，该类治疗方式主要包括药物降低门静脉压力、内镜解除胆道梗阻、外科手术等，且 3 种治疗手段通常相互补充。

1. 药物治疗　MRCP 的普及实现了早期发现胆道形态学变化的可能，在症状出现的早期首选治疗是口服熊去氧胆酸，治疗剂量为 $10 \sim 15mg/（kg \cdot d）$，可减少内源性胆汁酸的肝毒性，保护肝细胞膜，减轻胆汁淤积症状，并减少结石形成。

2. 内镜治疗　伴有胆道结石或者梗阻的 PHB 患者的首选治疗是经内镜碎石、取石术和（或）胆道支架置入术，但是由于这 2 项均是对症治疗，并没有解除门静脉高压症，所以术后的再梗阻与结石形成率很高。

3. 手术治疗　不能经内镜解决的症状性 PHB 患者皆可考虑手术治疗，但是胆道手术难度较大，由于侧支循环的形成术中极易引起难治性的大出血，手术操作的复杂性及术后的并发症使其应用受到限制；脾切除及贲门周围血管离断术因为疗效较差并且后续并发症多，仅在突发上消化道大出血及门静脉条件较差不能进行介入手术时使用。

4. 介入治疗　PHB 的主要矛盾是门静脉高压症，经颈静脉肝内门静脉分流术（TIPS）不仅能够有效降低门静脉压力，减少上消化道出血的可能性，还可减缓肝功能损害，减轻侧支循环的曲张程度，是症状性 PHB 的一线治疗方法，其创伤轻微、疗效肯定、容易耐受，相对于外科手术更具优势。

5. 肝移植　对于内镜或手术治疗失败的患者，

肝移植是唯一的治疗方法。但由于供体的稀缺及手术较难，这种治疗方法难以推广。

六、总结

随着对门静脉高压研究的进展，PHB 已逐渐被重视，PHB 是指继发门静脉高压的胆道异常，其发病机制暂不明确，目前认为与肝门部海绵状血管瘤的压迫、胆道系统的缺血及感染引起的纤维化等有关，MRCP 是目前首选的 PHB 的诊断手段，对于 PHB 的治疗，还是以降低门静脉压力及解除胆道梗阻为主，目前 TIPS 等分流术已经成为症状性 PHB 的主要治疗对策。

（李婕琳）

第五节　IgG₄ 相关硬化性胆管炎

IgG$_4$ 相关性疾病是一种慢性进行性自身免疫性疾病，可累及全身多系统，如胰腺、胆管、肺、眼眶、后腹膜、泪腺、涎腺、中枢神经系统、肾、甲状腺、淋巴结、前列腺等，IgG$_4$ 相关性胆胰疾病是 IgG$_4$-RD 受累胆胰系统的局部表现。累及胰腺者称为自身免疫性胰腺炎 1 型或 IgG$_4$ 相关性胰腺炎，累及胆管系统者称为 IgG$_4$ 相关硬化性胆管炎（IgG$_4$-related sclerosing cholangitis，IgG$_4$-SC）。IgG$_4$-SC 通常伴发自身免疫性胰腺炎 Ⅰ 型，临床表现类似原发性硬化性胆管炎和胆管癌，给临床鉴别诊断带来一定困扰，但该病对激素治疗反应良好。因此，对于那些临床表现非常类似于胆管癌的 IgG$_4$-SC 的患者给予正确诊断和相应的激素治疗，对于避免不必要的外科手术干预意义重大。

在 20 世纪 70 年代，逐渐开始出现硬化性胆管炎合并慢性胰腺炎的散发报道，在这些报道中，有关胰腺和胆管的病变被分别诊断为慢性胰腺炎和原发性硬化性胆管炎。Waldram 于 1975 年报道了 2 例硬化性胆管炎合并慢性胰腺炎、糖尿病和干燥综合征。Sjögren 报道了 2 例硬化性胆管炎激素治疗有效。1991 年日本学者 Kawaguchi 分析了外科手术切除标本后，以变异型原发性硬化性胆管炎的形式报道了淋巴浆细胞性硬化性胰腺炎和胆管炎。1996 年以后，有一些符合原发性胆管炎的临床特点和诊断标准的对治疗反应很好的"非典型的原发性胆管炎"被发现，这些病例的临床特点包括发病年龄较大，对激素和胆管引流治疗效果良好，不合并溃疡性结肠炎但常合并特征性慢性胰腺炎。在此基础上，Hamano 等在 2001 年开展了一项划时代的研究，发现了这类硬化性胰腺炎患者血清中 IgG$_4$ 抗体水平增高。2003 年 Kamisawa 等在整合这些研究结果的基础上，提出了一个全新的临床病理概念并命名为自身免疫性胰腺炎（AIP），系统描述了其临床特点并初步确立了诊治的原则。在自身免疫性胰腺炎的概念建立后，前面报道的非典型硬化性胆管炎的病例被描述成为"合并硬化性胆管炎的自身免疫性胰腺炎"，在不合并自身免疫性胰腺炎的孤立性硬化性胆管炎的报道出现后和 IgG$_4$ 相关疾病的概念建立后，这些病例被证实命名为 IgG$_4$ 相关硬化性胆管炎（IgG$_4$-SC）。

值得注意的是，IgG$_4$-SC 也曾被叫作 IgG$_4$ 相关胆管炎（IgG$_4$-associated cholangitis，IAC 或 IgG$_4$-related cholangitis，IRC）。IgG$_4$-SC 于 2004 年首先在文献中出现，随着研究的深入，主要是日本学者在 IgG$_4$-RD 及 AIP 的概念和 IgG$_4$-RD 的临床特点等方面的贡献，IgG$_4$-SC 的称呼使用越来越多。而欧洲的学者更倾向于使用 IgG$_4$ 相关胆管炎（IgG$_4$-associated cholangitis，IAC）的称呼。在 2011 年波士顿 IgG$_4$ 相关性疾病的国际会议上，学者们讨论后认为使用"IgG$_4$ 相关性疾病累及胆道及胰腺"来命名更加准确，并强调使用"硬化"的概念与 PSC 应鉴别，尽管 IgG$_4$-SC 患者在激素治疗后胆管硬化并不常见。由于没有其他更加合适的名称，目前 IgG$_4$-SC 仍然是正式的称呼。鉴于"硬化"的概念容易与难治的 PSC 相混淆，一些学者仍建议使用 IgG$_4$ 相关胆管炎，与 PSC 相区别。

一、病因

　　IgG$_4$-SC 和 IgG$_4$-RD 患者尽管血清中 IgG$_4$ 抗体显著升高，但有关 IgG$_4$ 升高的原因和发病机制并不明确，且 IgG$_4$ 在健康人体 IgG 抗体中仅占不超过 5%。IgG$_4$-SC 和 IgG$_4$-RD 患者对利妥昔单抗和抗 CD-20 抗体反应良好，提示 B 细胞及免疫球蛋白可能参与发病机制。在患者血液及组织中分离出 IgG$_4$ 阳性 B 细胞克隆，并观察到其在激素治疗后消失，提示 IgG$_4$ 抗体可能以类似于天疱疮及膜性肾小球肾炎的发病机制参与了 IgG$_4$-SC 的发生发展。为进一步研究该机制，Shiokawa 发现通过注射 IgG$_4$-RD 患者的 IgG 抗体而不是对照的 IgG 抗体，能成功诱导胰腺损伤，模拟 AIP 的发病。有意思的是，上述胰腺损伤由 IgG$_1$ 和 IgG$_4$ 诱导产生，其中 IgG$_1$ 诱导胰腺损伤的效应更加明显并能被 IgG$_4$ 抑制。IgG4 自身抗体的亚型直到抗膜联蛋白 A11（annexin A11）抗体发现后才明确，该靶点能够同时被 IgG$_4$ 和 IgG$_1$ 自身抗体所识别。另有研究证实 IgG$_4$ 能够阻断 IgG$_1$ 与膜联蛋白 A11 的结合，提示 IgG$_4$ 在 IgG$_4$-RD 发病机制中，是以抗炎因子而不是炎症因子的角色参与疾病的发生发展。事实上，由于 IgG$_4$ 低下的结合力使其无法有效激活效应细胞的 Fc-γ 受体，从而被认为是抗炎类免疫球蛋白。此外，在 IgG$_4$-RD 发病过程中，IgG$_4$ 被继发性激活从而减轻有关免疫反应。此外，Th2 细胞因子包括 IL-4、IL-5 和 IL-13 出现显著过表达，激活 B 细胞克隆，浆细胞显著扩增及 IgG$_4$ 表达增加。综上，IgG$_4$ 抗体在 IgG$_4$-SC 发病机制中展现出了两面性，IgG$_4$ 抗体能诱发胰腺损伤但同时又能保护胰腺遭受 IgG$_1$ 介导的炎症反应损伤。

二、流行病学

　　2018 年在日本进行的一项通过问卷调查 1180 个中心的疾病数据的流行病学研究发现全日本共有 2742 名（95% CI 2683～2811）IgG$_4$-SC 患者，发病率为 2.18（95% CI 2.13～2.23）/100 000 人口，是原发性硬化性胆管炎 1.80（95% CI 1.75～1.85）/100 000 的 1.2 倍。有关美国、英国、日本及中国 IgG$_4$-SC 的人口特征见表 15-1。

表 15-1　不同地区 IgG$_4$-SC 人口患病特征

地区	发表年份	病例数	男性比例（%）	发病年龄（年）	主要症状	AIP（%）
美国	2008	53	85	62	黄疸（77%）	92
英国	2014	68	74	61	黄疸（74%）	88
日本	2017	527	83	66	黄疸（39%）	87
中国	2018	39	82	NA	黄疸（67%）	90

　　从数据中可以看出 IgG$_4$-SC 主要好发于男性，发病年龄不同地区均多见于 60 岁及以上。一项针对 1096 例日本 IgG$_4$-SC 患者的研究显示。与 PSC 不同，IgG$_4$-SC 发病年龄从 21.7 岁到 92.8 岁，未发现儿童及青少年发病患者。初次诊断年龄中位数为 67.1 岁。性别特征显示任何发病年龄均是男性占绝对多数。

三、发病机制

　　1. 遗传因素　AIP 受许多易感基因的影响。

多项研究认为 HLA 分子以及其他免疫调节基因是 AIP 易感性、类固醇治疗后复发、胰腺外疾病的决定因素。AIP 患者中 HLA 表达频率明显升高，说明该基因可增加 AIP 的易感性。有研究表明，中国患者中 CTLA-449A 多态性和 -318C/+49A/CT60G 单倍体与 IgG$_4$-AIP 相关。另有研究发现，对 IgG$_4$-SC 或 IgG$_4$-AIP 患者进行研究发现，HLA-DRB1* 0301-HLA-DQB1-0201 的表达频率明显高于健康对照组，IgG$_4$-AIP 患者中 HLA-DRB1*0405 和 HLA- DRB1* 0401 的表达频率明显高于健康对照组，结果表明，*HLA* 基因可能增加了该疾病的易感性。

当外源性病原体如病毒或细菌侵入机体后，机体可产生大量抗体，并激活相关免疫反应。例如，机体感染幽门螺杆菌后，由于幽门螺杆菌的 α- 碳酸苷酶与人类的碳酸苷酶 - Ⅱ 具有同源性，且幽门螺杆菌的纤绒结合蛋白与人类胰腺腺泡上皮细胞泛素蛋白连接酶 E3-n 识别蛋白 2 具有同源性，该区段均含有 DRB Ⅰ *0405 结合序列，机体通过分子模拟机制或抗体交叉反应过程引发一系列免疫反应，造成严重的组织损伤，最终可导致 IgG_4-AIP 的发病；临床研究亦发现，IgG_4-AIP 患者呈现 IgG 反应活性，且大部分 IgG_4-AIP 患者的血清抗体纤绒结合蛋白抗体呈阳性，该类研究结果均表明幽门螺杆菌与人类胰腺自身蛋白的分子拟态可能是导致 IgG_4-AIP 发病的相关因素。

2. 免疫因素　对微生物抗原的异常固有免疫应答如 Th2、Treg、IL-4、IL-5、IL-10 和 IL-13 等细胞因子，对 B 淋巴细胞转化为产生的 IgG_4 的浆细胞极为重要。相关研究表明，IgG_4-SC 或 IgG_4-AIP 患者外周血中单核细胞、嗜碱性粒细胞可通过诱导并激活 TLR 和 NOD 样受体，刺激机体产生依赖 B 淋巴细胞产生大量的 IgG_4 抗体，从而增强机体产生相关免疫应答；IgG_4-AIP 患者经过激素治疗后，血清中肿瘤坏死因子家族 B 细胞活化因子（B cell-activating factor of TNF fanily，BAFF）和 IgG_4 水平与治疗前相比均显著下降，结果表明 IgG_4 与 BAFF 具有相关性。

研究显示，IgG_4-SC 或 IgG_4-AIP 患者中，Th2 驱动的免疫机制可能发挥重要作用，如 IL-10 主要由 Th2 和 Treg 细胞生产，其可促进 B 淋巴细胞产生 IgG_4 抗体，而胆道组织中 Treg 细胞的数量与 IgG_4-SC 中 IgG_4 阳性浆细胞的浸润有关，血液循环中 Treg 细胞的数量与 AIP 患者中的 IgG_4 水平具有相关性，从而参与患者受累组织中的 IgG_4 阳性浆细胞的浸润，由此可见，Th2 和 Treg 细胞所产生的细胞因子在 IgG_4 相关性胆胰疾病中发挥重要作用。

另有研究发现，IgG_4-SC 或 IgG_4-AIP 患者中 CCL1 基因表达于胰管上皮细胞、胆道周围腺体、血管内皮细胞以及涉及闭塞性静脉炎的细胞，而 CCR8 阳性的 Th2 和 Treg 淋巴细胞与 CCL1 阳性细胞存在其定位的现象，提示 CCL1- CCR8 的相互作用可能在 IgG_4-SC 或 IgG_4-AIP 患者的发病中发挥重要作用。

四、临床表现

IgG_4-SC 主要临床表现为阻塞性黄疸、体重下降和腹痛。黄疸是最主要的症状，累计 70% ～ 80% 的患者会出现黄疸。仅靠症状难以与其他胆道疾病相鉴别，常需结合实验室肝功能有关检查才能明确。IgG_4-SC 也可能因疾病累及其他器官在就诊时被偶然发现，目前也没有哪个单一的生物标志物能够特异和准确地诊断 IgG_4-SC，血清中升高的 IgG_4 水平是 IgG_4-RD 的显著标志，但不是所有的患者均有升高，因此需要结合血生化结果、组织学检查和影像学检查发现以及 IgG_4-RD 其他系统器官的表现，进行综合诊断。阻塞性黄疸产生的机制主要是肝外胆管梗阻，尤其是胰头段肝外胆管由胰腺组织肿胀压迫所致，因此黄疸也常伴随胰腺炎的表现。文献报道美国、英国和中国的患者黄疸发生率分别为 77%、74% 和 67%。日本一项有关研究发现 1096 例患者中 428 例（39%）有黄疸，其次是瘙痒占 14%，腹痛占 13%。另有 410 例（37%）患者没有任何症状。日本无症状患者比例高的原因可能与日本血清学检查实施率高有关系。

五、诊断

1. 实验室检查　大多数病例肝功能检查显示胆管梗阻有关的酶升高，如 ALP、GGT。在伴皮肤瘙痒的患者黄疸大多数升高。早期的文献报道血清中 IgG_4 抗体诊断的特异度可到达 95% 以上，最近的有关 AIP 的研究报道其敏感度为 30% ～ 70%，特异度为 62% ～ 83%。血清 IgG_4 水平有助于与 PSC 以及胰腺癌和胆管癌相鉴别。有一项研究认为血清 IgG_4 抗体超过 182mg/dl 和 207mg/dl 有助于鉴别 3 型和 4 型 IgG_4-SC 和胆管癌，其特异度分别为 97% 和 100%。也有研究发现血清中 IgG_4 水平升高 2.8 ～ 140mg/dl 且 IgG_1/IgG_4 值低于 0.28 能够与 PSC 进行鉴别诊断。日本学者的研究发现，尽管血清中 IgG_4 水平升高是 IgG_4-SC 的标志，但有 14% 的患者血清 IgG_4 水平在正常范围内。另有

39% 患者抗核抗体阳性。近年来，自身抗原膜联蛋白 A11 和层粘连蛋白 511-E8 也逐渐用于 IgG$_4$-RD 和 AIP 的诊断，尤其是在 IgG$_4$ 抗体阴性的 IgG$_4$-SC 患者中检测到抗层粘连蛋白 511-E8 自身抗体对诊断具有重要意义。所有这些自身抗体的检测目前仍需要大规模的临床数据进一步验证其诊断价值。

2. 影像学检查　影像学检查的发现使临床拟诊 IgG$_4$-SC 的患者比例升高。尽管腹部超声能够发现胆管扩张和胰腺肿大，这些发现提示 IgG$_4$-SC 和 AIP 的可能，但腹部 CT 和磁共振检查对明确病变更有意义。CT 扫描能发现胆管狭窄与扩张、胆管壁增厚，也能发现肝脏及肝门部占位（炎性假瘤），此外还能够发现其他受累的器官如胰腺、肾脏、腹膜后的病变及肿大的淋巴结。MRI/MRCP 也能够和 CT 一样发现类似病变，MRCP 还能够显示完整的胆管和胰管形态。胆管的病变结合胰腺形态学的一些特征性改变，有助于 AIP 的诊断，如弥漫性胰腺肿大，胰腺腊肠样改变伴有相对纤细不扩张的胰管。合并胆管狭窄阻塞性黄疸的患者可以考虑行 ERCP，在置入胆管支架缓解梗阻时进行胆管造影，有助于诊断 IgG$_4$-SC。

IgG$_4$-SC 可以累及胆管不同部位，根据受累胆管不同临床表现分为 4 型。1 型是胆总管下段狭窄，常伴 AIP，其狭窄多是由胰头组织炎症水肿及纤维化压迫所致；2 型是胆总管下段狭窄合并肝内胆管弥漫性狭窄，其中 2a 型是节段性肝内胆管狭窄，2b 型是弥漫性肝内胆管狭窄；3 型是胆总管下段狭窄合并肝门部胆管狭窄；4 型是仅有肝门部胆管狭窄。不同类型病变要注意和不同疾病相鉴别，1 型要注意和胰腺癌、胆总管下段肿瘤和慢性胰腺炎鉴别，2 型除上述疾病外，还要与原发性硬化性胆管炎相鉴别。3 型除上述疾病外还要与肝门部胆管癌相鉴别。4 型主要与肝门部胆管癌相鉴别，但有时候鉴别诊断非常困难。

此外，胆管形态的一些特征性改变也有助于诊断 IgG$_4$-SC，如偏长的狭窄段，胆管多处狭窄伴上游胆管轻度扩张等。在一项基于胆管形态的研究中，专家们根据上述特点进行 IgG$_4$-SC、PSC 和 CCA 的鉴别诊断，结果发现其特异度为 88%，敏感度为 46%。胆道镜能够直接观察胆管黏膜和进行狭窄的评估，还能进行直视下活检，提供更精准的诊断信息。

ERCP 单独用于 IgG$_4$-SC 的诊断具有较高的特异度，但敏感度较低，易导致误诊为 PSC 或胆管癌。ERCP 联合 IDUS 可有效鉴别 IgG$_4$-SC、肿瘤或 PSC 引起的胆道梗阻。IgG$_4$-SC 的超声特征性征象为胆道串珠样改变，包括环状均匀的增厚管壁、内缘和外缘光滑、狭窄部位均匀回声等。IDUS 观察 IgG$_4$-SC 和肿瘤梗阻胆管在长度、梗阻部位、胆管壁厚度等方面存在明显区别：非狭窄段胆管壁增厚 > 0.8mm 时提示 IgG$_4$-SC。有研究提出 IgG$_4$ 相关性胆管炎与 PSC 鉴别诊断的评分系统，主要包含 3 个评价维度：年龄、有无其他器官受累、胆管造影串珠样改变。总分 0 ～ 4 分，提示 PSC；5 ～ 6 分，建议行糖皮质激素诊断性治疗；7 ～ 9 分，提示 IgG$_4$-SC。但需注意的是，若在未排除胆管癌的情况下使用糖皮质激素，可加速肿瘤侵袭扩散。

3. 组织学检查　近年来，获得组织学标本进行病理组织学检查在 IgG$_4$-RD 和 IgG$_4$-SC 的诊断中的重要性愈发受到重视，尤其是对于难以和胆管癌及其他良性狭窄的胆管疾病鉴别困难的病例。组织学样本的获取途径包括胆管狭窄的刷检、经 SpyGlass 等胆道镜系统进行的直视下活检、经 ERCP 透视下活检及经超声内镜下的细针穿刺活检等。其重要意义在于排除恶性胆管狭窄，尽管其组织学检查阳性率为 20% ～ 50%。组织学上 IgG$_4$-SC 特点为淋巴浆细胞性浸润，除此外其他的特征还包括：①显著的淋巴浆细胞浸润伴纤维化；②席纹状纤维化；③闭塞性脉管炎。如果累及十二指肠乳头，进行乳头活检能够提高 IgG$_4$-SC 的诊断率。IgG$_4$-SC 是胆管壁全层的淋巴浆细胞浸润和纤维化，导致胆管壁全层增厚狭窄，而 PSC 的炎症反应仅累及胆管内壁黏膜层，细胞坏死和炎细胞浸润并不多见。对 IgG$_4$ 组织学检查而言，嗜酸性粒细胞浸润，席纹状纤维化和（或）闭塞性脉管炎是常见的病理组织学特征，尤其是后 2 种特征对诊断具有意义。席纹状纤维化是胶原纤维的不规则旋涡状排列，常见炎症细胞浸润。闭塞性脉管炎是一种典型的炎症反应，镜下表现为炎症细胞和纤维化阻塞了小静脉管腔。

针对 IgG_4-RD 累及的其他组织器官，组织学检查的特点基本类似，近年来多个有关疾病的国际指南均建议积极获取有关器官组织标本并进行病理学检查，活检或切除的组织学标本进行 IgG_4 和 IgG 免疫染色，并统计每高倍镜视野中 IgG_4 阳性细胞计数，计算 3 个高倍镜视野 IgG_4 阳性细胞均数和 IgG_4/IgG 的值。每高倍镜视野下活检标本 IgG_4 阳性细胞＞ 10 个，手术切除标本＞ 50 个，IgG_4/IgG ＞ 40%，结合临床和影像学 2 ～ 3 个有关特征即可确诊为典型的 IgG_4-RD 或 IgG_4-SC。多点取材有助于观察到尽可能多的组织学特征。

4. 合并症 IgG_4-RD 其他合并症有助于 IgG_4-SC 的诊断，其中 AIP 最为常见，发生率为 88% ～ 92%。其他合并症包括泪腺炎、唾液腺炎、腹膜后纤维化，以及肾脏、肺和主动脉的累及。日本一项关于 IgG_4-RD 的研究发现，累及泪腺、唾液腺和腹膜后纤维化的分别为 22% 和 12%，胆管癌的发生率仅为 0.8%，该结果显示 IgG_4-SC 并发胆管癌的概率并不高。

5. 鉴别诊断 IgG_4-SC 的诊断主要依据组织学、影像学、血清学 IgG_4-RD 合并症及治疗反应等综合判断。2012 年日本胆道疾病协会制订了详细的诊断标准如表 15-2，其诊断标准结合了影像学表现、血清学检查结果（升高的 IgG_4 水平）、组织学检查结果和合并疾病。确诊 IgG_4-SC 依据以下几点：①典型的影像学表现和 IgG_4-RD 合并疾病；②影像学表现，升高的 IgG_4 水平和 2 项典型的组织学改变包括淋巴细胞和浆细胞浸润、纤维化，以及 IgG_4 阳性浆细胞浸润；③ 3 个典型的组织学表现，除②中提到的外，再加上席纹状纤维化。

IgG_4-SC 与其他胆管狭窄疾病进行鉴别诊断非常重要，尤其是原发性硬化性胆管炎（PSC），PSC 的患者有 9% ～ 18% 会有血清 IgG_4 升高，而其他胆道疾病不会超过 1%。IgG_4-SC 和 PSC 有一些重叠，IgG_4 阳性的 PSC 与不同的 HLA 相关并且比 IgG_4 阴性 PSC 疾病进展风险更高。因此，IgG_4/IgG 值对鉴别 IgG_4 阳性 PSC 和 IgG_4-SC 意义更大。PSC 患者约 30% 合并胆管癌，出现胆管狭窄和肝门部包块，而 IgG_4-SC 患者也会出现炎性假瘤的情况，两者有时候鉴别诊断非常困难，一项有关胆管癌的回顾性分析发现，约 8% 的术后

切除标本经病理分析最后诊断为 IgG_4-SC。IgG_4-SC 与 PSC 的鉴别诊断的重要性在于 IgG_4-SC 对于皮质激素治疗效果非常良好，能够极大地改善患者预后。有时候 1 型 IgG_4-SC 与胰腺癌的鉴别、2 型 IgG_4-SC 与原发性胆管癌的鉴别、3 型 /4 型 IgG-SC 与肝门部胆管癌的鉴别非常困难，但鉴别的意义在于可以避免不必要的外科手术及避免术后对患者生活质量的影响。

表 15-2 2012 年日本胆道疾病协会 IgG_4-SC 临床诊断标准

诊断项
（1）影像学检查发现肝内和（或）肝外胆管弥漫性和（或）节段性狭窄，胆管壁增厚
（2）血清学检查 IgG_4 水平升高（≥ 135mg/dl）
（3）合并 AIP，IgG_4 相关泪腺炎 / 唾液腺炎，或 IgG_4 相关腹膜后纤维化
（4）组织学检查发现
（a）显著的淋巴细胞和浆细胞浸润和纤维化
（b）IgG_4 阳性浆细胞浸润（＞ 10 个细胞 /HP）
（c）席纹状纤维化
（d）闭塞性脉管炎
（5）激素治疗有效

诊断标准
确诊：（1）+（3）或（1）+（2）+（4）（a+b 或 a+b+c 或 a+b+d）
拟诊：（1）+（2）+（5）
疑似病例：（1）+（2）

（1）PSC 的鉴别：PSC 的患者有 10% ～ 20% 血清 IgG_4 抗体轻度升高，检测血清中 IgG_4 抗体是否 ≥ 1.25 倍正常上限值有助于鉴别 PSC 和 IgG_4-SC。IgG_4/IgG_1 值在 IgG_4-SC 患者中也显著高于 PSC。定量 RNA 检测血清中 IgG_4/IgG RNA 值，IgG_1、IgG_2 和 IgG 特殊的糖基化检测均有利于准确鉴别两者。有经验的消化内科医师结合典型的 ERCP 造影检查及影像学改变和血清 IgG_4 水平升高能正确诊断 IgG_4-SC。此外，与疾病有关的合并症也有利于鉴别诊断，如 IgG_4 相关疾病累及其他脏器的发现要考虑 IgG_4-SC，如合并溃疡性结肠炎要考虑 PSC，因此仔细全面的检查非常有必要，尤其是有些患者初期缺乏相应的合并症临床表现。有研究探讨了依据年龄、IgG_4 相关疾病累及脏器

的表现和胆管串珠样的影像学特点的评分系统用于诊断的价值，值得临床进一步验证其准确性。对于那些非常难以诊断的病例，皮质激素的诊断型治疗可以作为最后一项鉴别诊断选择（激素试验），建议 1～2 周短期使用激素后依据治疗效果进行鉴别诊断。

（2）胆胰系统恶性肿瘤的鉴别：已经有相当多的报道发现术前诊断为"恶性胆管癌"，最后确诊为 IgG₄-SC，当然也有诊断为 IgG₄-SC 后，最后证实是胆胰的恶性肿瘤，患者病情恶化。原发性胆管癌患者也有 10%～20% 血清 IgG₄ 抗体升高。IDUS 和 POCS 非常有助于鉴别恶性胆管狭窄和 IgG₄-SC。IDUS 下表现为环形对称胆管壁增厚，内外管光滑边界清晰，狭窄处回声均质且非狭窄处胆管内壁厚度 > 0.8mm 者提示 IgG₄-SC。POCS 直视下发现胆管内扭曲扩张的动脉血管提示 IgG₄-SC，发现节段性或者部分扩张的血管提示胆管癌。

ERCP 或经口胆道镜获取胆管组织以及通过 EUS 穿刺获取胰腺组织进行病理学检查是诊断恶性胆管狭窄的准确手段，但值得注意的是活检组织结果阴性也不能完全排除恶性梗阻的可能。经乳头活检标本进行原位荧光杂交分析也有助于诊断恶性胆管梗阻，如果怀疑恶性，不建议使用激素进行诊断性治疗。

六、治疗和预后

众所周知，皮质激素治疗 IgG₄-SC 及 IgG₄ 相关疾病具有良好的效果，但目前尚无随机对照研究来证实其疗效。日本一项回顾性分析发现，462 例 IgG₄-SC 患者在诊断后及时给予泼尼松龙治疗，有效率达 88%。美国和英国有关报道，IgG₄-SC 患者使用激素的比例分别为 57% 和 85%。这些回顾性分析总的结果显示，糖皮质激素治疗效果是良好的。日本的有关研究显示，395 例观察对象中 88% 的患者 ALP 水平比激素治疗前下降超过 50% 甚至降至正常水平，90% 的患者胆管狭窄出现缓解。激素治疗后 2 周即拔除用于治疗阻塞性黄疸而经内镜置入的胆道支架。在观察到短期显著改善的同时，远期的治疗效果也是令人振奋的。

在日本的一项约 4 年的随访研究中，27 例患者死亡，其中仅 4 例死于肝胆相关疾病并且无 1 例患者接受了肝移植，2 例进展成为晚期肝硬化而死亡。5 年及 10 年总的死亡率分别为 94.4% 和 80.0%，与肝胆疾病恶化有关 5 年及 10 年死亡率分别为 98.9% 和 97.7%。美国和英国的患者中进展成为肝硬化的比例分别为 7.5% 和 5.2%。与肝胆疾病恶化有关的死亡在美国的研究中仅观察到 1 例，在英国的研究中观察到 2 例肝衰竭和胆管癌，1 例接受了肝移植。

与此同时，疾病的复发尤其是胆管再狭窄，在中断激素治疗的患者中很常见。在日本的该项研究中，随访期间内共 104 例（19%）患者出现了病情反复，诊断后第 1 年、第 3 年和第 5 年胆管累积再狭窄率分别为 1.6%、7.6% 和 16.5%。尽管如此，总的生存率不管有无再狭窄均是相似的。多因素分析显示，首次诊断时有无临床表现和激素治疗是否中断是影响疾病复发的独立因素。梅奥医学中心的一项回顾性分析发现，利妥昔单抗维持治疗能够减少复发。值得注意的是，少部分累及多个器官的患者，通常伴随更加严重的纤维化类型和胆管的多处狭窄，糖皮质激素的治疗效果不佳。将来研究利妥昔单抗和其他免疫调节剂，如硫唑嘌呤、麦考酚酯等药物针对难治性病例的效果值得进一步探讨。

国际上有关 IgG₄-SC 口服糖皮质激素治疗目前形成的共识建议如下，初始治疗为口服泼尼松每天 30～40mg（按体重计算为 0.6mg/kg），持续服用 4 周后根据临床表现、影像学及实验室检查结果等进行综合评估，若疗效较好可以减量。激素减量为每 14 天减少 5mg，持续 3～6 个月后，以 2.5～5mg 的剂量维持约 3 年。服药期间密切随访，尤其注意因胆管狭窄加上服用激素导致的胆道感染和化脓性胆管炎风险增加。如果出现明显的胆道梗阻，尽管可继续口服激素缓解病情，ERCP 置入胆道支架也是可以进行的。通常在治疗 4～6 周后患者肝脏酶学和影像学方面均可见到明显缓解。糖皮质激素的疗效可随着纤维化严重程度的增高而减少。另外，使用甲氨蝶呤、咪唑硫嘌呤或霉酚酸酯可避免或减少糖皮质激素的维持治疗。治疗后血清 IgG₄ 水平通常下降，常恢复到正常范围；若血清 IgG₄ 水平升高常预示着复发，特别是对于自身免疫性胰腺炎的患者，25%～50%会复发。如治疗不佳，要考虑是否疾病处于终末期，炎症反应已趋于减轻或者是合并广泛纤维化。此外，遇到疗效不佳的患者，要再次考虑诊断的准确性。

七、复发

有关IgG₄-SC长期转归的资料目前尚欠缺。尽管有偶发的个案报道胆管癌与IgG₄-SC有关，但其是否增加胆管癌的发生率也没有确切的证据。IgG₄-SC具有很高的复发率，在疾病的初始治疗阶段和激素停用后，均易出现疾病的复发情况。一项研究显示IgG₄-SC和AIP的患者复发率为57%（23例患者13例复发）。另一项包括53例患者的研究发现，外科手术和激素治疗的复发率分别为44%和54%。与疾病复发有关的因素包括：①合并肝内胆管狭窄，IgG₄-SC 2～4型的患者；②高IgG₄水平的患者。在激素减量或者撤退过程中出现的复发，可以通过加用免疫抑制剂缓解病情，如硫唑嘌呤 2mg/（kg·d）。目前联用免疫抑制剂或者低剂量激素维持治疗在预防复发和缩短治疗时间等方面的优缺点还缺乏临床资料。

对免疫抑制剂耐受的高危因素包括除IgG₄-SC外的多器官受累以及腹膜后纤维化，该类患者只能通过大剂量激素维持治疗防止复发维持缓解。目前已有部分前瞻性的研究利用针对B淋巴细胞CD20抗原的利妥昔单抗来解决上述问题。利妥昔单抗治疗的理论基础是针对B淋巴细胞CD20单克隆抗体，其可使产生IgG₄的B淋巴细胞池耗竭。目前正在开展多中心的研究，探讨有关利妥昔单抗的疗效和处方模式。据报道，熊去氧胆酸可有效改善IgG₄-AIP患者胰腺肿大以及肝功能。在梅奥医学中心的一项针对AIP的研究中，尽管所有的患者后继仍需要利妥昔单抗维持治疗，但经过中位数4.5个月的治疗和观察，80%的AIP患者影像学上出现了完全缓解。因此，将来以利妥昔单抗为主的"降阶梯"治疗方案可能会为激素或免疫调节剂治疗失败的病例及长时间反复复发的病例带来希望。

八、展望

IgG₄-SC相对来说是临床上近些年比较新的一种疾病，其发病率、患病率、疾病自然转归、病因及发病机制均不十分清楚，其危险因素、用于诊断的生物学标志物尤其是自身抗体和远期治疗效果均值得认真研究，尤其是具有临床诊断价值的高敏感性和特异性自身抗体及有关标志物。目前由于针对IgG₄-SC的影像学检查结果的诊断和鉴别诊断具有一定的挑战性，同时获得足够的组织样本进行病理学检查也具有一定的难度，该疾病的诊断主要基于血清学IgG₄抗体水平升高。此外一些患者血清中IgG₄抗体水平并不升高，急需国际的多中心大样本量的临床研究来探索和验证新的诊断标志物。

（宁　波）

第六节　胆管良性狭窄的内镜治疗

胆管良性狭窄（benign biliary strictures，BBS）是由多种疾病引起的胆道慢性炎症导致管壁纤维化、瘢痕挛缩而最终形成的良性狭窄，进而会出现胆汁淤积和（或）胆系感染。其病因多样（表15-3），机制复杂，部位多变，一直是胆道系统疾病领域研究的热点和难点之一。BBS最常见的原因是外科手术损伤和慢性炎性狭窄。外科手术有关的狭窄多发生于肝移植、胆囊切除术及胆道手术后。肝移植术后胆管狭窄常发生于吻合口，有报道其发生率为10%～40%，胆囊切除术后胆管狭窄多与手术直接或间接损伤有关，包括开腹手术和腹腔镜胆囊切除术，发生率约为0.5%，即便是腹腔镜手术经验丰富的医生，手术后的胆管狭窄率仍为0.5%左右。慢性胰腺炎（CP）是手术因素之外最常见的引起胆管狭窄的原因，发生于13%～21%的患者，CP有关的胆管狭窄通常位于胆总管远端，由于狭窄段较长以及胰腺组织钙化，处理起来比较困难。其他还常见于 PSC、IgG_4 相关性胆管病变。各种胆管狭窄根据其病因可能会有不同的特征，例如，肝移植术后胆道吻合口狭窄通常长度较短且狭窄明显，胆囊切除术后胆管狭窄通常位于肝门胆管汇合处远端，慢性胰腺炎引起的胆管狭窄的长度较长且涉及胆总管的胰腺段部分。BBS 治疗目标在于缓解胆道梗阻、保持胆道通畅和保护肝脏功能，其处理方式主要根据狭窄的原因、位置及程度综合考虑，胆道的连续性存在时常首选内镜下治疗，胆道完全闭塞和胆总管横断常需要外科手术治疗。随着内镜技术的不断发展，ERCP 已经成为多数 BBS 患者的最常用的诊治方案，相比较于其他治疗方法，它具有较高的安全性、有效性，创伤性小，具有可重复性。如今，随着导管、导丝、乳头切开刀、支架和其他的内镜附件越来越丰富和普及，BBS 的内镜诊断及治疗方法逐渐变得更加容易。多数 BBS 需要多次的内镜治疗以获得持续的治疗反应

表 15-3　胆管良性狭窄的病因

分类	病因
外科术后	胆囊切除术
	肝移植术
	肝叶切除术
	胆肠吻合术
	胆道吻合 / 重建
炎症	慢性胰腺炎
	原发性硬化性胆管炎
	IgG_4 相关胆管病变
	胆管结石病
	血管炎病：系统性红斑狼疮和抗中性粒细胞胞质抗体相关的血管炎
其他	外伤
	感染性疾病：复发性化脓性胆管炎、蛔虫及华支睾吸虫感染、结核病、组织胞浆菌病、人类免疫缺陷病毒感染
	缺血相关：血压过低、肝动脉血栓形成、门静脉高压性胆管病、经导管动脉化疗栓塞
	放射治疗
	Mirizzi 综合征
	ERCP 相关：胆道乳头括约肌切开、金属支架置入

和完全缓解，特别是一部分类型的狭窄复发率较高，如钙化性胰腺炎。内镜治疗 BBS 的方法包括通过导丝引导进行球囊或者探条扩张狭窄段、在狭窄部位置入塑料支架或者全覆膜金属支架。塑料支架一直是内镜下胆管良性狭窄治疗的主要手段，但是这种方法需要定期更换新的支架，增加支架个数或更换更大直径的支架，以利于胆汁排出通畅和狭窄的缓解，但是这样也增加了发生并发症（如胆管炎和出血）的机会，并对医疗资源提出了很高的要求。近些年，全覆膜自膨式金属支架（fully covered self-expandable metal stents，fcSEMS）置入的研究和使用逐渐增多，该方法更加容易操作，需要较少的治疗干预次数，并且还可以获得更快的狭窄缓解率。但是，fcSEMS 有更高的移位风险。目前正在研究一种新型的具有抗移位特性的 fcSEMS，可降低支架移位的风险。《2018 版欧洲消化内镜学会内镜下胆管支架置入的临床指南》强调，多个塑料支架（multiple plastic stents，MPS）和 fcSEMS 置入都是目前胆管良性狭窄的标准治疗方案（强烈推荐，中等质量的证据）。未来需要更多有关胆管支架的高质量证据的研究，特别是那些与 fcSEMS 有关的以及支架置入持续时间的研究。

一、内镜处理原则

1. 术前准备　目前 MRCP 作为一种非侵入性的检查手段可以提供如胆道造影一样高质量的成像，已成为胆胰管疾病的首选诊断方法，这样可以在术前清楚地显示患者胰胆管的解剖结构情况，有利于制订更加清晰的治疗计划。BBS 在 MRCP 上通常表现为规则、对称的短节段性狭窄。对于肝门部狭窄、肝移植术后、PSC 等可能合并复杂或者多处狭窄的患者，推荐术前静脉应用覆盖治疗革兰氏阴性杆菌（包括肠球菌和假单胞菌）的抗生素。而对于其他患者，预防性应用抗生素并不能防止 ERCP 相关的胆管炎的发生。胆道引流不完全通畅会增加术后发生菌血症和胆管炎的风险。PSC 患者发生 ERCP 相关胆管炎的其他风险因素包括较长的操作时间和胆管内操作，如细胞刷检、活检、球囊扩张及胆道镜检查。

2. 胆管插管　治疗性的 ERCP 需要成功用导丝跨越狭窄段进行深插管。乳头胆管括约肌切开可使放置支架变得容易，也有助于后续再次进行 ERCP 操作。辅助插管技术包括乳头括约肌预切开、在困难插管病例中使用双导丝或者沿导丝置入胰管支架以辅助性进行胆管插管。通过狭窄最常用的是标准的 0.035in 的导丝，对于紧密或者成角的狭窄，使用更小直径的（0.018in、0.021in 或 0.025in）和（或）成角的亲水超滑导丝可能会提高导丝通过狭窄的成功率。当传统的导丝引导方法失败时，可以尝试用充气球囊拉直胆道或者用胆道镜直视下辅助引导导丝。应该避免过度强力地插入导丝，因为有可能会形成假道或者引起胆道穿孔。在胆道完全梗阻导丝无法通过时，可以考虑超声内镜、经皮经肝穿刺胆管造影或者外科手术的方式。

3. 内镜下扩张　对于严重的纤维化的狭窄，在放置塑料支架或 fcSEMS 前进行球囊或者探条扩张是有必要的。扩张时选用探条还是球囊，并没有一个一致的意见。如果狭窄比较紧密，有建议先从 5 ～ 7Fr 的探条开始扩张，然后用球囊逐步扩张直到 18 ～ 24Fr。扩张球囊的大小取决于狭窄远端胆管的直径。扩张器都是在导丝引导下通过狭窄段，然后在 X 线下进行观察。推荐对狭窄段进行扩张 30 ～ 60 秒，或者应用球囊扩张直到狭窄的"腰"消失。要避免过度扩张，特别是在手术后的早期阶段（例如，肝移植术后 4 周）或者患者正在应用大剂量的免疫抑制剂，因为有引起胆管穿孔的风险。

对于 BBS 而言，单纯的扩张治疗再狭窄率达47%，所以很少单纯进行扩张治疗，常在扩张后联合支架置入。单纯进行气囊扩张的一个最主要的适应证就是 PSC 具有主要节段性良性狭窄的情况，扩张治疗常可以获得一个长期的缓解，放置支架并不一定能获得更多的益处。肝移植术后狭窄可以在扩张后通过放置支架来减少术后狭窄的复发。慢性胰腺炎引起的胆管狭窄在胆道扩张后置入多根 10Fr 的塑料支架并定期更换，疗程达到12 个月，狭窄缓解率可高达 90%。

4. 支架置入　肝外胆道的良性狭窄最初是采用将 10Fr 的塑料支架放在狭窄处，然后每 3 个月更换一次，并逐渐增加支架内径的尺寸，维持支架扩张时间达 1 年。由于直径尺寸有限，所以单个支架只有短期的通畅效果，需要内镜多次进行处理。后来一项包括 1000 多名患者在内的荟萃分析发现，放置多个塑料支架（MPS）的方法优于单个塑料支架，前者有着更高的狭窄缓解率和更少的不良事件发生率，并且长期效果等同或优于外科处理。然而，各处理方案对于支架更换的方式、频率和持续时间等存在较大的不同。一种方式是在初次 ERCP 时放置最大数量的支架，这样可以减少 ERCP 操作次数和支架更换频率。另一种方式则是每 3 个月更换一次支架，逐渐增加支架的数量和（或）直径，直到 12 个月。两种方式对于狭窄的缓解率具有相似的效果。支架的持续置入时间对于有症状的支架堵塞的发生率没有影响。在使用多个支架的情况下，6 个月内更换支架与更长时间（超过 6 个月）更换，两组支架堵塞的发生率并没有明显差别。《2018 版欧洲胃肠内镜学会内镜下胆管支架置入的临床指南》建议每 3 ～ 4 个月放置尽可能多的支架，总的维持时间为 12 个月（弱推荐，证据质量低）。

BBS 中使用的自膨胀式金属支架均是全覆膜的，以防止组织向支架内生长和支架包埋入胆管壁，并且有细线置于支架的边缘，从而有利于移除支架。后面所述的金属支架都是全覆膜自膨式金属支架（fcSEMS）。SEMS 尽管比塑料支架昂贵，但相对而言也有着独特的优势，如它们具有更大的直径（10mm），也有着更强的扩张力，而塑料支架直径只有 3.3mm。在操作技术方面也有优势，因为与 MPS 相比，它们更容易置入且操作时间更短，更强的径向扩张力会对狭窄进行持久且最大限度地扩张，并允许支架更换的间隔期更长。此外，SEMS 的输送鞘管更窄，因此无须事先扩张。通常，与 MPS 相比，SEMS 对于狭窄的缓解率和胆管重构似乎更快，所需时间少于塑料支架所需的全部 12 个月的支架更换时间。一般认为缩短的时间可以减少与支架置入相关的并发症的发生率，尤其是在移除支架的同时，不会影响狭窄的缓解。

尽管近期的研究证据建议对于肝移植术后BBS 放置 6 个月的 fcSEMS，而对于 CP 和胆囊切除术后引起的 BBS 放置时间要更长，但是对于SEMS 的最佳留置时间仍不明确。更长的治疗时间可能对狭窄的解决更为有效，就如在 CP 放置支架长达一年的情况。延长 SEMS 的留置时间可能会引起支架阻塞或移位而导致胆管炎的发生。由于支架顶端黏膜增生，也有发生支架包埋的风险。一项大型研究表明，在首次随访时 ERCP 移除 SEMS 均获得了成功。这可能与研究的纳入标准和计划 6 个月的移除时间有关。《2018 版欧洲胃肠内镜学会内镜下胆管支架置入的临床指南》建议插入直径为 8 ~ 10mm 的 SEMS，放置 6 个月的时间（弱推荐，证据质量低）。

　　放置 fcSEMS 必须选择正确的适应证，在合适的位置放置相应的支架。主要是根据狭窄的长度、位置和病因。fcSEMS 最适合应用于 CP 相关的狭窄以及某些术后的情况。不建议在肝门部胆管汇合处的狭窄使用 fcSEMS，因为有发生支架嵌塞的风险以及堵塞对侧的肝内胆管分支从而可能导致败血症。如果支架覆盖胆囊管，则患者可能会发生胆囊炎。此外，由于过多发生移位和狭窄复发，fcSEMS 在治疗胆囊切除术吻合口狭窄方面效果不佳。

　　传统的 fcSEMS 容易发生移位，特别是如果支架的直径不适合胆总管的内径时，会影响治疗效果，研究者已经使用了多种方法来解决移位问题。例如，在 fcSEMS 内置入双猪尾的塑料支架，相比单独的 fcSEMS，移位率明显降低（6.3% vs. 41.2%），同时具有更长的支架放置时间（平均 154 天 vs. 114 天）。肝移植术后 BBS 给予在金属支架内置入双猪尾的塑料支架，这样并未发现金属支架发生移位，狭窄缓解率达到 89.5%，复发率为 17.6%。近年来人们逐渐开始研究具有抗移位特性的新型 fcSEMS，如应用一种近端具有侧翼、远端具有喇叭口形状的抗移位特性的 fcSEMS 治疗肝移植术后吻合口狭窄，与传统的 fcSEMS 相比可明显降低支架移位的发生，对于狭窄缓解率和狭窄复发率的结果同样满意，并且并没有明显增加不良反应。胆总管呈纺锤形，并在近乳头处狭窄。这样，单锥或双锥形状的符合解剖学特点的支架也具有零移位率或更低的移位率。有关于术后 BBS 的荟萃分析发现，与传统 SEMS 相比，改良的 SEMS 减少了狭窄移位和复发率。改良的 SEMS 组的支架移位率仅为 0.03，与 MPS 组的相似（0.04），显著低于传统的 SEMS 组（0.25）。因此，改良的 SEMS 可能比传统的 SEMS 更有利，支架移位更少，但是需要将来的高质量的随机对照试验研究。新型腔内的 SEMS 完全位于胆管内，研究结果表明其对于肝脏移植后的狭窄很有希望。这种支架可以全部置入胆管腔内而不需要连接壶腹部和形成胆肠吻合，并已被证明可将移位率显著降低至 0 ~ 3%。总之，具有抗移位特性的 fcSEMS 既可以较好地克服传统支架容易移位的不足，又具有传统支架的优点，与 MPS 相比缓解狭窄效果相当并可以减少 ERCP 操作的次数以及相关并发症，有望成为肝移植术后吻合口狭窄的一线治疗，未来需要更多高质量的研究来证实。

　　多项荟萃分析表明，对于 BBS 的缓解率，SEMS 与 MPS 相似，但后者所需的 ERCP 干预次数更少。但是，荟萃分析里所有的研究样本量较少。此外，各种研究本身存在较大的差异性，许多研究没有详细说明所用支架的类型或设计，也没有详细说明更换频率。因此，荟萃分析可能不是解决金属支架与塑料支架之间争议的最佳方式。

　　5. 超声内镜在 BBS 中的应用　即使是有经验的专家，进行治疗性 ERCP 的操作也有 2% ~ 10% 的失败率，如各种原因的胆管插管不成功、胆管横断性狭窄等情况。在某些病例，EUS 治疗或许是优先于经皮穿刺介入和外科手术治疗的一种有用的辅助治疗方法。

　　当内镜可以到达十二指肠乳头时，EUS 引导胆管引流时可以留置导丝和 ERCP 同时进行，引导导丝通过十二指肠乳头，通过对接技术然后采取常规 ERCP 的方法进行胆管狭窄的扩张和后续支架的置入。如果内镜不能到达十二指肠乳头部位，则可以采取通过细针穿刺胃壁进入肝左叶胆管分支（即肝管胃吻合术）或者通过十二指肠壁进入胆总管（即胆总管十二指肠吻合术）进行引流或者顺行放置支架。

二、常见疾病的内镜处理方案

不同的 BBS 根据病因不同，具有各自相应的特征。不同病因内镜治疗方式见表 15-4。内镜下的治疗应结合患者的具体情况，根据不同的病因和狭窄特点制订最适合的方案。

表 15-4　常见 BBS 的推荐内镜治疗方式

疾病	扩张	单或多根塑料支架	全覆膜金属支架
外科手术损伤	—	√	√
慢性胰腺炎	—	√	√
原发性硬化性胆管炎	√	—	—
肝移植	—	√	√
IgG$_4$ 相关胆管病变	—	√	√
胆肠吻合口	√	√	—

1. 肝移植术后胆管狭窄　可分为吻合口胆管狭窄（anastomotic biliary strictures，ABS）或非吻合口胆管狭窄。对于 ABS，内镜治疗作为一线治疗方式是安全有效的，MPS 置入是金标准。置入 MPS 可以获得较高的狭窄缓解率（66.7%～100%）而不需要外科干预或者再次肝移植。最近一项关于肝移植术后 ABS 改良的 MPS 治疗的前瞻性研究，每 3 个月在原有的支架旁追加新的支架，获得了较以往更高的 99% 的缓解率，并发症为 8%，耐受性良好，平均随访 993 天后复发率为 8%；有意思的是，尽管预先设计了 12 个月的治疗方案，而平均的内镜治疗时间只有 8 个月，平均的 ERCP 干预次数为 4.7 次，这提示患者可以在较以往 12 个月的标准内镜治疗时间更短的期限内获得满意的治疗效果，ERCP 的治疗间隔时间或许可以更短。迟发型的 ABS（肝移植术后超过 6 个月发生）相对于那些移植术后早期的患者，可能需要更多次的内镜干预。

近些年 fcSEMS 治疗 ABS 逐渐增多。一项对比 fcSEMS 与 MPS 治疗肝移植术后 BBS 的随机对照试验表明，fcSEMS 具有较高的狭窄缓解率（81%～92% vs. 76%～90%），更短的支架放置时间（3.8 个月 vs. 10.1 个月），更少的内镜治疗次数（中位数 2.0 vs. 4.5），更少的不良事件发生率（10% vs. 50%），并且金属支架组所需花费

更少。另外一项随机对照试验也得出类似的结论。荟萃分析发现，SEMS 和 MPS 具有同等的 ABS 缓解率和复发率（OR=1.05，95%CI 0.43～2.56）。当排除具有较短支架放置时间的试验时，更大的狭窄复发率不再显著，与 3 个月相比，放置 6 个月的时间可获益。《2018 版欧洲胃肠内镜学会内镜下胆管支架置入的临床指南》建议暂时置入 MPS 来治疗原位肝移植术后良性 ABS，尚待有关 SEMS 的进一步研究证据（弱推荐，证据中等）。

非吻合口胆管狭窄是指在吻合口近端超过 5 mm 处发生的狭窄，常与缺血有关。它们的特征是多处肝外和（或）肝内胆管狭窄伴有胆泥或结石反复形成。迟发型的非吻合口狭窄发生于肝移植术后一年以上，常发生于外周胆管系统。内镜治疗可作为一线治疗方式或者是再次肝移植的过渡治疗方式。与 ABS 相比，非吻合口狭窄通过内镜治疗难度更大，需要更多的狭窄扩张次数，支架置入时间也更长，狭窄复发率更高。内镜治疗的成功率在 40%～82%。

2. 外科手术损伤所致胆管狭窄　最常见于胆囊切除术后，狭窄常发生在胆总管上段或肝总管，狭窄长度通常较短。传统上是进行外科手术如肝空肠吻合术治疗，特别是对于胆管完全梗阻或者堵塞严重的患者需要考虑手术治疗。胆囊切除术后和肝移植术后狭窄内镜治疗方式基本类似，内镜下扩张后放置 MPS 与外科手术也有着相似的长期临床疗效。例如，一项对于内镜下支架治疗和外科手术治疗胆囊切除术后 BBS 的回顾性对照研究发现手术组的长期缓解率为 77.3%，内镜治疗组为 80%。由于支架上边缘嵌入到肝门顶部以及移位的风险，SEMS 的应用受到限制。ESGE 建议暂时插入 MPS 治疗胆囊切除术后并发的 BBS；对于距离肝门汇合处 > 2cm 的狭窄，SEMS 可以作为一种选择（弱推荐，证据质量中等）。

3. 慢性胰腺炎所致胆管狭窄　胰头组织反复慢性炎症纤维化压迫远端胆总管造成了胆管的良性狭窄。10%～30% 的进展期慢性胰腺炎会出现具有症状的胆管狭窄，推荐对于有狭窄症状的患者进行治疗，特征包括：出现继发性的胆汁性肝硬化或者胆管结石、血清碱性磷酸酶和（或）胆

红素持续性的（1 个月以上）超过正常上限值的 2 倍。内镜治疗已经作为慢性胰腺炎导致的胆总管良性狭窄的一线治疗方式，相对于外科手术，其侵入性小。尽管如此，相比较于其他类型的 BBS 而言，慢性胰腺炎引起的 BBS 通常狭窄段更长，在内镜下处理更加困难，特别是在胰头发生钙化以后，支架引流成功率降低。需要重视的是，应每 10～12 个月进行检查排除恶性肿瘤。由于胰头组织的钙化，放置 MPS 来治疗胆管狭窄的效果要明显优于单个塑料支架。MPS 维持 12 个月或者更长时间，可以获得 65.2% 的治疗成功率，在平均随访 42 个月后有 17% 的患者发生了再狭窄，可以再次通过 ERCP 治疗获得成功。近些年来由于 fcSEMS 具有更大的内径、更容易放置和具有更少的 ERCP 操作次数，其应用也逐渐增多。一项系统回顾发现，与慢性胰腺炎相关的 BBS 在一年内应用 SEMS 比 MPS 有更高的缓解率（分别为 77% 和 33%）。获得临床治疗成功的 ERCP 的中位操作次数，fcSEMS 也是低于 MPS（1.5 vs. 3.9，P =0.002）。另一项研究纳入了 60 例慢性胰腺炎并发 BBS 的患者，随机一组给予 10mm 直径的 fcSEMS 治疗，一组给予 3 根 10Fr 塑料支架，3 个月后更换并置入更多的 10Fr 塑料支架，两组支架均在 6 个月后取出，2 年后 fcSEMS 组狭窄缓解率为 92%，MPS 组为 90%（P=0.405）。长期的结果也是肯定的；一项前瞻性研究发现，超过 60% 的有症状慢性胰腺炎并发 BBS 的患者在放置单个覆膜金属支架之后长达 5 年的时间内保持无症状且不需再放置支架。慢性胰腺炎并胆囊管的低位汇合可能是放置 SEMS 的相对禁忌证。MPS 的效果可以与金属支架类似，如 5 根 10Fr 的塑料支架的周长与单根直径 10mm 的金属支架类似，4 根 10Fr 的塑料支架周长超过了单根直径 8mm 的金属支架。《2018 年欧洲胃肠内镜学会内镜下胆管支架置入的临床指南》建议暂时置入 MPS 或 SEMS 来治疗与 CP 相关的 BBS（弱推荐，证据质量中等）。对于 MPS 和 SEMS 治疗仍旧失败的患者，依然可以考虑外科手术，特别是患者胰腺本身也有手术指征的情况。

4. 原发性硬化性胆管炎所致胆管狭窄　PSC 是一种原因未明的慢性胆汁淤积性肝病，主要表现为肝内外胆管的慢性、进行性炎症、胆管破坏，最终发生纤维化，大多数患者病变呈弥漫性。PSC 在发生胆管良性狭窄的进程中，也可以发生胆管恶性狭窄，因而会给诊断带来较大的困难，所以在内镜治疗之前排除恶性肿瘤很重要。内镜治疗 PSC 胆管良性狭窄是可行的，推荐对于有症状的具有主要节段良性狭窄（定义为肝外主胆管小于 1.5mm 的狭窄或者肝内胆管小于 1mm 的狭窄）的 PSC 患者进行内镜下球囊或探条扩张治疗，达到缓解胆汁淤积、改善肝功能，延缓肝移植的需要，改善预后。在 PSC 及具有主要节段狭窄患者中放置胆管支架一直是有争议的，因为以前的研究发现与扩张治疗相比，放置支架的并发症发生率明显升高，有高达 50% 的风险发生逆行性胆管炎。因此，球囊扩张应成为 PSC 主要节段性狭窄的首选初始治疗方法，因为它可能会使大多数患者在 3 个月时间内胆汁淤积减少。在某些患者中，为了获得最大的临床收益，可能需要重复进行扩张。除非必要，如反复扩张效果不好，局部存在持久的狭窄，可以考虑短期内置入支架。内镜治疗的长期价值仍有待明确，有限的研究数据提示，PSC 患者经内镜下对胆管主要节段狭窄行重复治疗后其生存期要长于预期，其他的长期随访研究也有表明对胆管狭窄反复行内镜下球囊扩张和（或）支架置入是安全的，不良事件发生率可以接受（1%～4.3%）。

5. 胆肠吻合口狭窄　胆肠吻合术后的狭窄，由于解剖结构改变如输入段过长、吻合口呈锐角及粘连限制肠道移动，十二指肠镜可能难以到达主乳头部位。传统方法是通过 PTBD 进行的，但是如果医疗中心拥有专业经验和可行性，那么结肠镜或者 DBE 辅助的 ERCP 将是一个不错的选择，特别是缩短型双球囊小肠镜的工作长度为 152cm，与多数 ERCP 附件长度兼容，更适用于治疗这类患者。由于该类内镜缺少抬举器，所以给插管带来了很大困难。一项回顾性队列研究（102 例患者），采用 DBE 辅助 ERCP 反复进行球囊扩张，并在需要时置入塑料支架，显示具有较高的狭窄缓解率（77%）。这是一项耗时且费力的方案，需要密切随访。狭窄复发率也很高，为 42%，中位复发时间为 3.4 个月，胆管炎的发生率为 10%。

一项对 15 项研究的荟萃分析显示，DBE 达到乳头处胆管吻合术的总体成功率为 81%，而进行胆管干预的成功率为 62%。

6. IgG$_4$ 相关胆管病变所致胆管狭窄 IgG$_4$ 相关胆管病变是一种自身免疫性炎症性疾病，经常与自身免疫性胰腺炎和其他全身系统性疾病有关。患者可以表现为无痛性堵塞性黄疸，以及肝内、肝外胆管的狭窄，类似于 PSC 和胆管癌的表现，鉴别有一定困难。类固醇皮质激素是该病的一线治疗手段，多项研究表明，大多数患者通过激素治疗就可以获得治疗应答，内镜治疗并不是必需的。当在激素治疗前或者起效前患者就有明显的胆管梗阻和胆管炎时，内镜引流可能是有用的。

三、新技术

对于难治性的 BBS，也正在逐渐研究新的技术用于临床治疗。一项 9 例患者的小型研究发现，在狭窄处通过球囊扩张后应用导管内双极射频消融治疗，狭窄很快得到了缓解，在平均随访 12.6 个月后 4 例患者没有复发。应用磁吻合技术治疗因外科手术或外伤导致胆管完全梗阻的一项研究中，39 例胆管狭窄中有 35 例再通，再通率为 89.7%，平均用时 57.4 天，不良事件有 1 例胆管炎和 2 例再狭窄，经皮和内镜治疗后获得了成功。人们还对可生物降解的支架的研究感兴趣，由于自发性支架降解，所以不需要去除支架。这些支架可以根据 BBS 的情况以所需的大小和长度进行定制。但是，需要关注的是扩张径向力随着支架的降解而逐渐减小，以及潜在的炎症性异物

反应的发生。在一项多中心研究中，107 例难治性 BBS 患者，应用可生物降解的支架，18% 的患者狭窄复发。从理论上讲，可生物降解支架的发展可以带来益处。未来需要更多的研究以提出更强有力的建议。

四、总结与展望

内镜治疗技术在 BBS 中的重要治疗地位已经被人们广泛认可，并在最近 20 年中得到了快速发展，内镜技术、策略和材料在不断更新。现阶段仍缺少理想的针对胆管塑料支架和金属支架对比的研究和试验，因此有时给临床抉择带来一定困难。放置 MPS 虽然操作次数多，但是支架放置的并发症相对较低，胆道引流时间相对较长，拔除也相对简单；SEMS 优势在于减少了操作次数，治疗效果与 MPS 类似，而可能引起一定的并发症。目前还缺乏关于 BBS 中 fcSEMS 应用的安全性、有效性、成本效益分析评价的随机对照试验。在 PSC 患者，目前还没有确切的对照试验结果，因此对于放置 fcSEMS 应格外谨慎。对于一个特定的 BBS 患者而言，决定采取何种治疗方案，还要考虑其他一些问题，如患者的依从性、经济费用等，以及医疗机构实际的技术水平和客观条件。随着诊断技术和水平不断发展，在做任何侵入性的操作之前，多学科的讨论以及与患者充分沟通是应当被重视和提倡的做法。未来将会在临床实践中出现更多的新技术、新方法和新的器械设备。

（宫　健）

第七节　胆管良性狭窄的外科诊疗

胆管狭窄是消化内科和肝胆外科疾病中的常见病（并发症），胆管狭窄根据其病因又分为良性狭窄与恶性狭窄两类。在胆管良性狭窄中，又分为手术相关性狭窄和非手术相关性狭窄两类。

一、病因

胆管良性狭窄的疾病原因较多。临床上可能遇到的疾病有慢性胰腺炎引起的胆管狭窄和术后

胆管狭窄、Mirizzi 综合征等。此外还有 IgG$_4$ 相关硬化性胆管炎（IgG$_4$-SC）和原发性硬化性胆管炎（PSC）等，其他原因相对很少见。引起胆管狭窄的恶性疾病有胆管癌、胰腺癌、胆囊癌、十二指肠乳头部癌、肝内胆管癌及淋巴结转移引起的胆管狭窄等，其与胆管良性狭窄的治疗方针和预后有根本的不同，因此两者的鉴别诊断极其重要。

外科手术引起的术后胆管狭窄，最常见原因为胆囊切除术和肝移植。胆囊切除术中的胆管损伤，在开腹手术中发生的比例为 0.1% ～ 0.4%，在腹腔镜手术中发生的比例为 0.5% ～ 0.7%。在手术中发现判明的比例为 30% 左右，其他的大多是以术后引流管的胆汁漏出、黄疸和发热等为契机被诊断出来的。另外，在肝移植后的 10% ～ 40% 患者中可以看到胆管狭窄。

二、诊断

根据临床经验和血液检查结果等怀疑胆管狭窄的病例，应该充分理解各种影像学诊断的特性，一边慎重地进行恶性疾病的排除，一边尽可能地进行高效率的诊断。胆管领域的影像学诊断手段包括 US、MRI、MDCT、EUS、胆管造影检查（ERC，PTC）、IDUS、胆道镜检查等。在非创伤性的检查方法中，MRCP 对于胆管狭窄存在的诊断灵敏度为 97%，特异度为 96%，总的正确诊断率为 96%，对高度怀疑的患者进行检测是有用且必需的。另外，对于胆道闭塞的疑似病例，如果在 ERCP 之前进行 MRCP 的话，就可以省略不必要的 ERCP，因此在诊断的早期实施 MRCP 图像诊断性检查具有事半功倍的效果。此外，虽然 EUS 可以对胰胆道系统整体进行详细的评价，但是目前还没有被普及到所有的医疗单位。

在胆管良恶性狭窄的鉴别诊断中，病理诊断是必需的。近年来，对于 ERCP 下的病理学活检中难以确定的病例，有利用 EUS-FNA 诊断的报道，其良恶性诊断灵敏度为 72% ～ 89%，特异度为 100%，正确诊断率为 79% ～ 91%，提示其可作为补充 ERCP 时的高效病理学诊断方法。

三、治疗方案

1. 胆管空肠 Roux-en-Y 吻合术　①切口：右上腹经腹直肌切口或肋缘下斜切口均可。但预计需处理肝门或肝内病变者，以右肋缘下斜切口为好。②探查：触摸探查肝胆系统及周围器官，了解周围器官解剖、病理及小网膜孔的状况等。③取石：显露和切开肝外胆管探查，取净结石，解除狭窄，冲洗、清理胆管。有条件者最好术中用纤维胆道镜检查取石。④胆管部位选择：根据不同的病因、病理，选择不同的胆管部位与空肠吻合（如肝外、肝门、肝内或肝切除的胆管断面）；并根据不同部位和病理选择不同的吻合方式（如端端、端侧、侧侧、设置空肠皮下盲袢等）。⑤空肠 Y 形袢的制备：在十二指肠空肠韧带（Treitz 韧带）下方 20 ～ 30cm 处，选择适当的空肠系膜血管弓切断、结扎相应的血管，横断空肠。游离空肠 Y 形袢，以不影响 Y 形袢的血供和与胆管吻合无张力为原则。在 Y 形袢 40 ～ 50cm 处横向切开半周与近端（十二指肠端）空肠行端侧吻合。缝合封闭系膜空隙，并将近端空肠与 Y 形袢空肠并拢缝合 8cm 左右，或在空肠 Y 形袢加做人工套叠，防止肠胆反流。⑥胆管空肠吻合：多主张横断胆总管，缝合封闭远端。将近端胆管与空肠端端或端侧吻合。若选择后者则需缝合封闭空肠袢断端。另切开空肠对系膜缘的侧壁与胆管吻合。必要时将胆管从断端适当纵行剖开，保证够大的吻合口。一般多采用小圆针细线一层间断吻合，如果吻合切口够大也可用吸收线连续吻合。必要时可将空肠的浆肌层与胆管周围组织加固缝合。⑦皮下空肠盲袢的设置：封闭空肠袢断端，离断端 8 ～ 10cm 处对系膜缘纵行切开空肠袢与胆管吻合。将空肠袢的盲端置于近吻合口的皮下固定并留置银夹标志。⑧放置 T 管：胆管内放置 22 ～ 24F T 管，长臂经吻合口从空肠袢引出。放置于肝下或吻合口附近腹腔引流。

2. 胆管扩张支撑引流术　对于较长节段胆管狭窄、又不能切除病变部位者，可行胆管内置管支撑或 U 形管引流。若主要是肝外胆管弥漫性狭窄，手术时在切开胆总管之后，以 Bakes 胆道扩张器沿胆管向上、下方向逐步扩张（包括对奥迪括约肌的扩张，扩张时应渐次、缓慢地进行，不能过分用力，以致胆管破裂及伴行血管出血），然后放置 T 管支撑引流。若伴有肝内胆管的改变，则向上逐步扩张，直至能经肝表面放一 U 形管引流。初时经肝的引流管外径不宜过粗，因为放置困难及可能因过度扩张而导致肝内胆管破裂和出血，应先放置较细的导管，以后每隔 3 个月更换导管，逐渐增大导管的管径，导管至少放置 1～2 年，甚至终身带管。

3. 胆肠吻合支撑引流术　根据病变部位和狭窄情况，选择各种形式的胆肠吻合术，并经吻合口放置内支撑或经肝引流管。

4. 胆管狭窄段切除，胆管端端吻合或狭窄段切开成形，带血管蒂的胆囊瓣、圆韧带或空肠瓣修补术　适用于肝外胆管节段性狭窄而狭窄以上肝内胆管病变较轻者。

5. 胆管内膜剥出术　主要是增加胆管内径，但技术上比较困难。

6. 原位肝移植　有持续性黄疸合并胆汁性肝硬化，或属于弥漫性原发性硬化性胆管炎，不能用上述手术方法纠正者，采用肝移植可能有长时间治愈的希望。美国匹兹堡大学和梅奥医学中心 1981～1990 年为 216 例成年原发性硬化性胆管炎患者施行肝移植术，术后观察时间为（34±25）个月。为评定肝移植术的结果，将其与原发性硬化性胆管炎的自然过程数学模型（Mayo Model——由 426 例原发性硬化性胆管炎患者的血清胆红素、脾大、肝脏组织学改变作为变量而得出的模型）进行比较，结果在手术后 6 个月时，肝移植术后的 Kaplan-Meier 生存概率已经高于 Mayo Model 的预测值，至 5 年时则更为明显，而在病情严重的患者，则其差别更为显著。

（肖书傲）

参考文献

樊代明 , 2016. 整合医学：理论与实践 . 北京：世界图书出版公司 .

樊代明 , 2021. 整合医学：理论与实践 7. 北京：世界图书出版公司 .

黄海清 , 金震东 , 2000. 超声内镜引导下穿刺诊断与治疗 . 国外医学内科学分册 , 27(5): 212-214, 217.

金震东 , 李兆申 , 刘岩 , 等 , 2006. 超声内镜引导下定向植入放射性 ^{125}I 粒子治疗胰腺癌的临床研究 , 中华消化内镜杂志 , (1): 15-18

夏明星 , 高道键 , 吴军 , 等 , 2021. 内镜下双侧金属支架与单侧金属支架治疗不能手术切除肝门胆管恶性梗阻的比较：一项大型回顾性研究 . 中华消化内镜杂志 , 38(1): 43-47.

夏明星 , 吴军 , 高道键 , 等 , 2021. 三种方式同期放置双侧金属支架治疗肝门胆管恶性梗阻的比较研究 . 中华消化内镜杂志 , 38(4): 305-309.

夏明星 , 吴军 , 叶馨 , 等 , 2020. 新型 SpyGlass 经口胆道镜对性质不明胆管狭窄的诊断价值 . 中华消化内镜杂志 , 37(10): 722-726.

张太平 , 肖剑春 , 曹喆 , 等 , 2013. 胰腺囊性肿瘤的诊治及治疗 . 中国实用外科杂志 , 33(6): 480-484.

中华医学会肝病学分会 , 中华医学会消化病学分会 , 中华医学会感染病学分会 , 2016. 原发性硬化性胆管炎诊断和治疗专家共识 (2015). 临床肝胆病杂志 , 32(1): 23-31.

Aepli P, St John A, Gupta S, et al, 2017. Success and complications of an intra-ductal fully covered self-expanding metal stent (ID-FCSEMS) to treat anastomotic biliary strictures (AS) after orthotopic liver transplantation (OLT). Surg Endosc, 31(4): 1558-1563.

Altman A, Zangan SM, 2016. Benign biliary strictures. Semin Intervent Radiol, 33(4): 297-306.

Bordaçahar B, Perdigao F, Leblanc S, et al, 2018. Clinical efficacy of anti-migration features in fully covered metallic stents for anastomotic biliary strictures after liver transplantation: comparison of conventional and anti-migration stents. Gastrointest Endosc, 88(4): 655-664.

Bowlus CL, Olson KA, Gershwin ME, 2016. Evaluation of indeterminate biliary strictures. Nat Rev Gastroenterol Hepatol, 13(1): 28-37.

Chaiteerakij R, Barr Fritcher EG, Angsuwatcharakon P, et al, 2016. Fluorescence in situ hybridization compared with conventional cytology for the diagnosis of malignant biliary tract strictures in Asian patients. Gastrointest Endosc, 83(6): 1228-1235.

Chapman MH, Thorburn D, Hirschfield GM, et al, 2019. British Society of Gastroenterology and UK-PSC guidelines for the diagnosis and management of primary sclerosing cholangitis. Gut, 68(8): 1356-1378.

Coté GA, Slivka A, Tarnasky P, et al, 2016. Effect of covered metallic stents compared with plastic stents on benign biliary stricture resolution: a randomized clinical trial. JAMA, 315(12): 1250-1257.

Culver El, Chapman RW, 2016. IgG4-related hepatobiliary disease: an overview. Nat Rev Gastroenterol Hepatol, 13(10): 601-612.

Dumonceau JM, Tringali A, Papanikolaou IS, et al, 2018. Endoscopic biliary stenting: indications, choice of stents, and results: European Society of Gastrointestinal Endoscopy (ESGE) Clinical Guideline - Updated October 2017. Endoscopy, 50(9): 910-930.

Dyson JK, Beuers U, Jones DEJ, et al, 2018. Primary sclerosing cholangitis. Lancet, 391(10139): 2547-2559.

Haapamäki C, Kylänpää L, Udd M, et al, 2015. Randomized multicenter study of multiple plastic stents vs. covered self-expandable metallic stent in the treatment of biliary stricture in chronic pancreatitis. Endoscopy, 47(7): 605-610.

Hu B, Sun B, Cai Q, et al, 2017. Asia-Pacific consensus guidelines for endoscopic management of benign biliary strictures. Gastrointest Endosc, 86(1): 44-58.

Jang SI, Lee KH, Yoon HJ, et al, 2017. Treatment of completely obstructed benign biliary strictures with magnetic compression anastomosis: follow-up results after recanalization. Gastrointest Endosc, 85(5): 1057-1066.

Khan MA, Baron TH, Kamal F, et al, 2017. Efficacy of self-expandable metal stents in management of benign biliary strictures and comparison with multiple plastic stents: a meta-analysis. Endoscopy, 49(7): 682-694.

Lakhtakia S, Reddy N, Dolak W, et al, 2020. Long-term outcomes after temporary placement of a self-expanding fully covered metal stent for benign biliary strictures secondary to chronic pancreatitis. Gastrointest Endosc, 91(2): 361-369.e3.

Lee TH, Kim TH, Moon JH, et al, 2017. Bilateral versus unilateral placement of metal stents for inoperable high-grade malignant hilar biliary strictures: a multicenter, prospective, randomized study (with video). Gastrointest Endosc, 86: 817-827.

Parlak E, Koksal AS, Eminler AT, et al, 2017. Treatment of biliary stricture after live donor liver transplantation with combined metal and plastic stent insertion: a feasibility and safety study. Transplantation, 101(8): 1852-1858.

Ponsioen CY, Arnelo U, Bergquist A, et al, 2018. No superiority of stents vs balloon dilatation for dominant strictures in patients with primary sclerosing cholangitis. Gastroenterology, 155(3): 752-759.e5.

Ravikumar R, Tsochatzis E, Jose S, et al, 2015. Risk factors for recurrent primary sclerosing cholangitis after liver transplantation. J Hepatol, 63(5): 1139-1146.

Rupp C, Hippchen T, Bruckner T, et al, 2019. Effect of scheduled endoscopic dilatation of dominant strictures on outcome in patients with primary sclerosing cholangitis. Gut, 68(12): 2170-2178.

Sato T, Kogure H, Nakai Y, et al, 2020. Double-balloon endoscopy-assisted treatment of hepaticojejunostomy anastomotic strictures and predictive factors for treatment success. Surg Endosc, 34(4): 1612-1620.

Slivka A, Gan I, Jamidar P, et al, 2015. Validation of the diagnostic accuracy of probe-based confocal laser endomicroscopy for the characterization of indeterminate biliary strictures: results of a prospective multicenter international study. Gastrointest Endosc, 81(2): 282-290.

Tarantino I, Amata M, Cicchese N, et al, 2019. Sequential multistenting protocol in biliary stenosis after liver transplantation: a prospective analysis. Endoscopy, 51(12): 1130-1135.

Turner BG, Cizginer S, Agarwal D, et al, 2010. Diagnosis of pancreatic neoplasia with EUS and FNA: a report of accuracy. Gastrointest Endosc, 71(1): 91-98.

Vienne A, Hobeika E, Gouya H, et al, 2010. Prediction of drainage effectiveness during endoscopic stenting of malignant hilar strictures: the role of liver volume assessment. Gastrointest Endosc, 72(4): 728-735.

Visrodia KH, Tabibian JH, Baron TH, 2015. Endoscopic management of benign biliary strictures. World J Gastrointest Endosc, 7(11): 1003-1013.

Warner B, Harrison P, Farman M, et al, 2020. A unique type of fully covered metal stent for the management of post liver transplant biliary anastomotic strictures. BMC Gastroenterol, 20(1): 329.

Weismüller TJ, Trivedi PJ, Bergquist A, et al, 2017. Patient age, xex, and inflammatory bowel disease phenotype associate with course of primary sclerosing cholangitis. Gastroenterology, 152(8): 1975-1984.e8.

Woo YS, Lee JK, Noh DH, et al, 2016. SpyGlass cholangioscopy-assisted guidewire placement for post-LDLT biliary strictures: a case series. Surg Endosc, 30(9): 3897-3903.

Yang Q, Liu J, Ma W, et al, 2019. Efficacy of different endoscopic stents in the management of postoperative biliary strictures: a systematic review and meta-analysis. J Clin Gastroenterol, 53(6): 418-426.

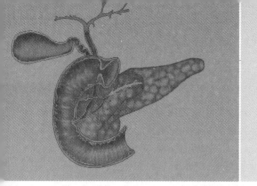

第16章　胆胰疾病诊治进展之三：胰腺炎

第一节　急性胰腺炎的严重程度分级及预后预测

急性胰腺炎（AP）严重程度的准确分级对于疾病治疗很重要，早期对急性胰腺炎进行评估，并制订及调整特定的治疗方法，有助于改善急性胰腺炎的预后。本节概述了对严重程度进行分级的现有方法，并总结了用于评价急性胰腺炎严重程度的预测评分系统、实验室检查指标，以及有关机器学习的模型预测。

一、现有分级

1. 分级　1992 年发表的以临床指标为基础的亚特兰大分类系统，用于区分轻度和重度胰腺炎，该分类系统对于鉴别没有并发症的患者比较准确，但对于同时伴有多种并发症且病情严重的患者效果有限；近 10 年来，发表了两种新的急性胰腺炎严重程度分级系统（表 16-1）：

表 16-1　急性胰腺炎的临床分级

分类标准	分级	特点
亚特兰大分类（AC）	轻度	没有发生器官衰竭和局部并发症
	重度	出现器官衰竭或者局部并发症
基于决定因素分类（DBC）	轻度	不存在胰腺 / 胰周坏死以及器官衰竭
	中度	存在无菌性胰腺 / 胰周坏死和（或）暂时性的器官衰竭
	重度	存在感染性胰腺 / 胰周坏死或持续性的器官衰竭
	极重度	存在感染性胰腺 / 胰周坏死合并持续性器官衰竭
修订后的亚特兰大分类（RAC）	轻度	无器官衰竭，也无局部或全身并发症
	中度	器官衰竭时间 < 48 小时，或存在局部或全身并发症；或既有的并发症恶化
	重度	器官衰竭时间 > 48 小时，伴有或不伴有局部或全身并发症

局部并发症包括急性胰周液体积聚、急性坏死积聚（无菌性或感染性）、胰腺假性囊肿、包裹性坏死（无菌性或感染性）。器官衰竭包括心血管系统、呼吸系统、肾衰竭及代谢紊乱等。全身并发症包括全身炎症反应综合征、器官衰竭、脓毒症、腹腔内高压或腹腔间隔室综合征和胰性脑病。

（1）"基于决定因素分类（DBC）"，将急性胰腺炎按严重程度分为 4 级。

（2）"修订后的亚特兰大分类系统（RAC）"，将急性胰腺炎严重程度分为 3 级。表 16-1 列举了以上 3 种分类评分系统具体的评价标准。

2. 现有分级系统的比较及潜在应用　在基层医院或二级以下医疗单位，由于重症胰腺炎的发生率较低，所以 1992 年版亚特兰大分类系统对于重症急性胰腺炎的分级较为简单且方便使用。而在三级医疗中心，最新的 DBC 及 RAC 分类的应用更有意义，可以指导临床对于患者的个性化治疗。但是关于 DBC 和 RAC 的比较，目前尚没有确切的结论证实哪种评分更优。

RAC 分级中，中度的急性胰腺炎的定义包括"并发症加重"，而这个指标并不是 DBC 评分中的评价标准。有研究报道了有感染性坏死而无持续性器官衰竭的患者死亡率显著低于感染性坏死且并发持续性器官衰竭的患者，因此，有感染性局部并发症（且无持续性器官衰竭）的患者在 RAC 中也被定义为"中度严重"级别。但是一个包含了 14 项研究的荟萃分析表明：感染性胰周坏死和持续性器官衰竭是影响死亡率的独立危险因素。因此，在 DBC 分级系统中，根据是否同时合并"感染性胰腺并发症"和"持续性器官衰竭"把急性胰腺炎进一步细分为"重度"及"极重度"两个不同的级别。因为以上情况在临床上并不常见，因此该类别的实用性受到质疑。

二、重症胰腺炎预测模型

1. 胰腺炎严重程度评价的历史发展　1929 年血清淀粉酶测定的发展为急性胰腺炎的非侵入性诊断提供了血清学指标，20 世纪 60 年代，随着重症监护治疗和外科手术的发展，重症急性胰腺炎的预后评估也取得了相当大的进展。20 世纪 70 年代，John Ranson 和 Clement Imrie 首次使用了客观的指标来评估急性胰腺炎的严重程度和预后。

20 世纪 80 年代，外科术中发现了急性胰腺炎存在不同程度的坏死和感染，并发现这些特征与全身的严重程度有明显的相关性。随着增强 CT 和 FNA 技术的进步，对急性胰腺并发症的非手术评估成为可能，这进一步促进了以形态为基础的严重程度分级的发展。因此，影像学检查成了评估急性胰腺炎的严重程度不可或缺的一部分，也是新的分类系统和评分体系的重要组成部分。

经过近 20 年主要以形态学为基础的严重程度分级，全身因素在胰腺炎相关器官衰竭的发病、严重程度和持续性方面的作用被认为是严重程度的决定因素。目前已经发现，早期和持续的多器官功能障碍综合征（MODS）比形态学因素如坏死甚至坏死感染更重要。

2. 器官衰竭　20 世纪 70 年代，人们开始认识到了预测早期胰腺炎相关器官衰竭的重要意义。

根据 Ranson 和 Imrie 的研究，通过肺动脉氧分压测量肺衰竭或血清肌酐测量肾衰竭已被纳入预后多参数评分系统。然而，又过了 30 年，胰腺病学家才意识到，出现暂时性的单一器官衰竭并不一定是致命的疾病。直到最近，器官衰竭的发病、严重程度和持续性等方面才慢慢得到关注。

（1）早期器官衰竭：Isenmann 等在 2001 年首次定义了"早期"器官衰竭，即急性胰腺炎发病 / 住院后 3 天内一个或多个器官系统的衰竭。无论坏死是无菌的还是感染性的，出现"早期"单一或多个器官衰竭都会导致死亡率显著增加。早期多器官衰竭是死亡最重要的危险因素，甚至超过局部形态学并发症，如坏死的范围或感染。

（2）持续器官衰竭：即使在重症监护支持下，器官衰竭的好转或持续进展是严重并发症产生和死亡的另一个主要决定因素。在几项针对重症急性胰腺炎患者的研究中发现，在疾病发生的第一周内器官衰竭消退后死亡率接近于零，而如果器官衰竭持续超过第一周，死亡率上升至 55%。此外，重症监护治疗无效的器官衰竭与胰腺感染和死亡的发生密切相关。目前，器官衰竭是判断急性胰腺炎预后最重要的决定因素之一。

3. 预测评价系统　应用于重症急性胰腺炎的评分系统有很多，主要包括 Ranson 评分、急性胰腺炎严重程度床边指数（BISAP）评分、CTSI 评分（CT 严重指数评分）、急性生理和慢性健康评分（APACHE II）、无害性急性胰腺炎评分（HAPS）、胰腺炎活动性评分（PASS）、改良 Marhsall（MMS）、序贯器官衰竭评分（SOFA）、PANC-3 评分等。不同的评分系统包含的指标各有差异，其对于急性胰腺炎严重程度及预后评估的准确性也不尽相同，以下对几种临床常用且循证医学证据相对质量较高的评分系统进行了简单的介绍。

（1）Ranson 评分：为用于急性胰腺炎最早的专科评分，包含 11 项指标。

1）入院时评价指标

①年龄大于 55 岁。

②血糖大于 11.1mmol/L。

③ AST 大于 250U/L。

④乳酸脱氢酶大于 350U/L。

⑤白细胞数大于 16×10^9/L。

2）入院后 48 小时评价指标

①血钙浓度小于 2mmol/L。

② PaO_2 小于 60mmHg。

③碱缺失大于 4mmol/L。

④血尿素氮（BUN）上升大于 1mmol/L。

⑤血细胞比容减少大于 10%。

⑥体液丢失量大于 6L。

该评分应用广泛，在既往文献报道中，其用于重症急性胰腺炎的发生及其导致的死亡的预测，因 Ranson 评分需要在 48 小时内才能完成，并不能很早期就准确评估疾病的严重程度，有相对滞后性。

（2）BISAP 评分：该评分相对简单，仅有 5 个子项目，包含尿素氮、年龄、意识状态、胸腔积液及全身炎症反应（SIRS），容易获取评分。该评分预测重症急性胰腺炎、胰腺的坏死及患者的预后均有相对较高的曲线下面积、灵敏度及特异度，并优于 Ranson 评分。在预测急性胰腺炎导致的死亡时，其诊断的曲线下面积、灵敏度及特异度也是优于 Ranson 评分的。

该评分突出的优点是简便易行，该评分仅由 5 个指标构成，并且可以在疾病进展过程中随时使用，动态监测病情变化。

（3）APACHE Ⅱ：目前广泛用于各种急危重症患者的评估，其评分由急性生理指数、年龄和慢性健康指数三部分构成。研究表明，在包括胆源性、脂源性及酒精性等急性胰腺炎人群中，当 APECHE Ⅱ ≥ 8 分时，提示重症急性胰腺炎合并持续性器官功能障碍，且是感染性胰腺坏死的独立预测指标。该评分对于重症急性胰腺炎的诊断的灵敏度较高，但 APECHE Ⅱ 项目达 16 项，主要关注患者的全身状况，不是专科的评分，这限制了其在临床中的应用。

（4）CTSI 评分：是目前被广泛使用的影像学评分，该评分是基于 Balthazar 评分。Balthazar 评分具体情况如下：

A 级，胰腺正常，为 0 分。

B 级，胰腺局限性或弥漫性肿大（包括轮廓不规则、密度不均、胰管扩张、局限性积液），为 1 分。

C 级，除 B 级病变外，还有胰周炎性改变，为 2 分。

D 级，除胰腺病变外，胰腺有单发性积液区，为 3 分。

E 级，胰腺或胰周有 2 个或多个积液积气区，为 4 分。

CTSI 评分在 Balthazar 评分基础上增加了胰腺坏死程度分级，坏死程度分级如下：

无坏死，为 0 分。

坏死程度≤ 30%，为 2 分。

坏死程度≤ 50%，为 4 分。

坏死程度＞ 50%，为 6 分。

该评分系统可以直观地从影像学上评判胰腺局部炎症的范围、胰周液体积聚、胰腺坏死的发生、胰腺脓肿的形成，以决定是否进行外科手术或内镜下干预治疗。在疾病恶化时，积极复查腹部 CT，能为临床医师提供重要线索。但是，胰腺坏死常出现较晚，制约了 CTSI 评分在发病早期对病情严重程度的评估。另外，腹部增强 CT 检查较昂贵，且当患者出现肾衰竭或对比剂过敏时，CT 平扫对间质与坏死的区别不佳，影响了 CTSI 评分结果。

4. 重要的实验室检查指标　评估急性胰腺炎严重程度的理想实验室检查应简单易行，在常规和紧急情况下随时可用，准确且经济有效。尽管目前临床上正在探索许多潜在有用的指标，但它们的大规模临床应用仍受到耗时和昂贵的检测程序所限制。因此，只有少数指标被应用于临床。

（1）血细胞比容：入院时血细胞比容及其在液体复苏期间的变化是一个简单和良好的预后评估指标。文献报道：入院血细胞比容≥ 44% 与坏死和器官衰竭或胰腺感染密切相关。在最近一项对 1612 例急性胰腺炎患者进行的国际多中心分析中，患者入院血细胞比容≥ 44% 和 24 小时内血尿素氮水平升高可以预测持续性器官衰竭和胰腺坏死。因此，血细胞比容可简单粗略地预测急性胰腺炎导致的器官衰竭及胰腺坏死，但并不是准确预测严重程度或其他具体并发症的可靠指标。

（2）C 反应蛋白（CRP）：长期以来，人们使用 CRP 对急性胰腺炎的严重程度进行分级，其是早期严重程度分级和疾病病程监测的"金标准"。根据最初的亚特兰大分类法，大多数研究都集中在轻度和重度急性胰腺炎的区分上。既往研究报道：在疾病发作后 48 小时内，当临界值为150mg/L 时，CRP 的诊断特异度在 70%～80%。但是 CRP 的缺点是全身峰值在发病后 72～96 小时，因此其不可能用于进行早期的严重程度评估。

（3）白介素 -6（IL-6）：IL-6 的浓度是早期判别严重程度较为理想的预测因子。大量临床研究一致表明：IL-6 在急性胰腺炎发生相关并发症时显著增高。IL-6 水平通常比 CRP 早 24～36 小时上升，只要并发症持续存在，IL-6 水平就会显著升高。来自 Glasgow 的 24 例患者的研究发现，IL-6在症状发作 36 小时内预测重症胰腺炎的敏感度为100%，特异度为 71%。除了用于区分轻度和重度发作外，IL-6 与进行性器官衰竭密切相关。IL-6已被一些大型医疗中心和实验室作为常规实验室检测指标引入，并代表了一种简单、快速的方法来预测严重疾病发生风险。然而，如今还没有一个大规模的临床研究证实其用于预测重症胰腺炎的有效性。

（4）降钙素原（PCT）：1997 年 Rau 等首次报道了 PCT 水平升高与感染坏死进展密切相关，这个包含 51 例急性胰腺炎患者的队列研究发现，在胰腺炎症状出现后的前几天内，当 PCT 水平≥1.8ng/ml 时，预测急性胰腺炎导致并发症的敏感度和特异度均超过 90%。一个国际多中心试验发现：在症状出现的 48～96 小时，PCT≥3.8ng/ml 时，预测严重的并发症（如胰腺感染和多器官衰竭或死亡）的敏感度为 79%，特异度 93%。2009 年的一篇荟萃分析对既往的 8 项研究进行了分析，发现 PCT 临界值为 0.5ng/ml 时，预测重症急性胰腺炎敏感度为 73%，特异度为 87%，ROC 曲线下面积为 0.88。但是需要注意的是，上述的研究都是根据最初的亚特兰大分类标准对"轻度"或"重度"进行简单分层的。PCT 在临床上检测比较简单。根据现有资料，PCT 是急性胰腺炎发生严重并发症早期分层和连续监测有价值的指标。

5. 机器学习介导的预测模型　机器学习通过对大数据的分析，构建不同疾病的临床预测模型，有助于评估患者急性胰腺炎的严重程度和预后。目前，支持向量机（support vector machine，SVM）、人工神经网络（artificial neural network，ANN）和偏最小二乘算法（partial least squares-discrimination，PLS-DA）在重症急性胰腺预测模型中均有应用。2019 年的一项研究运用 SVM及 ANN 对急性胰腺炎的器官功能障碍进行预测，其 ROC 曲线下面积分别为 0.832、0.84，无显著统计学差异，但是 ANN 模型中，仅需四项参数指标，包括肌酐、IL-6、血细胞比容和血栓弹力图的凝固时间。而在 2021 年发表的一项研究中，通过运用 ANN 对重症急性胰腺炎进行预测，其 ROC 曲线下面积为 0.984，灵敏度为92.7%，特异度为 93.3%，在这个模型中，仅仅包含 6 个血清学的指标。但是，以上的研究对于这些模型的应用都缺乏外部验证，限制了其在临床广泛应用。

综上所述，急性胰腺炎的评估有多种方法，每一种方法都存在一定的局限性。例如，评分系统的不全面，实验室检查指标的单一性，影像学对设备精确度的依赖，分子标志物的非特异性以及不同样本资料机器学习模型预测的偏差。如何利用现有的临床资料，尽早并全面地进行急性胰腺炎的严重程度和预后的评估，亟待进一步的探索研究。

（康晓宇）

第二节　感染性胰腺坏死的处理对策

急性胰腺炎（AP）是消化系统常见的危重疾病，发病率逐年升高。急性胰腺炎临床上按病情程度分为三类：轻症急性胰腺炎（MAP）、中度重症急性胰腺炎（MSAP）、重症急性胰腺炎（SAP）。病理学上可分为间质水肿性胰腺炎和坏死性胰腺炎。间质水肿性急性胰腺炎病程通常是自限性的，支持治疗常常有效，但约 20% 的患者可以出现更严重的坏死性胰腺炎。急性坏死性胰腺炎（acute necrosis pancreatitis，ANP）是一种与胰腺炎相关的炎症反应，其特点是胰腺小管或胰周组织坏死，表现为 SIRS，有继发感染和 MODS 的危险。坏死性胰腺炎患者中约 30% 发生感染，被称为感染性胰腺坏死（infected pancreatic necrosis，IPN）。

IPN 临床表现为持续高热、白细胞升高、腹痛加重和高淀粉酶血症。IPN 可继发严重的脓毒血症甚至多脏器衰竭，是急性胰腺炎患者的主要死因之一，死亡率高达 30%。IPN 好发于坏死性胰腺炎起病 1～2 周之后，但可见于病程的任何阶段。大量研究证实，IPN 是与持续性器官衰竭并列的急性胰腺炎不良预后的危险因素。目前，通过"升阶梯"策略（step-up approach）尽可能用微创方法来引流和控制 IPN 已逐渐为学术界所接受，传统的开放性外科清创术应用逐渐减少。

一、干预指征和时机

与以往将胰腺坏死分为感染性和无菌性不同，修订后的亚特兰大分类将坏死性胰腺炎相关液体积聚按发病时间进行划分。早期发生且缺乏囊壁的积聚称为急性坏死物积聚（acute necrotic collection，ANC），而持续 4 周后的积聚称为包裹性坏死（walled-off necrosis，WON）。两种形式均可无菌或有感染。尽管感染的存在与否对预后至关重要，影响治疗决策，但临床症状的存在比怀疑感染更需要干预。

对于无症状的无菌性坏死患者，无论坏死大小、位置、范围如何，均不需要进行干预。如果合并感染，但症状轻微，最好将任何手术、放射介入或内镜方法推迟 4 周以上，以促进内容物液化形成 WON。针对持续的症状如疼痛和"症状未能改善"的干预仍有争议，可以考虑在发病后 8 周进行干预。感染坏死伴临床不稳定者需立即引流以避免致命性并发症。在这些情况下，微创的坏死切除方法应优先于开放手术。无菌性坏死与感染性坏死的鉴别常常困难但非常重要，因为这极大地影响预后和治疗方案。不应常规行 FNA 检测感染，因其可能会出现假阴性结果而造成干预推迟，或诱发继发感染。怀疑感染通常基于临床恶化：在支持治疗的情况下，出现高热伴炎症标志物

升高和（或）血培养阳性。影像学图像气泡的存在高度提示感染，但也可能是由少数病例中存在瘘管所致。

一些学者认为，对于 IPN 引流无须限定时间，推荐当确诊 IPN 时进行坏死组织引流或清创治疗；对于早期急性阶段（发病 2 周内）需要处理的胰腺坏死应避免行胰腺坏死清创治疗，优先考虑经皮穿刺置管引流术（percutaneous catheter drainage，PCD），清创治疗应尽量推迟至发病 4 周后，只有在坏死组织适当包裹且有强烈干预指征时，才建议较早清创。

内镜干预的指征是具有影像学上感染的特点或高度怀疑持续脓毒血症征象，并在强有力的静脉应用抗生素下并无改善。其他指征包括疼痛、持续不适、积液压迫胆管引起黄疸、出血、胰腺离断综合征、胃出口梗阻或胰瘘。

在手术治疗方面，延迟干预远优于早期手术。一项随机试验表明，早期手术干预的发病率和死亡率高于至少延迟 12 天的干预。其他研究证实延迟手术干预死亡率较低，另有资料表明早期手术实际上是坏死性胰腺炎预后不良的独立预测因素。手术干预应尽可能推迟到发病后至少 4 周。

目前推荐从传统开腹清创变为升阶梯式微创引流 / 清除术，即首先选择 CT 引导下 PCD 或超声内镜经胃 / 十二指肠穿刺支架引流（endoscopic transmural drainage，ETD），然后在 PCD 基础上选择经皮内镜坏死组织清除术，在 ETD 基础上行内镜直视下坏死组织清除术和以外科腹腔镜为基础的视频辅助腹腔镜下清创术等多种方式，可减轻胰周液体积聚及压力，究竟采用何种治疗方式取决于患者的一般情况、病变部位、操作器械及条件等因素。

二、抗感染治疗

对于 IPN 的患者，可先经验性使用抗菌药物，再根据 FNA 结果选择针对性的抗菌药物，但 FNA 阳性率较低，也可参考引流液或血液培养结果。胰腺感染的致病菌主要为革兰氏阴性菌和厌氧菌等肠道常驻菌。抗菌药物的应用应遵循"降阶梯"

策略，宜选择针对革兰氏阴性菌和厌氧菌、脂溶性强、可有效通过血胰屏障的药物，如碳青霉烯类、喹诺酮类、第三代头孢菌素、甲硝唑等，疗程为 7～14 天，特殊情况下可延长应用。不推荐常规抗真菌治疗，如碰到无法用细菌感染来解释的发热时，应考虑到真菌感染的可能，可经验性应用抗真菌药，同时进行血液或体液真菌培养。

抗感染治疗对于近 2/3 的 IPN 患者是有效的。对于病情较轻的 IPN 患者，应用抗生素能够延迟甚至避免介入治疗。

三、经皮穿刺置管引流术

经皮穿刺置管引流术（PCD）是指在超声或 CT 引导下经皮穿刺放置猪尾管将胰周积聚物引流出体外的方法。以下情况 IPN 可考虑 PCD：

1. 早期急性阶段（发病 2 周内）无法耐受内镜或外科手术。

2. 坏死组织扩展至结肠旁沟和盆腔。

3. 内镜或外科手术后存在残余坏死物。

对于坏死面积大且分散至全腹的患者，多种微创干预仍失败时应考虑行开放外科手术。

一旦形成 WON，PCD 既可作为内镜或手术切除坏死组织前的"过渡"方法，也可在某些情况下作为最终的治疗方法。PCD 的一个显著优点是在 WON 发生前有机会处理症状性或感染性坏死积聚。PCD 在不适合手术干预的患者中尤其有用，也可以在清创后处理残余积聚。导管放置采用 CT 或超声引导，采用经腹膜或腹膜后入路，通常需要多个导管，而后续治疗常需放置额外或更大的导管。

PCD 应避免损伤重要结构如肠管、血管等，并且选择距离引流病灶的最短路径。当引流量＜10ml/24h，复查 CT 确定腔隙减少、消失、无胰瘘时可拔管。

PCD 的优势在于技术相对成熟，可在局部麻醉下进行，操作方便、创伤小、风险低。常见的并发症包括出血、伤口感染、胃肠道瘘、胰瘘及切口疝。van Santvoort 等的研究表明，35% 的 IPN 患者仅接受 PCD 治疗可得到治愈。但 PCD 同时也存在一些局限性可导致引流失败，如①坏死腔内固体成分太多而导致坏死组织和脱落的碎片堵塞引流导管；②多个脓腔发生分隔导致不能充分引流；③感染性坏死被胃肠、脾或肝等内脏遮挡导致入路选择困难。

四、内镜治疗

1. 内镜治疗方法　对于被胃肠、脾及肝遮挡不便行 PCD 的 IPN，如与胃或十二指肠管腔相邻，ETD 可提供更为合适的引流途径。对于感染性液体积聚，ETD 一般比 PCD 更常采用，不是因为它更有效，而是因为后者常导致永久性瘘。但如果在纤维壁尚未形成（一般需要 4 周）之前需要进行引流，经皮引流仍然是一种有效且经常使用的替代方法。

在 IPN 囊内固体物质很少时，宜选择 ETD；而当 WON 内有大量固体坏死物时，则常需反复多次进行坏死物清理。对于因 WON 感染而发生败血症、需要呼吸机支持和使用血管活性药物的不稳定患者，宜首先进行内镜甚至经皮引流，以达到控制败血症的目的，等情况稳定后择期行内镜下经腔坏死切除术可能更为合适。

当内镜可进入坏死性积液的腔内时，可行内镜下经腔坏死切除术（endoscopic transluminal necrosectomy，ETN）治疗，但此项操作仍很有挑战性，即使由有经验的研究者操作也有可能导致严重的并发症发生。Gardner 等回顾性比较了接受常规 ETD 与 ETN 的效果，发现 ETN 在治疗成功率、需要手术率或额外经皮引流、复发等方面均具有优势。另一项 12 例患者的队列研究也得出类似的结果。

相比于塑料支架，大口径（直径≥15mm）的自膨式金属支架（SEMS）更有利于坏死组织的排出，同时可为清创提供操作路径，可避免反复球囊扩张胃或十二指肠壁，过氧化氢可促进操作中坏死碎片的清除，降低需要进一步进行坏死灶切除的可能性。

特别设计的双蘑菇头短支架有很高的技术和临床成功率。由于使用方便，这类设备简化了 EUS 引导的胰周液体积聚的治疗，特别是用于内镜下清理 WON。LAMS 支架简化了 ETN 的操作，使得其临床应用日渐增多。

若采用非烧灼 LAMS 进入坏死腔，则必须用胆道扩张球囊（直径 4mm，允许释放装置通过）或用 10Fr 囊肿切开刀扩张穿刺道，然后置入 LAMS 支架。也可使用带有头端烧灼装置的 LAMS 支架一步完成穿刺和支架置入的操作。为了正确释放 LAMS，操作过程中需要格外小心。当释放蘑菇头支架近端时，内镜应稍微拉回，以便在近端蘑菇头支架释放之前直接在胃肠道内显示 2～3mm 的黑色导管标记。既能保持镜身稳定又不至于过度牵拉 LAMS 支架的方法是在内镜活检孔内部释放近端蘑菇头，而内镜近端仍靠近穿刺部位，此时轻轻撤出内镜的同时推进释放装置，使得近端蘑菇头随着内镜的退出而膨开。即使是使用带有电灼尖端的 LAMS 支架，最好也在导丝的引导下进行操作。在 LAMS 支架内放置双猪尾支架可能有助于减少支架堵塞或支架移位的风险。

最好在 ETD 和 ETN 前停用抗凝剂或抗血小板药物。如术中出血严重且出血内镜无法控制，应立即请介入医师协助止血。ETD 和 ETN 最好在深度镇静或全身麻醉下进行。ETN 应常规使用前视镜操作，根据患者的症状、预计坏死量及 CT 随访的情况，行一次或多次清创。在坏死物消失和拔除外引流管（如有）的几周后，可行内镜下拔除内支架。感染坏死的患者应根据经验或培养结果使用抗生素治疗。由于有致命性气体栓塞的风险，所有的 ETN 都应使用二氧化碳气泵。

2. 效果评价　最近的一项系统回顾显示，ETN 是一种安全（死亡率 6%、并发症 36%）和有效的感染性胰腺坏死的微创治疗方法（治疗成功率 80%）。然而，该系统回顾所纳入的大多数研究并没有报告胰腺炎的严重程度或预后相关的参数。

3. 不良事件　内镜下胰腺坏死引流后可能出现危及生命的不良事件。建议在有手术和介入放射条件的中心行内镜引流。ETD 和 ETN 最令人担心的不良事件是出血和穿孔。出血可采取内科保守治疗、内镜下治疗、手术或血管栓塞治疗等。如果尝试经胃引流时发生穿孔，且穿孔仅限于胃壁而未累及囊肿，一般可行保守治疗，内镜下钛夹封闭、胃肠减压及使用敏感抗生素可使得胃壁迅速关闭。大口径食管 SEMS 有时可用于压迫止血和治疗穿孔。

在坏死物清理不彻底或引流不充分时常会出现感染。在术中可能出现支架释放的位置不良或放入囊肿内，术后支架可能出现内移位或者外移位。在囊壁尚未完全消失、穿刺通道尚未闭合的情况下，可尝试内镜下拔除移位的支架。气体栓塞也是 ETN 可能的并发症，术中使用二氧化碳可减少气体栓塞发生的风险。

内镜治疗失败或出现并发症时，可能需要外科手术治疗。ETN 是一个耗时耗力的过程。与其他胆胰疾病的内镜治疗相比，ETN 的并发症发生率更高且更危险，因此应慎重选择其适应证。对于复杂的感染性 WON 患者，应有重症医学科医师、内镜医师、外科医师和介入放射科医师组成的多学科团队共同管理。

五、外科治疗

在 PTD 或 ETN 失败、出现 SAP 相关或治疗相关的严重并发症（如保守治疗无法缓解的腹腔间隔室综合征、结肠瘘、肠壁坏死及多发瘘）时，外科治疗仍为首选。

荷兰胰腺炎研究组首次提出了升阶梯的外科治疗方法。该方法首先在影像引导下行经皮/腹膜后置管引流或内镜下经腔引流，然后再进行内镜或手术坏死清理。研究显示，PTD 可使坏死物清理的概率减少 23%～50%。与传统手术相比，升阶梯法可以减少短期和长期的并发症，降低花费。目前认为，升阶梯法是最有效的外科干预策略。

如有可能，应优先选择 PTD、ETD 和 ETN（图 16-1）。对于无法经皮或内镜引流或引流失败的患者，建议小切口手术引流。多部位囊肿、多发囊肿、有明显坏死物、不能控制的出血也是手术处理的指征。

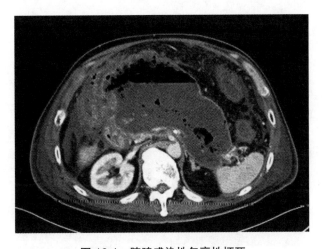

图 16-1　胰腺感染性包裹性坏死

坏死性胰腺炎发病后第 170 天感染性包裹性坏死的 CT 扫描结果，在位于小网膜的坏死区观察到气泡，强烈提示感染的存在

六、总结与展望

微创理念和技术的进步使得 IPN 的治疗理念发生了巨大变化。升阶梯治疗的第一步是内科保守治疗，等待 4～6 周至 WON 包膜形成；在这期间或之后可考虑经皮穿刺引流或经胃内镜下穿刺引流，以缓解脓毒血症；最后是 IPN 的微创清创治疗。采取升阶梯治疗（PCD、ETD、VARD）与开腹坏死组织清除术相比，能够降低 IPN 的严重并发症发生率和死亡率。与开腹坏死组织清除术相比，外科微创性升阶梯疗法降低了复合终点（严重并发症或死亡）的发生率。对比外科微创升阶梯治疗，内镜下治疗的侵入性更小，可减少炎症反应及早期和晚期并发症的发生，如新发的器官衰竭、肠和（或）胰瘘和切口疝。

就治疗策略而言，如果脓肿靠近胃壁或十二指肠壁可考虑内镜治疗，靠近体表而距离胃壁或十二指肠壁较远则考虑 PCD 治疗。内镜治疗的一个重要优势是可减少胰瘘和住院时间。如果有多种选择，第一步的治疗应该倾向于选择从内镜下治疗开始，采用升阶梯治疗原则。而消化内镜医师、外科医师、放射介入科和重症医学科等多学科团队的密切合作非常重要。

（刘建东）

第三节　重症胰腺炎的外科诊疗

重症急性胰腺炎（SAP）病情复杂多变，并发症和病死率高。AP 患者中 20%～30% 会进展为 SAP。SAP 早期常因 SIRS 导致循环、呼吸或肾衰竭，而 SAP 后期，20%～40% 的患者会继发胰腺和胰腺周围坏死感染，IPN 合并器官衰竭患者的病死率为 35.2%，而无菌性坏死伴器官衰竭的病死率为 19.8%。因此积极治疗 IPN 成为降低 SAP 后期病死率的关键。

一、病因与流行病学

在我国，胆石症仍是 AP 的主要病因，其次为高三酰甘油血症及过度饮酒。高三酰甘油血症性及酒精性 AP 更常发生于年轻男性患者，老年患者以胆源性 AP 居多。其他较少见原因包括药物、ERCP 术后、高钙血症、感染、遗传、自身免疫疾病和创伤等。

二、临床表现

AP 的典型症状为急性发作的持续性上腹部剧烈疼痛，常向背部放射，伴有腹胀、恶心、呕吐，且呕吐后疼痛不缓解，部分患者可出现心动过速、低血压、少尿等休克表现，严重脱水和老年患者可出现精神状态改变。临床体征轻者仅表现为腹部轻压痛，重者可出现腹膜刺激征，偶见腰肋部皮下瘀斑征（Grey-Turner 征）和脐周皮下瘀斑征（Cullen 征）。SAP 患者往往伴随一个或多个器官功能障碍，以呼吸功能、肾功能损害常见。

三、SAP 的预测

临床上常用 APACHE Ⅱ、Ranson 评分、急性胰腺炎严重程度床边指数评分等来预测 SAP 发生，但预测价值不佳。建议在入院 48 小时监测 SIRS

或器官衰竭的存在，以预测疾病的发展。存在器官功能障碍的患者，应进入重症监护室治疗。

四、急性胰腺炎的病程分期

急性胰腺炎的病程可分为早期和后期，两个阶段相互重叠，分别对应急性胰腺炎病程中的两个死亡高峰。

早期指发病至发病后 2 周，其特点为出现 SIRS 及器官衰竭。虽然急性胰腺炎早期阶段可出现局部并发症，但此时的局部并发症不是疾病严重程度的主要决定因素。

后期指发病 2 周后，其特点为有可能持续存在的 SIRS、器官衰竭和局部并发症。在病程的后期，持续存在的 SIRS 和器官衰竭是病情严重程度的重要决定因素。此外，局部并发症特别是感染性并发症亦会影响患者预后。

五、急性胰腺炎的并发症

急性胰腺炎可引起全身或局部并发症。全身并发症主要有 SIRS、脓毒症、MODS、腹腔高压及腹腔间隔室综合征（abdominal compartment syndrome，ACS）。局部并发症主要与胰腺和胰周液体积聚、组织坏死有关，包括早期（发病 4 周及以内）的急性胰周液体积聚、急性坏死物积聚，以及后期（发病 4 周后）的胰腺假性囊肿、包裹性坏死。以上局部并发症又分为无菌性和感染性两种类型。其他并发症还包括消化道出血、腹腔出血、胆道梗阻、肠梗阻、肠瘘等。

六、SAP 诊断和分级

1. 诊断标准　急性胰腺炎的诊断标准包括以下 3 项：

（1）上腹部持续性疼痛。

（2）血清淀粉酶和（或）脂肪酶浓度至少高于正常上限值 3 倍。

（3）腹部影像学检查结果显示符合急性胰腺炎影像学改变。

上述 3 项标准中符合 2 项即可诊断为急性胰腺炎。

2. 严重程度分级　临床常用的急性胰腺炎严重程度分级标准主要包括修订后的亚特兰大分类（revised Atlanta classification，RAC）。

RAC 分级：

（1）轻症急性胰腺炎（mild acute pancreatitis，MAP）（轻度）：占急性胰腺炎的 80%，急性胰腺炎的 85%，不伴有器官衰竭及局部或全身并发症，通常在 1 ~ 2 周恢复，病死率极低。

（2）中度重症急性胰腺炎（moderately severe acute pancreatitis，MSAP）（中度）：伴有一过性（≤ 48 小时）的器官衰竭和（或）局部并发症，早期病死率低，如坏死组织合并感染，则病死率增高。

（3）重症急性胰腺炎（severe acute pancreatitis，SAP）（重度）：占急性胰腺炎的 5% ~ 10%，伴有持续（> 48 小时）的器官衰竭，病死率高。器官衰竭的诊断标准参考改良 Marshall 评分系统，任何器官评分 ≥ 2 分可定义存在器官衰竭。

七、SAP 外科诊疗进展

SAP 的治疗是涉及外科、消化内科、急诊科、重症医学科、感染科、介入科、营养科、康复科等多个学科的复杂问题，应采用多学科综合治疗协作组模式，即早期以重症医学科为主导的生命监测、液体复苏、器官功能支持和内科的综合治疗，后期出现并发症时的内镜微创或外科微创升阶梯治疗模式。

1. 早期治疗　SAP 的早期治疗主要包括脏器功能支持、液体治疗、镇痛与营养支持，以及针对病因和早期并发症的治疗。

（1）脏器功能的维持与替代：SAP 患者早期的死因常是多器官衰竭，以心脏、肺脏及肾脏最为严重。《中国急性胰腺炎诊治指南（2019 年，沈阳）》对脏器功能的支持与替代进行了详述。SAP 并发急性肺损伤时应给予鼻导管或面罩吸氧，维持氧饱和度在 95% 以上并动态监测血气分析。若患者的氧合问题持续不能得到解决，及早应用机械通气治疗则是抢救的关键。针对肾衰竭的治疗以对症支持为主，稳定血流动力学参数，必要时行血液净化治疗。持续性肾脏替代疗法（continuous renal replacement therapy，CRRT）的应用指征为：伴急性肾衰竭或尿量 ≤ 0.5ml/（kg·h）；早期伴 ≥ 2 个器官功能障碍；SIRS 伴心动过速、呼吸急促，经一般处理效果不明显；伴严重水、电解质紊乱；伴胰性脑病等。新近研究结果表明：尽早施行 CRRT 能缩短并发症持续时间，阻断炎症导致的"瀑布级联反应"，对减轻器官损害和减缓 MODS 的进展有重要意义，即可以更早应用、连续应用、辅助手术应用。

（2）液体治疗：早期液体复苏是 SAP 治疗的基石，有效的液体复苏对改善患者预后具有重要意义。对于 SAP，可采用目标导向的治疗模式，应反复评估血流动力学状态以指导液体滴注。乳酸林格液、生理盐水等晶体液可作为液体治疗的首选。开始时，推荐以 5 ～ 10ml/（kg·h）的速度进行液体治疗，过程中应警惕液体负荷过重导致的组织水肿及器官功能障碍。其目标为：心率 80 ～ 110 次 / 分、尿量 ≥ 0.5ml/（kg·h）、平均动脉压 ≥ 65mmHg（1mmHg=0.133kPa）、中心静脉压 8 ～ 12mmHg、血细胞比容 ≥ 30% 及中心静脉血氧饱和度 ≥ 70%。

（3）镇痛治疗：明显疼痛的急性胰腺炎患者应在入院 24 小时内接受镇痛治疗。目前推荐对急性胰腺炎患者按照围术期急性疼痛进行镇痛治疗（全身给药与局部给药联合，患者自控镇痛与多模式镇痛联合）。

（4）营养支持治疗：急性胰腺炎发病 24 小时或 48 小时内启动肠内营养。肠内营养实施的时机视病情的严重程度和胃肠道恢复情况而定，只要患者胃肠动力可以耐受，应尽早实施肠内营养。《中国急性胰腺炎诊治指南（2019 年，沈阳）》建议对 SAP 患者尽早施行肠内营养，选择鼻空肠管为主要途径，在可以耐受、无胃流出道梗阻的情况下可采用鼻胃管营养。

（5）高脂血症性急性胰腺炎的早期治疗：急性胰腺炎合并静脉乳糜状血或血三酰甘油 > 11.3mmol/L 可明确诊断为高脂血症性急性胰腺炎。除急性胰腺炎的常规治疗外，针对高脂血症性急性胰腺炎的早期治疗应包括禁食 ≥ 24 小时后的饮食调节，使用降血脂药物及其他辅助降脂手段［小剂量低分子肝素、胰岛素、血脂吸附和（或）血浆置换］控制血脂。早期控制三酰甘油水平是否影响急性胰腺炎并发症发生率与病死率仍有争议。目前，推荐尽快将三酰甘油水平降至 < 5.65mmol/L。

（6）ACS 的早期处理：SAP 患者可合并 ACS，当腹内压 > 20mmHg 时，常伴有新发器官功能障碍，这是急性胰腺炎患者死亡的重要原因之一。ACS 的治疗原则是：及时采用有效的措施降低腹内压，包括增加腹壁顺应性，如使用镇痛药、镇静药、肌松药等；清除胃肠内容物，如采用胃肠减压、灌肠、使用促胃肠动力药等方式；避免过量液体滴注，并引流腹腔或腹膜后积液等，如经皮穿刺引流。不建议早期开腹手术。

非手术治疗应作为 ACS 的首选措施，以维持腹内压 < 15mmHg。然而，当非手术治疗不能有效逆转腹内压力升高及 ACS 时，早期以减压为目的的外科干预是否可行仍具有争议。对于多次微创干预效果不理想、并发 ACS 或多器官衰竭等经积极治疗无效的患者，外科干预可作为一种有益的尝试。当腹内压 > 20mmHg 并出现新发的器官衰竭，则应采取更积极的外科干预治疗，直至开腹手术减压。

（7）抗菌药物使用：预防性使用抗菌药物不能降低胰周或胰腺感染的发生率，反而可能增加多重耐药菌及真菌感染风险。因此，对于无感染证据的急性胰腺炎，不推荐预防性使用抗菌药物。对于可疑或确诊的胰腺（胰周）或胰外感染（如胆道系统、肺部、泌尿系统、导管相关感染等）的患者，可经验性使用抗菌药物，并尽快进行体液培养，根据细菌培养和药物敏感试验结果调整抗菌药物。不推荐常规应用抗真菌药；已证实或高度怀疑为感染性胰腺坏死时，可使用能透过血胰屏障的广谱抗生素。在单纯抗生素治疗过程中，若患者病情继续演进、出现感染性表现时，则建议转向创伤递升式分阶段治疗。

（8）药物治疗：现阶段仍缺乏针对急性胰腺炎的特异性药物。有关蛋白酶抑制剂及胰酶抑制剂，如生长抑素及其类似物在急性胰腺炎中的治疗价值尚缺乏高质量的临床证据。中药（大黄、芒硝及复方制剂，如清胰汤、大承气汤等）有助于促进患者胃肠道功能恢复，减轻腹痛、腹胀症状，可选择使用。

2. 后期治疗　急性胰腺炎的后期治疗主要针对各种局部并发症。急性胰腺炎的后期并发症主要包括胰腺假性囊肿、WON、出血、消化道瘘等。对于无症状的胰腺假性囊肿及 WON，无须采取处理措施，而 WON 合并感染是外科处理的主要对象。外科医师对于外科干预指征、时机及方式的掌控尤为重要。现代重症急性胰腺炎的外科干预呈现微创化、阶段化、多学科化、专业化和多元化 5 大特点，临床医师应建立以疾病为中心的综合治疗模式。

（1）感染性胰腺坏死（IPN）的治疗：IPN 包括早期的 ANC 合并感染和后期的 WON 合并感染。IPN 是急性胰腺炎的严重并发症，约 30% 的坏死性胰腺炎患者出现继发感染，病死率达 30%，常需手术治疗。IPN 的主要治疗手段包括应用抗菌药物、PCD 或内镜下穿刺引流、外科视频辅助清创或内镜下清创及开腹手术。抗菌药物及穿刺引流可使部分患者免于手术。微创清创逐渐成为 IPN 手术的主流方式。PCD 或内镜下穿刺引流对部分患者有效，可使其免于进一步的手术治疗。目前，视频辅助清创与内镜下清创等微创手术逐渐成为 IPN 手术的主流方式。开腹手术可作为微创治疗失败后的补充手段。

目前认为 IPN 的首选干预策略为"升阶梯"策略，即首先进行穿刺引流，对引流效果不佳的患者依次进行视频辅助清创和开腹手术。随着内镜技术的进步，内镜下"升阶梯"策略的使用逐渐增多。穿刺引流的优势在于以较小的创伤迅速改善患者的全身情况，为后续治疗创造条件。但部分 IPN 患者经过积极支持治疗后，器官功能正常，全身状态良好，无须通过 PCD 改善患者的全身情况；另外，部分患者缺乏安全穿刺入路或预计 PCD 效果不佳等势必需要外科干预的患者，亦可不局限于"升阶梯"策略，可采取跨阶梯治疗策略直接进行手术治疗。

国内有学者提出可根据患者的个体情况，坏死病灶位置、范围，是否合并主胰管中断，以及医疗单位的技术特长等综合考虑：①如坏死病灶距胃壁较远无法透壁引流清创，也无经皮引流清创路径，可直接选择外科腔镜或开腹清创手术；②部分患者即使有经皮或经胃的引流路径，但坏死组织范围太广泛（如散布于整个腹腔），估计经多次内镜清创仍无法控制感染者，可选择外科手术，或先外科手术后再行内镜下清创；③ IPN 进行内镜下清创的术中和（或）术后发生大出血，此时内镜下清创视野不佳，出血后感染会加重，如介入治疗无效，应及时中转外科手术。

此外，出现下列 2 种情况时，可考虑行急诊外科手术：① AP 早期胰腺坏死组织内出血引起的腹内压急剧升高，出现腹腔间隔室综合征，经皮穿刺置管引流但无法引流血块降低腹内压时；② SAP 后期因假性动脉瘤破裂出血、肠壁受坏死组织压迫腐蚀出现肠瘘并出血，经放射介入和内镜下治疗止血失败时。

虽然 IPN 微创引流清除的成功率逐年升高，但并不能完全取代开腹手术引流。目前的难题在于：①不能准确预估哪类胰腺坏死组织感染患者可能难以经微创引流治愈；②没有明确的中转开腹手术引流的指征。由此造成部分胰腺坏死组织感染患者遭受不必要的开腹手术引流，或者丧失中转开腹手术引流的最佳时机。

目前，一般认为中转开腹手术的指征包括：①微创引流过程中，脓毒症新发或持续存在；②出现不能有效控制的并发症，如出血、消化道瘘等。但每一位胰腺坏死组织感染患者中转开腹手术的指征并非千篇一律，必须根据患者的"个体化"情况、经治医师的经验和能力，以及所在医院的综合实力等，选择恰当的时机和合适的治疗方案。既要重视微创化、损伤控制原则，又不能否定中转开腹手术引流的必要性，避免胰腺坏死组织感染患者的外科治疗走向另一个极端。

（2）外科与内镜"升阶梯"策略的选择：创伤递升式分阶段治疗是目前治疗感染性胰腺坏死（IPN）的重要模式之一，已得到多个指南推荐。内镜治疗的优势在于可降低胰瘘及切口疝的发生率，但内镜清创操作次数较多，不适用于所有 IPN 患者，对于两侧结肠后间隙及盆腔腹膜后区域感染的处理，外科"升阶梯"策略更具优势。

现阶段，外科"升阶梯"策略仍为多数医疗中心治疗 IPN 的首选。

（3）经皮及内镜下穿刺引流的指征与时机：影像学或内镜引导下穿刺置入引流管是控制胰腺或胰周感染的重要措施。PCD 可在超声或 CT 引导下进行，首选经腹膜后路径穿刺；内镜下引流通常经胃壁或十二指肠壁进行。对于存在大量腹腔或腹膜后积液合并 ACS 的急性胰腺炎患者，亦可进行穿刺引流；应早期（＜72 小时）拔除引流管，以减少继发感染。

（4）胰瘘与胰管离断综合征的处理：胰瘘治疗原则以通畅引流和抑制胰腺分泌为主，必要时可行内镜和外科手术治疗。2018 年《欧洲消化内镜学会急性坏死性胰腺炎内镜治疗多学科循证指南》指出，WON 经腔内引流术后，建议长期留置双猪尾塑料支架，以减少液体积聚再发风险。当发生部分主胰管破裂时，可考虑用支架对破口进行桥接，主胰管完全破裂可考虑行 EUS 引导下主胰管引流。如内镜手术失败或再次发生液体积聚，可选择手术治疗，方式包括胰腺远端切除术和 Roux-en-Y 引流。

（5）急性胰腺炎并发肠瘘、腹腔出血、胰腺假性囊肿的处理：急性胰腺炎后发生的肠瘘以结肠瘘常见，多由胰液腐蚀或手术操作等原因引起，治疗方式包括通畅引流及造口转流手术。处理 SAP 合并消化道瘘的流程是首先经胃镜、鼻空肠管或引流管造影、CT 检查等明确瘘口位置，再经 MDT 讨论处理方法。一般胃和（或）十二指肠瘘选择非手术治疗，采取的措施包括保持消化道引流通畅，跨瘘口置入鼻空肠管经空肠行肠内营养，积极进行胃周坏死组织清创，待瘘口周围炎症水肿消退后，瘘口会逐渐缩小闭合，或经内镜通过钛夹、特殊吻合夹加快瘘口闭合。空肠瘘大部分要进行肠外营养，如能找到瘘口也可以跨瘘口放置鼻空肠管行肠内营养，自愈率常较高。结肠瘘一般需行外科手术，尤其是结肠瘘口较大的患者因粪水持续污染腹腔，感染难以控制，需外科行回肠造口术，以控制腹腔感染。如果结肠瘘口较小，无粪便持续进入腹腔或坏死腔，可以在感染控制后，病情稳定时，通过肠镜用钛夹、特殊吻合夹闭合瘘口。

对于发生腹腔出血的患者，建议先行血管造影检查明确出血部位，如为动脉性出血，则行血管栓塞术治疗；如未明确出血部位或栓塞失败、出血持续者，可行手术治疗。应注意的是，对于感染性血管破裂出血的患者，缝扎血管较容易失败而再出血，此时应行肝动脉栓塞术治疗以暂时控制大出血，同时清除感染坏死组织并充分引流，行破裂血管远离感染区域的近端缝扎或外科纱布压迫止血。腹腔出血可能反复发生，控制感染和通畅引流是预防复发的关键，术后合理放置双套管引流，并避免引流管直接压迫裸露血管。

胰腺假性囊肿继发感染后常需引流或手术。内镜下引流术是一种处理胰腺假性囊肿的微创治疗方式，旨在通过内镜方式人为创建囊肿与消化道的内引流通道，其相对外科手术干预创伤小，治疗成功率达 86%～100%。PCD 作为另一种引流方式操作简单、创伤小、无须等待囊壁完全成熟、可作为延缓内镜或手术干预时机及降低操作难度的一种手段。对于上述两种治疗均无效的患者，则建议积极行外科手术治疗。手术方式以内引流术为主，主要包括囊肿胃吻合术、囊肿十二指肠吻合术和囊肿空肠吻合术。多数胰腺假性囊肿的外科治疗在腹腔镜下均可完成，其术后并发症少、恢复快、住院周期短，是一种安全、疗效确切的治疗选择。此外，内镜 - 腹腔镜双镜联合治疗胰腺假性囊肿的安全性和有效性也得到广泛认可，内镜、腹腔镜的适应证虽各不相同，但两者可取长补短、相互补充，以共同实现微创化及合理化治疗胰腺假性囊肿。

（6）胆源性胰腺炎胆囊切除的时机：腹腔镜胆囊切除术是预防胆源性胰腺炎复发的主要手段，原则上应尽早进行。对于轻症急性胰腺炎伴胆囊结石的患者，在排除胆总管结石的情况下，建议在当次发病出院前完成胆囊切除术，MSAP 及 SAP 患者可在发病后 1～3 个月实施手术。

SAP 的临床过程复杂，个体差异性大，临床医师需根据具体情况采用个体化的诊疗措施，以获得最佳疗效。"升阶梯"策略中的开放性清创是在合理指征与时机下开展的，安全有效，仍不可摒弃。现阶段，遵循"升阶梯"策略治疗 IPN 时，更提倡内镜式与外科式干预并行、升阶梯式与跨阶梯式策略并进，建立以疾病为中心的多学科一体化治疗平台，以改善患者临床预后。

SAP 的治疗不可从一个极端走向另一个极端。无论采取何种清创方式，均应考虑创伤大小、手术安全性以及清创的有效性。若一味强调微创本身而忽略清创效率，则会使病程拖延，错过最佳的开腹手术时机而导致预后不良。外科医师应该对清创持更积极的态度，而不必一定遵循"升阶梯"

程序。要明确开腹手术并没有过时，仍有 10% ～ 20% 的患者需要行开腹手术，外科医师应勇于担当。尤其对于面积大、病灶多、多次微创治疗效果欠佳以及病情复杂、病程前期未接受规范的"升阶梯"式治疗的基层转诊患者，更应果断行开放手术进行外科干预。

（余鹏飞）

第四节　胆源性胰腺炎的诊疗

胆石症是急性胰腺炎最常见的病因，据报道在美国和欧洲约 35% 的急性胰腺炎由胆石症引起，而在亚洲高达 65% 的急性胰腺炎与胆石症有关。大多数急性胆源性胰腺炎临床发病较轻，但约 25% 会进展为重症急性胰腺炎（severe acute pancreatitis，SAP），导致并发症和死亡率明显升高。虽然目前胆石症引起急性胰腺炎的具体机制不明确，但是两者之间的相关性却早已被证实。在 90% 的胆源性胰腺炎患者粪便中可以发现结石，而在未合并急性胰腺炎的胆石症患者中仅有 10% 能够在粪便中发现结石。此外，胆管结石嵌顿肝胰壶腹部引起的持续性梗阻会导致严重胰腺损害。ERCP 和 EST 是解除结石梗阻、通畅胆汁引流的有效方法，成功率超过 90%。但 ERCP 操作有风险，尤其急性胰腺炎患者的急诊操作风险更高。

一、急性胆源性胰腺炎的诊断

ERCP 对急性胆源性胰腺炎有较好的治疗作用，因此，需要与其他原因引起的急性胰腺炎进行鉴别。经验表明正确诊断需要将病史采集、查体及实验室和影像学检查结果结合起来综合分析。胆石症病史或者胆绞痛症状有提示意义但是不能以此确定诊断。查体不能区分胆源性胰腺炎和其他原因引起的急性胰腺炎，但如合并胆囊炎表现的 Murphy 征或者胆管炎体征则提示胆石症很可能是胰腺炎的病因。文献上多结合生化和影像学检查确定急性胰腺炎的病因是否为胆源性

因素。

急性胆源性胰腺炎患者与酒精性胰腺炎患者相比血清淀粉酶水平明显升高，有研究认为血清淀粉酶超过 1000U/L 提示胆源性胰腺炎可能性大。肝生化指标研究的荟萃分析显示，ALT 升高 3 倍以上提示胆源性胰腺炎。研究同时发现 TBIL 和 ALP 水平在诊断胆源性胰腺炎中没有意义，AST 在诊断急性胆源性胰腺炎中的价值也有待于进一步研究。此外，急性胆源性胰腺炎一经确诊，血清中肝功能指标升高或胰酶升高的患者胆道结石持续存留及术后并发症风险明显升高。

影像学检查提示胆结石能够支持急性胆源性胰腺炎的诊断。腹部超声作为最初的影像学检查，在诊断结石方面，灵敏度和特异度均超过 95%。在急性胰腺炎中，由于肠道气体的干扰，腹部超声的灵敏度明显下降。最新研究表明，如果结合 ALT > 80U/L，B 超在诊断胆道疾病时灵敏度达 98%，特异度可达 100%。在发病 48 小时内，B 超提示胆道不扩张不能够排除胆源性胰腺炎诊断。

因为 ERCP 存在操作风险，MRCP 及 EUS 可作为替代性诊断方法。MRCP 在诊断胆总管结石中具有较高的灵敏度（84% ～ 95%）和特异度（96% ～ 100%）。造成 MRCP 假阴性最常见的原因是 < 5mm 的结石。一项前瞻性研究对比了多种影像学手段（B 超、CT、MRCP、ERCP 和 EUS），提示 MRCP 诊断胆总管结石的灵敏度为 80%，ERCP 和 MRCP 的一致性可达 90.6%。EUS 和 MRCP 在诊断胆道结石方面准确率相似。

EUS 诊断胆总管结石的灵敏度达 98%，特异度达 99%，是一种安全的方法，可以代替 ERCP 进行诊断。最近的研究表明，50% 病因不明和影像学检查阴性的患者，通过 EUS 能够发现急性胰腺炎的胆源性病因。

　　这几种方法在诊断胆源性胰腺炎方面的作用及哪些患者更适合哪种方法还有待进一步研究，具体选择主要依赖于当地的条件和习惯。

二、急性胰腺炎危重程度评估

　　重症急性胰腺炎的早期诊断十分重要，因为这些患者需要严密监护，也最可能从内镜介入治疗中获益。一些临床指标和放射学参数可用来对急性胰腺炎的严重程度进行分级：器官衰竭，预后指标，局部并发症如 CT 发现的局部坏死、脓肿和积液。

　　器官衰竭，特别当其持续存在或恶化时是造成重症急性胰腺炎患者死亡的决定因素。尽管已有许多器官衰竭的定义，然而最新的研究多采用多器官功能障碍综合征评分或全身炎症反应综合征评分以保证研究具有普遍意义。重症急性胰腺炎的死亡率为 20% ～ 50%，这取决于器官衰竭的持续时间、严重程度及衰竭器官的数目。预后指数被用于预测哪些患者可能发展为重症急性胆源性胰腺炎并指导采用合适的处理，包括 Ranson 标准（胆源性胰腺炎版本）、修正的 Glasgow 标准、急性胰腺炎严重程度床边指数（BISAP）、无害性急性胰腺炎评分（HAPS）、血尿素氮水平和 APACHE Ⅱ（表 16-2）。放射学评分包括基于胰腺组织坏死和积液范围的 Balthazar 评分和修正的 CT 严重性指数，这些评分已被证明与胰腺炎的死亡率相关。一些炎症生化指标被用来预测重症急性胰腺炎，如出现症状后 48 ～ 72 小时的 C 反应蛋白水平 ＞ 150mg/L 是预测重症胰腺炎的标准。最新数据表明遗传多态性可以使机体对炎症刺激产生过强的趋化因子反应，这是进展为重症急性胰腺炎的危险因素。研究还在寻找能够在急性胰腺炎发病初 24 小时内容易测量、同时能够预测重症胰腺炎的生化指标。

表 16-2　APACHE Ⅱ 系统

生理变化	参考值
直肠温度（℃）	36 ～ 38.4
平均动脉血压（mmHg）	70 ～ 109
心率（心室率）（次 / 分）	70 ～ 109
呼吸频率（次 / 分）	12 ～ 24
氧分压（mmHg）	$P_{(A-a)}O_2 < 200$ 或 $PaO_2 > 70$
动脉血（pH）	7.33 ～ 7.49
血清钠（mmol/L）	130 ～ 149
血清钾（mmol/L）	3.5 ～ 5.4
血清肌酸酐 μmol/L（mg/dl）（急性肾衰竭时评分加倍）	0.6 ～ 1.4（53 ～ 123）
血细胞比容	0.30 ～ 0.46
白细胞计数（×10⁹/L）	4.0 ～ 10.0
Glasgow 昏迷量表（GCS）评分	15- 实际 GCS 评分

．　APACHE Ⅱ由 12 个生理变量评分构成，每个变量的分值为 0 ～ 4分，正常为 0 分，最为异常时为 4 分。这些数值加上年龄因素（≤ 44岁 =0 分；45 ～ 54 岁 =2 分；55 ～ 64 岁 =3 分；65 ～ 74 岁 =5 分；≥ 75 岁 =6 分）及慢性健康问题因素，即为 APACHE Ⅱ 的总分。$P_{(A-a)}$ O_2. 显示了肺泡 - 动脉氧分压的差别。

三、急性胆源性胰腺炎的治疗

　　各种类型急性胰腺炎的早期治疗均是生命支持，包括积极补液、充足营养支持和疼痛控制，通常需要进入重症监护室（ICU）监护。持续性胆道梗阻或结石嵌顿会导致胰腺炎加重。因此在 19 世纪 80 年代，早期外科手术及胆道减压术是治疗急性胆源性胰腺炎的主要方式。但是，研究发现手术可造成并发症发生率和死亡率明显增加。在近 30 年来，ERCP 以其微创的特点在胆道疾病中应用越来越多。大量的文献报道了 ERCP 技术在早期胆源性胰腺炎中的应用，这正是本节所涉及的内容。

　　1. 急性胆源性胰腺炎的内镜治疗　急性胰腺炎病例首先要区分严重程度，同时根据体格检查、实验室检查和影像学检查评估患者是否合并胆管炎。这种早期鉴别非常重要，关乎是否需要早期进行内镜治疗。对急性胆源性胰腺炎患者进行早期内镜治疗目前仍存在较多争论。

　　（1）急性胆源性胰腺炎患者早期行 ERCP 的研究：在过去 30 年来，大量的随机对照研究探索了关于ERCP在急性胆源性胰腺炎中的治疗作用。最著名的是4个RCT研究、2个荟萃分析和1个Cochrane综述。这些研究更好地评估了ERCP和EST在AGP治疗过程中的重要作用。但是，这些研究在评估胰腺炎的轻重、ERCP治疗的时机、排除标准和可能进行的内镜下操作等几个方面是存在差异的。

Neoptolemos等于1983～1987年将ERCP和EST在AGP治疗中的作用与非手术治疗进行了对比。对146例连续AGP疑诊病例中的121例患者随机分组，一组非手术治疗，另一组在入院后72小时内行急诊ERCP。在入院后48小时内利用修正的Glasgow标准预测胰腺炎的严重程度。如ERCP发现胆总管结石，则行EST将结石取出。结果评估包括死亡率、住院时间、局部并发症及器官衰竭。纳入患者中SAP占44%，两组间无差别（ERCP组：25/59；非手术治疗组：28/62）。ERCP在94%的轻症病例和80%的重症病例中成功进行。1例发生ERCP并发症，为脊柱骨髓炎，无ERCP相关的出血、胆管炎及穿孔发生。两组SAP患者总死亡率无显著差异（ERCP组2% vs.非手术治疗组8%，P=0.23），但ERCP组重症胰腺炎发病率明显低于对照组（17% vs. 34%，P=0.03）。亚组分析表明SAP发病主要在那些预测为SAP的病例中。在这些病例中行急诊ERCP的并发症发生率为24%，而非手术治疗者并发症发生率为61%（$P < 0.01$）。ERCP组病例住院天数相应缩短（9.5天 vs. 17天，$P < 0.035$）这说明在技术成熟的医疗中心对急性胆源性胰腺炎患者行ERCP是安全的，早期行ERCP可以明显降低SAP发病率和平均住院日。

有观点认为早期行ERCP患者也许只是从处理胆道炎而非胰腺炎中获益。为排除这种可能性，他们随后通过排除胆管炎患者以控制混杂因素，并分析余下患者的资料。结果发现，对没有胆管炎的患者行急诊ERCP的并发症发生率明显更低（11% vs. 33%，P=0.02）。并且，大部分差异也表现在怀疑SAP患者中。另一个异议是纳入病例主要是从患者入院开始而不是从疾病发生开始，这可能会导致部分患者在胰腺炎病程中没有被早期诊断。

1993年，Fan等公布了一项随机对照临床研究，这项研究纳入了195例各种病因诱发的急性胰腺炎，随机选择在24小时内行急诊ERCP，或进行非手术治疗，如临床表现加重再行ERCP。选择所有胰腺炎病例的原因是为了尽量减少选择偏移。对患者的分析结果显示195例病例中127例有胆道结石（65%）。急诊ERCP治疗组的97例中，64例有胆道结石，其中38例需要EST治疗胆总管或者壶腹部结石。在非手术治疗组的98例中63例有胆道结石，27例因临床症状加重需行ERCP，其中10例有胆总管或壶腹部结石。不过，在这项研究中胆管炎仍然是一个明显的混杂因素。

该研究发现对继发于胆石症的SAP患者，早期行ERCP和EST术对患者是有利的。然而，进一步的研究却得到相悖的结果。

1997年，德国急性胆源性胰腺炎研究组进行了一项多中心前瞻性研究。在这项研究中，126例AGP病例被随机分配在ERCP组，在症状发作72小时内行急诊ERCP，112例AGP病例进行非手术治疗。此研究的纳入标准不同于以前，排除了阻塞性黄疸的病例（总胆红素＞5mg/dl），目的是排除已知的ERCP对于并发胆管炎者的治疗收益，确定其是否对AGP本身有效。这些病例被诊断为急性胆源性胰腺炎是根据影像学发现胆结石或是有2～3个肝功能的血清学指标（ALT、AST、TBIL异常）异常。根据修正的Glasgow分级标准评估胰腺炎的严重程度。早期ERCP在治疗组中成功率为96%，其中46%发现胆总管结石。20%的非手术治疗组病例行择期ERCP，其中58%发现有胆道结石。预测为SAP者占所有病例的19.3%，两组间分布相似。ERCP直接并发症很少，乳头括约肌切开后出血率为2.8%，无十二指肠壁穿孔报道，在两组中总并发症发生率相似（46% vs. 51%，P=0.55）死亡率也相似（11% vs. 6%，P=0.10）。按胰腺炎严重程度进行分层分析，结果相似。虽然总的全身并发症发生率没有显著差别，但在ERCP组，即使使用面罩吸氧，呼吸功能不全（$PO_2 < 60mmHg$）的发生率仍较高（12% vs. 4%，P=0.03）。

对于该研究结果的质疑如下。该研究包括了

22 家研究中心，但大多数病例由 3 个中心纳入，这就造成了一些研究中心的经验不足、AGP 出现频率较少等问题。并且，急诊 ERCP 组中呼吸功能不全的发生率很高，这在其他类似研究中未见报道。研究者总结认为对没有胆道梗阻或胆管炎的 AGP 病例早期行 ERCP 并不能降低并发症发生率或死亡率，反而会增加呼吸功能不全的发生率。

2007 年，Oria 等发表的一项随机研究，探讨了急性胆源性胰腺炎合并胆道梗阻的患者行早期 ERCP 干预是否可以减轻全身和局部的炎症反应。急性胆源性胰腺炎发作后 48 小时内到急诊室就诊的患者被纳入研究。诊断依据为腹痛，血清淀粉酶升高 3 倍以上，B 超提示胆总管结石，CT 提示胰腺炎，并排除其他原因引起的急性胰腺炎。纳入研究的患者的超声示胆管直径≥8mm，生化结果提示胆红素 ≥ 1.2mg/dl。排除标准为不能行内镜或合并急性胆管炎的患者。符合纳入标准的患者被随机分成早期 ERCP 治疗组（n=51）和早期非手术治疗组（n=52）。所有的患者都给予抗生素治疗。应用 APACHE II 评估疾病严重程度。研究的主要目的为明确早期内镜治疗是否能够减少入院后 1 周内患者发生器官衰竭的比例，是否能够将病变范围局限于胰腺及胰周。同时，研究对患者进行 SOFA 评分系统和 CT 严重性指数分级的评估。

ERCP 治疗组中，轻症胰腺炎（72%）与重症胰腺炎（73%）患者胆道结石的发病率相近。与非手术治疗组相比，早期 ERCP 治疗组的 SOFA 评分、CT 严重性指数、总体发病率与死亡率，以及局部和全身不良事件发生率均无显著差异。编者得出结论，尽管有胆道梗阻，但在疾病过程的早期行 ERCP 对患者并没有益处。

（2）急性胆源性胰腺炎患者早期施行 ERCP 的时机：为了研究施行 ERCP 的最佳时机和对 SAP 进行分级，Acosta 等对特定的患者群体进行了一项随机研究。研究者随机选取了 61 例合并壶腹部梗阻的急性胆源性胰腺炎患者在发病后 24 ～ 48 小时行 ERCP（联合或不联合 EST）（研究组，n=30），或在发病后经非手术治疗 48 小时后出现黄疸或胆管炎症状时行 ERCP（联合或不联合 EST）（对照组，n=31）。使用 3 项临床指标判断壶腹部持续性梗阻：严重或持续性上腹部疼痛，胃肠减压无胆汁，胆红素水平的持续性升高（梗阻后每 6 小时检测）。应用 Ranson 或 Acosta 标准判别胰腺炎的严重程度，只有约 10% 的人预测为重症急性胰腺炎。大部分患者胆道梗阻症状在 48 小时内均能自行缓解（对照组 71%，研究组为 53%），研究组中 14 例患者均在症状出现 48 小时内行 ERCP，其中 11 例患者发现了结石（79%），两组均未出现死亡病例，也没出现 ERCP 或 EST 相关的不良事件。另外，研究组治疗过程中急诊不良事件及整体不良事件发生率明显较对照组低（急诊不良事件发生率研究组 3%，对照组 26%，P=0.026；整体不良事件发生率研究组 7%，对照组 29%，P=0.043）。重症急性胆源性胰腺炎在研究组中发生率较低，为 10%。两组在住院治疗时间及行胆囊切除的时间之间无差异。聚类分析显示在壶腹部梗阻发生 48 小时之内及时进行 ERCP 处理，能够减少不良事件发生（P < 0.001），减少住院等待胆囊切除时间（P=0.018），减短患者住院时间（P=0.003）。

对于预期重症的急性胆源性胰腺炎患者，Schepers NJ 等开展了一项多中心随机对照研究，急诊 ERCP 组和保守治疗组分别包括 117 例和 113 例患者，急诊 ERCP 并不能减少器官衰竭（25% vs. 22%）、严重并发症和死亡患者（7% vs. 9%）的比例。与既往研究类似，ERCP 可减少胆道结石和胰腺炎的复发。

（3）急性胆源性胰腺炎早期行 ERCP 的系统回顾：任何试图建立一套统一的针对急性胆源性胰腺炎治疗方法的探索都未能取得成功，因为研究方法差异太多。许多针对该疾病的治疗方法的荟萃分析已经发表。

2008 年 Moretti 等对包括 Neoptolemos(1988)、Fan（1993）和 Oria（2007）等 5 个临床研究进行了荟萃分析。试图比较急性胆源性胰腺炎早期 ERCP 治疗与非手术治疗之间的差异。纳入了 702 例病例。其中 353 例进行 ERCP 早期治疗，349 例先行非手术治疗，直到必须时才考虑 ERCP 或 EST。研究发现，早期行 ERCP 治疗不良事件发生率明显下降（需要治疗人数 =12）而死亡率无差异。重症急性胆源性胰腺炎早期接受 ERCP 治疗，能降低接近 40% 不良事件发生率（需要治疗人数 =3）。

2004 年，Ayub 等仅对 Neoptolemos、Fan 和 Folsch 的试验进行了 Cochrane 系统回顾。希望评估在急性胆源性胰腺炎中早期 ERCP 治疗相对于非手术治疗的价值。此回顾性分析根据疾病严重程度对病例进行了分层分析，并根据是否控制胆管炎进行分析研究。为此 Folsch 等提供入选病例额外的疾病严重程度信息。研究发现，ERCP 或 EST 对急性胆源性胰腺炎的治疗能明显降低重症急性胰腺炎的发病率（OR=0.27；95%CI 0.14 ～ 0.53）。但对于轻症胰腺炎发病率无影响。此外，两组死亡率无明显差异。

（4）急性胆源性胰腺炎早期行 ERCP 的总结：目前资料显示，如果胰腺炎为轻症，可避免早期经内镜行 ERCP 或 EST 治疗，但若病情加重或合并胆道感染症状，则需经内镜行 ERCP 或 EST。但是如果存在发生重症急性胆源性胰腺炎的可能，特别是存在胆管炎时，则需考虑选择 ERCP 或 EST 作为一种治疗手段。术者还需了解 ERCP 或 EST 治疗可能在死亡率方面并不会带来收益。

2. 胆道微结石的处理　直径 < 5mm 的微胆石、胆砂或胆泥被认为是复发性急性胰腺炎和其他胆道并发症的病因之一。临床中腹部超声可以诊断微结石，其表现为活动的高回声，在重力下移动，不伴声影。EUS 也可有效发现微结石，特别是有典型胆绞痛而腹部超声正常时。微结石病诊断的金标准是胆汁显微镜分析，在影像学方法不能发现结石时，可以在高达 80% 的疑似急性胆源性胰腺炎病例中发现胆固醇结晶或胆红素钙盐颗粒。虽然目前还没有前瞻性随机对照试验来确立 ERCP 在微结石诱发 AGP 中的作用，但非对照研究提示胆道微结石患者可以从 ERCP 干预中获益。

3. 急性胆源性胰腺炎治疗后行胆囊切除术　患者在轻症 AGP 发作后，一旦病情稳定下来，则应在出院前行腹腔镜下胆囊切除术。推迟胆囊切除造成胆道并发症复发的风险达 20%，包括急性胆源性胰腺炎、胆管炎和胆囊炎，胆道症状复发率近 50%。最近的一项来自中国的前瞻性随机对照研究纳入了包括 178 例 60 岁以上的病例，发现在乳头括约肌切开和胆管清理后早期行胆囊切除术的病例要比仅非手术治疗者胆道并发症发生率低（7% vs. 24%，$P=0.001$）。另一项加利福尼亚州的前瞻性随机研究认为早期胆囊切除（入院 48 小时内，无论是否腹痛或实验室指标缓解）明显缩短住院时间（3.5 天 vs. 5.8 天）。两组间在手术困难程度、围术期并发症发生率等方面没有差别。对未能行外科手术的患者，行括约肌切开能在一定程度上预防胆道症状的发生。

对于重症急性胆源性胰腺炎的患者，胆囊切除术应该等待全身炎症反应消退后再实施。而对于有明显胰腺坏死和积液的患者，因为感染和外科并发症发生率较高，胆囊切除术应该推迟 3 ～ 6 周。如果必须要提前施行，胆囊切除术同时应该联合胰周液体的引流或胰腺坏死组织清除术。

四、急性胆源性胰腺炎患者治疗流程

提倡一旦经 Ranson 标准或修正的 CT 严重性指数明确重症 AGP 诊断，应酌情考虑行 ERCP+/-EST 治疗。此外，施行 ERCP 的指征包括并发胆管炎或黄疸、持续的壶腹梗阻或最初病情轻但出现临床表现加重的病例。一旦达到 ERCP 的施行标准，对胆总管结石或壶腹水肿造成梗阻的病例要行 EST 治疗。对于因合并其他疾病不能耐受胆囊切除者，EST 可以预防急性胆源性胰腺炎的再次发生，但可能无法预防胆道其他并发症的发生。文献和著者的临床经验并不支持 ERCP+/-EST 操作会加重急性胰腺炎病情。

（王春丽）

第五节　自身免疫性胰腺炎的诊疗

自身免疫性胰腺炎（autoimmune pancreatitis，AIP）是由自身免疫介导引起胰腺慢性炎症及纤维化的一种特殊类型的慢性胰腺炎，其特征表现为胰腺肿大与胰管不规则狭窄，临床常表现为无痛性阻塞性黄疸与复发性胰腺炎，一般类固醇激素治疗疗效较好。自身免疫性胰腺炎分为 1 型和 2 型两种类型，1 型又称为淋巴浆细胞硬化性胰腺炎（lymphoplasmacytic sclerosing pancreatitis，LPSP），其胰腺的主要病理组织学表现为胰腺组织的纤维化、硬化以及闭塞性静脉炎，并伴有浆细胞和 $CD4^+T$ 淋巴细胞等炎症细胞浸润，其浆细胞多表达 IgG_4，并且多数患者血清 IgG_4 升高，因此认为 1 型自身免疫性胰腺炎是 IgG_4 相关疾病在胰腺中的表现；2 型又称为特发性导管中心性胰腺炎（idiopathic duct-centric pancreatitis，IDCP），主要发生于欧美等地区，远较 1 型少见，其主要病理组织学表现为胰腺中性粒细胞浸润，可见微脓肿形成，亦称为粒细胞上皮病变（granulocyte epithelial lesion，GEL），闭塞性静脉炎罕见，血清 IgG_4 不升高。

一、历史沿革与流行病学

虽然早在 1961 年，Sarles 等就报道了一例伴有血清 IgG 升高和胰腺炎性纤维化的慢性胰腺炎病例，这被认为是世界首例自身免疫性胰腺炎病例报道，但直到 1995 年，才由 Yoshida 等提出了自身免疫性胰腺炎的概念。2001 年 Hamano 等报道在自身免疫性胰腺炎诊断中，血清 IgG_4 升高水平越高则诊断的敏感度与特异度越高。2003 年 Notohara 等在形成肿块的慢性非酒精性胰腺炎胰腺切除标本发现了粒细胞上皮病变（GEL），表现为小叶间导管腔内及上皮内中性粒细胞浸润，进而提出了特发性导管中心性胰腺炎（IDCP）的概念。

虽然自身免疫性胰腺炎在人群中的具体发病率目前尚不清楚，但调查发现，随着对其认识越来越深刻以及诊断标准的不断完善，报道的病例数越来越多，2011 年调查发现日本自身免疫性胰腺炎总体患病率已经达到了 4.6/100 000。1 型 AIP 在男性中更常见（3 : 1），中年以上多见，85% 以上的患者发病年龄在 50 岁以上，平均发病年龄 70 岁。2 型 AIP 发病年龄则较轻，甚至在青少年或儿童也会发病。2009 年、2010 年及 2012 年先后进行了 3 次自身免疫性胰腺炎国际合作调查，发现自身免疫性胰腺炎的组织病理与临床特征存在着明显的地域与种族差异，对于 2 型 AIP 目前还缺乏有效的血清学检测方法，因此其发病率可能被严重低估，AIP 是否为胰腺癌的高危因素还有待明确，所以仍需要进一步加强国际合作研究来提高对该疾病的认识。

二、发病机制

1.1 型 AIP

（1）遗传易感性：日本学者研究表明人类白细胞抗原（HLA）亚型 DRB1*0405 与 DQB1*0401 增加罹患 1 型 AIP 风险，其他易感基因包括编码细胞毒性 T 淋巴细胞相关蛋白 4（CTLA4）、肿瘤坏死因子 -α（TNF-α）、Fc 受体样蛋白 3（FCRL3）和阳离子胰蛋白酶原（PRSS1）等的基因。

（2）自身免疫性：1 型 AIP 的潜在抗原目前仍不清楚，约 40% 的 1 型 AIP 患者抗核抗体（ANA）阳性，也常能见到抗碳酸酐酶 Ⅱ（CA - Ⅱ）、乳铁蛋白、胰蛋白酶抑制剂、胰蛋白酶原等自身抗体。1 型 AIP 患者血清 IgG_4 水平升高，反映了抗炎细胞因子（如 IL-10）的过度表达，但 IgG_4 既不是 1 型 AIP 的致病因素，也不具有抗炎作用，其真正的临床意义还有待阐明。

细胞免疫方面，Th2 和 Treg 被激活，Th2 分泌的细胞因子（IL-4、IL-5、IL-13 及 IL-21）与 Treg 分泌的细胞因子（IL-10 和 TGF - β）表达增强，IL-4 和 IL - 10 的结合可能与 IgG_4 的产生有关，因为 IL-4 可诱导 B 淋巴细胞和浆细胞产生 IgE 和 IgG_4，TGF - β 则在 1 型 AIP 的纤维化方面起关键作用。

CCL1 与 CCR8 相互作用可能对 Th2 和 Treg 的招募有着重要作用，CCL1 在导管上皮和包括闭塞性静脉炎在内的内皮细胞中表达，表达 CCL1 的位点可见到表达 CCR8 的淋巴细胞浸润。

用抗 CD20 抗体去除 B 淋巴细胞治疗 1 型 AIP 有效，说明 B 淋巴细胞在其发病机制中至关重要，1 型 AIP 患者外周血中浆母细胞比例升高，治疗后则迅速下降。IgG_4 无法固定补体及有效结合 Fc 片段，因此认为 IgG_4 不能激活补体通路，不具有抗炎作用，可能由其他 IgG 亚型（比如 IgG_1）来固定补体并通过经典通路激活补体从而驱动病变的发生发展，而 IgG_4 有可能对疾病过程中广泛的免疫应答起着一定的抑制作用。

2. 2 型 AIP　较为罕见，并且由于缺乏明确的血清学免疫生物标志物，所以限制了对于 2 型 AIP 发病机制的研究。由于 1/3 的患者同时合并炎性肠病，尤其是溃疡性结肠炎，因此可能可通过类比炎性肠病和 1 型 AIP 的发病机制来进行研究。

研究表明 2 型 AIP 患者 IL-8 的表达明显高于 1 型 AIP，而其他细胞因子（如 IFN - γ、IL - 4、IL - 10 及 TNF - α）的表达在两者之间无明显差异。IL-8 主要表达于受损的导管上皮细胞、浸润的中性粒细胞和淋巴细胞，尤其在受损的导管周围更为明显。IL-8 类似的表达方式在活动期溃疡性结肠炎的活检组织中也可见到，特别是在隐窝炎或隐窝脓肿的部位，提示 2 型 AIP 可能与溃疡性结肠炎有着类似的发病机制。

三、病理特点

自身免疫性胰腺炎的病理特点为胰腺肿大、淋巴细胞及浆细胞浸润及胰腺组织纤维化，很少出现胰腺钙化、胰管结石及假性囊肿，后期可能会出现胰腺萎缩和硬化（表 16-3）

表 16-3　1 型 AIP 与 2 型 AIP 病理组织学鉴别

特性	1 型 AIP	2 型 AIP
小叶间质层状纤维化	有	无
导管周围淋巴浆细胞浸润	轻度	中重度
导管破坏伴 GEL	不常见	常见
小叶中性粒细胞浸润	不常见	常见
间质嗜酸性粒细胞浸润	常见	罕见
间质淋巴滤泡	可见	罕见
静脉炎	可见，闭塞性	不常见，非闭塞性
组织 IgG_4 计数	升高，活检标本 > 10 个 /HPF，切除标本 > 50 个 /HPF	一般不升高
IgG_4/IgG	> 40%	< 40%

1. 1 型 AIP　大体标本表现为胰腺弥漫性肿大，伴有明显的纤维化，从而导致胰腺硬化，可见胰管多发性狭窄，很难见到主胰管扩张。组织学特征如下：①密集的淋巴、浆细胞浸润；②层状纤维化；③闭塞性静脉炎。层状纤维化是 1 型 AIP 的特征性表现，梭形细胞（成纤维细胞或肌成纤维细胞）与胶原蛋白交织穿插呈漩涡状，伴淋巴细胞及浆细胞浸润。这些梭形细胞免疫组化染色通常是平滑肌肌动蛋白（+），desmin（-），纤维炎性浸润最显著的部位是胰腺小叶间隔，但也可能涉及胰腺小叶和胰周脂肪组织。尽管胰管周围可见炎性浸润，但极少能见到胰管受损的组织学证据。可见到大量 IgG_4 阳性浆细胞（活检标本 > 10 个 /HPF，手术切除标本 > 50 个 /HPF）。

2. 2 型 AIP　大体标本与 1 型 AIP 相似，其组织学特征如下：①导管周围密集性淋巴浆细胞浸润；②小、中型小叶间导管周围和（或）管腔内中性粒细胞浸润造成不同程度的导管破坏。腺泡内中性粒细胞浸润是其常见特征，可能为通过活检来确诊的唯一线索。2 型 AIP 一般看不到层状纤维化、闭塞性静脉炎以及 IgG_4^+ 浆细胞弥漫性浸润，可能会见到非闭塞性静脉炎、嗜酸细胞浸润、淋巴细胞聚集及导管周围肉芽肿。

四、临床表现

1. 1 型 AIP 好发于 60～70 岁男性，男女比例 3：1，极少出现急性胰腺炎，多表现为无痛性阻塞性黄疸，呈进行性或间歇性，部分患者可伴有全身皮肤瘙痒、非特异性上腹不适或轻度腹痛，可有体重减轻或血糖升高，另外有部分患者可出现腹泻、乏力、食欲缺乏、恶心、呕吐及周身不适等非特异性症状，胆道梗阻严重时可并发胆管炎从而出现相应症状，部分患者由于其他疾病检查时无意中发现弥漫性或局限性胰腺肿大、胰管狭窄进一步检查确诊。可伴有胰腺外器官受累表现，如胆管狭窄、肝门淋巴结肿大、硬化性涎腺炎、后腹膜纤维化及间质性肾炎等。

2. 2 型 AIP 发病年龄较 1 型 AIP 小，好发于 40～50 岁患者，男女比例 1：1，其中约 50% 患者以复发性急性胰腺炎发病，会出现腹痛，其他表现类似 1 型 AIP，可出现无痛性阻塞性黄疸、胰腺肿大、胰管狭窄等相应表现，1/3 患者同时合并炎性肠病，主要是溃疡性结肠炎，会出现腹泻，亦可出现胰腺外分泌功能不全表现，一般不会出现其他胰腺外器官受累（表 16-4）。

表 16-4 1 型 AIP 与 2 型 AIP 特点

项目	1 型 AIP	2 型 AIP
组织学	导管周围淋巴浆细胞浸润而无导管上皮受损 层状纤维化 闭塞性静脉炎 大量 IgG_4 阳性细胞（> 10 个 /HPF） 纤维炎性改变可能波及胰周	导管周围淋巴浆细胞和中性粒细胞浸润 粒细胞上皮病变（GEL） 闭塞性静脉炎罕见 无 IgG_4 阳性细胞
平均发病年龄	60～70 岁	40～50 岁，也可见于青少年
性别	男性多见	男女比例相当
常见临床表现	阻塞性黄疸（75%） 急性胰腺炎（15%）	阻塞性黄疸（50%） 急性胰腺炎（33%）
胰腺影像学表现	弥漫性胰腺肿大（40%） 局灶性胰腺肿大（60%）	弥漫性胰腺肿大（15%） 局灶性胰腺肿大（85%）
IgG4	2/3 患者血清 IgG_4 水平升高 受累组织 IgG_4 染色阳性	不相关
胰腺外器官累及	胆管狭窄 肺、肾或其他器官炎性假瘤 腹膜后纤维化 涎腺炎	不相关
伴发病	见上	炎性肠病
转归	频繁复发	极少复发

五、辅助检查

1. 实验室检查 传统的炎症标志物，如血常规和红细胞沉降率对诊断 AIP 没有帮助，用来诊断急性胰腺炎的生化标志物，如淀粉酶和脂肪酶对诊断 AIP 也没有意义。

血清 IgG 尤其是 IgG_4 升高对诊断 AIP 有重要意义，约 70% 的 1 型 AIP 患者会出现血清 IgG_4 升高，但同时要注意少数胰腺癌、胆管癌及原发性硬化性胆管炎患者也会出现血清 IgG_4 水平轻度升高（可达正常上限的 1～2 倍）。

亦可检测到其他自身免疫性抗体，如 ANA、类风湿因子（RF）和平滑肌抗体（SMA），但不具有特异性，不能作为诊断 AIP 的依据。部分患者可出现抗碳酸酐酶 Ⅱ、乳铁蛋白、胰蛋白酶抑制剂、胰蛋白酶原等自身抗体。

2. 影像学检查 目前可用于诊断 AIP 的影像学手段主要有腹部 B 超、EUS、CT、MRCP 和 ERCP 等。

（1）腹部 B 超：AIP 典型的 B 超表现为胰腺弥漫性肿大呈腊肠样，病变部分主要表现为低回声，伴有散在高回声光点。但对于胰腺局灶性肿大，超声下与胰腺癌及肿块形成性胰腺炎鉴别困难。超声下一般看不到主胰管扩张，但如果在肿块中看到主胰管轮廓（导管穿透征），则对鉴别自身免疫性胰腺炎与胰腺癌很有帮助。

（2）腹部 CT：自身免疫性胰腺炎 CT 特征性表现为胰腺腊肠样肿胀，边缘可见低密度包膜样改变，门静脉期强化延迟，但在疾病早期纤维化不明显时，则病变部位与周围正常胰腺组织强化表现差异不大。其他非特征性表现有胰腺轻度弥漫性肿大、主胰管部分扩张、胰腺钙化及囊性改变。

（3）腹部 MRI：其特征性表现为胰腺弥漫性肿胀，还包括 T_1 加权呈低信号与门静脉期增强延迟，因为正常胰腺 T_1 加权呈与肝脏相似的高信号，所以任何相对性低信号都提示异常，但不易与胰腺癌和其他慢性胰腺炎鉴别。与 CT 类似，仅有轻度纤维化的病变难以与正常胰腺区分。相反，对于存在严重纤维化的病变，由于炎症反应有限，在 T_2 加权像仅表现为轻微的低信号。

包膜样边缘：T_2 加权像可见到呈低信号的包膜样边缘，与延迟的增强模式一起被视为自身免疫性胰腺炎的特征性表现，反映了胰腺的纤维化。

（4）核素检查：^{67}Ga 闪烁成像及 ^{18}F-FDG 正电子断层扫描可见到 ^{67}Ga 和 ^{18}F-FDG 在胰腺或胰腺外特别是肺门淋巴结聚集，与淋巴瘤鉴别困难，这种现象在激素治疗后迅速消失。由于核素检查费用昂贵，不能作为常规检查。

（5）ERCP：特征性的主胰管不规则狭窄对诊断自身免疫性胰腺炎具有特异性，表现为主胰管较正常更为纤细且不规则，一般超过主胰管长度的 1/3（5cm），即使在局限性病变，也很少能见到狭窄段的上游主胰管明显扩张，主胰管狭窄较短的病变（＜ 3cm），与胰腺癌鉴别困难，主胰管狭窄部位可见到侧支胰管及病变的跳跃性可用来与胰腺癌相鉴别。自身免疫性胰腺炎患者

80% 可同时合并胆管狭窄，多见于胆总管下段，也可见于其他肝外胆管和肝内胆管。

（6）MRCP：对自身免疫性胰腺炎特征性的主胰管不规则狭窄的检出不如 ERCP，但由于 ERCP 为有创性检查，理论上有引发急性胰腺炎的风险，所以 MRCP 可作为 ERCP 的替代检查手段。MRCP 看到的主胰管不连续或在相对正常的胰腺中看不到主胰管往往提示存在自身免疫性胰腺炎。

3. EUS 超声内镜对于确诊胰腺癌和胰腺包块以及在评价慢性胰腺炎早期胰腺实质改变方面要优于 CT 和 MRI，但在诊断自身免疫性胰腺炎方面的价值还有待进一步研究。自身免疫性胰腺炎主要表现为阻塞性黄疸，影像学典型表现为胰腺肿大和主胰管不规则狭窄，组织学可见 IgG_4^+ 浆细胞浸润，EUS 正好可以提供这方面的诊断信息并可通过穿刺获得活检标本进行组织学诊断。

六、诊断和鉴别诊断

尽管组织学诊断为金标准，但活检标本获取困难，因此需要结合临床表现、实验室检查及影像学检查结果以及对激素治疗的反应综合判断来确立诊断。弥漫性病变要与弥漫性浸润性胰腺癌、淋巴瘤、浆细胞瘤、胰腺转移瘤等相鉴别；局限性病变由于胰腺局限性肿大及节段性主胰管狭窄，应注意与胰腺癌相鉴别。

日本胰腺病学会 2002 年提出的诊断标准包括三点：①影像学检查提示胰腺弥漫性肿大，主胰管（MPD）弥漫性不规则狭窄（＞ 1/3MPD）；②实验室检查提示血清 γ 球蛋白升高（＞ 2g/dl），IgG 升高（＞ 1800mg/dl），或自身抗体阳性；③组织病理学检查发现胰腺淋巴浆细胞浸润及纤维化。

2011 年《国际自身免疫性胰腺炎诊断共识（ICDC）》提出诊断 1 型自身免疫性胰腺炎要结合以下 5 个主要方面（表 16-5）：①胰腺实质（CT，MR）和胰管（ERCP，MRCP）的影像特征；②血清 IgG_4；③累及其他脏器；④胰腺组织病理学；⑤对激素治疗的反应。诊断 2 型自身免

疫性胰腺炎要结合上述诊断 1 型自身免疫性胰腺炎除外 IgG₄ 以外的其他 4 个主要方面：①胰腺实质（CT，MR）和胰管（ERCP，MRCP）的影像特征；②合并溃疡性结肠炎；③胰腺组织病理学；④对激素治疗的反应。

表 16-5 1 型自身免疫性胰腺炎 1 级和 2 级诊断标准

诊断标准	1 级	2 级
胰腺实质影像	典型表现：胰腺弥漫性肿大伴强化延迟	不确定：胰腺局限性肿大伴强化延迟
胰管影像（ERCP）	长段或多发狭窄（＞ 1/3 胰管长度），无上游胰管扩张	局限性狭窄（＜ 5mm），无上游胰管扩张
血清 IgG₄	＞正常上限 2 倍	正常上限 1 ～ 2 倍
其他器官受累	胰外器官组织学。其中任意 3 项： 1. 淋巴浆细胞浸润伴纤维化，无粒细胞浸润 2. 层状纤维化 3. 闭塞性静脉炎 4. ＞ 10 个 /HPF IgG₄ 阳性细胞 典型影像学。任何一个： 1. 节段 / 多发近端或远端胆管狭窄 2. 腹膜后纤维化	胰外器官组织学检查，包括胆管活检。两个均有： 1. 明显淋巴浆细胞浸润，无粒细胞浸润 2. 10 细胞 /HPF IgG₄ 阳性细胞 至少有其中一项物理检查或影像学证据： 1. 涎腺 / 泪腺增大 2. 肾受累
胰腺组织病理学	LPSP 和下面 4 项中的 3 项： 1. 导管周围淋巴浆细胞浸润，无粒细胞浸润 2. 闭塞性静脉炎 3. 层状纤维化 4. ＞ 10 个 /HPF IgG₄ 阳性细胞	LPSP 和下面 4 项中的 2 项： 1. 导管周围淋巴浆细胞浸润，无粒细胞浸润 2. 闭塞性静脉炎 3. 层状纤维化 4. ＞ 10 个 /HPF IgG₄ 阳性细胞
对激素治疗的反应	迅速出现（＜ 2 周）影像学胰腺 / 胰腺外表现明显改善	—

LPSP. 淋巴浆细胞硬化性胰腺炎（1 型 AIP）。

七、治疗

自身免疫性胰腺炎如有腹痛、血淀粉酶升高等急性胰腺炎表现，则按急性胰腺炎常规治疗予以相应处理。

自身免疫性胰腺炎首选的治疗药物是糖皮质激素，可有效改善胰腺形态学及血清学异常，恢复胰腺内外分泌功能，缓解症状，改善预后。日本的共识指南推荐初始治疗给泼尼松 0.6mg/（kg·d），服药 2 ～ 4 周后开始减量，每 1 ～ 2 周减 5mg 直至减量至 5 ～ 7.5mg/d，再维持治疗 3 年。应该注意尽管激素治疗自身免疫性胰腺炎效果确切，但仍有 15% ～ 60% 患者在停药后或减量过程中病情复发。值得庆幸的是，对于病情复发的患者，重新服用激素或增加激素剂量治疗仍然有效。长期应用糖皮质激素要注意其副作用，如糖尿病、骨质疏松、白内障、消化性溃疡及继发感染等。

意大利一项研究证实，硫唑嘌呤（AZA）用于维持治疗能有效预防疾病复发。也有研究证实即使不联用糖皮质激素，仅单用利妥昔单抗治疗自身免疫性胰腺炎依然有效。

其他治疗包括慢性腹泻可给予补充胰酶，重度阻塞性黄疸或胆管炎，可在应用抗生素的前提下进行 ERCP 胆道引流或 PTCD 胆道引流，必要时可考虑外科手术引流。

八、预后

自身免疫性胰腺炎的长期预后仍不甚清楚，一般认为 1 型自身免疫性胰腺炎容易复发，是一种慢性复发性疾病，而 2 型自身免疫性胰腺炎治疗缓解后不易复发。

（闵 磊）

第六节　复发性胰腺炎的诊疗

特发性复发性急性胰腺炎（idiopathic recurrent acute pancreatitis，IRAP）是临床诊治中的难题。遗传、环境、解剖和其他因素之间的相互作用共同导致 IRAP 的发生和发展。过去数十年间，消化内镜技术（尤其是 EUS、ERCP）在 IRAP 中的诊治价值逐渐被重视，但关于内镜诊疗的有效性、安全性和长期效果的数据有限，本节对现有证据进行总结和阐述。

特发性复发性急性胰腺炎是一种特殊类型的胰腺炎，其特点是急性胰腺炎（AP）的病因不明，反复发作至少 2 次，每次发作间隔至少 3 个月，发作间期症状完全缓解。IRAP 一般无慢性胰腺炎（CP）形态学改变和内外分泌功能障碍。IRAP 年发病率为 2 ～ 3/10 万，患病率为 15 ～ 30/10 万。作为胰腺炎的三种常见形式，AP、复发性急性胰腺炎（recurrent AP，RAP）和 CP 组成了"胰腺炎多阶段模式"，临床医师应该将 AP 当作首发事件，更需要关注 RAP 和 CP 的风险。首次 AP 发生后 RAP 的发生率为 17% ～ 20%，20% ～ 30% 的 RAP 未能明确病因（即 IRAP），缺少特异性预防复发的措施，随着 IRAP 次数的增加，超过 50% 的患者会进展为 CP。因此，鉴别发病原因、减少复发次数、降低 CP 风险是 IRAP 的主要诊治原则。

遵照 TIGAR-O 胰腺炎危险因素分类系统，结合患者情况和影像学检查，如腹部超声、CT 和 MRCP（包括促胰液素 MRCP），可以明确 70% ～ 90% 的 RAP 病因。胆源性疾病、饮酒和高脂血症是 AP 也是 RAP 的三大常见病因，易于干预，如对胆源性 RAP 患者行胆囊切除术、对酒精性 RAP 患者实施戒酒、对高脂血症性 RAP 患者进行生活方式干预或降脂治疗等。然而，IRAP 无法找到明确病因或者由多种因素相互作用所致，常规检查手段价值有限。近年来，内镜技术的发展给 IRAP 的诊疗带来了一些新的思路，超声内镜（EUS）在 IRAP 病因评估中发挥了重要作用，ERCP 胆管和（或）胰管括约肌切开、胆 / 胰管支架置入，可以使部分 IRAP 患者获益。然而，仍有 50% 以上的 IRAP 患者缺乏长期获益的治疗手段，

其防治仍任重而道远。本节就消化内镜在 IRAP 不同潜在病因中的诊疗价值进行阐述。

一、胆系微结石

国内的研究数据显示，20% ～ 30% 的 IRAP 潜在病因为胆系微结石。这个比例可能更高，因为微结石直径≤ 3mm，常规影像学检查在早期难以发现。一些研究显示，75% ～ 90% 的 IRAP 患者（尤其是胆囊在位的患者）经过长期随访后，会出现超声可见的胆系结石。这些证据提示，在 IRAP 患者中常规排除胆系微结石病因很有必要，尤其是重视 AP 发作 24 ～ 48 小时出现肝功能异常的患者。对于疑似胆系结石的患者，EUS 的诊断敏感度和优势比要显著优于 MRCP（敏感度：97% vs. 87%；优势比：163 vs. 79），EUS 对胆管微结石的诊断敏感度远高于 ERCP（90% vs. 23%），在疑似胆管结石的患者中使用 EUS 优先策略可以避免约 60% 的非必要 ERCP 和相关风险。因此，EUS 应作为 MRCP 无法明确病因的疑似胆管结石或微结石 AP 患者的首选检查。

对于胆源性 AP 患者，胆囊切除术可以减少 73% 的 RAP 风险（2% vs. 9%）和 70% 的 CP 风险（1% vs. 4%）；对于无法行胆囊切除术的患者，ERCP 胆道括约肌切开、取石、支架置入等可以减少 55% 的 RAP 风险（8% vs. 17%），而延迟胆囊切除（7.2% vs. 5.4%）或 ERCP 治疗（50% vs. 8.2%）均会增加 RAP 风险。另有研究显示，对于已行胆囊切除的 RAP 患者，ERCP 胆道括约肌切开或口服熊去氧胆酸治疗可以降低 RAP 风险。

二、胰腺 SOD

胰腺 SOD 是奥迪括约肌异常导致的良性胰管阻塞性疾病，分为两种类型：①括约肌结构异常，为长期炎症导致的纤维化（甚至狭窄）继发引起括约肌基础压力增高；②括约肌运动障碍，为短暂的括约肌张力亢进引起的压力增高。IRAP 患者中出现胆胰 SOD 的比例显著高于普通

人群（30%～65% vs. 1.5%），并且胰腺 SOD 患者的 IRAP 发生风险要显著高于胆管 SOD 患者（HR=3.5），提示胰腺 SOD 可能是 IRAP 的潜在病因。但在胆胰 SOD 患者中，与单独胆管括约肌切开（biliary endoscopic sphincterotomy，BES）相比，胆胰管括约肌双切开（dual endoscopic sphincterotomy，DES）并不能降低 RAP 发生风险（48.5% vs. 47.2%），并且 77% 的 DES 患者会出现胰腺 SOD 复发。这提示 ERCP 治疗，包括 BES、EPS、DES 以及胰管支架置入并不能使合并胰腺 SOD 的 IRAP 患者获益，也无法改变 IRAP 患者的长期预后。但也应看到，约一半的胰腺 SOD 患者从 ERCP 的治疗中获益。因此，尝试 ERCP 治疗需要医患双方充分了解并预防手术风险（尤其是术后胰腺炎），当然也需要更多证据来支持。此外，硝酸酯类药物、硝苯地平、阿米替林以及 NSAID 可作为替代选择或者联合经验性 ERCP 治疗来缓解这类患者的症状。

胰腺 SOD 与潜在的基因和环境因素交互作用，可能使 IRAP 患者更容易出现 AP 的复发。IRAP 患者反复胰腺或胰管慢性炎症可能引起括约肌纤维化继发胰腺 SOD 改变，这也是病情进展的伴随现象或预测指标。外科乳头括约肌成形术治疗 SOD 的研究也显示，34% 的乳头部标本和 44% 的隔膜存在炎症或纤维化。IRAP 患者括约肌测压的术后胰腺炎发生风险增高，其结果无法指导有效治疗和改善患者预后，因此并不推荐。

三、胆胰管解剖结构异常

1. 胰腺分裂（pancreas divisum，PD） 属于一种良性胰管阻塞性疾病，指的是胰腺的腹侧和背侧胰管完全或部分不融合导致胰液主要通过副乳头排出，临床症状与副乳头狭窄导致的胰管内高压有关。PD 在普通人群中的发病率为 5%～10%，仅有 5%～10% 的 PD 患者会出现反复发作的胰源性疼痛和胰腺炎的表现。现有证据显示，PD 可能并不是 IRAP 的独立致病因素，因为其在 IRAP、酒精性 AP 和普通人群中的发生率相似（分别为 5%、7% 和 7%）；PD 和基因因素协同作用增加了 RAP 风险，在 CFTR 基因突变相

关的胰腺炎患者中 PD 发生率显著升高（47%），并且 CFTR 基因突变也显著增加了 PD 患者的 RAP 风险（20% vs. 0）。

MRCP 是 PD 的首选诊断方法，其敏感度为 60%～73%。EUS 对 PD 的诊断敏感度明显优于 MRCP（86% vs. 59%）。EUS 还可以更好地评估胰腺实质，以排除胰腺肿瘤或早期 CP 的可能。

合并胰管梗阻的 PD 患者可能从内镜治疗中获益。ERCP 是 PD 的主要治疗手段，包括副胰管支架置入、副乳头扩张或括约肌切开（minor papilla endoscopic sphincterotomy，MiES），其总体治疗有效率为 68%，PEP 发生率为 10%，副乳头再狭窄率为 11%。ERCP 在 RAP 型 PD 患者中的治疗效果明显优于 CP 型和反复腹痛型患者。然而，无论是否接受 ERCP，合并 PD 的 IRAP 患者均较容易进展为 CP（EUS 可见的 CP 发生率约为 60%）。一项随访时间长达 9 年的回顾性研究发现，单纯 MiES 可以使 73% 的 PD 患者症状消失，但胰腺炎的复发率仍高达 82%，需要再次内镜治疗。编者推荐对合并 PD 的 IRAP 患者进行个体化的处理：对于背侧胰管无扩张的患者，可经验性置入胰管支架来判断是否需要行 MiES；对于存在背侧胰管扩张的患者，可以选择 MiES 联合胰管支架置入，如效果欠佳，则考虑扩张治疗联合大口径胰管支架置入。

2. 胰胆管合流异常（anomalous pancreatico-biliary junction，APBJ） 该病是一种先天性解剖结构异常，过长的胆胰管共同段（≥1.5cm）继发的梗阻和反流增加了 RAP 和胆管癌风险。APBJ 患者的 AP 发生率为 3%～31%，后续 RAP 的风险高达 80%。APBJ 的主要诊断手段为 MRCP 或 ERCP，通常合并胆管囊肿。Ⅰ型和Ⅳ型胆总管囊肿需要外科手术治疗。Ⅲ型胆总管囊肿恶变风险低，可以进行内镜下囊肿切开以降低 RAP 风险。

3. 环状胰腺 该病属于一种罕见的先天性胰腺畸形，表现为胰腺组织部分或完全包绕十二指肠，以 RAP、十二指肠溃疡或狭窄为主要临床表现，可通过 CT、MRCP 或 EUS 进行诊断。回顾性研究发现，环状胰腺患者合并胰腺分裂（36%～46%）、慢性胰腺炎（33%）胰腺 SOD，以及壶腹、胆胰肿瘤（24%～32%）的比例均显著高于正常人群。

虽然内镜治疗作用非常有限，但在合适的病例中，可通过胰管支架减少 RAP 的复发，约 20% 的成人患者最终需要外科手术治疗。

四、自身免疫性胰腺炎

与 IRAP 相关的 2 型 AIP 的治疗以泼尼松为主，疾病复发率 < 10%。对于高度疑似 AIP 的患者可以进行试验性泼尼松治疗；对于激素应答不佳或复发率高的 AIP 患者可以使用利妥昔单抗诱导缓解和维持治疗；低剂量泼尼松（ 2.5 ～ 10mg/d ）维持治疗 1 ～ 3 年也可以减少疾病复发风险。

五、肿瘤性病变

1. 壶腹部肿瘤　主要包括壶腹部腺瘤、腺癌、神经内分泌肿瘤等，这些病变阻塞胰管可能诱发 RAP，发生率为 4% ～ 8%，因此在胰腺炎发作间期，应注意排除壶腹部病变的可能。内镜下乳头切除术（ endoscopic papillectomy，EP ）是部分早期壶腹部肿瘤的首选治疗方式，其治愈率为 87%，复发率为 11%，总体并发症发生率为 24%。为达到 R0 切除，EP 术前评估十分关键。与 CT 或 MRI 相比，EUS 和 IDUS 对壶腹部肿瘤 T 分期的判断具有明显优势（ 准确率分别为 26%、54%、63% ～ 90%、78% ～ 89% ）；对于肿瘤 N 分期的判断，EUS 和 CT、MRI 相互补充。EP 术后胰腺炎和出血风险较高，置入胰管支架可以显著降低术后胰腺炎风险（ 6% vs. 11% ）；对切面进行氩离子凝固术处理或夹闭系带区可以降低出血风险。

2. 胰腺导管内乳头状黏液肿瘤（ intraductal papillary mucinous neoplasm，IPMN ）　分为主胰管型、分支胰管型和混合型三类。具有潜在恶性倾向，其分泌大量黏液堵塞胰管后会诱发胰腺炎反复发作。回顾性研究显示 IPMN 患者的 AP 发生率为 12% ～ 67%，RAP 发生率为 6% ～ 14%。一旦出现 AP，往往提示 IPMN 的恶性倾向高。20% ～ 50% 的主胰管型 IPMN 可以在内镜下发现特异性的主乳头鱼嘴样开放伴胶冻样黏液排除。无创的 MRI 或 CT 是鉴别和随访 IPMN 的首选方法，与之相比，EUS 可在穿刺下实现囊液生化分析、微活检

钳活检、细胞学检查及分子分析等，有利于获得囊液信息和病理学诊断结果。ERCP 辅助下的管腔内超声或胰管镜均可用于 IPMN 及其恶性倾向的判别。

回顾性研究显示，IPMN 患者行胰腺括约肌切开术可以减少 69% 的 RAP 风险。此外有限的证据表明，胰管支架置入、黏液溶解剂冲洗及自发胰肠瘘形成也可能减少 RAP 的发生风险。

六、基因突变及其他

胰腺炎相关基因突变（ *PRSS1*，*CFTR*，*SPINK1*，*CTRC* ）在 IRAP 患者中的发生率为 58%，基因突变因素单独或与其他因素（ 如 PD ）协同导致 RAP，甚至 CP。对于未能明确病因的年轻 AP 患者，应考虑行基因检测。然而，目前尚缺少针对 IRAP 相关基因突变的确切有效的预防措施。

其他潜在的 IRAP 病因还包括早期 CP、结节性动脉炎、类风湿性疾病，以及病毒、细菌或寄生虫感染等。

七、总结与展望

IRAP 是临床诊疗中的难题，其病因复杂、复发率高、治疗手段有限、长期疗效欠佳。多数病因与 IRAP 的关系存在争议，潜在的环境和遗传易感性因素仍未发现。对疾病自然病程的认识和发病机制的探索存在不足。多手段综合评估病因应得到临床医师和患者的重视。IRAP 的传统药物效果欠佳，当前探索性的临床试验也很有限。EUS 可以明确相当一部分患者的病因，而 ERCP 可有效用于部分 IRAP 患者（ 胆管微结石、胰腺分裂、胆胰合流异常、3 型胆管囊肿、壶腹部肿瘤 ）的治疗。然而也应该看到，内镜诊治对 IRAP 病程以及症状改善的长期影响仍需要进一步观察，接受内镜治疗的患者必须被告知相关的并发症风险和获益的不确定性。

（ 罗　辉 ）

第七节　慢性胰腺炎的诊断

慢性胰腺炎（chronic pancreatitis，CP）是一种由遗传、环境等多因素导致的纤维炎性综合征，表现为正常的胰腺组织被纤维结缔组织所取代，胰腺内外分泌功能不可逆性损伤的慢性进行性炎性疾病。早期 CP 因无特征性临床及影像学表现不易发现，且目前暂无统一的诊断标准。进展期及终末期 CP 多以反复发作的急慢性腹痛、脂肪泻及糖尿病等内外分泌功能障碍为主要临床表现，同时可伴有胰腺组织形态改变，如胰头炎性肿块、胰管狭窄、胰腺组织钙化、胰管结石等。因其病程呈慢性迁延性，临床缺乏有效治疗方法，导致患者的生活质量下降及预期生存期缩短，同时增加家庭及社会的经济负担。

一、流行病学

我国 CP 的患病率呈逐年上升趋势，基于一项多中心回顾性研究，我国 2003 年 CP 患病率约为 13/10 万，男女比为 1.86 ：1。全球 CP 的总体发病率为 9.62/10 万，死亡率为 0.09/10 万，男女比为 2 ：1。美国报道成人 CP 发病率为 24.7/10 万，患病率为 91.9/10 万；日本成人 CP 发病率为 11.6/10 万，患病率为 44.5/10 万；印度的患病率高达 125/10 万。目前世界范围内还缺乏对 CP 在一般人群中的发病率和死亡率的可靠估计。

二、病因及发病机制

由于 CP 是由多因素引起的，目前主要分为酒精性和特发性两大类。病因的分类目前常用的有 TIGAR-O 及 M-ANNHEIM 分类系统。TIGAR-O 分类系统包括毒性代谢性（吸烟、饮酒、高脂血症、高钙血症、慢性肾脏病等）、遗传性、特发性（早发、迟发）、自身免疫性、复发性和（或）重症 AP 相关性、阻塞性胰腺炎 6 类；M-ANNHEIM 分类系统将 CP 的危险因素分为乙醇、吸烟、营养因素、遗传因素、胰管因素、自身免疫性胰腺炎、其他代谢和毒性疾病 7 类。目前应用较广泛的是

TIGAR-O 分类系统。但 CP 的病因尚未完全明确，可能是单因素引起的，也可能是多种因素相互作用的结果。

1. 乙醇　酗酒是 CP 的最常见病因，42% ～ 77% 的 CP 患者有长期酗酒史。平均乙醇摄入量男性超过 80g/d、女性超过 60g/d，持续 2 年或以上，且除外其他病因。饮酒持续时间和每日饮酒量的增加与发病成正比，以男性多见，女性对乙醇的敏感性更高。乙醇是发达国家 CP 的主要病因。在我国乙醇所致 CP 占比约 20%，呈逐年上升趋势。乙醇诱导胰腺损伤的病理机制尚不完全清楚。一种理论认为，乙醇诱导微循环障碍和胰腺缺血，介导胰腺腺泡细胞损伤、炎症级联激活和坏死 - 炎症反应，导致胰腺组织纤维化。另一种理论认为是乙醇及其代谢产物刺激胰腺分泌的胰液中蛋白质含量增多，诱导细胞内钙水平的持续升高，并增加消化酶的合成，形成小的蛋白栓堵塞小胰管，引起胰腺组织结构改变。酒精性 CP 较早出现胰腺钙化及内外分泌功能不全。

2. 吸烟　烟草中的尼古丁被认为是引起 CP 的独立危险因素，两者之间存在剂量依赖性，与终身不吸烟者相比，当前吸烟者风险比为 2.8（95%CI 1.8 ～ 4.2）。吸烟可导致胰腺腺泡细胞损伤，同时烟草中尼古丁的毒性代谢物亚硝胺酮有导致与 CP 相关的基因突变及致癌风险。它增加了疾病进展和腹痛的风险，胰腺外分泌功能不全更普遍。

3. 基因突变　与 CP 相关的最常见危险基因包括羧基酯 - 脂肪酶基因（CEL）、囊性纤维化跨膜转导调节因子基因（CFTR）、羧基肽酶 A1 基因（CPA1）、胰凝乳蛋白酶 C 基因（CTRC）、阳离子胰蛋白酶原基因（PRSS1）和胰腺分泌胰蛋白酶抑制剂基因（SPINK1）。PRSS1 和 CPA1 基因突变与遗传性胰腺炎相关，呈常染色体显性遗传。遗传性 CP 患者更易发生胰腺癌。CFTR 基因突变在乙醇或吸烟相关慢性胰腺炎患者中更易发生。CTRC 通过促进有害的胰蛋白酶原激活或损害保护性的胰蛋白酶原降解和（或）胰蛋白酶抑制而增加胰腺炎风险；SPINK1 突变 p.N34S 会使患慢性

胰腺炎的风险增加 10 倍。基因突变所致 CP 的发病机制尚不明确，与不同的基因突变相关，可以通过内质网应激、氧化应激和自噬受损等机制导致细胞损伤，也可能与影响胰腺导管细胞的碳酸氢盐过度分泌相关。

4. 高钙血症　长期血钙 > 3mmol/L 的患者可发生 CP。90% 的高钙血症是由原发性甲状旁腺功能亢进或恶性肿瘤所致，其他的少见病因包括家族性高钙血症、维生素 D 及锂制剂的过量服用、多发性内分泌瘤、甲状旁腺瘤等疾病。血钙离子的异常升高引起胰腺腺泡细胞蛋白分泌增加，钙离子在胰腺内沉积，导致胰腺组织及胰管钙化，引起胰管的阻塞；高钙血症可诱导胰酶在胰腺内激活，引起胰腺反复的炎症，导致 CP 的发生。

5. 高三酰甘油血症　世界卫生组织将高脂蛋白血症分为 6 型，其中 I、IV、V 型以三酰甘油升高为主，I、IV 型更显著。高三酰甘油血症（>11.3mmol/L）患者血浆中高浓度乳糜微粒使胰腺血管内皮损伤、微血管阻塞，引起胰腺缺血缺氧，诱发胰腺炎反复发作，导致胰腺的纤维化、胰管狭窄，最终导致 CP。

6. 其他因素　部分复发性和重症胰腺炎可进展成 CP。先天性胰腺分裂、环状胰腺可能是 CP 的致病因素，也可能是和其他危险因素结合的结果。上腹部手术、外伤导致胰腺血供不良、胰腺损伤、胆胰壶腹部括约肌功能失调、胰管狭窄亦可导致 CP。食物中蛋白质、脂肪、微量元素及维生素的缺乏、环境中的有毒金属及机体不能清除的胰腺毒素等均可引起 CP。

7. 特发性　一类到目前病因仍不明确的慢性胰腺炎，不除外是遗传因素和疾病修饰基因突变与其他环境或行为风险因素共同存在的结果。根据年龄分为早发型（< 35 岁）和迟发型（> 35 岁），发病率无明显男女差异。但随着各项诊断手段的发展，特别是胰腺炎基因相关研究的进展，发现部分特发性 CP 多与遗传因素相关。热带性胰腺炎可能就是一种复杂的遗传性疾病。

三、病理

慢性胰腺炎病变进展缓慢，基本的组织学改变为胰腺腺泡细胞损伤和死亡导致的炎症反应，诱导胰腺星状细胞激活，胰腺组织反复的炎症和纤维化，引起包括胰腺小叶间和小叶内纤维化，腺泡细胞丢失，结构扭曲，胰管狭窄、扩张等。病程的不同时期表现不一。早期因胰腺的炎症反应可表现为胰腺腊肠样肿大，但显微镜下仍可见炎性细胞浸润及组织纤维化。后期表现为胰腺的萎缩，胰腺组织弥漫性纤维化，胰腺小叶结构紊乱，钙盐在胰腺实质沉积及胰管内蛋白栓、碳酸钙结石形成。

1998 年马赛 - 罗马国际会议根据 CP 组织病理的改变将其分为慢性钙化性胰腺炎、慢性阻塞性胰腺炎和慢性炎症性胰腺炎。2014 年我国根据组织病理学特征将慢性胰腺炎分为四类：慢性钙化性胰腺炎、慢性阻塞性胰腺炎、慢性炎症性胰腺炎和自身免疫性胰腺炎。2016 年有学者根据病因学和病理生理学特点将慢性胰腺炎分为慢性钙化性胰腺炎、慢性阻塞性胰腺炎、激素敏感性胰腺炎、特发性慢性胰腺炎。该分类更有利于为患者制订个体化诊疗方案。

四、临床表现

根据患者临床症状、胰腺形态改变、内外分泌功能受损程度将慢性胰腺炎分为早期、进展期、并发症期、终末期四个阶段，各阶段临床表现不一。早期可无症状或表现为轻微的腹胀、消化道不良症状。进展期以上可出现腹痛、腹胀、黄疸，以及脂肪泻、糖尿病等内外分泌功能不全等表现。典型病例可出现腹痛、脂肪泻、糖尿病、胰腺钙化、胰腺假性囊肿五联征。但临床上多以某一或某些症状为主要特征。

1. 腹痛　反复发作的急慢性疼痛是 CP 患者最显著的临床特征，超过 80% 的 CP 患者有不同程度的腹痛，疼痛部位多位于中上腹。根据腹痛持续时间分为 A、B 两型，A 型为间歇性腹痛，呈间歇性发作，间歇期无不适症状，可持续数月至数年不等；B 型为持续性腹痛，表现为长期连续的疼痛和（或）频繁的疼痛加重。我国 CP 患者 80% 以上表现为 A 型腹痛，5% 表现为 B 型腹痛，约 10% 的患者无腹痛症状。进食脂餐及饮酒等可诱发腹痛。体位的变动也与腹痛相关，仰卧位可使腹痛加重，坐位及膝胸卧位疼痛可得到缓解。发病初表现为轻度间歇性隐痛。随着病程进展腹痛发作更频繁，疼痛程度加重，终末期可表现为持续性钝痛或剧痛。但随着胰腺内、外分泌功能的不全加重，患者腹痛可逐渐缓解甚至消失。

2. **胰腺内分泌功能不全** 主要表现为糖耐量异常或糖尿病。CP 所致的糖尿病被称为 3C 型糖尿病，又被称为胰源性糖尿病，多于出现临床症状后的 5 ~ 10 年发生。我国 CP 患者糖尿病发生率约为 28.3%。

3. **胰腺外分泌功能不全** CP 患者因胰腺功能性腺泡缺失、胰管上皮细胞功能障碍、胰管阻塞等引起肠道内胰腺酶活性的显著降低导致消化不良称为胰腺外分泌功能不全。轻到中度的 CP 患者仅有嗳气、腹胀、食欲减退等消化不良症状。当胰腺外分泌功能下降超过 90%，尤其是脂肪酶及胰蛋白酶的分泌减少及肠道内活性降低，患者出现脂肪泻，排含有大量油脂及未消化食物的恶臭大便。脂肪及蛋白质消化不良导致体重减轻，脂溶性维生素缺乏及矿物质吸收减少，可出现皮肤粗糙、夜盲症，增加骨质疏松风险等。

4. **黄疸** 临床表现为皮肤巩膜的黄染，主要由胰头部炎性肿块、胰头部假性囊肿压迫胆总管或胰腺慢性炎症波及引起胆总管胰腺段炎性狭窄所致。

5. **其他症状** 胰头部肿物压迫或胰腺炎症导致十二指肠肠腔狭窄可出现腹胀、胃潴留、呕吐等消化道梗阻表现。CP 可导致胰源性门静脉高压，出现腹水、消化道出血等表现。

6. **体征** 上腹部轻压痛，体征与临床症状不相符，急性发作时可出现反跳痛及肌紧张。营养不良可见体形消瘦，腹部凹陷，皮肤失去光泽及弹性。并发巨大胰腺假性囊肿时可扪及包块。少数患者可有胸腔积液、腹水。

五、并发症

1. **上消化道出血** CP 引起脾静脉受压及血栓形成导致胰源性门静脉高压，并发胃底静脉曲张破裂出血；胰腺外分泌功能降低，导致碳酸氢盐分泌减少出现消化性溃疡并发出血等。

2. **胆道及十二指肠梗阻** 胰头部炎性肿物或假性囊肿压迫胆道及十二指肠，胰腺慢性炎症波及胆道及十二指肠。可见于 5% ~ 10% 的 CP 患者。

3. **胰腺癌** 约 5% 的 CP 患者可并发胰腺癌，吸烟会增加 CP 患者并发胰腺癌风险。

4. **其他** CP 患者还可并发胰瘘、胰源性胸腹水、假性动脉瘤、脾梗死等并发症。少数患者可出现胰性脑病。

六、辅助检查

1. **实验室检查**

（1）粪便检测：CP 患者因胰酶分泌不足，粪便常规检测可见脂肪滴及未消化的肌纤维，同时可伴有氮含量增高。72 小时粪便收集试验测定大便脂肪含量 > 7g/d。

（2）胰腺外分泌功能检测：包括直接和间接试验两大类，直接试验需通过十二指肠收集胰液进行检测，该方法敏感度及特异度高，但因属于侵入检测，且成本较高，多用于科研，不适合临床广泛应用。间接性试验主要通过呼气试验、粪便检测、尿液试验、血液检测等方法完成。其敏感度极特异度受限，但因操作方便，目前广泛用于临床，常用的方法主要包括粪便苏丹 III 染色、粪便弹性蛋白酶浓度测定（< 200μg/g 提示胰腺外分泌功能异常），^{13}C 混合三酰甘油呼吸测试（可用于测量治疗的有效性），血清白蛋白、视黄醇结合蛋白及锌、镁、铁等检测。测量促胰液素刺激 MRCP 的十二指肠充盈程度可对一线外分泌功能进行半定量分级评估。

（3）胰腺内分泌功能检测：内分泌功能受损可出现糖耐量异常，血胰岛素、C 肽和血浆胰多肽降低。CP 患者空腹血糖（FPG）$\geqslant$ 7.0mmol/L 或随机血糖 $\geqslant$ 11.1mmol/L 或口服葡萄糖耐量试验（OGTT）2 小时血糖 $\geqslant$ 11.1mmol/L 时，同时伴有胰岛 β 细胞自身抗体阴性，胰多肽基线水平下降，考虑诊断为 3C 型糖尿病。尚未诊断糖尿病的 CP 患者建议每年进行 1 次血糖和糖化血红蛋白检测。

（4）基因检测：主要针对特发性、青少年及有胰腺疾病家族史的 CP 患者。以患者外周静脉血 DNA 为样本，检测 *CEL*、*CPA1*、*PRSS1*、*SPINK1*、*CTRC*、*CFTR* 等危险基因。

（5）其他实验室检查：CP 急性发作期可出现血、尿淀粉酶及脂肪酶一过性升高，合并胰源性胸腔积液、腹水患者的胸腔积液、腹水中淀粉酶可异常升高。血清肿瘤标志物 CA19-9 可升高，需警惕并发胰腺癌。甲状旁腺功能测定，血钙、血脂、IgG$_4$ 等检测有利于明确 CP 病因。

2. 影像学检查

（1）腹部 X 线片：胰腺明显钙化及胰管阳性结石患者，腹部 X 线检查可见胰腺走行区不透光结石及钙化影。

（2）腹部彩超：可见胰腺体积增大或萎缩，胰腺回声异常，主胰管不规则扩张等形态改变。胰腺钙化及胰管结石可见强回声伴声影。胰腺假性囊肿形成可见边界清楚低回声区等。腹部彩超用于 CP 的诊断敏感度及特异度均较低，但因其价格便宜且无创，临床上可用于 CP 的筛查及随访。

（3）计算机断层扫描（CT）：因其诊断敏感度及特异度分别为 80%、90% 以上，且无创便于操作，是临床上用于诊断 CP 首选的影像学检查方法。CT 检查可见胰腺呈腊肠样改变或萎缩、胰腺钙化、胰管的不规则扩张或狭窄、胰管结石。平扫可发现微结石，是显示胰腺钙化的最优方法。增强 CT 有助于与胰腺癌相鉴别，以及有助于胰腺假性囊肿、假性动脉瘤、脾静脉血栓等并发症的诊断。

（4）磁共振成像（MRI）：对软组织分辨率高，可以清楚显示胰腺正常解剖结构和病理改变，能发现早期 CP 腺体萎缩导致局部或广泛腺体面积减少，因外分泌功能不足导致在 T_1 加权脂肪抑制图像上胰腺信号降低。增强扫描 MRI 上胰腺腺体灌注延迟。新的成像技术更利于 CP 诊断，多期动态扫描（DCE MR）因 CP 早期毛细血管床的数量即出现减少出现延迟强化，可为早期 CP 的诊断提供依据。磁共振弹性成像（MRE）亦有助于良、恶性肿块性胰腺病变的鉴别诊断。MRI 对 CP 的诊断价值及并发症诊断优于 CT，对胰腺钙化及胰管结石的成像效果不如 CT。

（5）磁共振胰胆管造影（MRCP）：因其无创、无辐射、无对比剂，且能较好地显示胆道及胰管形态等优点被广泛应用于临床诊断胆胰疾病。在 CP 早期可见主胰管的扩张，进展期及晚期可出现主胰管及分支胰管不规则的明显扩张，也可见胆总管胰腺段狭窄及上方胆管代偿性扩张，胰腺假性囊肿等表现。促胰液素刺激磁共振胰胆管成像（S-MRCP）可用于量化评估胰腺外分泌功能。

（6）内镜逆行胰胆管造影（ERCP）：是诊断 CP 的重要辅助检查方法，但因其有创，且可能出现相关并发症，现多用 MRCP 替代，仅在其他检查方法诊断困难时选用或用于 CP 的治疗性操作。ERCP 检查可发现十二指肠及乳头的改变，造影可见主胰管及分支胰管改变、胰管结石等。根据 CP 的主胰管及分支胰管的情况将 CP 分为正常、可疑、轻度、中度及重度。ERCP 术中组织及细胞学检查有助于鉴别胆道及胰腺病变的良、恶性。

（7）超声内镜（EUS）：与腹部彩超比没有了肠道气体及腹部脂肪的干扰，能更好地显示胰腺实质异常、胰管的异常，如胰腺回声增强（伴或不伴声影）、胰管不规则扩张、胰管结石等。2007 年 ROSEMONT 国际共识会议通过了 CP 的 EUS 诊断标准。主要标准：①伴声影的高回声灶和主胰管结石；②蜂窝状分叶。次要标准：囊肿、胰管扩张 ≥ 3.5mm、主胰管轮廓不规则、分支胰管扩张 ≥ 1.0mm、胰管壁高回声等。EUS-FNA 对胰腺组织和肿块进行细针穿刺的组织学检查，有助于 CP 的诊断及良、恶性鉴别。

（8）其他检查方法：如经口胰管镜检查，可以直视下观察病变情况，胰管内超声（IDUS）对 CP 有诊断意义，正电子发射体层扫描（PET）有助于 CP 的诊断及肿瘤的鉴别等。

七、诊断和鉴别诊断

1. 诊断　CP 的诊断目前在临床上仍面临较多困难，尤其是早期很难做出明确诊断，进展期及终末期诊断较容易。因 CP 一旦确诊会给患者及家庭带来困扰，故诊断 CP 一定要慎重。根据目前的研究进展及循证指南，结合详尽的病史采集、典型的临床表现、实验室检查、影像学检查、组织学表现进行诊断。根据相应的诊断流程（图 16-2），按照诊断依据目前将 CP 的诊断分为确诊诊断、可疑诊断、早期诊断、不能排除诊断。

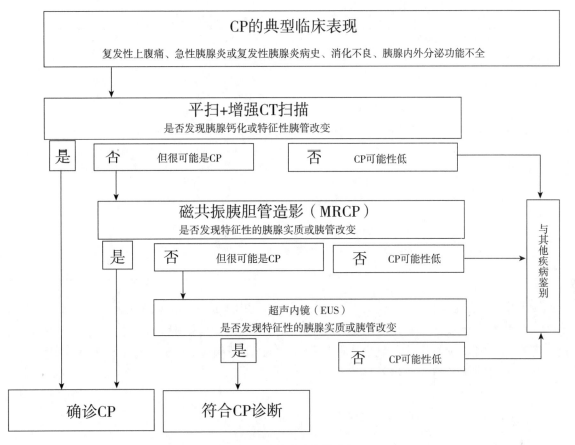

图 16-2　慢性胰腺炎的诊断

CP 诊断主要依据包括影像学及组织病理学的典型与非典型表现（表 16-6）。次要诊断依据为：①反复发作的上腹部疼痛；②血清或尿胰酶水平异常（脂肪酶或淀粉酶水平高于正常上限 2 ~ 3 倍）；③胰腺外分泌功能异常表现；④长期酗酒史（男性 ≥ 80g/d、女性 > 60g/d，持续 2 年或以上）；⑤基因检测发现明确致病基因突变。符合影像学或组织病理学的典型表现中任意一项，影像学或组织病理学呈现非典型表现加次要依据①②③中 2 项或以上可确诊 CP。有影像学或组织病理学非典型表现中的 1 项视为疑诊患者。满足次要依据①②③④⑤中两项或以上，同时有 EUS 或 ERCP 异常表现，要考虑早期 CP 的诊断。满足次要依据①②③④⑤中两项或以上且没有其他影像学或组织病理学证据患者，建议在排除其他疾病后长期随访观察。

2. 鉴别诊断

（1）胰腺癌：两者在临床表现及影像学上有较多相似性，临床上两者的鉴别较为困难，尤其是胰头部肿块性慢性胰腺炎与胰腺癌的鉴别。在胰腺癌中血清肿瘤标志物 CA19-9、CA125、CA50、CA242 等可见升高，以 CA19-9 升高更具特异性，但 7% ~ 27% 的慢性胰腺炎患者也会有 CA19-9 升高。影像学超声造影、CT 与 MRI 增强扫描有助于两者鉴别。PET-CT 可见胰腺癌灶呈高代谢表现有鉴别意义。ERCP 下胰液脱落细胞学检查、实时超声、EUS、CT 引导下的穿刺活检，如发现癌细胞可用于确诊，但阴性结果不能排除胰腺癌。

（2）导管内乳头状黏液瘤（IPMN）：可表现为反复发作的胰腺炎，影像学可见主胰管和（或）分支胰管的扩张及假囊肿形成，与 CP 有相似之处，但若出现壁结节、乳头状突入十二指肠腔有助于鉴别，且 CP 引起的胰管扩张呈串珠状，并可见胰腺或胰管钙化，这在 IPMN 罕见。

十二指肠镜检查见乳头呈鱼嘴样外观及胶冻样黏液有助于鉴别。

表 16-6　慢性胰腺炎影像学及组织病理学表现

影像学特征性表现	组织学特征性表现
典型表现（下列任何一项）： （1）胰管结石 （2）胰腺的钙化 （3）ERCP 造影主胰管不规则扩张和分支胰管不规则扩张 （4）ERCP 造影主胰管出现梗阻（胰管结石或蛋白栓），伴上游主胰管和分支胰管不规则扩张 不典型表现（下列任何一项）： （1）MRCP 显示主胰管不规则扩张和分支胰管不规则扩张 （2）ERCP 造影不同程度分支胰管扩张或单纯主胰管不规则扩张，或存在蛋白栓 （3）CT 显示主胰管全程不规则扩张伴胰腺形态不规则改变 （4）超声或 EUS 显示胰腺内高回声病变或胰管不规则扩张伴胰腺形态不规则改变	典型表现：胰腺实质减少伴不规则纤维化。纤维化主要分布于小叶间隙，形成"硬化"样小结节改变 不典型表现：胰腺实质减少伴小叶间纤维化，或小叶内和小叶间纤维化

（3）自身免疫性胰腺炎：血清 IgG_4 水平升高，活化 CD4，CD8 阳性，高 γ- 球蛋白血症，自身免疫抗体存在。患者很少有钙化、囊变和假性囊肿形成。典型的影像学及组织病理学检查有助于鉴别。

（4）其他疾病：原发性胰腺萎缩表现为胰腺体积的缩小，但无内外分泌功能不全的表现，影像学检查可鉴别。十二指肠球后壁穿孔与胰腺粘连可引起慢性腹痛，胃镜检查可鉴别。

（刘　康）

第八节　慢性胰腺炎的治疗

慢性胰腺炎（chronic pancreatitis，CP）是一种迁延不愈慢性疾病，因症状复杂，往往需终身治疗，严重影响患者生活质量。CP 的治疗涉及疼痛、外分泌功能不全、营养等若干方面。根据患者身体状况、症状和并发症严重程度，需要在生活方式调节、药物控制、ESWL、内镜介入和外科等方面酌情选择合适的治疗方法。到目前为止，与 CP 治疗相关的高质量证据有限，针对病因和阻断病理生理进展的方法有其不足。CP 相关的治疗方法研究仍任重而道远。

一、一般治疗

CP 患者需禁酒、戒烟，避免过量高脂、高蛋白饮食，适当运动。

二、疼痛的治疗

腹痛是 CP 患者的主要症状，严重影响患者的生活质量。治疗的目的是控制症状，改善生活质量。CP 患者住院的主要原因是持续不断的疼痛，疼痛位于上中腹，并放射至背部，并在进餐后加重。关于疼痛的理论目前尚不完全明确，目前常见的理论包括胰管压力增高、氧化应激、神经源性改变等，有研究显示其与神经病变可能更为相关。

1. 一般治疗　戒酒、戒烟、控制饮食。

2. 镇痛药物　2018 年我国《慢性胰腺炎诊治指南》指出，CP 疼痛治疗应遵循世界卫生组织癌痛药物三阶梯治疗原则：第一阶梯常用药物包括对乙酰氨基；第二阶梯治疗可选用弱阿片类镇痛药如曲马多、可待因等；第三阶梯治疗选用阿片类镇痛药，如哌替啶、羟考酮、吗啡。美国胃肠病学院（The American College of Gastroenterology，ACG）发布的指南推荐第一阶梯首选对乙酰氨基酚。《加拿大慢性非癌性疼痛（chronic non-cancer pain，CNCP）管理指南》推荐曲马多、可待因可作为轻中度 CNCP 一线治疗药物，推荐的起始剂量为 100 ～ 150mg/d，最大剂量不超过 400mg/d。需要注意的是，阿片类药物可能对胃肠道产生显著不良影响，包括便秘、反流、恶心和腹痛，这种现象被称为阿片类药物引起的肠功能障碍。

近几年关于普瑞巴林的研究很多，它是一种抗惊厥药，荷兰和丹麦共同开展的研究证实普瑞巴林用于治疗 CP 疼痛有效，合理使用普瑞巴林可有效减少阿片类药物用量。另一项前瞻性、双盲随机试验显示，接受普瑞巴林抗氧化剂治疗 8 周，可显著减轻 CP 患者的疼痛，减少非阿片类镇痛药的需求以及住院天数，它还可以显著提高整体患者满意度。由于普瑞巴林对中枢敏化有抑制作用，所以对于 CP 疼痛能起到治疗作用，其最显著的副作用为头晕，发生率较低。

在评估 CP 患者的治疗方法时，需要客观的参数来确定患者的日常生活受到 CP 症状的限制。为了衡量生活质量，欧洲研究与开发组织癌症治疗（EORTC）调查表是常用的衡量参考工具。Izbicki 疼痛评分问卷包括疼痛频率、强度、镇痛效果以及与疾病相关的无法工作或参加社交活动等方面的疼痛等项目。它是专为 CP 患者设计的，分数总计为 0 ～ 100；疼痛评分 ≥ 50 被认为是剧烈疼痛。可根据疼痛情况选择止痛药物（表 16-7）。

表 16-7　慢性胰腺炎镇痛药物

药品	剂量
吗啡 丁丙诺啡	对 μ 受体具有完全作用的部分阿片类激动剂 不是急性疼痛的首选 每日剂量取决于选择的应用形式
哌替啶	对 μ 受体具有高亲和力的阿片类激动剂 最大限度 500 mg/d 活性代谢产物去甲哌替啶经肝脏代谢，经肾脏清除
曲马多	5- 羟色胺和去甲肾上腺素再摄取抑制剂和 μ- 激动剂（与恶心和呕吐密切相关，可能诱发 5- 羟色胺综合征） 最大限度 400 mg/d 通过肝脏代谢
安乃近	口服生物利用度稍高于非选择性 COX 抑制剂 镇痛、解热和解痉 最大剂量 4g/d 主要通过肾脏代谢清除
水杨酸类（如非甾体抗炎药）	非选择性不可逆的 COX 抑制剂；镇痛、解热、抗炎，高首过效应 最大剂量 3g/d 通过肝脏灭活、肾脏清除

3. 胰酶　国外多个 CP 疼痛管理共识指出，大剂量的胰酶可作为缓解 CP 患者疼痛的初始治疗，建议采用单片胰酶含量不低于 25 000USP 单位的制剂，每次 4 ～ 8 片，每日 4 次。但目前对其能否缓解疼痛仍有争议，ACG 及欧洲胃肠病联盟（United European Gastroenterology，UEG）发布的指南均不推荐胰酶用于治疗 CP 疼痛。

4. 抗氧化剂　研究表明，CP 患者体内抗氧化因子（如维生素 E）水平较正常人下降，这是抗氧化剂治疗 CP 的理论基础，但是对抗氧化剂能否缓解疼痛尚有争议。英国的一项临床队列研究随访 10 年结果显示抗氧化治疗对缓解 CP 疼痛无明显作用。而一项印度开展的随机对照试验则证实了抗氧化剂治疗有效。三项荟萃分析对抗氧化剂治疗 CP 疼痛的有效性结果各有不同，2018 年我国《慢性胰腺炎诊治指南》指出抗氧化剂对疼痛缓解可能有效。不同组织关于抗氧化剂治疗 CP 疼痛是否有效也存在争议：ACG 推荐对于 CP 疼痛患者使用抗氧化剂治疗，但无法提供最佳剂型及剂量。UEG 则不推荐抗氧化剂治疗。

5. 非特异性药物　丝氨酸蛋白酶抑制剂甲磺酸卡莫司他治疗 CP 疼痛已在日本临床经验性使用。其作用机制尚不明确，有研究表明甲磺酸卡莫司他可以抑制单核细胞和胰腺星状细胞的活性，从而减轻胰腺纤维化程度，达到缓解疼痛的目的。生长抑素类似物奥曲肽和 CCK 拮抗剂（氯谷胺）均可减少胰液分泌，一氧化氮合成酶抑制剂已在 CP 小鼠模型中被证实可有效缓解疼痛，待下一步临床试验数据完善，有望为 CP 疼痛患者药物治疗带来新希望。

6. 中医中药　脾胃虚弱证、肝胃不和证及脾胃虚寒证是以腹痛为表现的主要证型。应根据证型不同选用合适的中药制剂。

7. 其他治疗　由胰管狭窄、胰管结石等引起的梗阻性疼痛可行内镜、介入等治疗，内科及介入治疗无效时可考虑手术治疗。

三、胰腺外分泌功能不全的治疗

大多数慢性胰腺炎患者会出现胰腺外分泌功能不全（EPI），EPI 是指由于各种原因引起的胰酶分泌不足或胰酶分泌不同步而导致患者出现消化吸收不良等症状，主要表现为体重减轻、营养不良、脂肪泻等，同时还可引起微量元素的缺乏。外源性胰酶替代治疗（PERT）一直是 EPI 的主要治疗办法。但是，EPI 的治疗仍然存在问题。首先，EPI 的诊断可能存在一定的困难。其次，PERT 无法缓解某些患者的症状。目前，缺乏简单、准确的诊断方案，这阻碍了 EPI 的诊断和治疗。没有一项 EPI 检测方法能广泛应用。粪便脂肪定量是 EPI 间接检测法中的首选方法，该检测需要至少连续 5 天 高脂肪饮食（100g/d）并收集 3 天的粪便，通过 Van de Kamer 测定法或红外线光谱测定法检测粪便中的脂肪含量。粪便弹性蛋白酶 -1 试验仅适用于筛查试验。内镜下胰腺功能检测和混合三酰甘油呼气试验各有优点，但都存在不足，限制了它们在诊断和治疗 EPI 患者方

面的安全性。

多个国内外指南均推荐，一旦患者确诊 EPI，应立即开始 PERT。我国指南推荐首选含高活性脂肪酶的肠溶包衣胰酶制剂，于餐中服用。对于 PERT 的剂量，建议从低剂量开始，可以 25 000 ～ 40 000IU 作为起始剂量，推荐每餐可补充 40 000 ～ 50 000IU 胰酶，但重度 EPI 患者可能每餐需要补充 90 000IU 胰酶。

PERT 过程中应及时调整用药。PERT 开始后患者消化不良相关症状（如脂肪泻、体重减轻等）即可缓解，所以患者的临床表现、体重等指标可以反映 PERT 的治疗效果。但是部分患者虽然没有明显的症状，血清营养物质水平（维生素、微量元素等）却低于正常。因此，对 PERT 疗效的评估不能局限在临床症状及体征，还应监测血清营养物质含量，如维生素 A、维生素 D、视黄醇结合蛋白、白蛋白、铁、镁、锌等。

PERT 后，如果患者症状没有明显缓解，则应在增加剂量之前考虑是否存在其他原因：评估饮食、剂量和依从性。如未查明原因，可将 PERT 剂量增加至最大剂量。或者可以尝试使用质子泵抑制剂。如果增加剂量后症状仍持续存在，请评估其他疾病，如肝病、乳糜泻、肠道感染、细菌过度生长、胃排空延迟、克罗恩病、乳糖不耐症、功能性腹部疾病和饮食失调。不建议积极限制膳食脂肪，特别是对成长中的儿童。

四、营养支持治疗

慢性胰腺炎患者营养不良的风险很高，原因是多个方面的。首先胰腺外分泌不足导致吸收不良；其次 PERT 应用不足，无法完全恢复正常的消化功能。同时患者常存在腹部症状、疼痛、大量吸烟和酗酒，饮食摄入不足很常见。

1. 营养不良　体质指数（BMI）可作为监测慢性胰腺炎患者胰腺外分泌不全所致营养不良的指标。慢性胰腺炎患者 BMI 一直较低，超重和肥胖的临床影响在慢性胰腺炎患者中不确定，但肥胖可能会掩盖微量营养素的缺乏。酗酒的患者增加了营养不良的风险。乙醇摄入量也增加骨质疏松症的风险，并可能与腹泻和吸收不良有关。

2. 营养缺乏　由于脂肪泻（脂溶性维生素的丢失）、酒精中毒（水溶性维生素的需求增加或丢失）或膳食摄入不足 / 不平衡，慢性胰腺炎患者可能会出现特定的营养缺乏。基于不同的研究和国家，患者营养缺乏的程度不同。对于维生素 D，使用低于 50nmol/L 的血清 25- 羟基维生素 D［25（OH）D］作为缺乏的标准，41%～86% 患者存在缺乏的情况。维生素 E（应以血清脂质的比例来衡量）缺乏的范围为 24%～75%。维生素 A 缺乏的范围为 3%～40%。研究发现，63% 的慢性胰腺炎患者的血清维生素 K 水平较低。关于其他微量营养素的研究很少，但个别的研究发现慢性胰腺炎患者的镁和锌水平较低，而据报道维生素 B_{12} 缺乏症很少见。尽管维生素缺乏症状很常见，但是在慢性胰腺炎中的报道却很少。维生素 D 缺乏使骨质疏松症的发病率升高，也可导致骨软化症（成人佝偻病）。维生素 E 缺乏会导致神经系统异常。维生素 A 缺乏的临床表现倾向于表现为视觉缺陷。

3. 维生素及微量元素补充　除了维生素 D 之外，其他营养元素在慢性胰腺炎的营养缺乏方面研究较少。在一项比较慢性胰腺炎中口服维生素 D 补充剂与紫外线 B（UVB）照射的研究中，口服维生素 D 补充剂（1520IU/d）明显有效增加血清 25（OH）D，在 10 周内增加 32.3nmol/L（95%CI 15～50nmol/L）。一项研究比较了 600 000IU 或 300 000IU 单次肌内注射维生素 D 或肌内注射生理盐水，发现较高剂量维生素 D 在增加血清 25（OH）D 方面更有效，但没有关于维生素过多或高钙血症的报告。很少有研究报道补充维生素 A、维生素 E 或维生素 K 对慢性胰腺炎和生化缺陷患者的有效性或安全性。一项研究记录了未补充维生素 A 的慢性胰腺炎患者出现了无法解释的维生素 A 水平过高。因此，不建议对患者进行大量补充维生素，也不推荐剂量、给药方法或需要补充的特定患者类型。需要采用精准医学方法，测量患者血清维生素水平并注意优化膳食摄入量和 PERT。

4. 骨质疏松症和骨骼健康　慢性胰腺炎患者发生骨密度减低的风险高于正常人。在对 513 名接受双 X 线吸收测定（DXA）的患者进行的系统评价中，65% 的患者患有骨质疏松症或骨密度减低。至关重要的是，与健康对照组相比，这种高骨质疏松症风险导致了低创伤性骨折发生率升高。慢性胰腺炎导致骨质疏松的原因是多方面的，如血清 25（OH）D 水平低、饮食摄入不足、大量吸烟、体力活动少、慢性炎症和吸收不良等。应建议所有慢性胰腺炎患者采取基本的预防措施，包括摄入足够的钙和维生素 D、定期负重运动以及避免吸烟和饮酒。如果诊断为骨质疏松，应每 2 年重复进行一次 DXA，对于确诊为骨质疏松症（或椎骨骨折）的患者，应开具适当的药物（如双膦酸盐），实施基本的预防措施（充足的钙和维生素 D 摄入量、规律的负重运动以及避免吸烟和饮酒）。

5. 饮食干预　当存在胰腺功能不全时，使用 PERT 以及营养师的个体化饮食干预和饮食咨询可以改善慢性胰腺炎的营养状况。能量需求高达每天 35 kcal/kg，每天蛋白质 1.2～1.5 g /kg。不推荐低脂饮食（或无脂饮食），因为它们会减少能量摄入并降低食物的可口性。相反，应该优化 PERT 以允许适度的脂肪摄入。一旦 PERT 与抑酸药物联合应用并且排除了吸收不良的其他原因（如小肠细菌过度生长），限制脂肪可以作为顽固性吸收不良患者的最后手段。没有证据表明患者对植物脂肪耐受性高于动物脂肪。限制膳食纤维可能会改善营养的吸收，因为膳食纤维可能会降低酶的活性。然而，应避免长期限制纤维摄入，应始终推荐富含水果和蔬菜的饮食。应建议少量多次的进餐模式。

6. 肠内和肠外营养　绝大多数慢性胰腺炎患者推荐经口饮食，肠内营养适用于无法通过口服满足其需求的营养不良患者。如果出现胃排空延迟、胰腺囊肿导致上消化道慢性亚急性梗阻及持续性恶心或呕吐或疼痛，则应通过空肠途径进行肠内营养。鼻空肠营养与疼痛、假性囊肿和炎症的减轻，以及营养状况的改善有关。需要空肠喂养的地方延长时间，可以考虑空肠造口术。

一些患者可能需要同时进行 PERT 和肠内营养治疗。由于胰腺内分泌功能不全（高血糖）和免疫功能不全，慢性胰腺炎患者肠外营养的并发症发生率较高。内镜下鼻空肠营养管置入可减少肠外营养的应用，包括应用于继发于十二指肠狭窄的胃流出道梗阻、复杂的瘘管疾病和胰腺手术前的严重营养不良。

7. 营养评估 慢性胰腺炎患者营养评估包括六个关键方面：①应进行基本人体测量评估，包括 BMI、中上臂围、肱三头肌皮褶，以及当前的详细饮食习惯评估等。②临床表现，包括恶心/呕吐、腹泻、吸收不良、厌食、早饱、疼痛。③应进行外分泌功能评估，包括吸收不良的临床症状和体征，EPI 的客观衡量。④营养状况的血生化评估应包括测量脂溶性维生素水平、空腹血糖和糖化血红蛋白水平，进行糖耐量试验等。⑤骨骼健康，应通过测量来评估血清 25（OH）D 和进行基线骨密度扫描。⑥应询问患者是否吸烟和饮酒、身体活动状况、相关的社会问题，并应评估生活质量。常规评估将为营养管理提供信息，营养支持措施包括优化饮食摄入量，适当和足够的 PERT，必要时口服营养补充剂和微量营养素补充剂。

五、内镜介入治疗

1. 胰管结石治疗 根据 X 线可否透过，胰管结石分为阳性结石与阴性结石，阳性结石 X 线不可穿透，以钙盐成分为主；阴性结石 X 线可穿透，以蛋白栓成分为主。胰管结石主要分布于胰头部，以阳性结石为主。胰管结石的内镜治疗目的是去除结石，解除梗阻。对于阴性结石及直径 < 5mm 的阳性结石，首选 ERCP。体外震波碎石术（ESWL）治疗可以作为直径 > 5 mm 的胰头/体部阳性结石首选治疗。ESWL+ERCP 的主胰管结石完全清除率达到 70% 以上，主胰管引流率达 90%。与 ESWL 联合 ERCP 治疗相比，单纯 ESWL 可能也会获得理想的结石清除率及疼痛缓解率，ESWL 术后并发症主要包括胰腺炎、出血、穿孔、感染等。

SpyGlass 是一种新型的子镜系统，可与标准十二指肠镜配合使用，其附件端口允许使用活检钳和液电或激光碎石探头等工具，SpyGlass 系统可用于胰管狭窄评估、胰管结石可视化诊断及去除。但其不作为一线治疗工具，对于无法开展 ESWL 的机构可尝试胰管镜下 SpyGlass 机械碎石等。

2. 主胰管狭窄治疗 主胰管狭窄的主要治疗目标是解除狭窄，减轻胰管内压力，引流胰液，缓解腹痛。常用的治疗方法包括胰管括约肌切开术、狭窄段扩张和放置胰管支架。治疗首选置入单根胰管塑料支架，可定期或根据患者症状更换支架，支架通常留置 6～12 个月。如 10 Fr 支架留置 12 个月狭窄未改善，可考虑置入多根塑料支架或全覆膜自膨式金属支架。ERCP 治疗时，主胰管严重狭窄或扭曲，导致反复插管不成功者，可以尝试经副乳头插管；对于 ERCP 操作失败者，可采用 EUS 引导下胰管引流术（EUS-PD），该技术难度大、风险高，仅推荐在有丰富内镜操作经验的单位进行开展。

3. CP 继发胆总管狭窄的治疗 CP 合并良性胆总管狭窄的发生率约为 15%，其中约 50% 的患者会出现相应症状。当胆总管狭窄合并胆管炎、阻塞性黄疸或持续 1 个月以上的胆汁淤积时，可行 ERCP 下胆道支架置入治疗。置入多根塑料支架者可定期或根据症状更换支架，治疗周期常为 12 个月，其长期有效率与胆道自膨式覆膜金属支架相仿，均为 90% 左右，明显优于置入单根胆道塑料支架。

4. 胰腺假性囊肿治疗 当胰腺假性囊肿引起不适症状、出现并发症（感染、出血、破裂）或持续增大时，应予以治疗。我国 CP 假性囊肿的发生率约为 18%，男性风险高于女性。对于无并发症的胰腺假性囊肿，内镜治疗成功率达 70%～90%，是首选的治疗方法。对于与主胰管相通的，位于胰头、体部的小体积（< 6cm）胰腺假性囊肿，首选内镜下经十二指肠乳头引流。对于非交通性胰腺假性囊肿，可选 EUS 引导下经胃十二指肠壁引流囊液。

六、外科手术治疗

对于内科治疗及内镜治疗失败或者无效者，或者怀疑可能存在恶变者，可选择外科手术治疗。手术方式包括引流术式、切除术式及联合术式。

1. 引流术式 1958 年 Puestow-Gillesby 提出了逆向引流胰液的术式，即 Puestow-Gillesby 手术；该术式需纵行剖开胰管，切除脾脏和胰腺尾部，行逆向胰管-空肠侧侧吻合，达到引流胰液减压胰管的目的。1960 年 Partington-Rochelle 提出顺向引流方式，同时保留了脾脏和胰尾。该术式纵行切开胰管，行胰管 - 空肠侧侧吻合术。此术式适于胰管扩张（＞ 7 mm）的患者，保留了全部胰腺组织，最大限度维持胰腺内外分泌功能；研究显示，该术式疼痛的持续缓解率为 70% ～ 80%。目前适用于主胰管扩张、主胰管结石为主、胰头部无炎性肿块者。

2. 切除术式　切除术式主要包括以下几种：

（1）标准胰十二指肠切除术（pancreatico-duodenectomy，PD）或保留幽门胰十二指肠切除术（pylorus -preserving pancreaticoduodenectomy，PPPD）：适用于胰头部炎性肿块伴胰胆管及十二指肠梗阻、不能排除恶性病变者。手术难度大，风险高，过程复杂，术后丧失部分消化吸收功能。

（2）胰体尾切除术：炎症、主胰管狭窄及结石局限于体尾部时，可考虑进行胰体尾切除术。

（3）中段胰腺切除术：适用于胰腺颈体部局限性炎性包块，或患者胰尾部病变由胰体部炎性病变导致的梗阻性改变者。

（4）全胰切除术：适用于全胰炎性改变、胰管扩张不明显或多发分支胰管结石、其他切除术式不能缓解疼痛者。

3. 联合术式　是指既能切除胰头部病变组织，解除胰管及胆管的梗阻，同时附加胰管引流的手术，该手术的优点是保留十二指肠和胆道完整性。主要手术方法有 Beger 术及改良式式、Frey 术、Izbicki 术（改良 Frey 术）及 Berne 术。Beger 手术，即保留十二指肠的胰头切除术，在肠系膜上静脉及门静脉前方离断胰颈部，在保留十二指肠旁小部分胰腺组织和胃十二指肠动脉血管弓的前提下，切除胰头部炎性组织，并进行十二指肠侧和胰体尾侧双方向胰肠吻合。该手术的难点为需离断胰颈部，且需做两个吻合，技术要求较高，但对疼痛缓解率较好。主要适用于胰头增大的 CP 患者。Frey 手术适用于胰头肿块较小且合并胰体尾部胰管扩张伴结石的患者，胰头切除范围较前者小，有局部复发和减压引流不充分的可能性。Izbicki 较 Frey 手术胰头切除范围大，包含钩突中央部分，同时沿胰管长轴"V"形切除部分腹侧胰腺组织，可以做到主胰管和副胰管的引流，引流效果较好。Berne 术不离断胰腺颈部，追求次全切除胰头，不切开胰体尾部胰管，胰头部创面与空肠吻合重建。不合并体尾部胰管扩张的患者可采用此术式。

总结 CP 的治疗流程如图 16-3 所示。

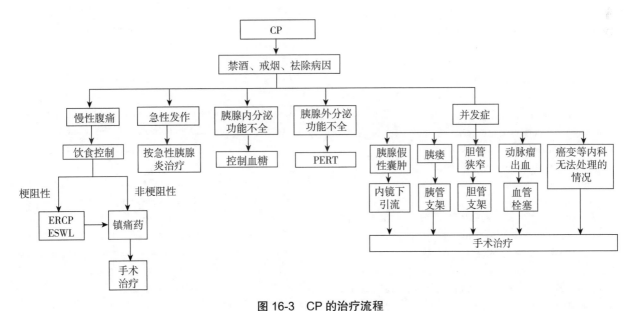

图 16-3　CP 的治疗流程
［引自慢性胰腺炎诊治指南（2018，广州）］

（刘翔宇）

参考文献

曹锋, 梅文通, 李非, 2021. 感染性胰腺坏死手术治疗的时机与策略. 中华消化外科杂志, 2021, 20(4): 401-406.

樊代明, 2016. 整合医学: 理论与实践. 北京: 世界图书出版公司.

樊代明, 2021. 整合医学: 理论与实践 7. 北京: 世界图书出版公司.

付强, 陈华, 孙备, 2018. 经皮穿刺置管引流在治疗急性坏死性胰腺炎中的应用价值. 中华胰腺病杂志, 18(6): 424-426.

李非, 曹锋, 2021. 中国急性胰腺炎诊治指南 (2021). 中国实用外科杂志, 41(7): 739-746.

李晓青, 2016.《2015 年日本胃肠病学会慢性胰腺炎循证临床实践指南》摘译. 临床肝胆病杂志, 32(5): 857-859.

刘雨, 胡良皞, 2021. 慢性胰腺炎患者胰腺外分泌功能不全诊治现状. 第二军医大学学报, 42(2): 203-208.

孙备, 李冠群, 2021. 创伤递升式分阶段治疗感染性胰腺坏死的再认识. 中国实用外科杂志, 41(4): 374-378.

王敏, 石喻, 郭启勇, 2019. 慢性胰腺炎影像学诊断现状及研究进展. 中国医科大学学报, 48(7): 652-656.

谢沛, 杜奕奇, 王东, 等, 2017. 新经自然腔道内镜手术在感染性胰腺坏死中的治疗进展. 中华消化内镜杂志, 34(10): 756-760.

杨振, 王腾, 胡良皞, 2021. 慢性胰腺炎疼痛的药物治疗进展. 世界华人消化杂志, 29(5): 217-222.

中国医师协会胰腺病专业委员会慢性胰腺炎专委会, 2018. 慢性胰腺炎诊治指南 (2018 广州). 中华胰腺病杂志, 18(5): 289-296.

祝茵, 丁玲, 2020. 感染性胰腺坏死的内镜治疗进展. 中华消化杂志, 40(7): 447-450.

庄岩, 田孝东, 高红桥, 等, 2020. 慢性胰腺炎外科治疗. 中华肝脏外科手术学电子杂志, 9(5): 414-417.

Ahmed Ali U, Issa Y, Hagenaars JC, et al, 2016. Risk of recurrent pancreatitis and progression to chronic pancreatitis after a first episode of acute pancreatitis. Clin Gastroenterol Hepatol, 14(5): 738-746.

Akshintala VS, Singh VK, 2019. Management of autoimmune pancreatitis. Clin Gastroenterol Hepatol, 17(10): 1937-1939.

Arvanitakis M, Dumonceau JM, Albert J, et al, 2018. Endoscopic management of acute necrotizing pancreatitis: European Society of Gastrointestinal Endoscopy (ESGE) evidence-based multidisciplinary guidelines. Endoscopy, 50(5): 524-546.

Arvanitakis M, Ockenga J, Bezmarevic M, et al, 2020. ESPEN guideline on clinical nutrition in acute and chronic pancreatitis. Clin Nutr, 39(3): 612-631.

Banks PA, Bollen TL, Dervenis C et al, 2013. Classification of acute pancreatitis—2012: revision of the Atlanta classification and definitions by international consensus. Gut, 62(1): 102-111.

Baron TH, Dimaio CJ, Wang AY, et al, 2020. American Gastroenterological Association clinical practice update: management of pancreatic necrosis. Gastroenterology, 158(1): 67-75.e1.

Beyer G, Habtezion A, Werner J, et al, 2020. Chronic pancreatitis. Lancet, 396(10249): 499-512.

Beyer G, Mayerle J, Lerch MM, 2018. Strategies for the Treatment of Pancreatic Pseudocysts and Walled - Off Necrosis After Acute

Pancreatitis: Interventional Endoscopic Approaches. The Pancreas. 2018(3rd edition), Chapter 34: 301-304.

Boxhoorn L, Voermans RP, Bouwense SA, et al, 2020. Acute pancreatitis. Lancet, 396(10252): 726-734.

Cao F, Duan N, Gao CC, et al, 2020. One-step verse step-up laparoscopic-assisted necrosectomy for infected pancreatic necrosis. Dig Surg, 37(3): 211-219.

Coté GA, Imperiale TF, Schmidt SE, et al, 2012. Similar efficacies of biliary, with or without pancreatic, sphincterotomy in treatment of idiopathic recurrent acute pancreatitis. Gastroenterology, 143(6): 1502-1509.

Coté GA, Slivka A, Tarnasky P, et al, 2016. Effect of covered metallic stents compared with plastic stents on benign biliary stricture resolution: a randomized clinical trial. JAMA, 315(12) : 1250 -1257.

Cotton PB, Durkalski V, Romagnuolo J, et al, 2014. Effect of endoscopic sphincterotomy for suspected sphincter of Oddi dysfunction on pain-related disability following cholecystectomy: the EPISOD randomized clinical trial. JAMA, 311(20): 2101-2109.

Da Costa DW, Bouwense SA, Schepers NJ, et al, 2015. Same-admission versus interval cholecystectomy for mild gallstone pancreatitis (PONCHO): a multicentre randomised controlled trial. Lancet, 386(10000): 1261-1268.

Dubina ED, de Virgilio C, Simms ER, et al, 2018. Association of early vs delayed cholecystectomy for mild gallstone pancreatitis with perioperative outcomes. JAMA Surg, 153(11): 1057-1059.

Duggan SN, Conlon KC, 2013. Bone health guidelines for patients with chronic pancreatitis. Gastroenterology, 145(4): 911.

Duggan SN, Smyth ND, Murphy A, et al, 2014. High prevalence of osteoporosis in patients with chronic pancreatitis: a systematic review and meta - analysis. Clin Gastroenterol Hepatol, 12(2): 219-228.

Elta GH, Enestvedt BK, Sauer BG, et al, 2018. ACG clinical guideline: diagnosis and management of pancreatic cysts. Am J Gastroenterol, 113(4): 464-479.

Fogel EL, Sherman S, 2014. ERCP for gallstone pancreatitis. N Engl J Med, 370(2): 150-157.

Gardner TB, Adler DG, Forsmark CE, et al, 2020. ACG clinical guideline: chronic pancreatitis.Am J Gastroenterol, 115(3): 322-339.

Guda NM, Trikudanathan G, Freeman ML, 2018. Idiopathic recurrent acute pancreatitis. Lancet Gastroenterol Hepatol, 3(10): 720-728.

Hao L, Pan J, Wang D, et al, 2017. Risk factors and nomogram for pancreatic pseudocysts in chronic pancreatitis: a cohort of 1998 patients. J Gastroenterol Hepatol, 32 (7) : 1403-1411.

Hollemans RA, Bakker OJ, Boermeester MA, et al, 2019. Superiority of step-up approach vs open necrosectomy in long-term follow-up of patients with necrotizing pancreatitis. Gastroenterology, 156(4): 1016-1026.

Kamal A, Akhuemonkhan E, Akshintala VS, et al, 2017. Effectiveness of guideline-recommended cholecystectomy to prevent recurrent pancreatitis. Am J Gastroenterol, 112(3): 503-510.

Kamisawa T, Zen Y, Pillai S, et al, 2015. IgG$_4$-related disease. Lancet, 385(9976): 1460-1471.

Nagpal SJS, Sharma A, Chari ST, 2018. Autoimmune Pancreatitis. Am J

Gastroenterol, 113(9): 1301.

Petrov MS, Yadav D, 2019. Global epidemiology and holistic prevention of pancreatitis. Nat Rev Gastroenterol Hepatol, 16(3): 175-184.

Schepers NJ, Hallensleben NDL, Besselink MG, et al, 2020. Urgent endoscopic retrograde cholangiopancreatography with sphincterotomy versus conservative treatment in predicted severe acute gallstone pancreatitis (APEC): a multicentre randomised controlled trial. Lancet, 396(10245): 167-176.

Schepers NJ, Hallensleben NDL, Besselink MG, et al, 2020. Urgent endoscopic retrograde cholangiopancreatography with sphincterotomy versus conservative treatment in predicted severe acute gallstone pancreatitis (APEC): a multicentre randomised controlled trial. Lancet, 396(10245): 167-176.

Sellers Z M, Macisaac D, Yu H, et al, 2018. Nationwide trends in acute and chronic pancreatitis among privately insured children and non-elderly adults in the United States, 2007-2014. Gastroenterology, 155(2): 469-478.

Spadaccini M, Fugazza A, Frazzoni L, et al, 2020. Endoscopic papillectomy for neoplastic ampullary lesions: a systematic review with pooled analysis. United European Gastroenterol J, 8(1): 44-51.

Tringali A, Valerii G, Boškoski I, et al, 2020. Endoscopic snare papillectomy for adenoma of the ampulla of vater: Long-term results in 135 consecutive patients. Dig Liver Dis, 52(9): 1033-1038.

van Brunschot S, van Grinsven J, van Santvoort HC, et al, 2018. Endoscopic or surgical step-up approach for infected necrotising pancreatitis: a multicentre randomised trial. Lancet, 391(10115): 51-58.

van Grinsven J, van Santvoort HC, Boermeester MA, et al, 2016. Timing of catheter drainage in infected necrotizing pancreatitis. Nat Rev Gastroenterol Hepatol, 13(5): 306-312.

van Santvoort HC, Besselink MG, Bakker OJ, et al, 2010. A step-up approach or open necrosectomy for necrotizing pancreatitis. N Engl J Med, 362(16): 1491-1502.

Yoon SB, Moon SH, Song TJ, et al, 2021. Endoscopic ultrasound-guided fine needle aspiration versus biopsy for diagnosis of autoimmune pancreatitis: systematic review and comparative meta-analysis. Dig Endosc, 33(7): 1024-1033.

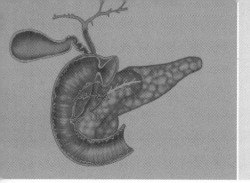

第17章 胆胰疾病诊治进展之四：胰腺囊性病变

第一节 胰腺囊性肿瘤的诊疗

随着影像学技术的应用及进展，胰腺囊性肿瘤（pancreatic cystic neoplasm，PCN）的检出率显著提高，使得临床上对于该类疾病的认识及诊疗水平也不断提高。胰腺囊性病变（pancreatic cystic lesions，PCL）可分为非肿瘤性及肿瘤性囊肿，其中非肿瘤性囊肿不具有任何恶性潜能，包括假性囊肿、淋巴上皮囊肿、潴留囊肿、包虫囊肿、肠重复囊肿和黏液性非肿瘤性囊肿；而 PCN 主要包括浆液性囊性肿瘤（serous cystic neoplasm，SCN）、黏液性囊性肿瘤（mucinous cystic neo-

plasm，MCN）、导管内乳头状黏液性肿瘤（intraductal papillary mucinous neoplasm，IPMN）和实性假乳头状肿瘤（solid pseudopapillary neoplasm，SPN）4 类，这 4 种类型约占 PCN 的 90%以上；另外还有诸如囊性神经内分泌肿瘤、腺细胞囊腺癌、囊性腺细胞癌、囊性错构瘤、囊性畸胎瘤（上皮样囊肿）、囊性导管腺癌、囊性胰母细胞瘤、囊性转移性上皮性肿瘤等少见囊性肿瘤。本节主要论述 SCN、MCN 及 SPN 三种类型，其主要临床特征见表 17-1。

表 17-1 主要胰腺囊性肿瘤的主要临床特征

	浆液性囊性肿瘤（SCN）	黏液性囊性肿瘤（MCN）	实性假乳头状肿瘤（SPN）	导管内乳头状黏液性肿瘤（IPMN）	
				MD–IPMN	BD–IPMN
好发年龄	50～70 岁	40～50 岁	20～30 岁	50～70 岁	50～70 岁
性别	男女比为 3：7	男女比为 1：（10～20）	男女比为 1：10	男女无差别	男女无差别
典型影像特征	多微囊，呈蜂窝状，囊壁较薄，病变中心可见星状瘢痕及钙化，少数为寡囊型	多单发，囊壁较厚且不均匀，可见壁结节、蛋壳样钙化及分隔	囊实性包块，病变或有钙化	主胰管多扩张，胰腺萎缩，囊肿内如有结节考虑恶性可能	分支胰管扩张，分支胰管内如有结节考虑恶性可能
囊液特点	清，时为血性	黏稠，拉丝试验（+）	血性	黏稠，拉丝试验（+）	黏稠或清
基因测序	超过 50% 出现 *VHL* 基因突变	*KRAS* 基因突变非常多见（＞90%），还可出现 *TP53*、*PTEN*、*PIK3CA* 等基因突变	几乎全部出现 *CTNNB1* 基因突变	*KRAS*、*GNAS* 基因突变多见（＞90%），还可出现 *TP53*、*PTEN*、*PIK3CA* 等基因突变	*KRAS*、*GNAS* 基因突变多见（＞90%），还可出现 *TP53*、*PTEN*、*PIK3CA* 等基因突变
恶变潜能	极少	中度	低度	高度	中度

目前在成年人群中，PCL 的发病率很高，为 2.6% ～ 19.6%；临床报道 PCL 患病率波动较大，可能与临床研究的时间、影像技术方法及研究设计等多因素相关；近年来 PCL 的患病率上升与诸如 CT、MRI、EUS 等影像学技术的发展及应用密切相关。然而，在一般人群中 PCN 发病率的统计数据非常有限，据估计，CT 可发现的无症状 PCN 在普通人群中的发病率约为 2.2%。目前无症状患者的 PCL 发现越来越多，PCL ＜ 5mm 的病变性质往往难以确定，但大多数较大的手术切除的囊肿是肿瘤性病变。现实临床工作中对于 PCL ＞ 10mm 的应被视为 PCN，并据此进行临床管理。目前临床诊断 PCN 的方法主要有影像学诊断、内镜诊断、实验室诊断、细胞及组织病理学诊断、基因测序诊断等。然而，实际临床工作中基于临床表现及影像学特征对于 PCL 做出的分类诊断与外科切除标本病理学诊断有近 1/3 不一致。从非肿瘤性囊肿到肿瘤性囊肿，从低恶性风险囊性肿瘤（如 SCN）到高恶性风险囊性肿瘤（如 IPMN），如何从 PCL 中区分出 PCN 并进行相关分类仍是具有挑战性的工作。

总体来说，偶然发现的胰腺囊肿的恶性风险较低。美国胃肠病协会的一项技术评估估计，PCL 的恶性风险最多为 0.01%（囊肿＞ 2cm 为 0.21%）。PCN 恶性肿瘤风险增加相关的因素各个指南中有所不同。除了囊肿本身的因素外，研究发现诸如高龄、女性、亚洲人群、冯希佩尔 - 林通综合征、Peutz-Jeghers 综合征及糖尿病和胰岛素的使用亦是胰腺囊性疾病的危险因素。

一、浆液性囊性肿瘤

1. 病因及流行病学　SCN 目前病因不明确，亚洲人群、高龄、女性是 SCN 发病高危因素；SCN 常伴发 *VHL* 基因突变。SCN 占全部 PCN 患者的 30% 左右，患者通常为女性（男女比例约为 3 ∶ 7），平均年龄为 60 岁。

2. 病理特征　SCN 绝大多数为良性的，仅有 1% ～ 3% 发生恶变。SCN 起源于胰腺的腺泡细胞，由上皮细胞排列的许多微囊、小囊构成的蜂窝状或海绵样结构，病变中央多为瘢痕样改变；其细胞胞质透明，富含糖原成分，细胞核圆整；SCN 可分为 4 种类型，分别为微囊、寡囊、实性及冯希佩尔 - 林通综合征四种类型，其中最常见的为微囊型；微囊型病变多位于胰体及胰尾，寡囊型病变多位于胰头，冯希佩尔 - 林通综合征病变多为弥散型，而 SCN 实性病变极少见；SCN 病变不与主胰管相通。

3. 临床表现　大部分的 SCN 是在常规体检或其他疾病的影像学检查中偶然发现的；患者的临床症状多为非特异性，或出现与局部肿块相关的症状，常表现为腹痛、恶心、饱胀感、呕吐、食欲缺乏、发热、体重下降等；如病变位于胰头或钩突部压迫胆总管，可出现尿色加深、皮肤巩膜黄染、瘙痒等临床症状和体征。

4. 诊断　SCN 主要依赖于影像学诊断，其特征性 CT 表现为胰腺囊实性占位肿块，边界清晰，呈现为分叶状，囊内密度不等，时有钙化灶，增强后囊内隔膜强化，小囊肿呈现出蜂窝样结构，若压迫胰胆管常伴远端胰胆管扩张及肿瘤远端胰腺萎缩。SCN 的 MRI 特征性表现为肿瘤呈现边界清晰分叶状，小囊形成的蜂窝样结构，在 T_1 加权像呈低信号，T_2 加权像呈高信号，腔内出血表现为 T_1 像为高信号。EUS 扫查多表现为蜂窝状或海绵样的分叶状、薄壁、微囊性无回声病变，不与胰管交通，时见囊壁呈高回声伴声影，囊壁间可存在血管结构；少数为寡囊性病变。EUS-FNA 获取囊液进行黏度、脂肪酶、淀粉酶、肿瘤标志物（CEA、CA19-9）的检测，对于判断是否恶变具有重要价值；另外，有研究发现 SCN 囊液中的血管内皮生长因子 α（VEGF-α）水平显著高于其他类型胰腺囊性肿瘤的囊液，囊液 VEGF-α 作为 SCN 的生物学标志物，具有 100% 的敏感度和 97% 的特异度。

5. 治疗　绝大部分 SCN 患者仅需定期影像学随访，患者是否具有症状是 SCN 治疗决策的重要影响因素。SCN 肿瘤直径大小和临床症状相关，若肿瘤直径＜ 4cm，仅 22% 的患者将出现临床症状，而肿瘤直径＞ 4cm，77% 的患者将出现临床症状。对于无症状 SCN 者，需要考虑患者年龄因素，年轻无症状 SCN 患者治疗需要更加积极密切的随访，出现临床症状后可考虑手术切除；对于老年性无症状 SCN 患者可以采取随访为主的非手术治疗；如病变存在恶变可能应考虑手术切除。

6. 随访 由于 SCN 恶变率低，2018 年欧洲《胰腺囊性肿瘤循证指南》认为，对于确诊的 SCN 不需要进行监测随访；而美国胃肠病协会（AGA）《胰腺囊肿处理指南》对随访的建议为没有实性成分或胰管扩张病灶 < 3cm 的囊性病变应随访 5 年，在 5 年随访期间建议行 3 次 MRI 检查来评估病灶（第 1 年 1 次，然后每 2 年 1 次）；5 年后病灶无明显变化可以终止随访；对于随访过程中发现主胰管扩张、病灶内出现实性成分或强化的壁结节、肿瘤生长 > 5mm/ 年者及有胰腺炎发作史等高危因素者应积极考虑手术切除。

7. 预后 SCN 恶变率低，预后良好。

二、黏液性囊性肿瘤

1. 病因及流行病学 MCN 病因不明确，罹患者多伴有一些肿瘤基因突变，这些基因包括 *KRAS*、*RNF43*、*PIK3CA*、*CDKN2a*、*SMAD4* 和 *TP53* 等。MCN 占全部 PCN 患者的 33% 左右，MCN 几乎只发生在女性［男女比例为 1 :（10 ～ 20）］，发病中位年龄为 40 ～ 50 岁，大多数患者年龄 < 60 岁。

2. 病理特征 胰腺体尾部是 MCN 的好发部位，超过 90% 的病例发生在胰腺体尾部，病变几乎不与胰管相通。囊性肿瘤直径较大，2 ～ 35mm 不等，平均直径 8 ～ 10 mm。MCN 囊肿特点是单个巨囊或数个厚壁囊，囊肿内壁光滑，或可见实性成分、乳头状壁结节，囊内可形成多个分隔腔，各囊腔与胰管均不相通，囊液含有黏液、水样液体或出血坏死物质。MCN 具有特征性的病理表现：囊壁由黏液上皮细胞及卵巢样间质成分组成，上皮细胞表现为胃肠样分化，可呈现偏心状蛋壳样钙化。MCN 具有恶变潜能，当囊壁出现不规则增厚或囊内出现实性成分、乳头状壁结节时，MCN 极可能发生癌变。良性 MCN 不表达 MUC1 和 MUC2（除上皮细胞含 MUC2 表达阳性的杯状细胞外），MCN 如有 MCU1 表达，则考虑恶变。

3. 临床表现 大多数 MCN 表现为症状较轻的腹部不适，包括最常见的上腹痛，其次为腹部包块

或腹胀；可能出现复发性胰腺炎、胃流出道梗阻等症状；黄疸及体重减轻在恶性病变中更为常见。

4. 诊断 MCN 典型 CT 表现为胰体尾部存在分隔囊性肿块，分叶状，囊壁可见结节、囊内存在纤维性分隔；囊液的 CT 灰度值与水的 CT 灰度值接近，囊壁光滑，囊肿内部可分成数个腔；增强后囊肿分隔、囊壁、内部结节和乳头状突起强化明显。恶性 MCN 的 CT 影像学表现为囊壁不规则增厚 > 2mm，出现壁结节，囊腔内容物出现实性成分并钙化，尤其是偏心性"蛋壳样"钙化，常伴随慢性胰腺炎的 CT 改变，出现胰腺实质萎缩、主胰管扩张或钙化现象。

MRI 影像特征为胶冻样囊内容物或内部存在出血则在 T_1 加权像表现出高信号。T_2 加权像囊内容物可明显增强，内部分隔亦可清晰显示，同时 MRI 的 T_2 加权像可清晰显示胰管，如影像明确显示病变不与胰管相通，则可排除导管内肿瘤。

MCN 的 EUS 特征性影像为低回声，内部可见高回声实性成分存在，EUS 下见 MCN 囊肿出现局部胰腺侵犯、壁结节形成、富血供和包块时，提示 MCN 可能出现恶变，需进一步行 FNA/B 检查。《胰腺囊性疾病诊治指南（2015 版）》建议对于经 CT、MRI 或 EUS 等检查不能确定性质的 PCL，当 EUS-FNA/B 可能改变治疗策略时，推荐行 EUS-FNA/B。有研究显示，囊液中的肿瘤标志物 CEA > 192ng/ml 基本可诊断 MCN，CEA 无法鉴别良恶性病变，囊液细胞学检测对于恶性疾病的诊断准确性较高；囊液中 MUC1 和 MUC2 的检测亦有利于 MCN 是否恶变的判断。目前对比增强 EUS（contrast-enhanced harmonic EUS，CE-EUS）技术已成功应用于临床，CE-EUS 通过静脉注射对比剂使超声显影下的病灶内的散射回声增强，从而能够清晰显示病灶内的血流灌注情况，根据组织血流灌注是否丰富来判断病灶的良恶性。另有研究发现 CE-EUS 对于壁结节的检出率高达 98%，且对于壁结节多项的测量准确率也明显优于 CT、MRI，2018 年欧洲《胰腺囊性肿瘤循证指南》建议，在 EUS 检查过程中，当怀疑囊内有壁结节时，应常规进行 CE-EUS 以帮助明确诊断。

另外，激光共聚焦显微内镜亦逐步开始用于 PCN 的诊断，而单条带样上皮结构是 MCN 的标

志性结构。

基因测序在 MCN 的诊断中亦有重要作用，研究发现约 90% 的 MCN 伴有 *KRAS* 基因突变，*TP53*、*PIK3CA* 等肿瘤基因的突变率也近 50%；*RNF43* 突变可以鉴别黏液分泌性囊性肿瘤，但其无法鉴别 IPMN 和 MCN。

研究发现，囊液的细胞学检测、黏蛋白检测、CEA 与拉丝试验阳性（≥1cm）联合诊断黏液性肿瘤的敏感度达 96%，特异度达 90%。

5. 治疗　2018 年欧洲《胰腺囊性肿瘤循证指南》建议 MCN ≥ 4cm 时需要接受手术切除，对于有临床症状的 MCN 患者或有恶变风险时（如壁结节）无论病灶大小均建议手术切除；对于病灶在 3～4cm 的 MCN 患者，临床医师可以综合其他因素如年龄、合并症、手术风险及患者意愿等进行综合判断。而基于 MCN 具有中度恶变风险，且随着时间的推移，恶变的概率会升高，国内的指南建议术前明确诊断的 MCN 均应考虑行手术治疗，尤其是有高危因素的病例。MCN 好发部位是胰腺体尾部，因此，MCN 的胰体尾切除术是其主要手术治疗方式。对于存在癌变可能的 MCN，则应同时行胰体尾切除 + 脾切除术。Whipple 手术适用于位于胰头部的 MCN 患者。

对于那些不适合外科手术或拒绝接受手术的患者，如排除禁忌可行 EUS 引导下消融治疗，直径 20～60 mm 的囊性肿瘤及囊内子囊 ≤ 6 个的病灶对消融反应最好；消融的方法包括乙醇、射频消融、聚桂醇和化疗药物吉西他滨 + 紫杉醇等。

6. 随访　对暂无手术指征的 MCN 患者，均应进行长期随访。2018 年欧洲《胰腺囊性肿瘤循证指南》建议，对于拟诊为 MCN 的患者如病变 < 40mm，且无危险因素（包括症状及可疑的壁结节），可以进行随访；建议第 1 年每 6 个月随访 1 次，如病情平稳，之后每年随访 1 次；随访方式 MRI 优于 CT。

7. 预后　MCN 具有中度恶变风险，如能手术 R0 切除，术后预后良好。

三、实性假乳头状肿瘤

1. 病因及流行病学　SPN 是一类胰腺低度恶性肿瘤，病因尚不明确。目前的主流学说认为其与体细胞 β 联蛋白编码基因的突变有关；另有研究指出，Wnt 信号通路中的转录因子 SOX11 和转录增强因子 3 过度表达，可能是导致 SPN 发病的根本原因；其发病率占所有胰腺肿瘤的 0.3%～3%，占胰腺囊性肿瘤的 3%～15%，多为年轻女性罹患，发病年龄主要集中于 23～35 岁，男女发病比例约为 1∶10。

2. 病理特征　SPN 为囊实性混合肿瘤，可发生于胰腺的任何部位，多为单发病灶，其中儿童患者最多见的部位为胰头部，而成人患者约 80% 为胰体尾部。SPN 是由黏附性差、相对均匀的肿瘤细胞组成的上皮性肿瘤，实性部分位于周边，中央囊性成分内散在出血及钙化灶。其在显微镜下主要表现为：由实性区、假乳头区及囊性区构成的占位，其中实性区呈巢片状，细胞较密集，大小一致，核呈圆形或卵圆形，染色质细腻，核分裂象罕见；假乳头区瘤细胞围绕纤维血管排列；囊性区内见散在的出血坏死灶、泡沫细胞聚集和胆固醇沉积等。

3. 临床表现　临床表现缺乏特异性，多数患者为体检意外发现就诊，部分患者可出现上腹痛，其他临床表现包括黄疸、呕吐、腹泻、腹部包块、体重下降等。

4. 诊断　因 SPN 的临床表现不典型，故诊断主要依靠影像学等相关辅助检查。SPN 在 CT 平扫上表现为直径 ≥ 3.0cm 的囊实性占位，实性部分为等密度或低密度，囊性部分为低密度，其中有一半可见明显包膜，大部分肿瘤内可见散在的钙化或出血灶，位于胰体尾部的肿瘤可出现脾脏局部浸润；由于 SPN 大部分表现为实性成分包围囊性成分，或实性成分呈条索状分布于囊性成分之间，故称为"浮云征"；动脉期可见实性部分不均匀强化，肿瘤与正常胰腺实质分界明显，包膜可见强化，囊性部分散在出血灶；门静脉期和延迟期见实性部分延迟强化。而直径 < 3.0cm 的 SPN 往往不具备典型的影像学表现，它们通常表现为全实性占位，有明显的边界，一般不伴有胰管扩张，较难与导管内腺癌鉴别。

SPN 在 MRI 影像上有许多特点与 CT 相似，如肿瘤直径 ≥ 3.0cm、界线清楚、圆形或椭圆形、有完整的包膜、无胆胰管扩张。T_2 加权像中肿瘤与正常胰腺组织分界清楚；与 CT 相比 MRI 具有较强的软组织分辨能力，肿瘤包膜在 T_1 及 T_2 加权像上均表现为低信号，在增强期可见不均匀强化。

虽然 EUS 对深部局部组织的分辨能力较强，但仅凭 EUS 判断胰腺囊性病变类型及其恶性程度仍存极大挑战，其较 CT、MRI 等影像检查的最大优势为可通过 FNA/B 技术获得肿瘤组织或囊液，行组织或细胞病理学检查、囊液生化分析、肿瘤标志物检测及基因检测等，能大大提高术前确诊率。但由于 EUS-FNA/B 为一项侵入性操作，可出现出血、胰腺炎、胰瘘、十二指肠穿孔等并发症，故应合理把握相关适应证，并仔细设计穿刺路径以降低穿刺风险。

免疫组织化学染色是诊断及鉴别 SPN 的主要手段，通常呈阳性表达的蛋白有波形蛋白、孕激素受体、CD56 等，还可表达突触核蛋白、CEA、CA19-9 及细胞角蛋白等；其中波形蛋白、β 联蛋白、CD10 几乎在所有患者中呈阳性表达，嗜铬粒蛋白 A 为阴性表达，孕激素受体在所有女性患者中呈阳性表达。Kim 等研究发现，SPN 与激活 Wnt/β 联蛋白、Hedgehog、雄激素受体信号通路有关的调节基因，联合 β 联蛋白、淋巴增强因子 1 及转录增强因子 3 检测，确诊 SPN 的灵敏度为 100%，特异度为 91.9%；而 Harrison 等的研究表明，联合 β 联蛋白、转录因子 SOX11、转录增强因子 3 检测诊断 SPN 的灵敏度和特异度均可达到 97%。

另外，几乎所有的 SPN 都会发生 *CTNNB1* 基因突变，而几乎没有发现其他的基因改变。

5. 治疗　手术切除是 SPN 的主要治疗手段，SPN 患者手术切除后预后较好，5 年生存率可达 95% ～ 100%；SPN 伴有远处器官转移，手术仍可获得较长的生存期。根据肿瘤位于胰腺的位置及是否合并其他器官转移，手术方式可选择肿瘤局部切除术、胰体尾切除术、胰体尾联合脾脏切除术或胰十二指肠切除术等。对于无法或不愿手术切除者，可采用 EUS 引导下的射频消融术、植入 ^{125}I 粒子局部放疗及肿瘤动脉灌注化疗等综合治疗手段以延长生存期。另外，研究发现体内雌激素水平可影响 SPN 大小，抗雌激素治疗有望成为其新的治疗方法。

6. 随访　SPN 术后复发率为 2% ～ 10%，平均复发时间为 3 年，因此建议患者术后至少随访 5 年；但对于未行根治性手术、肿瘤直径较大、术中肿瘤破裂、周围神经或血管浸润、周围胰腺实质浸润、Ki-67 增殖指数 ≥ 4% 及年轻男性患者，因术后复发、转移风险较高，建议每年一次 CT/MRI 影像学检查，并终身随访。

7. 预后　在生物学行为方面，SPN 被定义为低度恶性肿瘤，大部分 SPN 患者预后较好，5 年生存率可达 95% ～ 100%；若出现胰周组织侵犯、周围神经或淋巴侵犯、远处器官转移提示预后不良。

关于胰腺囊性肿瘤风险分层常用的 3 种指南的比较见表 17-2。

表 17-2　3 种指南的胰腺囊性肿瘤（PCN）风险分层

	《胰腺 IPMN 和 MCN 处理的国际共识指南》	2018 年欧洲《胰腺囊性肿瘤循证指南》	AGA《胰腺囊肿处理指南》
绝对手术适应证（高风险特征）	MCN 或 IPMN 包含以下一项者： 阻塞性黄疸伴胰头 PCN 主胰管扩张 ≥ 1cm 强化的壁结节 细胞学阳性	细胞学阳性或重度不典型增生 肿瘤相关的阻塞性黄疸 主胰管扩张 ≥ 1cm 强化的壁结节（≥ 5mm） 囊内实性成分增多	PCN > 3cm 囊内出现成分或增多 主胰管扩张
相对手术适应证（风险特征）	PCN 直径 ≥ 3cm 肿瘤壁强化并增厚 非强化的壁结节 主胰管直径 5 ～ 9mm 主胰管直径随远端胰腺萎缩而突然变化 淋巴结肿大	肿瘤生长 > 5mm/ 年 血清 CA19-9 水平升高（> 37U/ml） 强化的壁结节（< 5mm） PCN 直径 ≥ 4cm 等	

（倪　志）

第二节　IPMN 的诊疗

胰腺导管内乳头状黏液性肿瘤（intraductal papillary mucinous neoplasm，IPMN）是由胰腺导管内分泌黏液的高柱状上皮细胞乳头状异常增生形成的肿瘤，伴有主胰管和（或）分支胰管扩张的疾病，属于胰腺囊性肿瘤，具有一定的恶变潜能，可进展为浸润性癌。1982 年，日本内镜专家 Ohhashi 首次对其进行较详细的描述。在随后的 10 余年里，该类疾病始终缺乏统一的命名。直到 2000 年第三版《WHO 消化系统肿瘤分类》修订版中正式将其命名为 IPMN。2010 年第四版《WHO 消化系统肿瘤分类》把 IPMN 归入胰腺导管内肿瘤。

随着现代影像学检查技术的发展以及临床医师对胰腺囊性疾病认识的深入，IPMN 的检出率明显上升。其典型特征是胰腺肿瘤性黏液分泌上皮分泌大量黏液，导致胰腺导管扩张或导管被黏液填充形成囊肿，导管壁部分增厚或形成乳头状突起，囊腔与周围胰管相通。

一、流行病学

IPMN 曾被视为一种罕见疾病，但随着 CT、MRI 及 EUS 等技术的发展，近 10 年来临床诊断的 IPMN 病例数明显增加。据统计，IPMN 占胰腺外分泌肿瘤的 1%～3%、胰腺囊性肿瘤的 21%～33%，其发生率随着年龄增长而增加，好发于 60～70 岁人群，男性患病率略多于女性，75% 左右的病变位于胰头，约 40% 为多灶性。

二、分型

1. 解剖学分型　根据胰管的解剖受累情况，IPMN 分为主胰管型（main duct IPMN，MD-IPMN）、分支胰管型（branch duct IPMN，BD-IPMN）以及同时累及主胰管和分支胰管的混合型（mixed type IPMN，MT-IPMN）。MD-IPMN 占 16%～36%，病变大多起源于胰头，向远端发展，伴或不伴分支受累，其特征为除引起胰管梗阻的其他原因外，主胰管呈节段性或弥漫性扩张（直径＞5mm）。

MD-IPMN 在组织学上比 BD-IPMN 更具浸润性，进展成为浸润性癌的概率为 57%～92%。BD-IPMN 占 40%～65%，常发生于较年轻的患者，病变常见于钩突，也可能累及胰尾，其主要特征是与主胰管相通的胰腺囊性肿瘤（直径＞5 mm），无主胰管扩张。与 MD-IPMN 相比，BD-IPMN 的恶性转化风险更低，发生浸润性癌的概率为 6%～46%。MT-IPMN 占 16%～36%，同时存在上述两种特征，表现为主胰管和分支胰管同时不同程度扩张。

2. 组织病理学分型　根据肿瘤细胞的组织形态学及表面黏蛋白免疫组织化学特点，IPMN 可分为 4 种亚型：胃型、肠型、胰胆管型、嗜酸型。

（1）肠型 IPMN：MD-IPMN 最常见的亚型。常发生在胰头，可累及整个胰管。其生长模式为绒毛状，细胞呈高柱状，假复层排列，细胞质呈嗜碱性，而细胞顶端表达黏蛋白，黏蛋白 2（mucin-2，MUC2）及黏蛋白 5AC（MUC5AC）表达呈阳性。若其为浸润性，则符合黏液性癌特点，其特征是管腔外黏液囊性结构。

（2）胰胆管型 IPMN：与肠型 IPMN 一样，胰胆管型 IPMN 通常累及胰头的主胰管，但其产生的黏液比肠型 IPMN 少。组织学上，其乳头纤细，呈现复杂的分支样，上皮细胞呈立方状，核圆形，染色质增粗，有小核仁，细胞内黏液不明显。黏蛋白 1（MUC1）及黏蛋白 5AC（MUC5AC）表达呈阳性。其浸润形式与传统的导管腺癌相一致。

（3）胃型 IPMN：是最常见的亚型。常出现在胰腺实质边缘，如胰头部钩突处。大部分呈息肉样生长，形成短乳头，上皮细胞类似胃小凹上皮细胞，乳头基底部可见幽门腺体样结构，细胞核位于基底，细胞异型性较小。MUC5AC 和 MUC6 表达呈阳性，而 MUC1 和 MUC2 表达阴性。胃型 IPMN 对应于 BD-IPMN，其浸润形式与传统的导管腺癌相一致。

（4）嗜酸型 IPMN：罕见。常在主胰管内形成大的组织结节，黏液产生少。组织学表现为立状上皮细胞组成的复杂囊内乳头状结构，细胞质呈嗜酸性，细胞核有显著异型性。MUC1、MUC2、MUC5AC 表达不一致，可能呈局灶性表达。

IPMN 通常被认为是胰腺导管腺癌的癌前病变，良性 IPMN 预后良好，然而一旦发生恶变，预后与传统胰腺导管腺癌相同。在病理学分级上，IPMN 分为 4 个不同的等级：低度异型增生（low-grade dysplasia，LGD）、中度异型增生（intermediate-grade dysplasia，IGD）、高度异型增生（high-grade dysplasia，HGD）和浸润性癌（invasive carcinoma）。

三、临床表现

IPMN 患者常没有明显的临床症状，多在体检或因其他疾病检查时发现。若患者出现较明显症状，可包括上腹部不适或疼痛、恶心、呕吐、食欲下降、体重减轻、背部疼痛、黄疸等表现，以上腹部疼痛最常见。部分患者可因黏蛋白阻塞主胰管而出现胰腺炎样症状，以及胰腺内外分泌功能受累和消化不良等表现。在恶性 IPMN 患者中，糖尿病更为常见。此外，某些黏液分泌不足或者肿瘤发生在胰体 / 尾的 IPMN 患者，可无明显临床症状。

四、实验室检查

IPMN 的实验室检查包括血常规、血生化、血糖、CRP、血淀粉酶、肿瘤标志物（癌胚抗原 CEA，糖类抗原 CA 19-9、CA242）等，但大多数 IPMN 患者的实验室检查结果并无特异性。在肿瘤标志物中，CEA 和 CA19-9 更具敏感性，若 IPMN 患者这两项升高，则提示恶变可能。临床上在非侵袭性 IPMN 的病例中 CEA、CA19-9 升高者不到 20%，如果出现升高，可能提示恶性转化。

五、影像学检查与诊断

影像学检查对 IPMN 的诊断与鉴别诊断以及后期病情监测具有重要作用。主要的影像学诊断方法有 CT、MRCP、EUS 及 ERCP。影像特点包括肿瘤位置、大小、数量、分隔、钙化、胰管扩张等均具有鉴别意义。目的在于诊断 IPMN 及与其他 PCN 进行鉴别、对 IPMN 进行分型、评估 IPMN 的恶性危险因素及评估肿瘤的可切除性。

1. CT、MRI/MRCP CT 是诊断 IPMN 的最常用方法。胰腺 IPMN 的典型影像学表现是主胰管和（或）分支胰管不同程度扩张，囊性病变内有或无实性成分（分隔和壁结节），囊性成分无增强，实性成分轻中度增强。CT 不仅可以清晰显示扩张的胰管、囊性病变及囊内乳头状突起等，还能显示出 IPMN 与邻近血管、淋巴结等组织的关系，对于术前评估有重要参考价值。高分辨率 CT 检查在显示肿瘤钙化方面优于 MRI/MRCP 检查，尤其鉴别假性囊肿与 PCN、评估肿瘤与血管的关系、排除远处转移等优势明显，且操作简便、用时少。CT 血管造影（CTA）可以观察胰管及血管的侵犯程度，评估肿瘤的可切除性。

MRI 是胰腺 IPMN 首选的无创检查。因 MRI 对软组织的高分辨率，其比 CT 更能显示胰腺 IPMN 的形态学细节，弥散加权成像（diffusion weighted imaging，DWI）和 MRCP 与 MRI 平扫的组合使用被证明对于恶性胰腺 IPMN 的诊断和侵袭性预测有重要价值，是其他检查方法无法替代的。MRCP 具有不受黏液干扰的特性，能清楚显示发病部位、大小、胰管扩张程度、囊状扩张的分支胰管的数目、肿瘤与周围组织的关系，尤其是在显示分支型和主胰管的交通方面效果较好。囊腔与主胰管相通是诊断胰腺 IPMN 的可靠征象。此外，MRI 无放射性，患者安全性更高，MRI 随访胰腺 IPMN 更有优势。

临床上 CT 与 MRI 检查的选择需综合考虑检查目的、敏感度及特异度、患者身体状况及经济条件等因素。

2. EUS 通过胃壁或十二指肠壁探测胰腺，清楚显示包括肿瘤大小、管壁厚度、壁结节，以及胰腺被膜、胆管、胃十二指肠壁及周围血管包括脾动静脉、门静脉、肠系膜动静脉等图像信息，精确地评价主胰管的扩张和恶性肿瘤的进展，对 IPMN 的诊断和分型有重要意义。研究发现，EUS 特征如 MD-IPMN 主胰管 ≥ 7mm、BD-IPMN 中病变 > 30mm 且有不规则增厚的中隔、MD-IPMN

和 BD-IPMN 中壁结节 > 10mm 以上征象提示恶性病变。EUS 因具有高分辨率，可以发现 1cm 以下的病变，有助于胰腺 IPMN 的早期诊断。

EUS-FNA 可以获取组织液和囊液，对其进行肿瘤标志物 CEA 及 CA19-9 水平、淀粉酶水平或分子生物学等检测分析，可对疾病的鉴别诊断提供帮助。但需要注意的是，超声引导下的细针穿刺活检存在着发生并发症的风险，如胰腺炎或囊液渗漏致肿瘤播散等。在缺乏更多研究证实其安全性的情况下，需要慎重考虑 EUS-FNA。

IDUS 是一种在 ERCP 检查的基础上将超声微探头置入胰管内检查的新技术。由于 IDUS 有更高的超声频率（频率可达 12 ～ 30MHz），可观察不同部位胰管的中心断面、胰腺实质、胆总管和血管。IPMN 在 IDUS 下可表现为周围边界不清的囊实性团块，内部回声不均匀，可见胰管内高回声乳头状突起和囊内间隔。

3. ERCP　十二指肠镜下见主乳头开口明显扩张，呈"鱼嘴状"，见黏液样或胶冻样液体流出。ERCP 术中其特征影像表现包括：①造影见无法用狭窄或梗阻解释的胰管明显扩张，MD-IPMN 见胰腺导管弥漫性扩张，伴导管内黏液或乳头状肿瘤形成的充盈缺损；而 BD-IPMN 胰管呈"葡萄串样"囊样扩张，与主胰管交通。②造影检查见囊腔与扩张的胰管系统相交通，是与黏液性囊性肿瘤鉴别的重要依据。③造影检查见胰管内不规则或乳头样充盈缺损影，前者多为黏液栓影，后者提示乳头状肿瘤。ERCP 诊断特异性高，尤其当 BD-IPMN 或 MT-IPMN 与复杂的胰腺囊肿和黏液性囊腺瘤鉴别困难时，ERCP 联合胰管造影和（或）胰管内超声对诊断 IPMN 仍有特别的价值。

4. SpyGlass　胆道子母镜光纤（SpyGlass）系统是近年研发的一种新型胆胰疾病诊疗系统。自 2005 年问世以来，因其对于胆管和胰管的显示较好，在胰胆管疾病的诊治方面展现出优势。SpyGlass 系统光纤探头下 IPMN 典型图像表现为"颗粒状""鱼卵状"或指状突起和黏液云。SpyGlass 可在直视下或在 EUS 的引导下进行活检，对于 IPMN 的诊断准确率较高，灵敏度为 84%，特异度为 75%，但由于价格昂贵，相关技术操作难度大，术后急性胰腺炎发生率高和活检灵活性

差等问题，临床应用受到一定限制。

5. nCLE　检查是一种将显微成像技术整合于内镜检查的新型诊断方法。基于内镜进行镜下实时图像传输，并可放大图像至 1000 倍，可实现对组织细胞、腺体的细胞级观察，达到光学活检的目的。研究表明，nCLE 检查对胰腺囊性病变诊断的灵敏度及特异度均优于 EUS 检查，对主胰管型 IPMN 的诊断准确率约为 88%，分支胰管型 IPMN 为 67%。nCLE 下 IPMN 图像表现为乳头状突起和暗色环状结构及黑环带亮核、腺凹样结构等是诊断 IPMN 的重要依据。但因其设备昂贵，技术掌握度低，国内医疗机构极少开展。

六、治疗进展

IPMN 是 胰 腺 导 管 腺 癌（pancreatic ductal adenocarcinoma，PDAC）最重要的一种癌前病变。临床上治疗 IPMN 包括手术切除、内镜治疗等措施，但因手术治疗是可能治愈 IPMN 的方法而成为最常用的治疗手段。20 多年来，虽然全球多个胰腺病学研究组织颁布了多个版本的治疗指南，但由于对 IPMN 详细的自然病史仍不甚了解，以及术前对 IPMN 恶变的判别的不确定性，所以对该病的手术时机与方案的确定仍存在不同的争议。对于无症状 IPMN 不必要的过度切除，使患者胰腺功能受损，导致糖尿病、较高的术后并发症发生率和死亡率不可忽视。因此不论是激进治疗策略带来的过度治疗，还是保守策略可能导致的漏诊，在规避肿瘤恶变风险和避免非必要的手术创伤之间似乎难以平衡。

1. 外科手术治疗

（1）手术治疗指征：国际胰腺病协会（International Association of Pancreatology，IAP）发布的 IPMN 诊治指南是指导 IPMN 治疗的重要参考。2006 年，IAP 发表了 IPMN 治疗的第一个国际指南——《胰腺黏液性囊性病变的仙台共识指南》。这一阶段是对 IPMN 治疗的初期探索阶段。

2015 年中华医学会外科学分会胰腺外科学组制定颁布了中国的《胰腺囊性疾病的治疗指南》。其中关于 IPMN 的治疗，建议因 MD-IPMN 具有较高的恶变率，均应该手术治疗。MD-IPMN 及

MT-IPMN 由于肿瘤在胰管内纵向生长，因此为保证肿瘤的完整切除，建议常规行术中快速冷冻病理检查证实切缘阴性。BD-IPMN 由于不侵犯主胰管且恶变倾向相对较低，肿瘤直径≤ 3cm 的情况下可暂时随访观察。但如具有以下恶变的高危因素时需积极手术处理：①肿瘤直径> 3cm；②存在壁结节；③主胰管扩张> 10mm；④胰液细胞学检查发现高度异型细胞；⑤引起相关症状；⑥肿瘤生长速率≥ 2mm/ 年；⑦实验室检查 CA19-9 水平高于正常值。如主胰管扩张 5 ～ 9mm 的患者合并其他危险因素，根据情况也可积极手术治疗。对于存在其他严重并发症的高危、高龄患者，若仅存在肿瘤直径> 3cm 这一项高危因素，则可暂时予以观察，但其随访频率则应相对增加。

2012 年的《胰腺 PMIN 和 MCN 处理的国际共识指南》首次提出"高危征象"（high-risk stigmata，HRS）和"担忧征象"（worrisome features，WF）作为术前评估 IPMN 良恶性的重要标准。该指南提出在 MD-IPMN 中，主胰管扩张≥ 10mm 应视为癌变的"高危征象"，患者只要能耐受，就应该手术切除；主胰管扩张在 5 ～ 9mm 之间的应视为"担忧征象"，应当先进行评估是否需要手术。2017 修订版指南首次纳入壁结节的大小、肿瘤生长速度及血清 CA19-9 水平因素与 IPMN 的恶变密切相关。MD-IPMN 的治疗仍然沿用了上版指南中的建议。BD-IPMN 的治疗较之前稍微做出了修正：对存在"高危征象"（①囊灶位于胰头部引起阻塞性黄疸；②影像学上有≥ 5mm 的强化壁结节；③主胰管扩张≥ 10mm）或存在任何一种"担忧征象"（①胰腺炎表现；②囊灶≥ 3cm、< 5cm 的强化壁结节；③存在增厚或强化的囊壁；④主胰管扩张 5 ～ 9mm；⑤胰管直径突然改变且胰腺远端萎缩；⑥胰腺周围淋巴结增大；⑦血清中 CA19-9 检测值高于正常；⑧病灶 2 年内增大≥ 5mm）者行 EUS 检查表现有明确的≥ 5mm 壁结节、主胰管存在受累或可疑受累、细胞学检查见可以或证实恶性者则需要手术切除；对于< 65 岁，病灶> 2cm，即使无"高危征象"及"担忧征象"的患者强烈建议手术切除。

2018 年欧洲胰腺囊性肿瘤学组发布了《胰腺囊性肿瘤循证指南》。在 IPMN 部分中，提出肿瘤相关性黄疸、存在增强的附壁结节≥ 5mm 和实性成分、细胞学检测阳性、主胰管扩张≥ 10mm 为恶变的高危因素，应视为手术的绝对适应证。主胰管扩张直径为 5 ～ 9.9 mm、囊肿生长率≥ 5mm/ 年、血清 CA19-9 ≥ 37U/ml、伴有临床症状（新发糖尿病或急性胰腺炎）、增强的附壁结节< 5mm 和（或）囊性病灶直径≥ 40mm 也与高度异型增生或癌变的风险因素增加相关，应视为手术的相对适应证。

（2）手术方式选择：对于侵袭性 IPMN（MD-IPMN、MT-IPMN）术前通过超声、CT、MRI 及 EUS 确定病变范围，手术方式可根据病变部位及范围选择相应的术式，其标准术式为胰十二指肠切除术、胰体尾切除术，甚至全胰切除术以完整切除病灶，并行区域淋巴结清扫。如临床症状、影像学表现、细胞病理学或血清学特征支持无高危征象的低危侵袭性癌的 BD-IPMN，可在充分的术前及术中评估后行局部切除或者局灶性非解剖性切除，但局部切除术的胰瘘及病灶残留发生率要高于标准切除方式。另外，局部切除也可能导致黏蛋白漏，继发腹腔假黏液瘤，且胰瘘的发生率和肿瘤复发率也较高。对于多灶性的 BD-IPMN，切除癌变风险较高的病灶，即多灶性病变局限于胰腺某一区域时，应进行节段性胰腺切除术，尽量避免行全胰腺切除术。但对于有明确胰腺导管腺癌家族史的患者，因高度异型增生及侵袭性癌的较高发生率，全胰腺切除术的指征可以适度放宽。

近年来，随着微创外科技术的发展以及最大限度地保留胰腺的内分泌功能的理念的形成，微创（腹腔镜、达芬奇机器人等技术）胰十二指肠切除术也成为胰头部肿瘤的重要术式之一，微创胰体尾切除已成为胰体尾部良性及低度恶性肿瘤的标准术式。相比于传统开腹手术，微创手术具有缩短住院时间、减少手术创伤、术后康复快速等优点。

2. 内镜治疗　外科手术虽然是 IPMN 的主要治疗方法。对于高龄、合并其他基础疾病、顽固性腹痛或拒绝手术的 IPMN 患者，胆胰内镜、EUS 逐渐发展成为新兴且安全有效的治疗方法。

十二指肠镜及胆胰内镜技术作为诊断胆胰疾病的重要手段，对于部分 IPMN 患者，可考虑行十二指肠镜 ERCP 治疗，包括胰管支架置入（或同时行胆管支架置入）、胰管括约肌切开＋胰管内引流术、胰管内黏蛋白栓取出术、肿物烧灼等方式，其中以胰管支架置入术最常见。通过 ERCP 相关技术使胰腺"流出道"通畅、减少感染发生、缓解临床症状，改善消化功能及营养状况，提高生活质量并延长生存时间。但由于 IPMN 分泌胰液较黏稠，部分患者可能出现支架堵塞、移位和脱出等问题。ERCP 为有创侵入性操作，有急性胰腺炎、出血、穿孔等并发症发生，以胰腺炎最常见。Yoshioka 等研究指出主胰管型与分支胰管型 IPMN 急性胰腺炎的发生率不同，前者为 3.6%，后者约为 17.2%。

超声内镜（EUS）引导下的射频消融术（EUS-guided radiofrequency ablation，EUS-RFA）是近年发展起来的安全有效的包括 IPMN 在内的 PCN 的新兴的内镜治疗方法。射频治疗利用电磁能和高频交流电，使靶组织发生凝固坏死和纤维化。近期国外研究显示了 EUS-RFA 治疗 IPMN 及胰腺神经内分泌瘤均有较好的安全性和有效性。因此 EUS 引导下的消融术可作为一项颇有前途的外科手术替代新疗法。

七、随访与监测

中国的《胰腺囊性疾病的治疗指南（2015）》中建议对于无恶变高危征象病例，每年行 CT 或者 MRI 随访 2 次。IPMN 为弥漫性的胰管病变，术后仍存在较高和较长期的复发风险，对于非浸润性 IPMN 患者，建议术后每年 2 次病史及体格检查、CT 或 MRI（MRCP）随访。如出现症状、体征、影像学或细胞学阳性结果，则缩短随访时间。浸润性 IPMN 患者术后，建议遵照胰腺导管腺癌随访要求。2017 年 IAP 发布的《胰腺 IPMN 和 MCN 处理的国际共识指南》修订版对于随访要求更严格：有胰腺癌家族史、手术切缘阳性、病理分型为非肠型的 IPMN 患者，建议每年至少随访 2 次，而其他类型的 IPMN 则每 6～12 个月随访 1 次。

八、预后

IPMN 的预后与肿瘤部位、恶变潜能和程度有很大的关系。文献报道，IPMN 患者的 5 年总体生存率为 36%～77%，浸润性 IPMN 的 5 年生存率为 27%～60%，非浸润性 IPMN 患者术后的 5 年生存率为 77%～100%。影响患者术后生存的主要因素包括：浸润性癌的成分及类型、血管侵犯、淋巴结转移、切缘状态及黄疸等。但无论良性还是恶性 IPMN，术后均有复发风险，因此应对患者进行术后随访。

（金　雷）

第三节　胰腺囊性病变的癌变风险及外科诊疗

胰腺囊性肿瘤（PCN）是一类以囊性肿瘤病变为特征的胰腺肿瘤。PCN 只是一个形态学上的诊断，并非组织学或病理学概念。PCN 虽均为囊性特点，但生物学行为、组织病理学特征、相应的治疗原则及预后截然不同。临床常见的 PCN 主要为胰腺导管内乳头状黏液性肿瘤（IPMN）、黏液性囊性肿瘤（MCN）及浆液性囊性肿瘤（SCN）。近年来，随着对其认识的提高和影像学诊断的技术进步，PCN 的检出率逐渐提高，已由少见病成为多发病、常见病。然而与之形成鲜明对比的是，目前对 PCN 存在较多的误诊误治。主要表现在过度治疗、延误治疗及对术后随访的忽视。这一是由于临床胰腺外科医师对 PCN 诊断准确率低，二是医师及患者存在对胰腺肿瘤疾病的预后不好的恐惧；三是 PCN 的诊治本身尚存在较多的争议与困惑，即人们对该类疾病的发生发展和转归的规律尚无清晰的认识。随着新的循证医学证据的不断涌现，一些传统观点将受到挑战。

一、SCN 的治疗

绝大多数 SCN 为良性病变，癌变风险不足 1%，预后良好，一般无须手术切除。若 SCN 产生临床症状，如压迫、消化道梗阻，或无法与其他恶性或具有恶性潜能的 PCN 有效鉴别，则需要手术治疗。肿瘤的大小并非决定手术与否的关键因素，但肿瘤越大生长速度越快，若直径＞ 4cm，生长速度可达 2cm/ 年。有研究认为若 SCN 直径＞ 6cm，恶变风险显著增加，建议手术切除。

二、MCN 的治疗

MCN 为癌前病变，可发展为黏液性囊腺癌。研究认为 MCN 的终生恶变率达 100%，因此，对于可耐受手术的 MCN 患者，若诊断明确，均应行手术治疗。与非侵袭性 MCN 相比，恶变的 MCN 患者存活率明显下降，这使得在肿瘤发生恶性转化之前切除变得至关重要。对于肿瘤直径＜ 4cm 且不伴有壁结节的患者，可选择中段胰腺切除、保留脾脏的远端胰腺切除等。但对于具有癌变风险的 MCN（直径＞ 4cm、壁结节、周围 "蛋壳样" 钙化），应按胰腺癌的手术标准进行切除并行淋巴结清扫。

三、IPMN 的治疗

IAP 发布的《胰腺 IPMN 和 MCN 处理的国际共识指南》为指导 IPMN 治疗的重要参考。IAP 对 IPMN 的治疗趋于保守，特别是对于分支胰管型 IPMN。2015 年发布的 AGA《胰腺囊肿处理指南》对 IPMN 的手术治疗提出了更加严格的限定。2017 年 IAP 对 IPMN 的诊疗指南再次进行了重要更新。更新主要聚焦于对反映 IPMN 的生物学行为的因素进行更为精细的分层。同时，考虑到年轻患者癌变风险的累积效应，指南还建议对囊肿直径＞ 2cm 的年轻患者（年龄＜ 65 岁）进行手术切除。该指南首次纳入壁结节的大小、肿瘤生长速度及血清 CA19-9 水平，认为这些因素与 IPMN 的恶变风险密切相关。与之前的版本相同，2017 年的更新指南对分支胰管型 IPMN 的风险评估仍分为 "担忧征象（worrisome features）" 及 "高危征象（high-risk stigmata）"，但具体内容有较大调整。

IPMN 的手术方式因类型及病灶位置而异。主胰管型及混合型 IPMN 的标准术式为胰十二指肠切除术、胰体尾切除术，甚至全胰切除术以完整切除病灶，并行区域淋巴结清扫。对于部分无恶变特征的低危分支胰管型 IPMN，可在充分的术前及术中评估后行局部切除。但局部切除的胰瘘及病灶残留发生率要高于标准切除。另外，局部切除也可能导致黏蛋白漏，继发腹腔假黏液瘤。对于分散多灶的分支胰管型 IPMN，IAP 发布的指南建议尽量避免行全胰切除，而是切除癌变风险较高的病灶。但若患者有很强的胰腺癌家族史，全胰切除的指征可以适度放宽，因这类患者发生癌变的风险明显升高。

（卫江鹏）

参考文献

樊代明，2016. 整合医学：理论与实践. 北京：世界图书出版公司.

樊代明，2021. 整合医学：理论与实践 7. 北京：世界图书出版公司.

梁廷波，白雪莉，马涛，2018. 胰腺囊性肿瘤诊治的困惑与对策. 中国实用外科杂志，38(1): 48-52.

彭承宏，郝纯毅，戴梦华，等，2015. 胰腺囊性疾病诊治指南 (2015). 中国实用外科杂志，35(9): 955-959.

中国医师协会超声内镜专家委员会，2021. 中国内镜超声引导下细针穿刺抽吸 / 活检术应用指南 (2021，上海). 中华消化内镜杂志，38(5): 337-360.

Arnelo U, Siiki A, Swahn F, et al, 2014. Single-operator pancreatoscopy is helpful in the evaluation of suspected intraductal papillary mucinous neoplasms (IPMN). Pancreatology, 14(6): 510-514.

Barthet M, Giovannini M, Lesavre N, et al, 2019. Endoscopic ultrasound - guided radiofrequency ablation for pancreatic neuroendocrine tumors and pancreatic cystic neoplasms: a prospective multicenter study. Endoscopy, 51(9): 836 -842.

Bhutani N, Kajal P, Singla S, et al, 2017. Solid pseudopapillary tumor of the pancreas: experience at a tertiary care centre of Northern India. Int J Surg Case Rep, 39: 225-230.

Bric BL, Enders FT, Levy MJ, et al, 2015. The string sign for dignosis of mucinous pancreatic cysts. Endoscopy, 47(7): 626-631.

Buscarini E, Pezzilli R, Cannizzaro R, et al, 2014. Italian consensus guidelines for the diagnostic work-up and follow-up of cystic pancreatic neoplasms. Dig Liver Dis, 46(6): 479-493.

Capurso G, Boccia S, Salvia R, et al, 2013. Risk factors for intraductal papillary mucinous neoplasm (IPMN) of the pancreas: a multicentre case-control study. Am J Gastroenterol, 108(6): 1003-1009.

Chin JY, Pitman MB, Hong TS, 2014. Intraductal papillary mucinous neoplasm: clinical surveillance and management decisions. Semin Radiat Oncol, 24(2): 77-84.

Cizginer S, Turner B G, Bilge A R, et al, 2011. Cyst fluid carcinoembryonic antigen is an accurate diagnostic marker of pancreatic mucinous cysts. Pancreas, 40(7): 1024-1028.

Correa-Gallego C, Do R, Lafemina J, et al, 2013. Predicting dysplasia and invasive carcinoma in intraductal papillary mucinous neoplasms of the pancreas: development of a preoperative nomogram. Ann Surg Oncol, 20(13): 4348-4355.

Elta GH, Enestvedt BK, Sauer BG, et al, 2018. ACG Clinical Guideline: Diagnosis and Management of Pancreatic Cysts. Am J Gastroenterol, 113(4): 464-479.

European Study Group on Cystic Tumours of the Pancreas, 2018. European evidence-based guidelines on pancreatic cystic neoplasms. Gut, 67(5): 789-804.

Gardner T B, Glass L M, Smith K D, et al, 2013. Pancreatic cyst prevalence and the risk of mucin-producing adenocarcinoma in US adults. Am J Gastroenterol, 108(10): 1546-1550.

Harima H, Kaino S, Shinoda S, et al, 2015. Differential diagnosis of benign and malignant branch duct intraductal papillary mucinous neoplasm using contrast-enhanced endoscopic ultrasonography . World J Gastroenterol, 21(20): 6252-6260.

Harrison G, Hemmerich A, Guy C, et al, 2017. Overexpression of SOX11 and TFE3 in Solid-Pseudopapillary Neoplasms of the Pancreas. Am J Clin Pathol, 149(1): 67-75.

He J, Cameron J L, Ahuja N, et al, 2013. Is it necessary to follow patients after resection of a benign pancreatic intraductal papillary mucinous neoplasm? J Am Coll Surg, 216(4): 657-667.

Jais B, Rebours V, Malleo G, et al, 2016. Serous cystic neoplasm of the pancreas: a multinational study of 2622 patients under the auspices of the International Association of Pancreatology and European Pancreatic Club (European Study Group on Cystic Tumors of the Pancreas). Gut, 65(2): 305-312.

Kang CM, Choi SH, Kim SC, et al, 2014. Predicting recurrence of pancreatic solid pseudopapillary tumors after surgical resection: a multicenter analysis in Korea. Ann Surg, 260(2): 348-355.

Kim EK, Jang M, Park M, et al, 2017. LEF1, TFE3, and AR are putative diagnostic markers of solid pseudopapillary neoplasms. Oncotarget, 8(55): 93404-93413.

Kim KW, Park SH, Pyo J, et al, 2014. Imaging features to distinguish malignant and benign branch-duct type intraductal papillary mucinous neoplasms of the pancreas: a meta analysis. Ann Surg, 259(1): 72-81.

Konda VJA, Meining A, Jamil LH, et al, 2013. A pilot study of in vivo identification of pancreatic cystic neoplasms with needle-based confocal laser endomicroscopy under endosonographic guidance. Endoscopy, 45(12): 1006-1013.

Law JK, Ahmed A, Singh VK, et al, 2014. A systematic review of solidpseudopapillary neoplasms: Are these rare lesions? Pancreas, 43(3): 331-337.

Malleo G, Bassi C, Rossini R, et al, 2012. Growth pattern of serous cystic neoplasms of the pancreas: observational study with long-term magnetic resonance surveillance and recommendations for treatment. Gut, 61(5): 746-751.

Nakai Y, Iwashita T, Park DH, et al, 2015. Diagnosis of pancreatic cysts: EUS-guided, through-the-needle confocal laser-induced endomicroscopy and cystoscopy trial: DETECT study Gastrointest Endosc, 81(5): 1204-1214.

Ohara Y, Oda T, Hashimoto S, et al, 2016. Pancreatic neuroendocrine tumor and solid-pseudopapillary neoplasm: key immunohistochemical profiles for differential diagnosis. World J Gastroenterol, 22(38): 8596-8604.

Pai M, Habib N, Senturk H, et al, 2015. Endoscopic ultrasound guided radiofrequency ablation, for pancreatic cystic neoplasms and neuroendocrine tumors, World J Gastrointest Surg, 7(4): 52-59.

Park JW, Jang JY, Kang MJ, et al, 2014. Mucinous cystic neoplasm of the pancreas: is surgical resection recommended for all surgically fit patients? Pancreatology, 14(2): 131-136.

Park W G, Mascarenhas R, Palaez-Luna M, et al, 2011. Diagnostic performance of cyst fluid carcinoembryonic antigen and amylase in histologically confirmed pancreatic cysts. Pancreas, 40(1): 42-45.

Sakorafas G H, Smyrniotis V, Reid-Lombardo K M, et al, 2012. Primary pancreatic cystic neoplasms of the pancreas revisited. Part IV: rare cystic neoplasms. Surg Oncol, 21(3): 153-163.

Salvia R, Malleo G, Marchegiani G, et al, 2012. Pancreatic resections for cystic neoplasms: from the surgeon's presumption to the pathologist's reality. Surgery, 152(3 suppl 1): S135-S142.

Schechter S, Shi J, 2017. Simple mucinous cyst of the pancreas: Review and update. Arch Pathol Lab Med, 141(10): 1330-1335.

Scheiman JM, Hwang JH, Moayyedi P, 2015. American Gastroenterological Association technical review on the diagnosis and management of asymptomatic neoplastic pancreatic cysts. Gastroenterology, 148(4): 824-848.e22.

Serikawa M, Sasaki T, Fujimoto Y, et al, 2006. Management of intraductal papillary- mucinous neoplasm of the pancreas: treatment strategy based on morphologic classification. J Clin Gastroenterol, 40(9): 856-862.

Song H, Dong M, Zhou JP, et al, 2017. Solid pseudopapillary neoplasm of the pancreas: clinicopathologic feature, risk factors of malignancy, and survival analysis of 53 cases from a single center. Biomed Res Int, 2017: 5465261.

Takagi K, Takekoshi T, Ohhashi K, et al, 1982. Diagnostic ability and limitation of ERCP for pancreatic cancer. Stomach Intestine, 17(8): 1065-1080.

Tanaka M, Fernández- Del Castillo C, Kamisawa T, et al,2017. Revisions of international consensus Fukuoka guidelines for the management of IPMN of the pancreas. Pancreatology, 17(5): 738-753.

Tognarini I, Tonelli F, Nesi G, et al, 2010. In vitro effects of oestrogens, antioestrogens and SERMs on pancreatic solid pseudopapillary neoplasm-derived primary cell culture. Cell Oncol, 32(5-6): 331-343.

Weinberg B M, Spiegel B M, Tomlinson J S, et al, 2010. Asymptomatic pancreatic cystic neoplasms: maximizing survival and quality of life using Markov-based clinical nomograms. Gastroenterology, 138(2): 531-540.

Weissman S, Thaker R, Zeffren N, et al, 2019. Intraductal papillary mucinous neoplasm of the pancreas: understanding the basics and beyond. Cureus, 11(1): e3867.

Yang JF, Sharaiha RZ, Francis G, et al, 2016. Diagnostic accuracy of directed cholangioscopic biopsies and confocal laser endomicroscopy in cytology-negative indeterminate bile duct stricture: a multicenter comparison trial. Minerva Gastroenterol Dietol, 62(3): 227-233.

Yip-Schneider MT, Wu H, Dumas RP, et al, 2014. Vascular endothelial growth factor, a novel and highly accurate pancreatic fluid biomarker for serous pancreatic cysts. J Am Coll Surg, 218(4): 608-617.

Yoshioka T, Shigekawa M, Yamai T, et al, 2016. The safety and benefit of pancreatic juice cytology under ERCP in IPMN patients. ancreatology, 16(6): 1020-1027.

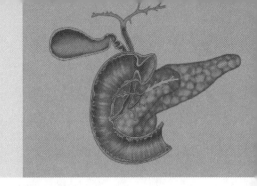

第18章 胆胰疾病诊治进展之五：胆胰实性肿瘤

第一节 胰腺癌新辅助化疗

胰腺导管腺癌（pancreatic ductal adenocarcinoma，PDAC）在消化道恶性肿瘤中恶性程度极高，多数发现时已处于晚期，在美国和欧洲，PDAC是导致男性和女性癌症死亡的第四大原因，推测到2030年，它将可能成为仅次于肺癌的第二大病因。

新辅助化疗（neoadjuvant chemotherapy，NAC）是指在局部治疗方法（如手术或放疗）前所做的全身化疗，目的是使肿块缩小、及早杀灭看不见的转移细胞，以利于后续的手术、放疗等治疗。美国国家综合癌症网络（NCCN）建议当考虑行NAC治疗时，首选在有丰富经验的胰腺癌中心接受或在其指导下进行，鼓励参加临床试验。

PDAC 5年生存率低于5%。虽然手术切除目前被认为是唯一可能治愈PDAC的治疗方法，但只有15%～20%的患者是初诊可切除患者。胰腺癌的可切除性评估是开展NAC的重要前提。建议应在多学科会议/讨论中以协商一致方式决定可切除性状态。根治性切除（R0）仍是胰腺癌最有效的治疗手段。目前，胰腺增强CT薄层扫描＋三维重建仍是胰腺癌可切除性评估的首选方法，评估标准参考2020版NCCN指南。根据肿瘤与周围血管的关系，未发生远处转移的胰腺癌分为可切除胰腺癌（resectable pancreatic cancer，RPC）、边缘性可切除胰腺癌（borderline resectable pancreatic cancer，BRPC）、局部进展期胰腺癌（locally advanced pancreatic cancer，LAPC）（表18-1）。但单纯切除是不够的，治愈率低，5年生存率为7%～25%（10%），中位生存期为11～20个月。

表 18-1 胰腺癌切除标准

状态	动脉	静脉
可切除	肿瘤未触及腹腔干（CA）、肠系膜上动脉（SMA）或肝总动脉（CHA）	肿瘤与肠系膜上静脉（SMV）存在间隙或与门静脉（PV）的触及范围虽≤180°，但静脉轮廓规则
边缘性可切除	胰头/钩突 1.肿瘤与肝总动脉接触，未延伸至腹腔干或肝动脉起始部，允许安全切除和重建 2.肿瘤触及肠系膜上动脉≤180° 3.实体瘤触及变异动脉解剖结构，如副肝右动脉、替代肝右动脉、替代肝总动脉和替代或副动脉的起始部等 胰体/尾 1.肿瘤触及腹腔干≤180° 2.肿瘤触及腹腔干＞180° 未累及主动脉，胃十二指肠动脉完整	1.肿瘤触及肠系膜上静脉或门静脉的范围＞180°，或与肠系膜上静脉或门静脉触及范围虽≤180° 但静脉轮廓规则不规则或合并静脉血栓形成，受累部位的近端和远端血管正常，完整切除后可以安全重建 2.肿瘤触及下腔静脉（IVC）

续表

状态	动脉	静脉
局部进展期	胰头／钩突 1. 肿瘤触及肠系膜上动脉＞180° 2. 肿瘤触及腹腔干＞180° 胰体／尾 1. 肿瘤触及 肠系膜上动脉或腹腔干 ＞180° 2. 肿瘤触及腹腔干并累及主动脉	肿瘤侵犯或血管阻塞导致肠系膜上静脉／门静脉无法重建（也可由瘤栓或血栓导致）

一、应对策略

1. 胰腺癌新辅助化疗目的——降期作用　多年来，可切除胰腺癌的标准方法一直是前期手术切除后辅以辅助治疗。随着时间的推移，已经证实手术切除的完整性对预后有影响。与在手术完成时仍有肉眼或显微镜下残余肿瘤的患者相比，阴性切缘的患者通常有更好的生存率。现在人们普遍认为，所有胰腺切除应根据标本残留状态进行分类，称为 R 分类。R0 为没有肉眼或显微镜下的残留病变；R1 为镜下残留病变（镜下手术边缘阳性，未见肉眼残留病变）；R2 则为有非常明显的残留肿瘤病变。

近年研究发现，多数胰腺癌切除术是 R1 切除，患者通常有较差的生存率。因为胰腺癌的侵袭力显著，癌细胞弥漫性浸润，以及侵犯肠系膜血管、门静脉和腹腔干等使达到 R0 切除非常困难。胰腺癌早期即存在血管及淋巴微转移，一味地追求根治手术甚至扩大根治手术 并没有改善患者的预后，因此 NAC 越来越受到大家的关注。其可术前缩小病变期望手术达到 R0 切除。

2. 可切除的胰腺癌新辅助化疗　从 NCCN 历年发布的指南不难发现，胰腺癌的治疗理念在不断转换，尤其是针对 BRPC 的治疗：2012 年及以前建议首选手术治疗；2013 年开始转变为首选 NAC；而自 2016 年开始，则只建议行 NAC。治疗理念的不断转换，随之而来的是大量针对胰腺癌 NAC 临床研究的开展。NCCN 已将 NAC 作为 BRPC 患者的优先选择。多项临床研究证实了 NAC 可改善 BRPC 患者的预后，提高远期生存率。

对于具有可切除肿瘤的患者，术前治疗的基本原理是：对存在于大多数患者中的微转移性疾病进行早期治疗；提供足够的时间间隔来评估潜在的肿瘤生物学，从而选择最有可能从中受益的患者进行手术；在 NAC 的前提下进行术后化疗，预计患者耐受性会更好；缩小肿瘤体积，从而提高 R0 切除的机会。在一些术前使用 NAC 的试验中，有报道称 R0 切除率高，提高了患者的手术切缘阴性率。理论上来说，NAC 可使 BRPC 或 LAPC 降期，有利于 R0 切除，治疗微转移灶，改善患者全身状态，增加治疗依从性，提高总体生存率。另外，胰腺手术并发症多，恢复时间长，多达一半以上的患者无法接受术后辅助治疗，这也为 NAC 提供了理论依据。

3. 对早期胰腺癌的降期作用　随着可切除胰腺癌 NAC 的研究不断深入，20 世纪 90 年代至 21 世纪初的研究报道了 NAC 对初期不能切除胰腺癌的降期作用。 有研究报道 111 名接受术前放化疗的患者，其中包括可切除的患者（n=53）或局部晚期疾病患者（n=58）。接受 NAC 后 53% 的 BRPC 达到 R0 切除，高于 LAPC 的 19%。美国麻省总医院 Murphy 等报道，FOLFIRINOX（氟尿嘧啶、亚叶酸钙、奥沙利铂和伊立替康）、氯沙坦和放化疗的新辅助治疗可使局部进展期胰腺导管腺癌降期，R0 切除率可达 61%。Mokdad 等对国家癌症数据库中 15 000 多名可切除 PDAC 患者的倾向匹配分析表明，NAC 对早期切除的胰头腺癌具有显著的生存益处。与治疗开始即采取手术组相比，NAC 治疗组的生存率有所提高（中位生存期分别为 26 个月和 21 个月）。

最近，一项意大利的多中心临床研究评估了 10 家意大利医院 NAC 和标准辅助化疗，发现 NAC 有利于增加患者手术机会并延长生存期，由于其明显优于标准化疗方案，研究者正计划进行第 3 阶段的验证性试验。可能因为肿瘤周围血管侵犯程度不同，NAC 能够破坏一些局部肿瘤，增加了可切除疾病患者实现 R0 切除的机会。一些研究表明，被定义为具有边缘性可切除疾病的患者，在接受一段时间的 NAC 后，可能最终接受外科手术切除以达到治疗目的。

4. 对边缘性可切除的胰腺癌的新认识　广义上，边缘性可切除肿瘤是局限性胰腺癌的一部分，这些肿瘤有很高的风险为 R1 切除，并基于肿瘤与周围血管结构的密切关系进行术前手术干预。许多因素造成了现在对边缘性可切除胰腺癌的认识。第一，高质量的横断面成像现在能够将肿瘤 / 血管界面描述为有明显的脂肪层（可能需要切除），有肿瘤（< 180°），没有血管或血管的包绕（边缘可切除），或重要血管结构被肿瘤包围（局部进展）。第二，大多数专家认同 R1 切除会降低患者生存期。第三，对边缘性可切除疾病的认识越来越受到重视，这为 NAC 作为降期策略的临床试验提供了更好定义、更同质和可重复性的患者亚群：潜在可切除的、边缘性可切除的和局部晚期的。现在关于这三种不同亚群患者的 NAC 的作用的报道越来越多。要注意的是随着时间的推移，影像学扫描技术得到提高，对胰腺癌正确分期的能力已经发生了变化，导致了可能的分期变化。因此在临床试验中，随着时间的推移，中位生存率的提高趋势也可能使患者分期发生变化。

5. 争取降期边缘性可切除病变　一项回顾性分析报道了 NAC 治疗边缘性可切除疾病的结果。将 160 例患者归类为边缘性可切除疾病，在这些患者中，所有患者接受了 NAC，约 40% 的患者经临床、实验室（即肿瘤标志物下降）或影像学检查发现 NAC 是对其有效的，最终接受手术的患者，R0 切除率为 94%，中位总生存期为 40 个月。其他一些研究报道可切除肿瘤 NAC 后的切除率为40%～60%，一些机构的切除率在80%左右。最近，Katz 等进行的多中心研究发现，对边缘性可切除患者行 NAC，在纳入的 23 例患者中，68% 的患者出于治疗目的进行了手术；R0 切除率为 93%。综上所述，这些报道不建议对边缘性可切除病变直接前期手术切除。

6. 新辅助化疗降期效果评价　尽管有临床研究支持，但使用 NAC 降低肿瘤分期的问题仍然存在。例如，治疗的最佳时间是什么？什么时候才

考虑手术切除？放疗对肿瘤降期的相对贡献是什么？什么反应标准可以确定患者最有可能从 NAC 后的手术切除中获益？最近研究报道横断面成像不可能可靠地识别肿瘤降期。众所周知，胰腺癌的肿瘤微环境可以有致密的纤维增生和纤维化成分，即使肿瘤细胞受到严重破坏，也可以防止肿瘤整体收缩。一般来说，影像学证据表明肿瘤肿块稳定或缩小，有临床改善的证据，肿瘤标志物水平下降，以及无转移性进展是手术的指征。此外，新辅助治疗后 CA19-9 指标正常化与术后患者的长期生存期相关。

二、未来发展方向

近年微环境中胰腺癌周围纤维基质层的影响正在逐步被阐明，基质可能隔离恶性细胞和保护它们免受细胞毒性治疗或免疫攻击。一组被称为先天淋巴细胞（ILCs）的免疫细胞可调动 T 细胞来缩小胰腺癌肿瘤，且研究中还发现了 ILC2s 和 T 细胞在人类癌症中共存，拥有共同的刺激和抑制通路，这也意味着，联用靶向抗癌 ILC2s 和 T 细胞的免疫策略可能具有广泛的应用价值。未来使用透明质酸酶、维生素 D 类似物或其他免疫调节剂等药物导致间质改变的干预措施必将被研究作为提高局限性胰腺癌降期的策略。其他的局部治疗技术正在探索，以增强局部肿瘤杀伤的潜力，同时保留正常的周围结构。电烧灼是一种改进局部晚期胰腺癌治疗的方法，并可加强边缘性可切除疾病边缘肿瘤完全被破坏。立体定向身体辐射和质子束治疗也被评估为替代方案。目前更加重视局部控制策略，包括积极的手术干预，修复主要静脉或整块静脉切除并重建，也关注动脉切除和重建。

三、化疗方案

胰腺癌 NAC 目前仍无确定的最佳方案，仍需进一步开展高质量临床研究。2020 版 NCCN 指南中推荐体能状态较好（ECOG 评分 ≤ 1 分）的患者接受 FOLFIRINOX 或改良 FOLFIRINOX、吉西他滨联合白蛋白紫杉醇或联用序贯放化疗

方案；对于 BRCA1/2 或 PALB2 突变的患者建议 FOLFIRINOX/ 改良 FOLFIRINOX 或联用序贯放化疗、吉西他滨联合顺铂（2～6 周期）或联用序贯放化疗。而对于体能状态较差（ECOG 评分 ≤ 2 分）的患者可考虑吉西他滨或氟尿嘧啶类单药治疗方案。

中国临床肿瘤学会推荐一般接受 2～4 个周期 NAC，首选方案 FOLFIRINOX。作为四联用药方案，FOLFIRINOX 疗效显著的同时副作用明显，主要是血液学毒性，其他包括呕吐、腹泻、疲劳等，患者化疗后可出现三系明显降低，使部分患者不能耐受甚至无法继续维持化疗。因此，临床上对该方案进行了不同方式的改良。这种改良 FOLFIRINOX 方案将奥沙利铂和伊立替康分别减量并取消氟尿嘧啶的静脉注射，患者耐受情况得到改善，不良事件发生率显著降低，而总生存期与全剂量相似。

四、总结

NAC 是非转移性胰腺癌的有效治疗方法。对于可切除的胰腺癌一般不需要肿瘤降期，NAC 可能使肿瘤达到镜下降期以提高 R0 切除率。边缘性可切除肿瘤患者为 R1 切除高风险，40%～60% 采用新辅助治疗是必要的，患者最终有手术切除的机会。对于那些局部进展期胰腺癌，尽管随后为了治疗而进行手术的机会只有 20%，但新的药物疗法和局部治疗可能会增加这些患者手术的机会。在可切除和局部进展期 / 不可切除胰腺癌中处于中间的边缘性可切除肿瘤，对其认识和正式定义将使各种 NAC 方案的临床试验结果得到更可靠的比较。

（王丽梅）

第二节　胰腺癌辅助化疗

胰腺癌是消化道最常见、预后最差的恶性肿瘤之一。手术切除是治愈胰腺癌的唯一手段，仅有 10%～15% 的患者在诊断时可手术切除。而单纯手术治疗的预后仍然很差，中位生存期约为 13 个月，5 年生存率仅为 10%，约 70% 接受手术治疗的患者会因术后远处转移而非局部复发而死亡。辅助化疗与手术、放疗结合，在局部治疗的前、中、后阶段，全身与局部治疗协同进行，可降低肿瘤的局部复发率和远处转移率，达到增加手术及放疗疗效的目的。当前随机研究的结果证明了胰腺癌术后使用辅助治疗的有效性。

一、文献回顾

1985 年，胃肠道肿瘤研究组（GITSG）首次报道，胰腺癌患者行胰十二指肠切除术后接受放化疗可使中位生存期延长近 2 倍。2001 年欧洲胰腺癌研究小组（ESPAC）将 R0 或 R1 切除的胰腺癌患者随机分为 4 组：①放化疗；②化疗；③放化疗后化疗；④观察。经过中位 47 个月随访，

结果发现氟尿嘧啶化疗可以显著提高 5 年生存率（21% vs. 8%），但放化疗并无更多获益。2007 年 CONKO-001 研究发现，对于 R0 或 R1 切除胰腺癌患者，术后使用吉西他滨辅助化疗可显著延长疾病复发时间（13.4 个月 vs. 6.9 个月）。2010 年 ESPAC-3 研究结果显示，氟尿嘧啶 / 亚叶酸钙与吉西他滨在改善术后 2 年生存率方面无显著差异（48.1% vs. 49.1%，中位生存期分别为 23.0 个月和 23.6 个月），但吉西他滨的安全性更好。2016 年，JASPAC-01 研究比较了氟嘧啶衍生物 S-1 与吉西他滨在 R0 切除的日本胰腺癌患者中的作用，结果显示 S-1 组的 5 年生存率为 44.1%，明显优于吉西他滨组（24.4%）。因此，S-1 的辅助治疗可能更适合日本和其他亚洲患者。2016 年，ESPAC-4 研究发现吉西他滨、卡培他滨联合辅助化疗可以改善 R0 或 R1 切除胰腺癌患者的中位生存期（28 个月 vs. 25.5 个月）和 5 年生存率（28.8% vs. 16.3%），其中 R0 切除患者获益更多。但联合治疗导致更多的 3～4 级不良反应。2018 年，PRODIGE-24 研究显示，与吉西他滨单药相比，

改良 FOLFIRINOX 方案可以显著延长 R0 或 R1 切除的胰腺导管腺癌患者的疾病复发时间（21.6 个月 vs. 12.8 个月）并提高中位生存时间（54.4 个月 vs. 35 个月）。但值得注意的是，该研究纳入患者经过高度筛选（体能状态评分为 0～1 分，术后 CT 扫描正常，CA19-9 < 180U/ml）。2019 年，APACT 研究发现，与吉西他滨单药相比，吉西他滨 - 纳布 - 紫杉醇组合方案在改善中位生存时间方面并无明显优势。

二、辅助化疗

1. 适应证　美国临床肿瘤学会（ASCO）及欧洲肿瘤内科学会（ESMO）指南均推荐对所有接受胰腺导管腺癌切除术且未接受新辅助治疗的患者（包括切除 T1N0 病变的患者）行辅助化疗。

2. 治疗选择　2019 年 NCCN 指南推荐辅助治疗首选方案：吉西他滨 + 卡培他滨、改良 FOLFIRINOX。其他推荐方案：吉西他滨、氟尿嘧啶 / 四氢叶酸、顺铂联合氟尿嘧啶、诱导化疗（吉西他滨，氟尿嘧啶 / 亚叶酸钙或顺铂联合氟尿嘧啶），然后放化疗等。

（1）吉西他滨 + 卡培他滨

1）周期：28 天，持续 6 个月。

2）用法：

①吉西他滨：1000mg/m^2 加入 250ml 生理盐水（浓度不大于 40mg/ml）静脉滴注，持续 30 分钟以上。第 1、8、15 天使用。

②卡培他滨 830mg/m^2 口服，2 次 / 天［总剂量 1660mg/（m^2·d）］，饭后 30 分钟内用水吞下，间隔 12 小时，避免切割或研碎，第 1 天至第 21 天应用。

3）不良反应：呕吐（少见）、中性粒细胞减少、肝肾功能损害。

4）指标监测：

①治疗期间每周进行全血细胞计数和血小板计数。

②每三周评估一次肝肾功能（血清肌酐水平）到下个周期开始为止。

③治疗期间监测腹泻造血功能和四肢感觉障碍等副作用。注意卡培他滨治疗后的严重腹泻、黏膜炎和骨髓抑制应迅速对二氢嘧啶脱氢酶缺乏症进行评估。

④同时接受卡培他滨和口服香豆素衍生物抗凝治疗的患者，需要监测 INR 或凝血酶原时间。

⑤卡培他滨的心脏毒性包括心肌梗死 / 缺血、心绞痛、心律失常、心搏骤停、心力衰竭、猝死、心电图改变和心肌病，这些不良反应在有冠状动脉疾病史的患者中可能更常见。常见不良事件评价标准参考表 18-2。

表 18-2　常见不良事件评价标准

分级	程　度
1 级	轻度；无症状或轻微；仅为临床或诊断所见；无须治疗
2 级	中度；需要较小、局部或非侵入性治疗；与年龄相当的工具性日常生活活动受限*
3 级	严重或者具有重要医学意义但不会立即危及生命；导致住院或者延长住院时间；致残；自理性日常生活活动受限**
4 级	危及生命；需要紧急治疗
5 级	与不良事件相关的死亡

* 工具性日常生活活动指做饭、购买衣物、使用电话、理财等。

** 自理性日常生活活动指洗澡、穿脱衣、吃饭、盥洗、服药等，并未卧床不起。

5）建议减少剂量的情况：

①骨髓毒性：中性粒细胞 ≥ 1500/μg，血小板 ≥ 100 000/μg 可以继续化疗，否则不要启动新的周期。中性粒细胞计数为 500～1000/μg 或血小板计数为 50 000～100 000/μg，将第 8 天（或第 15 天）吉西他滨剂量减少 25%。在随后的周期中，

对于发热性中性粒细胞减少症、持续 7 天以上的 4 级血液毒性或出血相关的血小板减少症，吉西他滨用量减少 25%。

②非血液学毒性（包括肝毒性）：第 1 次、第 2 次和第 3 次出现时，停用卡培他滨治疗，确定为 1 级毒性或以下后恢复治疗（首次出现不调

整剂量；第2次出现，调整为起始剂量的75%；第3次出现，调整为起始剂量的50%）。对于第4次发生的2级毒性，停止卡培他滨治疗；对于第1次和第2次出现的2级毒性，停止卡培他滨治疗。缓解到1级或以下后，减少剂量恢复治疗（首次出现，调整为起始剂量的75%；第2次出现，调整为起始剂量的50%）。对于第3次出现3级毒性，停止卡培他滨治疗。停止卡培他滨治疗或者保持卡培他滨治疗，当毒性消退到1级或更低时，以50%的起始剂量开始下一次治疗。4级毒性首次复发时停止治疗。吉西他滨通常与血清氨基转移酶的短暂升高有关，但这些很少有临床意义。

③肺毒性：在接受吉西他滨治疗的患者中有多种肺毒性表现。立即永久停用吉西他滨。

④血栓性微血管病（TMA）：也称为血栓性血小板减少性紫癜（TTP）或溶血性尿毒症综合征，其发生与接受大或小累积剂量吉西他滨有关，如果患者出现库姆斯试验阴性溶血、血小板减少、肾衰竭和（或）神经系统症状，则应考虑TMA的可能性。其管理包括停药和支持治疗，不需要血浆置换。

⑤如果体重发生至少10%的变化，则应重新计算剂量。

（2）改良FOLFIRINOX

1）周期：14天。

2）用法：

①奥沙利铂：85mg/m^2，加入5%葡萄糖溶液500ml静脉滴注，持续2小时以上，第一天使用。

②亚叶酸钙：400mg/m^{2}加入生理盐水250ml或5%葡萄糖溶液静脉滴注，持续2小时以上，第一天使用。

③伊立替康：150mg/m^{2}加入生理盐水500ml或5%葡萄糖溶液静脉滴注，滴注时间>90分钟，同时注射最后90分钟的亚叶酸钙，用Y形管连接在不同的袋子里，第一天使用。

④氟尿嘧啶：2400mg/m^{2}稀释于500~1000ml 0.9%生理盐水或5%葡萄糖溶液静脉滴注，持续静脉注射超过46小时，用微量泵给药未稀释（50mg/ml）或总剂量稀释为100~150ml生理盐水，第一天使用。

3）不良反应：

①呕吐，发生率高，大于90%。

②输液反应，虽然有奥沙利铂输液反应的报道，但没有这个方案的推荐标准用药。

③奥沙利铂可导致显著的组织损伤，应避免血管外渗。

④感染，与中性粒细胞减少有关。

⑤肝肾功能障碍。

⑥神经毒性，建议患者在每次注射期间和注射后约48小时内避免暴露在寒冷中，延长奥沙利铂输注时间2~6小时可以减轻急性神经毒性。

⑦QT延长和室性心律失常，在使用奥沙利铂前纠正低钾和低镁血症。氟尿嘧啶的心脏毒性包括心肌梗死/缺血、心绞痛、心律失常、心搏骤停、心力衰竭、猝死、心电图改变和心肌病。

4）指标检测：

①每次治疗前查血常规、电解质（特别是钾和镁离子）和肝肾功能。

②腹泻，对于接受伊立替康24小时内出现腹部绞痛和（或）腹泻的患者，给予阿托品（0.3~0.6mg静脉注射），并在随后的周期内预先用药。对于晚期腹泻患者，必须在早期指导下使用洛哌丁胺。应密切监测出现腹泻的患者，并根据需要提供支持性护理措施（如补充体液和电解质、洛哌丁胺、抗生素等）。

③在每次治疗前评估神经功能的变化。

5）建议减少剂量的毒副作用：

①骨髓毒性：中性粒细胞计数≥1500/μg和血小板≥75 000/μg，治疗不变。指标异常：①中性粒细胞减少症，如果下一次治疗第1天粒细胞低于1500/μg或发热性中性粒细胞减少或4级中性粒细胞减少>7天，减少伊立替康剂量为120mg/m^2。第2次出现：减少奥沙利铂的剂量为60mg/m^2。如果两周后不能恢复，或者第3次中性粒细胞<1500/μg，停止治疗。对于治疗期间4级中性粒细胞减少>7天或发热性中性粒细胞减少，将奥沙利铂剂量减少到60mg/m^2，输注氟尿嘧啶剂量减少到原剂量的75%。第2次发生时，将伊立替康的剂量减少到120mg/m^2，输注氟尿嘧啶的剂量增加25%。第3次出现停止治疗。②血小板减少：如果下一次治疗第1天血小板计数<75 000/μg，

减少奥沙利铂剂量为 60mg/m²，并减少持续输注氟尿嘧啶至原剂量的 75%。第 2 次出现时，减少伊立替康剂量至 120mg/m²。如果两周后不能恢复，或第 3 次出现血小板< 75 000/μg，停止治疗。对于治疗期间的 3、4 级血小板减少，将奥沙利铂的剂量减少到 60mg /m²，输注氟尿嘧啶的剂量减少到原剂量的 75%。第 2 次发生时，将伊立替康的剂量减少到 120mg /m²，输注氟尿嘧啶的剂量增加 25%。第 3 次出现停止治疗。

②腹泻、痢疾：在没有止泻药的情况下，在腹泻被治疗至少 24 小时后才能用 FOLFIRINOX。对于 3 级或 4 级腹泻，或伴有发热和 (或)3 级或 4 级中性粒细胞减少的腹泻，将伊立替康剂量减少到 120mg/m²。第 2 次出现时，将奥沙利铂的剂量减少到 60mg /m²，氟尿嘧啶剂量减少到原剂量的 75%。第 3 次出现停止治疗。注意：氟尿嘧啶使用后的严重腹泻、黏膜炎和骨髓抑制提示二氢嘧啶脱氢酶缺乏评估。

③黏膜炎或手足综合征：对于 3 ～ 4 级毒性，应减少输注氟尿嘧啶剂量的 25%。

④肺毒性：奥沙利铂很少与肺毒性相关。拒绝用奥沙利铂治疗不明原因的肺部症状，直到排除间质性肺疾病或肺纤维化。

⑤神经系统毒性：对于持续> 7 天的 3 级感觉异常 / 感觉不良或短暂的 2 级症状，将奥沙利铂用量减少 25%，4 级或持续 3 级感觉异常 / 感觉不良停用奥沙利铂。在出现高氨血症性脑病、急性小脑综合征、意识混乱、定向障碍、共济失调或视觉障碍后，不建议恢复服用氟尿嘧啶。

⑥心脏中毒：氟尿嘧啶的心脏毒性包括心肌梗死 / 缺血、心绞痛、心律失常、心搏骤停、心力衰竭、猝死、心电图改变和心肌病。不建议在发生心脏毒性后重新给药，应该停止用药。

⑦其他毒性：除贫血和脱发外，任何其他≥ 2 级毒性均可在有医学指征的情况下减量。

⑧如果体重发生至少 10% 的变化，则应重新计算剂量。

三、辅助治疗的时间及持续时间

手术后辅助治疗的最佳时机还不清楚。2016 版美国临床肿瘤学会《局部晚期和不可切除胰腺癌的临床实践指南》推荐，如果患者术后充分恢复，在术后 8 周内开始为期 6 个月的全身辅助化疗。尚无随机试验探讨延迟开始辅助治疗对结局的影响和更长时间辅助治疗的作用。辅助治疗前，所有患者都应通过 CT 扫描及肿瘤标志物 CA19-9 血清水平进行再分期。术后血清肿瘤标志物 CA19-9 持续高于正常水平与远期预后较差相关。但 CA19-9 水平是预后指标，而非辅助治疗获益的预测指标。

四、辅助治疗的未来方向

在过去的 20 年里，胰腺癌的治疗模式发生了转变。常规辅助治疗可显著提高患者的中位生存期和 5 年总生存期。辅助治疗的未来方向包括使用更积极的方案，以及更好地将患者分层到现有的治疗方案。新药物在姑息治疗中显示出了一些希望，但与经典方案相比，其对生存期的改善作用还需进一步研究。免疫疗法和靶向疗法给了医学界很大的希望，但在这些方法进入常规临床实践之前，仍然存在许多技术挑战。

（张林慧）

第三节　胰腺癌的免疫治疗

近年来，尽管胰腺癌的传统治疗方式（如手术切除、化疗、放疗等）取得了较大进展，但患者的 5 年生存率仅约为 9%。究其原因主要包括：一是胰腺癌早期缺乏特异性症状和体征，大部分患者就诊时已处于肿瘤晚期阶段；二是对胰腺癌的发病机制认识不足，缺乏有效的治疗策略。肿瘤免疫是目前最为热点的研究领域之一，医学界已在不同肿瘤的免疫学机制及治疗方法的研究方面取得了突破性进展。鉴于此，本节主要介绍胰腺癌的免疫机制，并讨论与之相对应的免疫治疗策略。

一、胰腺癌的免疫机制

胰腺癌的肿瘤微环境（tumor microenvironment，TME）主要包括基质、血管、多种细胞（如成纤维细胞、巨噬细胞、树突状细胞、中性粒细胞、淋巴细胞等）及其分泌的细胞因子等。肿瘤细胞基因组的变异使其产生不断变化的各种新生抗原。机体免疫系统通过识别这些非自身抗原而被激活，产生相应的免疫反应。免疫系统与肿瘤细胞的相互作用主要有三种结局：

1. 免疫消除　免疫系统完全杀灭肿瘤细胞。

2. 免疫平衡　免疫系统与肿瘤细胞处于相持状态，前者可参与调控肿瘤细胞的生长、增殖，但无法消除肿瘤细胞。

3. 免疫逃逸　肿瘤细胞克服免疫系统的作用，进展到临床可见的肿瘤状态。

当免疫系统检测到非自身抗原时，巨噬细胞、树突状细胞等抗原提呈细胞（antigen presenting cell，APC）将抗原进行初步处理，并提呈给B淋巴细胞或T淋巴细胞。B淋巴细胞通过分泌抗体中和抗原产生长期效应。T淋巴细胞具有多种亚型，根据细胞表面标志物和所产生的细胞因子或趋化因子的差异具有不同的效应。细胞毒性T淋巴细胞（cytotoxic T lymphocytes，CTL）表达CD8分子，通过分泌细胞凋亡相关因子直接发挥杀灭肿瘤细胞的作用。当抗原提呈细胞上表达主要组织相容性复合物（major histocompatibility complex，MHC）Ⅱ类分子并识别抗原时可激活CD4$^+$T淋巴细胞（又称为辅助性T细胞，helper T cells，Th细胞）。Th细胞被激活后可分化为不同的细胞亚群，分泌特定的细胞因子介导免疫反应。其中，最重要的亚群之一是调节性T细胞（regulatory T cells，Treg）。Treg可抑制T淋巴细胞的活化，保护机体免受自身免疫反应的损伤。在胰腺癌发生发展的整个过程中（包括从胰腺上皮内瘤发展为侵袭性胰腺导管腺癌），Th细胞在肿瘤早期阶段就构成了微环境中的主

要T淋巴细胞，并与肿瘤转移、患者生存期呈负相关。肿瘤微环境中的其他成分，如髓源性抑制细胞、肿瘤源性巨噬细胞等可破坏效应T淋巴细胞的发育和在肿瘤局部的浸润，间接促进胰腺癌的进展。

在分子水平，T淋巴细胞的激活状态取决于细胞所接受的刺激和抑制信号的总和。目前已经证实，两个免疫检查点分子的表达与癌症的发生和进展具有密切关系。细胞毒性T淋巴细胞相关蛋白4（cytotoxic T lymphocyte associated antigen 4，CTLA-4）又称为CD152，属于免疫球蛋白超家族的成员之一。当抗原提呈细胞表面表达的MHC分子与CD4$^+$T淋巴细胞表面的T淋巴细胞受体结合，且前者表面的B7分子与后者表面的CD28分子结合时，T淋巴细胞被激活。然而，当T淋巴细胞过度激活时，本身会表达CTLA-4分子。CTLA-4通过与CD28分子竞争性结合B7分子阻断了T淋巴细胞的激活信号，诱导T淋巴细胞周期停滞，抑制过度的免疫反应以维持免疫稳态。程序性死亡受体-1（programmed cell death-1，PD-1）又称CD279，是另一重要的免疫检查点。T淋巴细胞通过肿瘤细胞表面抗原MHC识别肿瘤细胞，并刺激T淋巴细胞活化，活化的T淋巴细胞合成细胞分裂素。长时间处于活化状态的T淋巴细胞会产生PD-1，同时，细胞分裂素诱导肿瘤细胞产生PD-1的配体（programmed cell death legand-1，PD-L1）。PD-1和PD-L1结合，抑制T淋巴细胞活化，最终有助于肿瘤细胞存活。

二、胰腺癌的免疫治疗策略

目前胰腺癌的免疫治疗策略主要包括应用治疗性疫苗（如全细胞疫苗、抗原特异性疫苗、基于体细胞突变的疫苗）、非疫苗性免疫调节剂（如CTLA-4抑制剂、PD-1/PD-L1抑制剂等），以及靶向肿瘤微环境中的骨髓原细胞、基质成分等。

1. 治疗性疫苗　癌症疫苗通过刺激机体免疫系统激活体液免疫或细胞免疫发挥抗肿瘤的作用。治疗性疫苗促进胰腺癌患者的免疫系统识别正常细胞和肿瘤细胞之间在抗原上的微小差异。根据

所识别抗原的不同，治疗性疫苗可大致分为全细胞疫苗和抗原特异性疫苗。

（1）全细胞疫苗：是一种多价疫苗，来源于全细胞或细胞裂解物，能够靶向多种抗原。粒细胞 - 巨噬细胞集落刺激因子（granulocyte macrophage colony stimulating factor，GM-CSF）基因修饰的肿瘤细胞（GVAX）属于同种异体全细胞胰腺肿瘤疫苗，来源于两种稳定转染的人胰腺癌细胞系，可产生 GM-CSF，促进抗原提呈细胞的募集和成熟，上调 MHC II 类分子和相关细胞因子的表达。GVAX 的 I 期临床试验纳入了 14 名 I～III 期的胰腺癌患者，这些患者之前接受过手术切除和标准的辅助治疗。其中有 3 名接受疫苗注射（浓度≥ 10×10^7 个细胞）的患者维持了 10 年的无病生存期。GVAX 的耐受性良好，无任何局部或全身的剂量毒性反应，最常见的不良反应是注射部位的皮肤反应，如红斑、硬结、疼痛等。II 期临床试验纳入了 60 名已行手术切除的胰腺导管腺癌患者。在应用以氟尿嘧啶为基础的化疗方案之外，患者接受 5×10^8 的全细胞疫苗注射。患者中位无病生存期为 17.3（95% CI 14.6～22.8）个月，中位生存期为 24.8（95% CI 21.1～31.6）个月。在化疗的基础上增加免疫治疗并不会引起毒性反应的增加。以往临床前数据表明，预先给予环磷酰胺（cyclophosphamide，Cy）可通过抑制 CD4$^+$/CD25$^+$ Treg 细胞增强免疫反应。一项研究纳入了 50 名胰腺导管腺癌患者，比较单独接种疫苗与接种疫苗前一天接受 Cy 治疗的临床结局差异。结果发现预先接受 Cy 治疗延长了患者的中位生存期（69 天→ 130 天）。尽管传统观点认为胰腺癌是一种非免疫原性癌症，但一项纳入 39 名胰腺癌患者的研究发现，GVAX 可在 85% 的患者中诱导肿瘤内三级淋巴聚集。进一步病理结果显示聚集区内可见大量 CD68$^+$ 和 CD163$^+$ 细胞，基因表达特征分析证实了 GAVX 诱导了聚集区内 Treg 信号通路的抑制和 Th17 信号通路的增强，提示肿瘤微环境发生重塑，向具有浸润效应淋巴细胞的免疫原性方向转化。

Algenpantucel-L 是另一种全细胞疫苗，由两种表达鼠源性 α-1，3- 半乳糖基转移酶的人胰腺导管腺癌细胞系组成，该酶参与合成细胞表面蛋白质中的 α- 半乳糖基化（α-gal）表位。抗 α-gal 抗体与 α-gal 结合激活补体经典途径。Algenpantucel-L 的 II 期临床试验纳入了 70 名手术切除后接受辅助放化疗的胰腺癌患者。结果显示，患者 12 个月无病生存率和 12 个月总生存率分别为 62% 和 86%。不良反应主要是注射部位不适及疲劳。然而，令人遗憾的是，Algenpantucel-L 的 III 期临床试验在手术切除的胰腺导管腺癌患者中未发现有临床获益。

（2）抗原特异性疫苗：利用胰腺癌细胞在基因水平的特异性突变，将特异性表面抗原转化为免疫治疗的功能靶点。理想的抗原靶标是仅表达于肿瘤细胞并对肿瘤发病机制至关重要的分子，尤以驱动癌基因内的体细胞突变最为合适。在胰腺癌中，鼠类肉瘤病毒癌基因 KRAS 突变见于 90% 以上的患者，且几乎只发生在 G12 密码子位置。TP53 突变见于约 70% 的胰腺导管腺癌患者，其中 DNA 结构域内的重复性非同义突变占 25%～30%。

早期研究发现，对于不可切除的胰腺导管腺癌患者，合成 KRAS 肽在约 2/5 的患者中诱导了免疫反应。一项 II / III 期临床试验对 48 名胰腺导管腺癌患者同时给予 KRAS 肽与 GM-CSF，在 58% 的患者中引发了免疫反应。对于晚期阶段的胰腺癌患者，KRAS 肽特异性免疫反应与患者生存率增加有关。另一项研究纳入了已手术切除的胰腺导管腺癌患者，给予特异性 KRAS 突变（第 12 位密码子）和 GM-CSF 后，患者的中位无复发生存期和总生存期分别为 8.6 个月和 20.3 个月。然而，给药后在患者中产生的免疫原性较低，仅单个患者检测到突变特异性免疫反应，约 13% 的患者发生非特异性延迟型超敏反应。

间皮素是一种在大部分胰腺导管腺癌患者中过表达的肿瘤相关抗原。CRS-207 是一种重组减毒单核细胞增生性李斯特菌（Listeria monocytogenes，LADD-Lm），可将间皮素分泌到转染的抗原提呈细胞细胞质中，并经过加工作为 MHC 分子进行抗原提呈。CRS-207 的 I 期临床研究表明，多次给药具有良好的耐受性，并可诱导间皮素特异性 T 细胞反应。II 期临床试验纳入的是先前接受过治疗的转移性胰腺导管腺癌患者，第一阶段随机接受 Cy/GVAX 治疗，第二阶段接受 CRS-207 或单独 Cy/GVAX 治疗。Cy/GVAX+CRS-207 组患者的总体生存期显著延长（分别为 6.1 个月与 3.9 个月）。对于至少接受三种药物治疗的患者，Cy/GVAX + CRS-207 组的总生存期为 9.7 个月，而 Cy/GVAX 单独组的总生存期为 4.6 个月。增强的间皮素特异性 CD8$^+$ T 细胞反应与两个治疗组的生存期延长有关。

（3）基于体细胞突变的疫苗：肿瘤中发生的体细胞基因突变可产生新的抗原表位，可作为免疫反应的靶点。目前单个新表位识别技术可扫描整个癌症外显子组（编码区）。新的抗原表位若要发挥功能，其突变肽必须由 MHC 分子处理，且被 T 细胞识别相应的肽 -MHC 复合物。然而，这些新生表位必须被免疫系统耐受才能允许肿瘤继续生长。胰腺癌细胞中特征性的体细胞突变较其他肿瘤更少。尽管在确定合适的免疫相关肿瘤新抗原、确定靶向所需的新抗原数量及生产个性化疫苗方面存在挑战，但未来的努力应集中在开发基于新抗原的疫苗上。

2. 非疫苗性免疫调节剂

（1）CTLA-4 抑制剂：如前所述，CTLA-4 是一种负向免疫调节分子，可抑制过度的 T 细胞激活，是第一个被靶向的免疫检查点。伊匹单抗（ipilimumab）是一种全人源 IgG$_{1\kappa}$ 抗体，可识别并阻断 CTLA-4 与抗原提呈细胞上的 B7-1 和 B7-2 分子间的相互作用，最终导致 T 细胞活化延迟，T 细胞介导的免疫反应增强。伊匹单抗可显著改善黑色素瘤患者的无复发生存期和总生存期，已被美国食品药品监督管理局（food and drug administration，FDA）批准用于 Ⅲ～Ⅳ 期黑色素瘤。一项 Ⅱ 期临床试验评估了单药伊匹单抗用于局部晚期或转移性胰腺导管腺癌患者的效果。纳入 27 名患者每 3 周接受一次 3mg/kg 的伊匹单抗治疗。然而，遗憾的是，根据实体瘤标准中的反应评估标准（response evaluation criteria in solid tumors criteria，RECIST），没有一名胰腺癌患者对伊匹单抗治疗产生反应。

（2）PD-1/PD-L1 抑制剂：PD-1 是另一个免疫检查点，当与其配体 PD-L1 和 PD-L2 相互作用时，对 T 细胞活性产生负向调控。FDA 已经批准多个阻断 PD-1 轴的抗体，包括帕博利珠单抗

（pembrolizumab）和纳武单抗（nivolumab）等。在包括黑色素瘤、肺癌和肾细胞癌患者在内的 Ⅰ 期临床研究中证实了帕博利珠单抗可产生持久的临床缓解率。帕博利珠单抗的 Ⅰ 期试验中纳入了 1 名胰腺导管腺癌患者，进行了每 2 周 1 次的 10mg/kg 剂量递增试验。帕博利珠单抗耐受性良好，无剂量限制性毒性。然而，与其他肿瘤相比，胰腺导管腺癌与高密度肿瘤浸润淋巴细胞无关，后者是 PD-1 治疗的主要结局指标。

另一种靶向 PD-1 轴的策略是阻断其配体 PD-L1 或 PD-L2。PD-L1 在许多肿瘤细胞的表面表达，并参与肿瘤细胞的免疫逃避。一些靶向 PD-L1 的单克隆抗体已进入临床试验。BMS-986559 的 Ⅰ 期临床试验评估了其对晚期癌症患者的作用，发现 BMS-986559 可诱导持久的肿瘤消退（客观缓解率 6%～17%）和延长疾病稳定期（随访 24 周时为 12%～41%）。MPDL3280A 的治疗反应率为 36%，其中黑色素瘤患者的反应率最高。其他正在进行临床研究的 PD-L1 抗体包括 MEDI4736、阿特珠单抗（atezolizumab）、阿维鲁单抗（avelumab）、度伐利尤单抗（durvalumab）等。

3. 靶向肿瘤微环境的治疗

（1）靶向骨髓源细胞：骨髓源细胞是 TME 中的主要成分之一，主要包括肿瘤相关巨噬细胞（tumor-associated macrophage，TAM）、多形核髓源性抑制细胞（myeloid-derived suppressor cell，MDSC）和单核 MDSC 等。TAM 可根据 TME 中的细胞、分子水平的变化转换其功能亚型，以维持免疫稳态。胰腺肿瘤中较高的 TAM 密度与较差的生存率相关。TAM 和 MDSC 通过抑制效应 T 细胞的功能对肿瘤发生和免疫逃避至关重要。鉴于其在 TME 和 MDSC 中的免疫抑制作用，靶向骨髓源细胞可以通过去除限制 T 细胞反应的抑制因子来增强免疫反应。

在胰腺导管腺癌小鼠模型中，抑制 C-C 趋化因子受体 2（C-C chemokine receptors 2，CCR2）或集落刺激因子 -1 受体（Colony-stimulating factor-1 receptor，CSF-1R）可减少巨噬细胞并促进 T 细胞浸润。阻断 CSF-1R 引起 TAM 功能亚型的转换以促进抗原提呈和引发抗肿瘤 T 细胞反应。抑制 CCR2 和 CSF-1R 在晚期胰腺癌患者的早期

临床研究中取得令人鼓舞的结果。遗憾的是，在一项评估 CSF-1R 阻断性单克隆抗体 cabiralizumab 联合纳武单抗和化疗对晚期胰腺癌患者的 Ⅱ 期临床研究中，与单独化疗相比，单克隆抗体并未改善患者的无进展生存期。

（2）靶向基质成分：促纤维增生基质由异质细胞群组成，包括与癌症相关的成纤维细胞及由胶原蛋白、纤连蛋白和透明质酸组成的纤维化基质。胰腺星状细胞（pancreatic stellate cell，PSC）是胰腺癌 TME 中主要的成纤维细胞，叫促进肿瘤进展，并参与介导治疗抵抗。透明质酸是胰腺癌基质的另一重要成分，透明质酸酶 PEGPH20 对透明质酸的酶促消解可降低组织间液压力并增强胰腺癌小鼠的化疗效果。尽管 Ⅱ 期临床数据取得较好的效果，但一项纳入高透明质酸水平的初治、晚期胰腺癌患者的 Ⅲ 期研究表明，与单独化疗相比，PEGPH20 与 Gem/nP 联合治疗并未改善患者的总体生存率。另一项类似的 Ⅱ 期临床研究由于所用药物临床无效和有显著毒性而被提前终止。

正在研究的其他潜在基质靶标包括肿瘤内在黏着斑激酶（focal adhesion kinase，FAK）、维生素 D 受体（vitamin D receptor，VDR）和成纤维细胞活化蛋白（fibroblast activation protein，FAP）的过度激活。胰腺癌中的 FAK 促进纤维化和免疫抑制，在小鼠模型中阻断 FAK 可减少肿瘤纤维化和免疫抑制细胞类型，并增加肿瘤对化疗或免疫检查点阻断疗法的敏感性。评估 FAK 抑制剂联合 PD-1 抗体的早期临床试验正在进行中。VDR 是一种转录调节蛋白，可将胰腺星状细胞恢复到静止状态。维生素 D 类似物可诱导肿瘤基质重塑并增强胰腺癌小鼠的化疗反应性。将维生素 D 类似物与阻断免疫检查点疗法相结合的临床研究也正在进行中。FAP 在肿瘤细胞和基质成纤维细胞中过度表达，并与胰腺癌的不良结局有关。通过 CXCR4 靶向 FAP$^+$ 的成纤维细胞产生的 CXCL12 可增加胰腺癌小鼠对阻断免疫检查点治疗的敏感性。尽管 CXCR4 抑制剂 LY2510924 和度伐利尤单抗在 Ⅰ 期研究中仅显示出中等的临床效果，但最近的一项 Ⅱ 期临床试验中，CXCR4 抑制剂联合帕博利珠单抗显著减少了肿瘤微环境中

抑制性细胞类型，促进了 T 细胞浸润，并在晚期、化疗难治性胰腺癌患者中产生了令人兴奋的临床结果。

4. 联合免疫疗法　基于胰腺癌的特殊性，目前的单一免疫治疗似乎并未取得显著的临床效果。除了 < 1% 的具有高水平微卫星不稳定的胰腺癌患者，绝大部分患者对免疫检查点阻断的疗法普遍耐药。这可能与胰腺癌的肿瘤微环境有关，其特征是骨髓细胞浸润，较少 CD8$^+$ 效应 T 细胞浸润，且细胞激活标志物水平较低，即肿瘤细胞无法被适应性免疫所识别。目前的一个重要策略是采用联合免疫的方法诱导效应 T 细胞向肿瘤区的浸润，增强胰腺癌 TME 对免疫检查点抑制的敏感度，从而克服其耐药性。

治疗性疫苗可诱导和上调免疫检查点信号（如 PD-1/PD-L1）的表达，提示 GVAX 疗法可能诱发或增强抗 PD-1 耐药患者的反应性。在临床前试验中，GVAX 与 PD-1 或 PD-L1 联合治疗显著提高了动物的存活率，且分泌干扰素 -γ 的 CD8$^+$T 细胞增加，表明细胞毒性 T 细胞被募集到 TME。一项 Ⅱ 期试验招募了晚期胰腺导管腺癌患者，观察 CTLA-4 阻断剂伊匹单抗联合或不联合 GVAX 的临床效果。患者接受每 3 周 1 次的诱导剂量，然后每 12 周接受一次维持剂量。与单独使用伊匹单抗相比，接受伊匹单抗 +GVAX 治疗的患者中位总生存期明显延长（5.7 个月 vs. 3.6 个月）。

三、总结与展望

胰腺癌患者的生存率仍然不容乐观，传统的细胞毒性化学疗法并未明显改善患者的临床结局。免疫治疗可能是一个新的突破方向。然而，单一的免疫检查点阻断疗法并不能获得令人满意的结果。胰腺癌独特的免疫耐受性可能由其独特的基因组所决定，其中致癌驱动因素在肿瘤发生的最早阶段可能已经促进免疫抑制和 T 细胞清除。尽管后期临床试验产生了大部分负面结果，但来自临床前小鼠模型和早期临床研究的数据提示需要针对免疫耐受机制的合理组合治疗才能达到免疫学临界点。合理的组合策略应该①赋予 T 细胞抗原特异性；②增强 T 细胞效应器功能；③中和

TME 内的免疫抑制性骨髓细胞和基质成分等。此外，鉴于肿瘤遗传学的显著异质性，还需要发现特定的生物标志物以预测可能对免疫疗法有反应的患者亚群。

（靳海峰）

第四节　胰腺癌的分子靶向治疗

胰腺癌因其早期不易诊断、进展迅速、转移能力强、手术切除率低、极易复发而被称为消化道恶性程度最高的肿瘤，被冠以"癌中之王"的称号。近年来，胰腺癌的发病率及死亡率呈现逐年上升趋势。外科手术切除是根治胰腺癌的唯一方式，但患者的术后生存时间并未得到显著提高。放疗、化疗应运而生，但各有利弊。随着基因检测技术的迅速发展及广泛应用，越来越多的分子靶向药物用于临床，近年来也在胰腺癌的治疗中取得了进展，靶向治疗已成为治疗胰腺癌的新思路。

一、胰腺癌的危险因素

1. 吸烟　是胰腺癌首要的危险因素。

2. 年龄　胰腺癌的发病与年龄存在密切联系，随着人口老龄化程度加剧，胰腺癌发病率呈上升趋势。

3. 遗传及家族史

（1）存在胰腺癌易感基因，例如，*ATM*、*BRCA1*、*BRCA2*、*CDKN2A*、*MLH1*、*MSH2*、*MSH6*、*EPCAM*、*PALB2*、*STK11*、*TP53* 等致病或可能致病的胚系突变。

（2）家族内有胰腺癌病史（一级或二级亲属）的个体，应行早期筛查。

4. 其他　高脂饮食、高体质指数、酗酒、患有糖尿病或慢性胰腺炎等亦与胰腺癌发病有关。

二、胰腺癌的分子机制

肿瘤的基因组学是指在整个基因水平研究肿瘤发生发展分子基础的新型学科，其最终目标是揭示各种肿瘤发生发展的分子机制，并为肿瘤个体化医学的建立和完善奠定基础。肿瘤的发生发展机制各不相同，个体化治疗的前提，是已明确某种肿瘤发生发展的分子机制及"驱动"基因突变，驱动基因为肿瘤中少数突变且具有驱动和促进肿瘤发生发展作用的基因，可作为肿瘤个性化治疗的靶标。

二代测序技术的发展极大地推动了胰腺癌基因组学的研究，*KRAS*、*p53*、*CDKN2A* 及 *SAMD4* 被认为是胰腺癌的四大驱动基因。其中 *KRAS* 基因是胰腺癌细胞的关键调节因子，*KRAS* 的体系突变存在于 90% 以上的胰腺癌患者中。基因学研究表明，胰腺导管细胞癌患者 *KRAS* 基因的第 12 位密码子发生突变后，胰腺腺泡细胞会转化形成腺泡细胞导管样化生，会进一步发展为化生的导管损伤或胰腺上皮内瘤变，最终进展成为胰腺癌。胰腺癌的病理学类型十分复杂，其中胰腺导管腺癌（PDAC）是最常见的胰腺肿瘤，恶性程度极高，占胰腺肿瘤的 90% 左右。目前外科手术切除是根治胰腺癌的唯一方式，但因胰腺癌患者病情进展较快，致使仅有 10% ～ 15% 的胰腺癌患者具有手术机会。近年来，分子靶向治疗在胰腺癌的治疗领域取得了一定进展，因此进一步了解胰腺癌发病的具体分子机制能够更好地治疗胰腺癌，为临床治疗提供新思路，改善患者预后、提高生活质量、延长生存期。

研究表明，胰腺癌患者除会发生 *KRAS* 基因突变外，还可能发生血管内皮生长因子（VEGF）、表皮生长因子受体（EGFR）、环氧合酶 -2（cyclooxygenase-2，COX-2）、5- 脂氧合酶（5-lipoxygenase，5-LOX）及基质金属蛋白酶（MMP）等基因的异常表达。本节将从以上研究及临床应用较多的通路对其研究进展进行介绍。

三、胰腺癌分子机制的研究进展

1. 血管生成通路

（1）定义：肿瘤的生长增殖及转移依赖血管的生成，血管内皮生长因子是调节血管新生的最重要的细胞因子之一，亦是恶性肿瘤血管新生过程重要的始动因素，其通过诱导血管生成、加强血管通透性、促进肿瘤增殖及入血，促使胰腺癌的发生及转移。

（2）VEGF 受体（VEGFR）：是 VEGF 的特异性受体，目前已知主要有 4 个，VEGFR-1（Flt-1）、VEGFR-2（Flk-1）、VEGFR-3（Flt-4）及神经纤毛蛋白质（neuropilins，NRP）；主要分布在血管内皮细胞表面。其作用各不相同：VEGFR-2 主要调节内皮生长、分化及渗透性，而 VEGFR-1 通过 VEGFR-2 抑制信号的传导，发挥调节内皮细胞移动、聚集相关的作用；VEGFR-3 主要表达于淋巴管组织，与血管发育相关，可能对淋巴系统生成有重要作用；NRP 是选择性结合 VEGF 的辅助受体，与 VEGFR-2 共同表达于细胞内进而协同增强 VEGF 与受体结合的能力。此外，硫酸乙酰肝素（heparin sulfate，HS）、整合素等也发挥类似的辅助受体作用。总的来说，VEGF 与血管内皮细胞上的特异性受体 VEGFR 结合激活细胞内信号转导从而产生一系列的生物学功能，对刺激细胞的增殖、诱导血管生成、调控淋巴内皮细胞的生长等发挥了重要的作用。

（3）VEGF 在胰腺癌中的临床意义及应用：90% 的胰腺癌患者呈现 VEGF 高表达状态，因此以 VEGF 为靶点展开了治疗新思路；吉西他滨是胰腺癌化疗的基本药物之一，但耐药性已经被大众发觉，目前已经进行了多种药物与吉西他滨联合应用的试验，如贝伐单抗、白蛋白紫杉醇、索拉非尼、阿西替尼等。贝伐单抗为单克隆抗体，可以抑制血管内皮生长因子，减少淋巴和神经组织内的血管生成，从而充分发挥化疗药物对癌细胞的作用。FDA 于 2013 年批准结合型白蛋白紫杉醇联合吉西他滨用于治疗胰腺癌患者，白蛋白紫杉醇既增加了吉西他滨在肿瘤细胞中的作用，又能有效降低药物的不良反应。2005 年国家食品药品监督管理局批准的国产新型重组人血管内皮抑

素（endostar，恩度）上市，这是世界首个成功上市的血管内皮抑素抗癌药物，其被广泛应用于肿瘤治疗中。

（4）VEGF 在胰腺癌疗效评价中的意义：吉西他滨（gemcitabine，GEM）作为胰腺癌临床治疗的基础用药、一线用药，由于广泛使用出现耐药情况，王福生等提出检测胰腺癌患者血清中 VEGF 的水平有助于对 GEM 化疗效果进行评价，明确是否存在耐药情况并及时调整用药方案。Brown 等于 1993 年首次发现 VEGF-A 的表达，VEGF-A 是目前已知的内皮细胞专一性分裂素，最强促血管生长因子，新生血管的主要调节者。李文滨等认为色素上皮衍生因子（PEDF）/VEGF 值较好地反映了胰腺癌中的血管增生；它与胰腺癌患者的临床分期及淋巴结转移及远处转移相关，可作为评判胰腺癌预后的因素之一。

2. 表皮生长因子受体通路

（1）定义：EGFR 属于酪氨酸激酶型受体，是一种糖蛋白，其表达于正常上皮细胞表面，在肿瘤细胞中呈现过表达。过表达与肿瘤细胞增殖、侵袭、浸润、转移及预后差有关。

（2）EGFR 在胰腺癌中的临床意义：研究表明，90% 的胰腺癌患者会出现 EGFR 过度表达，EGFR 与相应配体结合后可激活细胞内酪氨酸蛋白激酶，进而诱发胰腺癌的发生，加入 EGFR 抑制剂可明显抑制其增殖。因此针对 EGFR 受体的治疗靶点主要有两个，一个是胞外的受体部分，其抑制剂为 EGFR 单克隆抗体，如西妥昔单抗（cetuximab）和尼妥珠单抗（nimotuzumab）；另一个是胞内酪氨酸激酶部分，抑制剂是 EGFR 酪氨酸酶抑制剂，如厄洛替尼（erlotinib）和吉非替尼（gefitinib）。

（3）EGFR 在胰腺癌中的临床应用

1）EGFR 单克隆抗体（monoclonal antibody，MAb）：西妥昔单抗是人鼠嵌合性 IgG 单克隆抗体，可高效、特异地结合于 EGFR 细胞外段，阻断受体与配体结合，抑制受体磷酸化，从而阻断下行信号传导。尼妥珠单抗是新一代抗 EGFR 重组人源化单克隆抗体的制备过程单克隆抗体，具有中度亲和力；体外细胞研究发现，尼妥珠单

抗可增强胰腺癌细胞的周期阻滞和细胞凋亡，从而增强胰腺癌细胞对放疗和化疗的敏感度。中国研究者曾经报道了一项尼妥珠单抗与吉西他滨联合治疗不可手术切除局部晚期或转移性胰腺癌的非随机、开放性、单臂临床试验的结果，共入组 18 例患者，接受尼妥珠单抗 200mg/ 周、吉西他滨 1000mg/m² 联合治疗；结果显示，其中 2 例获得部分缓解（partial response，PR），8 例获得疾病稳定（stable disease，SD），疾病控制率为 55.6%，中位生存期（median survival time，MST）为 9.29 个月（范围：3.00 ~ 20.43 个月），中位无病进展生存期（progression-free survival，PFS）为 3.71 个月，1 年生存率为 38.9%。研究者们认为，尼妥珠单抗、吉西他滨联合治疗晚期胰腺癌的安全性较好，可能会提高疗效，可进一步开展大样本量的随机化临床试验。

2）酪氨酸酶抑制剂：厄洛替尼是一种口服小分子 EGFR 酪氨酸激酶抑制剂，研究表明其对于改善胰腺癌患者总生存期（overall survival，OS）具有统计学意义。2005 年 11 月，厄洛替尼与吉西他滨联合获得了 FDA 批准，可用于局部晚期和转移性胰腺癌的一线治疗；2016 年的一项荟萃分析，探讨了厄洛替尼和吉西他滨联合治疗晚期胰腺癌的疗效及安全性，其中 1742 例局部晚期或转移性胰腺癌患者接受了吉西他滨联合厄洛替尼（GemErlo）方案治疗；与单药吉西他滨相比，联合应用方案总的不良事件（adverse event，AE）未见显著增加，最常见的不良事件为皮疹（72 例 vs. 69 例）及胃肠反应（56 例 vs. 41 例），除此之外其他的严重不良事件包括治疗所致的死亡（6 例 vs. 0 例）及间质性肺病（7 例 vs. 1 例）。至今，在胰腺癌 NCCN 指南中指出吉西他滨联合厄洛替尼仍为 I 类推荐，与单用化疗药物相比，联合厄洛替尼对生存率的改善是十分有限的（1 年生存率从 17% 提高至 23%）且只适用于能力状态评分较好的患者，因此仅小部分患者可获益。

3. KRAS 通路

（1）特点与机制：胰腺癌的特点是致癌性 KRAS 出现异常活性，其在 90% 的胰腺腺癌中突变。这使得它成为靶向治疗最显而易见的选择。KRAS 蛋白是 EGFR 信号下游的通路，正常情况

激活 EGDR 通路的信号后，KRAS 通路可暂时被激活后迅速失活，这一短暂过程是可控的。KRAS 可抑制肿瘤细胞生长，但如果 KRAS 蛋白发生基因突变，可导致 EGFR 通路持续性激活，刺激细胞不断生长，这与肿瘤的发生、发展、侵袭及转移密切相关，这是 KRAS 被称为胰腺癌关键调节因子的原因，所以 KRAS 通路也可以作为治疗胰腺癌的靶点。

（2）KRAS 通路在胰腺癌中的研究进展：目前临床上并没有有效的 KRAS 抑制剂，KRAS 基因突变可能与胰腺癌预后较差有关，如果能够成功研制 KRAS 抑制剂，将有希望改善胰腺癌患者的预后。研究者将视线转移到 KRAS 的下游信号 MAPK 通路和 PI3K 通路上来。最近，针对 MEK、ERK、PI3K 和 mTOR 的几种靶向治疗已经在胰腺癌细胞系和该疾病的小鼠模型中进行了分析，因其抑制细胞生长或延迟肿瘤形成的能力而获得了有希望的结果，并且几种抑制剂目前正在临床试验中。

4. 环氧合酶的靶向治疗

（1）特点与机制：COX-2 是诱导型酶，由各种损伤性因子诱导生成，正常生理情况下，绝大多数组织及细胞不表达，只有当细胞受到外界刺激后才能迅速诱导表达，参与多种疾病发生发展；COX-2 因其可促进前列环素生成又被称为前列腺素内过氧化物合酶 -2，可通过促进血管的生成、抑制机体免疫反应和抑制细胞的凋亡来促进胰腺癌的发生发展及转移；90% 胰腺癌患者的肿瘤组织病理提示 COX-2 的表达显著升高，65% 发生胰腺上皮内瘤变患者的胰腺癌组织中 COX-2 表达升高，因此 COX-2 有望成为治疗胰腺癌的另一个靶点。当抑制 COX-2 的表达时可明显抑制由 KRAS 诱导的胰腺上皮内瘤变向胰腺导管细胞癌的转化进程，即延缓肿瘤的发展。

（2）环氧合酶在胰腺癌中的应用：COX-2 抑制剂分为非选择性 COX-2 抑制剂及选择性 COX-2 抑制剂，以选择性 COX-2 抑制剂较为常用，塞来昔布可作为其代表药物。Makherjee 等研究表明进展期胰腺癌患者应用吉西他滨与塞来昔布联合治疗后，平均生存时间延长至 9.1 个月，显著改善了患者的预后。

四、展望

胰腺癌是消化道肿瘤中恶性程度高且预后最差的一种肿瘤，传统治疗方法如手术、化疗和放疗等手段难以提高其临床疗效，未来的希望寄托在基础研究上，对胰腺癌分子分型及机制的深入了解为其治疗提供了新的药物靶点；基于基础研究的成果，临床上多药多靶点联合的临床试验正逐步开展，进一步拓宽胰腺癌的诊疗手段并改善胰腺癌患者的预后，引领胰腺癌诊疗进入精准医疗、个体化治疗的新时代。

（翟卿苇　赵江海）

第五节　胰腺癌的放疗

胰腺癌是预后最差的消化道肿瘤之一，手术治疗是唯一公认的根治性治疗手段，而在我国，有 80% 以上的患者就诊时已失去手术机会。可手术患者中，术后复发的比例可高达 60%，肝转移的比例超过 50%。因为胰腺的特殊解剖位置，早期症状较隐匿，缺乏特异性，导致早期诊断困难。又因为乏氧、结缔组织增生等特殊生物学行为，导致胰腺癌预后较差。为了提高胰腺癌的疗效，需要联合化疗、放疗等综合治疗。尽管放疗的技术已经取得了很大进展，但目前放疗在胰腺癌中的意义仍有一定争议，因为胰腺癌放疗相关研究的结论不尽相同。本节将从胰腺癌的辅助治疗、新辅助治疗、根治性治疗等不同情况分别阐述胰腺癌放疗的意义，并介绍立体定向放疗（stereotactic body radiation therapy，SBRT）、质子治疗等新技术在胰腺癌放疗领域的应用前景。

一、胰腺癌的术后辅助放疗

胰腺癌的最常见失败治疗模式是局部复发，因此，理论上可以通过对高危复发局域辅助放疗来达到降低复发率的目的。早在 1985 年，一项随机对照研究 GITSG 9173 就探讨了胰腺癌术后辅助放化疗对比单纯手术的生存获益，该研究实验组 2 年的总生存率提高（42% vs. 15%，$P=0.03$）。而后续的 EORTC 40891 研究得到了阴性结果，术后辅助放化疗在全组患者和胰头癌亚组中均没有生存获益。另一项旨在研究放疗和化疗这两个因素的析因分析设计研究 ESPAC-1，结论是化疗提高了生存率，而放疗未提高生存率。该研究最终只有 53% 的患者按照既定的研究方案进行了治疗。这几项研究的共同特点是放疗剂量较低，仅 40Gy，还采用了分段治疗的方式，剂量无法达到清除亚临床病灶的目的。来自梅奥医学中心和约翰斯·霍普金斯医院的单中心回顾性研究均证实术后辅助放疗比单纯手术提高了生存率，两个研究设计和结论类似，放疗剂量提高到了 50Gy 以上。一项汇总分析应用了倾向配比评分（propensity score matching，PSM）的统计方法将两个研究进行了分析，进一步得出术后辅助放疗优于单纯手术的结论。上述研究由于时代局限，都是以术后观察作为对照组。目前胰腺癌术后标准治疗是辅助化疗，因此这类研究对目前临床实践的参考价值有限。

在辅助化疗时代，一项 EORTC 发起的联合研究，结论是术后辅助放化疗对比术后吉西他滨单药化疗，没有生存获益。目前正在进行的临床研究中，RTOG 0848 研究采用了两次随机分组，术后辅助治疗在吉西他滨单药基础上增加厄洛替尼，在第二次随机加入了辅助放疗因素，因为该研究的放疗应用了调强放疗技术，研究结果值得期待。目前放疗界的主流观点并不建议全部胰腺癌术后患者均接受辅助放疗，因为缺少放疗新技术对比术后辅助化疗的循证医学证据。但在存在术后高危复发因素的患者群体，如手术有肉眼或镜下残留，或者淋巴结转移数目较多者，仍建议术后辅助放疗。放疗尽量应用调强放疗等新技术，已有研究表明，调强放疗和容积旋转调强放疗，可以更好地避开靶区周围的正常组织，理论上可以降低治疗相关副作用。

二、边缘性可切除胰腺癌的新辅助放疗

在胰腺癌手术指征方面，既往认为，只有肿瘤未侵犯肠系膜和腹腔大血管时才可手术，侵犯动脉或肠系膜-门静脉轴时无法手术。20世纪80～90年代，胰腺癌治疗有了两个概念上的进展：部分胰腺癌患者只要能进行血管切除和重建，即可满足肿瘤完全切除的标准；术前化疗或放疗可使胰腺癌降期。至此首次提出边缘性可切除胰腺癌（borderline resection pancreatic cancer，BRPC）。2001年Mehta VK在评估术前新辅助放化疗对胰腺癌降期和手术切缘影响时，首次提出根据CT定义的BRPC，即肠系膜上动静脉和门静脉血管周围脂肪间隙消失超过180°且长度超过1cm。2004年NCCN将此纳入指南，2005年起MD Anderson有多篇文章阐述BRPC定义及治疗。虽然BRPC定义在不断完善中，但距形成共识仍有差距。

关于BRPC新辅助治疗的探索从未停止，以往常规分割放疗无法获得满意的局部控制及R0切除率。大分割放疗及SBRT因为单次剂量及等效生物剂量高、疗程短，在新辅助治疗中有很大优势。一项欧洲的多中心随机对照研究PREOPANC，入组了244例局部可切除胰腺癌和BRPC，对比立即手术和新辅助放化疗后的手术切除率和OS等指标，该研究放疗分割为单次2.4Gy，15次共36Gy，化疗用吉西他滨方案。尽管新辅助放化疗组转化治疗后的手术切除率不如立即手术组（60% vs. 72%，P=0.65），但R0切除率明显优于立即手术组（63% vs. 31%，P＜0.001），且两组严重并发症发生率相当（46% vs. 39%，P=0.28）。实验组OS有优于对照组的趋势（17.1个月 vs. 13.7个月，P=0.074）。尽管该研究主要研究终点为阴性，但对于转化成功接受手术的患者，有明显的生存获益。

尽管新辅助放化疗在BRPC中取得了一定的成果，但在我国实施这一方案的中心并不多，主要因为胰腺癌，尤其是胰头癌手术方式复杂，消化道重建的吻合口较多，外科医师对于新辅助放化疗的并发症有一定的顾虑，且BRPC定义尚未达成共识，因此目前对于BRPC和局部晚期不可切除胰腺癌，有些研究是同时入组，对于新辅助放化疗与根治性放疗也并不严格区分，在放疗后由外科医师评估是否实施手术治疗。

三、局部晚期胰腺癌的根治性放化疗

对于局部晚期不可切除胰腺癌，在常规放疗时代，ECOG 4201研究得出放化疗优于单纯化疗的阳性结果，LAP07研究未体现放化疗优势的阴性结果，但总体的局部控制率及生存率均不尽如人意。主要原因是传统放疗由于技术局限，难以达到根治剂量。现代放疗技术，如调强放疗，剂量分布有优势，可以更好地保护正常组织（图18-1），从而提高靶区剂量。研究显示，放疗的等效生物剂量（biological effective dose，BED）大于70Gy可提高中位OS（17.8个月 vs. 15个月，P=0.03）。因此，目前的临床研究及国内各大中心的临床实践均采用BED更高的大分割放疗或SBRT。

一项来自美国的多中心队列研究，入组了119例患者，在新辅助化疗后，接受同期SBRT，BED 98Gy，中位生存期达24.5个月，1年和2年的局部失败率分别为17.6%和32.8%。也有学者用TOMO治疗胰腺癌，一项意大利的单臂、多中心Ⅱ期临床研究，入组42例不可切除胰腺癌患者，经过化疗及SBRT，25%的患者转化为可手术，中位OS 15.8个月。采用SBRT技术治疗胰腺癌的相关临床研究较多，分割模式尚无共识，根本目标是提高BED。SBRT对于胰腺癌的治疗效果远优于传统放疗，与手术治疗效果类似，同时治疗相关毒副作用较少。肿瘤侵犯胃或十二指肠是SBRT的禁忌证，临床上需要注意。

质子治疗是用高传能线密度（linear energy transfer，LET）射线进行放疗，质子进入人体后，在射程终点处形成一个尖锐的剂量峰，称为Bragg峰，肿瘤后方的剂量下降迅速。因此，质子治疗可以在保护正常组织的前提下给予肿瘤更高的相对生物效应（relative biological effectiveness，

RBE）剂量，对于以往光子放疗效果不好的肿瘤，有剂量学优势。一项日本的单中心回顾性研究，分析了 42 例质子治疗局部晚期不可切除的胰腺癌患者，中位 OS 为 25.6 个月，1 年和 2 年的局部控制率分别为 83.3% 和 78.9%，仅有 4% 的患者发生 1 级胃肠道毒性反应，无 2 级以上胃肠道毒性反应发生。在预后因素分析中，得出 RBE 剂量大于 50Gy 是 OS 和局部控制率的独立预后因素。目前质子治疗胰腺癌也正在开展临床研究，主要以Ⅰ、Ⅱ期研究为主。一项日本的单中心单臂临床Ⅰ/Ⅱ期研究发表了初步结果，该研究入组 50 例局部晚期胰腺癌患者，接受同期吉西他滨化疗，联合质子放疗，总剂量 67.5Gy，共 25 次，1 年 OS 率为 76.8%，1 年 PFS 率为 64.3%。有 10% 的患者发生了 3 级以上的胃十二指肠溃疡或出血，这与研究设计本身剂量较高有关。因此，在现代放疗时代，仍然要注重正常组织的限制剂量，在疗效和安全性之间找到平衡点。尽管质子治疗在胰腺癌治疗中取得了很好的效果，但是由于质子治疗设备昂贵，疗程费用高，在我国目前尚难以普及。至 2020 年，国家主管部门批准了 10 个质子治疗中心，相信在不久的将来，质子治疗逐渐普及，并有更多的循证依据，届时，局部晚期胰腺癌患者能更好地从质子治疗中获益。

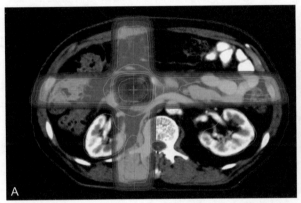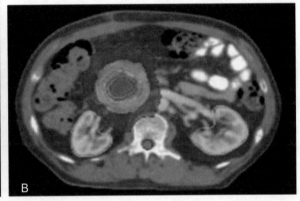

图 18-1　传统放疗技术与调强放疗剂量分布对比
A. 传统放疗方法的剂量分布图；B. 强调放疗方法的剂量分布图

从胰腺癌根治性放疗的进展中可以看出，随着放疗技术手段的进步，肿瘤区域的剂量逐渐提高，进而带来局部控制率及 OS 率的提高。SBRT 及质子治疗技术，在胰腺癌治疗领域有很大进展。

四、总结与展望

胰腺癌由于特殊的解剖位置和生物学行为，预后极差。早期患者仍以手术治疗为主，手术联合术后 FOLFIRINOX 辅助化疗已获得较好生存率。术后辅助放化疗的意义尚存在争议，以往常规放疗对比单纯手术的研究结论不一致，期待先进放疗技术时代术后放化疗对比术后化疗，对于术后有复发高危因素患者有益。临床上可接受手术的胰腺癌患者不到 20%，对于大多数就诊时已失去手术机会的患者，可选择根治性放化疗或新辅助放化疗转化为可切除病变后进行手术。已有研究证实 BRPC 新辅助放化疗后手术模式有更高的 R0 切除率，但目前尚未证实该模式能提高 OS 率。在我国国情下，该治疗模式推广困难，因此多数晚期胰腺癌患者接受了姑息性化疗或根治性放化疗。根治性放化疗经历了传统放疗、SBRT 及质子治疗时代，随着放疗剂量的增加，肿瘤局部控制率及 OS 率得到提高。在临床研究中的患者生活质量报告中，观察到多数患者疼痛缓解明显。临床上对于伴有腹痛或背痛的胰腺癌患者，可通过姑息性放疗缓解疼痛症状。

目前，同步放化疗是胰腺癌放疗的主要治疗模式。已有小样本研究探索放疗联合免疫治疗的效果，带来初步曙光。未来，放疗技术会不断进步，药物治疗会更新换代，新的放疗技术联合新型药物治疗有望对胰腺癌治疗取得突破。放疗联合其他治疗手段已有初步研究，如联合纳米刀，即不可逆电穿孔治疗（irreversible electroporation，IRE）联合放疗，取得了比较理想的生存期结果。胰腺癌的治疗，需要各个学科进行多学科诊疗，联合各种治疗模式，依据指南及循证医学依据，给不同分期的胰腺癌患者制订个体化的连续治疗方案，使患者从综合治疗中获益。

（李剑平　赵丽娜）

第六节　胰腺神经内分泌肿瘤的诊疗

神经内分泌肿瘤（neuroendocrine tumor，NET）是一类异质性上皮性肿瘤，其临床表现、恶性潜能和预后均存在很大差异。胰腺神经内分泌肿瘤（PanNET）可以是小的、生长缓慢的、偶然发现的非功能性和（或）功能性肿瘤，也可以为显著侵袭性恶性肿瘤。这类病变早期被称为"胰岛细胞瘤"，因为认为它们起源于胰岛细胞。后来有证据表明它们可能起源于导管上皮的多能干细胞，因此被认为是"胰腺内分泌肿瘤"。世界卫生组织建议使用术语"神经内分泌"来描述这些肿瘤，因为它们现在被认为是来自胃肠道和胰腺弥漫性神经内分泌细胞系统的肿瘤；这些细胞具有某些独特的生化特性（合成、储存和分泌大量胺和肽的能力）和免疫组织化学特性（主要表达通常由神经元细胞分泌的抗原，如嗜铬粒蛋白A、突触素与神经元特异性烯醇化酶）。

一、发病率和流行病学

PanNET 是一种罕见的肿瘤，占所有胰腺肿瘤的 3% 以下，占所有神经内分泌肿瘤的 4% ～ 8%。PanNET 的绝对年发病率在不同国家及地区各不相同，根据美国国家癌症研究所 SEER 数据库，美国胃肠道胰腺 NET（GEP-NET）的年发病率估计为 3.56/10 万，欧洲发病率为（1.33 ～ 2.33）/10 万，这些数据大多来源于不同国家或区域的登记资料，且多为回顾性资料，数据之间存在差异。

在尸检研究中，PanNET 的发病率较高，从 0.1% 到 10% 不等。瑞典的 Grimelius 等报道了 1366 名成人尸检中的 13 例（0.8%）胰腺"胰岛细胞腺瘤"。日本木村等在 800 例尸检中发现 20 例胰腺内分泌肿瘤（平均年龄 78.7 岁），在随机选取的 60 例胰腺切片厚度为 5mm 的病例中，肿瘤的发生率较高，其中 6 例（10%）被发现患有内分泌肿瘤。中国香港的学者在 1972 ～ 1995 年进行的 11 472 次尸检中发现胰腺内分泌肿瘤 13 例（0.1%）。

在过去的几十年中，PanNET 的发病率和流行率有所上升，这可能反映了发病率的真实增加，也可能是对这些肿瘤认识的提高以及更敏感成像技术的应用导致其检出率提高。PanNET 最常见于 60 ～ 80 岁，多发性内分泌肿瘤 1 型（MEN1）患者发病年龄较早。

二、分类

根据 PanNET 分泌的激素性质和是否产生临床综合征，PanNET 在临床上分为功能性或非功能性，功能性 PanNET 可以产生一系列激素分泌型临床综合征。这些肿瘤的临床表现与肿瘤分泌的过量激素相关，并可根据肿瘤分泌的激素产生的主要临床综合征进行分类。肿瘤免疫组化染色的肽表达与相应分泌产物的循环水平相关性较差；因此，免疫组化染色阳性并不是"功能性"PanNET 的决定性标准。欧洲神经内分泌肿瘤学会（ENES）关于功能性神经内分泌肿瘤综合征管理的共识指南将功能性神经内分泌肿瘤（表 18-3）分为"最常见的功能性神经内分泌肿瘤综合征""相对少见功能性神经内分泌肿瘤综合征"和"可能罕见的功能性神经内分泌肿瘤综合征"。其中，最常见的两种功能性神经内分泌肿瘤是胰岛素瘤和促胃液素瘤。

因为临床综合征较容易识别，早期的报道显示功能性 PanNET 占大多数，然而，在过去的 20

年中，由于成像技术的改进和检测率的提高，非　功能性 PanNET 更为常见。

表 18-3　功能性神经内分泌肿瘤的分类和发病率

功能性神经内分泌肿瘤		分泌激素	发病率（每年百万患者）	恶性可能性（%）
最常见	胰岛素瘤	胰岛素	2	< 10
	促胃液素瘤	促胃液素	1	> 50
相对少见	胰高血糖素瘤	胰高血糖素	0.05 或稍多	> 50
	胰腺血管活性肠肽瘤	血管活性肠肽（VIP）	0.05	> 50
	生长抑素瘤	生长抑素	0.05	> 50
	促肾上腺皮质激素瘤	促肾上腺皮质激素	罕见	> 50
	生长激素释放因子瘤	生长激素释放激素	罕见	> 50
	类癌综合征	5- 羟色胺	罕见	> 50
	甲状旁腺激素相关蛋白瘤	甲状旁腺激素相关肽	罕见	> 50
可能罕见	降钙素瘤	降钙素	罕见	> 50
	其他（混合）	促红细胞生成素，促黄体生成素，肾素	罕见	未知

三、散发性 PanNET 及临床综合征

根据是否与遗传性疾病有关，PanNET 又分为散发性及遗传性临床综合征（表 18-4）。不到 10% 的 PanNET 与遗传性疾病有关，合并 PanNET 的四种常见遗传性疾病是多发性内分泌肿瘤 1 型（MEN1）、冯希佩尔 - 林道综合征（VHL 综合征）、神经纤维瘤病 1 型（NF1）和结节性硬化综合征（TSC）。80%～ 100% 的 MEN1 患者、10%～ 17% 的 VHL 综合征患者、10% 的 NF1 患者和 1% 的 TSC 合并有 PanNET。与遗传性疾病相关的 PanNET 通常是多灶性的。与特定遗传综合征的关联无助于预测 PanNET 生物学行为或长期预后。但识别遗传相关性 PanNET 不仅有助于在相关患者行仔细检查以识别多发性胰腺和胰腺外肿瘤，而且有助于对家庭成员进行早期和定期的监测。

表 18-4　遗传性综合征相关的胰腺神经内分泌肿瘤的基因定位和类型

综合征	基因定位	发病率	肿瘤类型	位置
MEN1	11q13	80 ～ 100	无功能性，促胃液素瘤，胰岛素瘤	胰腺、十二指肠
VHL	3p25	12 ～ 17	无功能性	胰腺
NF1	17q11	6	生长抑素瘤	胰腺
TSC	9q34（TSC1），16p13.3（TSC2）	< 5	—	胰腺

四、临床表现

1. 非功能性 PanNET（NF-PanNET）　绝大多数 PanNET（80%～ 90%）是 NF-PanNET。通常因腹痛或肠道疾病等非特异性症状行影像学检查而偶然诊断。根据肿瘤的位置，可能表现为黄疸（17%～ 50%）、急性胰腺炎、厌食或恶心（45%）、体重减轻（20%～ 35%）、肠梗阻或其他较少见的症状，如腹腔内出血或与局部晚期肿瘤相关的可触及肿块。

2. 功能性 PanNET（F-PanNET）　F-PanNET 的临床综合征与特异性激素分泌过多有关。最常见的分泌肽依次为胰岛素、胰高血糖素、促胃液素、VIP 和生长抑素。胰岛素瘤占 F-PanNET 的 30%～ 40%，主要是散发性肿瘤。促胃液素瘤是 MEN1 综合征中最常见的 F-PanNET（54%）（表 18-5）。

表 18-5　常见 F-PanNET 临床及生物学表现

F-PanNET	临床表现	生物学表现	占比
胰岛素瘤	低血糖（出汗、震颤、头晕、意识不清、抽搐）	血糖 < 40mg/dl 胰岛素水平降低 胰岛素原降低 C 肽升高 72 小时禁食试验阳性	30% ~ 40%
促胃液素瘤	卓 - 埃综合征（难治性消化性溃疡、腹泻、食管炎、腹腔出血）	促胃液素 > 1000ng/L 胃 pH < 2.5 分泌素刺激试验阳性	16% ~ 30%
胰高血糖素瘤	坏死性游走性红斑、葡萄糖不耐受、低氨基酸血症、低蛋白血症、体重减轻、贫血	胰高血糖素 > 200ng/L 高血糖 低胆固醇血症 低蛋白血症 贫血	< 10%
VIP 瘤	WDHA 综合征（水样腹泻、低钾血症、胃酸缺乏）	VIP 升高 低钾血症 低胃酸 代谢性酸中毒	< 10%
生长抑素瘤	糖尿病、脂肪便、胆石症	生长抑素水平升高	< 5%

五、诊断用生物标志物

血浆嗜铬粒蛋白 A（CgA）为 PanNET 的血清标志物。约 80% 的 PanNET 的 CgA 水平升高，它与肿瘤负荷和肝转移有关，尤其是在高分化肿瘤中。许多与 PanNET 无关的情况可能导致 CgA 增加，包括高促胃液素血症的所有原因（幽门螺杆菌感染、萎缩性胃炎、药物等）。因此 CgA 升高只能在血浆中促胃液素水平正常的情况下才有价值，它也可以作为复发和治疗反应的生物学标志物，同时作为预后标志物。神经元特异性烯醇化酶对 PanNET 的诊断敏感度（40%）和特异度（70%）较差。在 PanNET 患者中，不到 50% 的患者的全血多肽（PP）升高，因此不能被视为特异性生物标志物。不应常规检测特异性激素测定（胰岛素、促胃液素、胰高血糖素、VIP 等），而应根据临床症状进行监测。其他基于基因转录的生物标志物正在研究中，如 NETest，目前尚未用于或推荐用于临床。

六、病理学及肿瘤分级

PanNET 的常为边界清楚的肿瘤，其切面呈灰褐色至黄色。肿瘤大小从 < 1cm 到 20cm 不等。胰岛素瘤通常表现为小病灶（< 2cm），而无功能性 PanNET 通常表现为大病灶。囊性变通常与肿瘤细胞产生胰高血糖素有关。胰腺神经内分泌癌（PanNEC）通常表现出不明确的边界。坏死在 PanNEC 中并不少见。

G1 和 G2 期的 NET 分化良好。分化良好的 NET 的肿瘤细胞大小和形状一致，细胞核从圆形到椭圆形，染色质呈粗颗粒。可以观察到核仁，但大部分不明显。肿瘤细胞的细胞质大部分是颗粒状的，并有轻微的嗜酸性。肿瘤细胞形成特征性的结构模式，如网状带状巢穴、小梁巢穴、腺体模式和环状或实体生长模式。毛细血管或纤维毛细血管间质长入肿瘤细胞巢。

当免疫组化检测中 CgA、突触素或 CD56 中至少有两个标志物阳性时，可以确诊为 PanNET。低分化神经内分泌癌（NEC）中可见到两种标志物的缺失，在这种情况下，必须谨慎排除其他肿瘤。PanNET 的组织预后分级由 Ki-67 指数和有丝分裂计数（每 10 个高倍视野中有丝分裂的数目）组成，如果这两种方法之间的等级不一致，则必须归类于较高等级。

2017 年公布的 WHO 分类将胰腺神经内分泌

肿瘤（PanNET）分为高分化和低分化神经内分泌肿瘤。根据有丝分裂计数和 Ki-67 指数，前者进一步细分为神经内分泌肿瘤（NET）G1、NET G2 和 NET G3（NET G1：有丝分裂计数＜2/10HPF，Ki-67 指数＜3%；NET G2：有丝分裂计数 2～20/10 HPF 或 Ki-67 指数 3%～20%；NET G3：有丝分裂计数＞20/10 HPF 或 Ki-67 指数＞20%）见表 18-6。NET G3 是 2017 年 WHO 分类中新引入的

肿瘤类别，保留了高度分化的组织学，但呈现高增殖活性。后者是高级别胰腺神经内分泌癌，表现为高增殖活性（有丝分裂＞20/10HPF 或 Ki-67 指数＞20%），属于 NEC G3。NEC G3 根据细胞大小和特征分为小细胞 NEC 和大细胞 NEC。NET G3 和 NEC G3 均表现出高增殖活性（Ki-67 指数＞20%），但 NET G3 患者的临床表现比 NEC G3 患者更为惰性。

表 18-6　2017 WHO 胰腺神经内分泌肿瘤的组织预后分类

分级	有丝分裂计数（C/10HPF）	Ki-67（%）	分化
NET G1	＜2	＜3	高分化
NET G2	2～20	3～20	高分化
NET G3	＞20	＞20	高分化
NET G3	＞20	＞20	低分化
NEC G3 小细胞 NEC 大细胞 NEC	—		
MiNEN	—		

含有内分泌和外分泌成分的混合肿瘤被归类为混合型神经内分泌性 - 非神经内分泌肿瘤（MiNEN），在以前分类中称为混合型腺神经内分泌癌（MANEC）。MiNEN 至少包含 30% 的内分泌和外分泌肿瘤成分。

七、肿瘤分期

肿瘤 - 淋巴结 - 转移（TNM）分期是 PanNET

两项主要的独立预后指标之一，也被推荐用于确定肿瘤的预后。第八届 AJCC 会议（2017 年）引入了新的标准（表 18-7），并对 T 分期和 M 状态进行了修改，并被欧洲神经内分泌肿瘤学会（ENTS）采用。需要注意的是，这个分级系统并不包括低分化的 NEC，其应使用胰腺外分泌肿瘤分期系统。研究表明，这种新的分类方法比以前的第 7 版 AJCC 分类方法可以更准确地确定 PanNET 患者的预后。

表 18-7　第 8 版 AJCC 胰腺神经内分泌肿瘤 TMN 分期

分期	特征
T1	肿瘤局限于胰腺内＜2cm
T2	肿瘤局限于胰腺内＞2cm 但＜4cm
T3	肿瘤局限于胰腺内＞4cm 或侵犯十二指肠或胆总管
T4	肿瘤侵犯邻近器官或血管（CA 或 SMA）
N0	无区域淋巴结转移
N1	区域淋巴结转移
M0	无远处转移
M1a	转移局限于肝脏
M1b	至少一个肝外部位转移（非区域淋巴结，肺部，卵巢，腹膜，骨骼，脑）
M1c	肝脏及肝外部位转移

SMA. 肠系膜上动脉；CA. 腹腔动脉。

八、辅助检查

1. B超　肿瘤内部越均匀，B超就越容易看到肿块。当肿瘤较大时，B超可观察到内部出血、坏死或囊性变及不规则形状。腹部超声检查操作简单，侵入性最小。然而，其诊断准确率较低。

2. CT　典型的PanNET在增强CT时动脉期高度增强。由于胰腺导管肿瘤的增强较弱，CT是区分PanNET和胰腺导管癌的关键。然而，很多胰腺癌与PanNET、转移性胰腺癌尤其是肾癌强化表现相同；因此，应认真进行鉴别诊断。CT诊断准确率约为80%。

3. MRI　PanNET的T_1加权MRI扫描显示低强度病变，而T_2加权扫描显示高强度病变。MRI诊断准确率约为70%，略低于CT。但对于PanNET肝转移的检测，增强MRI比增强CT更敏感。另外，MRI可能会漏掉小的肺转移瘤，CT才是首选的肺部成像方法。

4. EUS　显示PanNET为边界规则、内部均匀的低回声肿块。EUS可以对整个胰腺进行筛查，发现小于1cm的病变。该方法的诊断准确率为80%～95%，优于CT和MRI。此外，EUS-FNA可进行组织病理学诊断，这对决定治疗策略至关重要。

5. ERCP　可以确定肿瘤与胰管的位置。此外，ERCP允许进行胰液细胞学检查，使其成为诊断过程中的一个关键检查。

6. 其他　生长抑素受体（SR）功能显像是NEN重要的检查手段，^{68}Ga/^{64}Cu-DOTA生长抑素类似物（SSA）正电子发射断层扫描（PET）CT（PET-CT）成像为大多数PanNET病变提供了高灵敏度成像，应用于肿瘤分期、术前成像和再分期。当PET-CT不可用，应进行SR闪烁扫描（SRS），但灵敏度较低。SRS应包括单光子发射CT（SPECT）和CT（SPECT-CT）的横断面成像。PET-CT的优势在于对淋巴结、骨和腹膜病变，以及不明原发肿瘤的检出率较高。

对于SR低表达的低分化NET、NEC，Ki-67＞10%的高分化PanNET，氟脱氧葡萄糖（FDG）-PET-CT更适合，因为与低级别NET相比，高级别NET G2通常具有更高的糖代谢和较少的SR表达。研究表明FDG-PET-CT在这种情况下敏感性更高，并且可以作为一种预测工具，在PET-CT上发现FDG阳性NET表明预后较差。

SR成像和FDG-PET-CT相结合对病变检测可以互补，所有NET G2/G3患者同时接受FDG和^{68}Ga-DOTA SSA（DOTATOC/DOTATATE/DOTANOC）PET-CT，可以获得最佳的诊断和预后信息，然而，这需要进一步验证，并且应该考虑个体的经济承受能力。

九、治疗

目前可供选择的治疗方案可归纳为5类：①手术治疗；②生长抑素类似物治疗；③全身化疗；④分子靶向药物和血管生成抑制剂治疗；⑤放射性核素治疗。

1. 手术治疗　在NET G1及NET G2患者中，手术是治疗局部病变的首选方法。术前评估局部PanNET应注意肿瘤大小、是否存在非特异性症状、有无功能、病灶的具体部位和有无局部侵犯等。

目前，对于存在严重伴随疾病的老年患者，或病变位于胰头深部只能行胰十二指肠切除术的情况，对偶然发现的直径2cm PanNET仍然建议保守治疗，包括每年进行高质量影像学检查。对于年轻患者和有局部侵袭迹象［如主胰管扩张和（或）黄疸和（或）怀疑淋巴结受累］的患者，建议行标准的胰腺切除术和淋巴结清扫术。在有局部剜除或胰腺部分切除指征时，可行保留胰腺组织的手术方式（如胰核摘除术或中央胰脏切除术）。

对功能性PanNET无论肿瘤大小如何，都应考虑手术治疗。对于直径大于2cm的PanNET，建议采用标准的胰腺切除术（胰-十二指肠切除术或远端胰腺切除术）和局部淋巴结切除术。剜除术适用于病灶＜2cm功能性PanNET（如胰岛素瘤），因为它们与主胰管相距较远从而比较安全。在其他高风险特征存在的情况下［如大肿瘤和（或）高级别PanNEC G3］，不建议手术治疗，可以考虑新辅助治疗。

大部分 GEP-NEN 生物学行为相对比较惰性，手术在转移性疾病中也能发挥作用。Ⅳ 期 GEP-NET 患者，如果转移病灶仅在或主要累及肝脏，仔细评估肿瘤分级、肝转移病灶分布和原发部位后，可以选择手术治疗；已发生腹腔外转移以及高级别 GEP-NEN，不建议直接手术。进展期或转移性 NEC 是手术的绝对禁忌证，而 NET G3 可以考虑手术。GEP-NET 伴肝转移行根治性切除术（R0，R1）后 5 年生存率可达 85%，当肝转移多发且不可切除时，姑息性切除的作用存在争议；在行姑息性手术前，原发部位和是否存在相关症状是需要考虑的重要因素。

2. 生长抑素类似物治疗 肿瘤细胞表达生长抑素受体（SR）是大多数 NET 的一个独特特征。有五种不同的 SR 亚型，80% 以上的 NET 表达多种亚型，以受体亚型 2 和 5 为主。生长抑素是一种内源性 SR 激动剂，可抑制内分泌系统多种激素的分泌，包括血清素、胰岛素、胰高血糖素、血管活性肠肽和促胃液素。生长抑素半衰期短（< 3 分钟），临床应用有限；然而，生长抑素类似物（SA）如奥曲肽、兰瑞肽和帕西罗肽及其长效释放制剂在治疗 NET 患者中发挥重要作用。除了胰岛素瘤由于 SR 低表达而对 SA 反应较差及促胃液素瘤主要使用 PPI 治疗外，SA 通常被认为是功能性 NET 和有激素高分泌症状者的一线治疗药物。

SA 及其合成类似物不仅对大多数功能性 PanNET（胰岛素瘤除外）的分泌成分有抑制作用，而且具有抗肿瘤活性，主要表现为可稳定疾病的发展。早期的前瞻性Ⅲ期研究表明，奥曲肽长效试剂（LAR）与安慰剂相比可改善类癌患者的中位进展时间，随后的Ⅲ期研究 CLARINET 评估了另一种 SA 兰瑞肽在各种无功能胃肠道（GI）NET 中，包括 PanNET 的疗效，91 名无功能的 PanNET 患者在随机分组前的 3 ~ 6 个月没有肿瘤进展。所有患者均为 1 级或 2 级肿瘤，Ki-67 值最高约 10%，而其中相当一部分患者的肝脏肿瘤负荷 > 25%。患者被随机分为每月服用 120mg 兰瑞肽（无剂量调整）或安慰剂，并随访 96 周。结果发现与疾病进展的安慰剂组相比，兰瑞肽组患者在肿瘤进展方面保持稳定的概率约为 50%。在肿瘤肝脏累及率 > 25% 的患者和 2 级肿瘤患者（Ki-67 值高达 10%）中 PFS 明显延长。CLARINET 是第一个显示 SA 对 PanNET 有抗增殖作用的高质量数据的研究，目前，这种治疗对总生存率影响的数据仍不断在积累中。最近一项研究评估了帕西罗肽在 PanNET 中的作用，它与除 SR4 以外的所有 SR 结合。在一项Ⅱ期研究中，对 28 例胃肠神经内分泌肿瘤（GI-NET）患者（包括 6 例 PanNET 患者）进行了治疗，在低肝脏肿瘤负荷，嗜铬粒蛋白 A 正常和 SR5 高表达患者中其疗效最好，其中 17 例患者病情稳定。然而，帕西罗肽与 79% 的高血糖发生率相关，包括 14% 的 3 级高血糖。

基于这些发现，有学者建议 Ki-67 值约 10% 的 1 级和 2 级肿瘤患者可以用 SA 治疗。然而，对于是否应在诊断后立即开始治疗，还是在监测肿瘤生长一段时间后开始治疗，低剂量 SA 是否发挥作用等仍不确定。如果病变累及大部分肝脏或存在肝外疾病，也应考虑其他疗法，以有效降低肿瘤负荷。

3. 化疗药物治疗 与其他 GI-NET 基本对化疗不敏感相比，分化良好（1/2 级）的 PanNET 对烷化剂敏感，包括链脲霉素、达卡巴嗪和替莫唑胺及氟尿嘧啶。研究表明，与链脲霉素单药治疗相比，链霉素 - 氟尿嘧啶联合治疗的有效率为 63%。此外，链脲佐菌素和多柔比星联合应用似乎比链脲霉素和氟尿嘧啶更有效，缓解率及进展时间分别为 69% vs. 45% 和 20 个月 vs. 6.9 个月。然而，最近一项对 84 例 PanNET 患者的回顾性研究评估了链脲霉素、氟尿嘧啶和多柔比星联合治疗的有效率，结果显示有效率为 39%。后者的数据可能更接近现实，因为与早期研究相比，后者使用更现代的影像学检查来评估对治疗的应答。由于链脲霉素具有相对较高的毒性，可引起骨髓抑制和肾功能损害，因而替代性化疗方案可供选择。一项Ⅱ期研究的结果显示，替莫唑胺和沙利度胺联合治疗 11 例 PanNET 患者的有效率为 45%，随后的一项回顾性研究评估了替莫唑胺（达卡巴嗪的口服衍生物）和卡培他滨（氟尿嘧啶的口服衍生物）联合治疗 30 例既往未行化疗的 PanNET 患者的疗效，其有效率及中位 PFS 分别为 70% 及 18 个月。

另一种以抗血管生成药物为主的联合治疗方案，如 49 名患者（22 名患者有 PanNET）接受替莫唑胺（以 150 ～ 200mg/ml 剂量给药 14 天）和贝伐单抗治疗，有效率为 33% ～ 64%。

替莫唑胺与依维莫司合用，其应答率增加。这些研究大多数有局限性，包括研究的患者数量相对较少，使用的方案不同，获得的应答率不同。然而，替莫唑胺因其方便的给药方式和相对可接受的副作用而广受欢迎。目前，当高肿瘤负荷患者需要缩小肿瘤、后续随访中肿瘤快速进展、Ki-67 值相对较高（ > 10%）时，建议进行化疗。

化疗在胰腺神经内分泌癌（PanNEC）患者中的作用也得到了很好的证实。这些高级别恶性肿瘤表现为局部晚期或转移，很少表达 SR。对于大多数转移期疾病患者，建议使用铂类药物（顺铂或卡铂）和依托泊苷进行一线全身化疗，而对于局部区域疾病患者，则建议采用序贯或同步放化疗，反应率从 42% 到 67% 不等，但通常持续时间短；中位生存期为 15 ～ 19 个月。根据疗效，通常给予 3 ～ 4 个周期的化疗，但在复发或无反应后，二线选择是有限的。最近的一项回顾性研究表明，PanNEC 和 Ki-67 值小于 55% 的患者对替莫唑胺为主的方案的反应可能比顺铂联合治疗方案更好。

4. 分子靶向药物和血管生成抑制剂治疗　针对 PanNET 的发病机制和（或）进展有关的途径可进行靶向治疗。酪氨酸抑制剂舒尼替尼（sunitinib）是血管内皮生长因子受体（VEGFR）、血小板源性生长因子受体（PDGFR）和酪氨酸蛋白激酶试剂盒（c-Kit）的抑制剂，在 171 例 PanNET1/2 级患者中进行了 3 期研究，剂量为 37.5mg，安慰剂为对照。舒尼替尼组 PFS 有统计学意义的改善（11.1 个月 vs. 5.5 个月），有效率为 9.3%。舒尼替尼目前被批准用于治疗转移性 PanNET；常见的毒性包括胃肠道、高血压、掌跖感觉障碍和红细胞减少。雷帕霉素靶蛋白（mammalian target of rapamycin，mTOR）抑制剂依维莫司也在 PanNET 的 Ⅲ 期研究中进行了评估，其中 410 名 PanNET 1/2 级的患者被分配给 10mg 依维莫司或安慰剂。依维莫司组 PFS 中位数为 11.0 个月，而安慰剂组 PFS 中位数为 4.6 个月，表明进展或死亡的估计风险降低了 65%。药物相关的不良反应大多为 1 级或 2 级，包括口腔炎、皮疹、腹泻、疲劳、非典型感染，很少有肺炎。依维莫司组发生 3 级或 4 级事件的频率高于安慰剂组，包括贫血（6% vs. 0）和高血糖（5% vs. 2%）。依维莫司目前被批准用于治疗 PanNET，并且它的疗效不受先前使用的化疗等疗法的影响。通常是 SA 治疗进展首选的二线治疗方案。贝伐单抗（bevacizumab）是一种抗血管内皮生长因子 α（VEGF-α）的单克隆抗体，也与替莫唑胺和生物疗法联合使用，显示出较好的临床疗效。最近，分子靶向治疗与化疗药物或贝伐单抗的联合应用也被用于小规模的系列研究和观察性研究，其结果需要进一步验证。

5. 放射性核素治疗　放射性标记 SA 类似物疗法［肽受体放射性核素疗法（PRRT）］旨在通过携带毒性放射性核素与 PanNET 的 SR 结合，从而起到治疗作用。由于大多数 PanNET 1/2 级肿瘤均表达生长抑素受体，因此可以根据 SR 检查中肿瘤组织摄取的强度选择 PRRT。治疗仅限于表现出相当大摄取量的肿瘤，而以表现出高于肝脏摄取量的肿瘤疗效较好。两种放射性核素［钇 -90（^{90}Y），^{177}Lu］标记的 SA 已广泛用于治疗功能性和非功能性 PanNET。一项大型非随机研究显示在 310 名 GI-NET 患者（91 名 PanNET）中，治疗总体反应率为 30%，在 PanNET 患者反应率更高，中位进展时间为 40 个月。一项类似的研究评估了 1000 多名接受钇 -90 标记的 SA 治疗的 NET 患者（342 名 PanNET），影像学应答率为 34.1% 的，生物学应答率为 15.5%（肿瘤标志物减少 > 50%），临床应答率为（功能性肿瘤的临床综合征症状改善或非功能性肿瘤的周围结构肿块效应症状改善）29.7%，在中位随访 23 个月后，出现任何一项应答的患者比无反应的患者有更好的生存率。在最近对 810 名接受这些放射性核素单独或联合治疗的各种 NET 患者进行的分析中，永久性肾毒性发生率为 1.5%（大部分为 ^{90}Y），而骨髓增生异常和白血病发生率分别为 2.35% 和 1.1%。

十、预后

PanNET 是一组在临床行为、病理学、部位、恶性潜能和生存率方面具有异质性的肿瘤。因此，了解 PanNET 的自然病史是一种挑战，确定 PanNET 预后因素的数据仍在不断积累中。转移通常首先发生在区域淋巴结，其次是肝脏。肝转移似乎比淋巴结疾病更能预测预后，并且通常是 PanNET 的不良预后因素。低级别（G1 和 G2）PanNET 的 10 年总生存率为 60% ～ 70%。G1T1N0M0 肿瘤预后良好，10 年生存率大于 95%；低分化 PanNET 和 G3 期肿瘤，其预后则较差。

（吴平安）

第七节　胆管癌的姑息性治疗

胆管癌是一种起源于胆管上皮细胞的恶性肿瘤，在肝胆系统恶性肿瘤中发病率仅次于肝细胞癌，占所有消化道肿瘤的 3%。按发病部位可分为肝内胆管癌（ICC）、肝门部胆管癌（HCC）、远端胆管癌（DCC）3 类，其中最常见的是肝门部胆管癌，约占 50%，远端胆管癌占 40%，肝内胆管癌低于 10%。近期流行病学调查显示，肝内胆管癌的发病率及致死率明显上升，而肝外胆管癌的发病率也缓慢增加，可能与诊断能力提高有关，如影像学、分子生物学、病理学技术的提高。胆管癌高发年龄为 70 岁，男性多于女性。目前根治性手术切除仍然是治疗胆管癌的主要方式，但只有 30% ～ 40% 的患者可行根治性手术切除，且术后局部复发及远处转移率较高，约为 60%，5 年生存率小于 5%。但因胆管癌大多数起病隐匿，早期可无任何临床症状，诊断时几乎已是晚期，患者丧失手术根除治疗的机会，多采用姑息治疗，其目的是减少胆道感染，解除黄疸、瘙痒，缓解疼痛，改善患者的营养状况，提高生活质量等。

一、病因及危险因素

胆管癌的病因及发病机制尚不明确，多数病例为散发型，少数可发现特征性的致癌危险因素。目前证实与疾病发病相关的危险因素主要如下：高龄、男性、肥胖、饮酒、胆管结石、胆管腺瘤和胆管乳头状瘤病、先天性肝内胆管囊状扩张症、胆总管囊肿、病毒性肝炎（乙肝、丙肝）、肝硬化、原发性硬化性胆管炎（PSC）、炎性肠病、非酒精性脂肪性肝病、肝片吸虫或华支睾吸虫感染、糖尿病、毒物接触史（如石棉、橡胶、亚硝酸盐）等。

二、病理分型

1. 肝内胆管癌（ICC）　大体类型分为肿块型、管周浸润型、管内生长型。组织学类型有腺癌、腺鳞癌、鳞癌、黏液表皮样癌、类癌及未分化癌等类型。其中以腺癌最常见，管内生长型的预后更好。

2. 肝外胆管癌（ECC）　包括肝门部胆管癌和远端胆管癌：大体类型分为息肉型、结节型、硬化缩窄型和弥漫浸润型；组织学类型常见的有腺癌、胆管型、胃小凹型、肠型，少见的有透明细胞腺癌、印戒细胞癌、黏液腺癌、腺鳞癌、未分化癌和神经内分泌肿瘤等。

三、诊断

1. 临床表现　胆管癌早期通常症状不典型，偶有轻度肝功能异常。随着病情进展，可有一些非特异性症状，如腹痛、恶心呕吐、腹部包块、发热、消瘦乏力等。肝门部或肝外胆管癌患者因胆道梗阻可出现黄疸，且随时间延长，可出现尿色深黄、皮肤瘙痒、大便色浅。询问病史的过程应注意发现致癌危险因素。全面查体也很重要，通过查体可发现黄疸、肝大、淋巴结肿大。

2. 实验室检查　早期需完善肝功能检查，可有氨基转移酶、ALP、GGT、胆红素升高，长期胆道阻塞可引起脂溶性维生素减少，晚期可出现白蛋白、血红蛋白及乳酸脱氢酶下降，凝血功能障碍。若合并胆道感染，可引起白细胞及中性粒细胞百分比升高、CRP、PCT 等炎症指标升高。针对胆管癌，CA19-9、CA125 及 CEA 具有重要的诊断和术后生存预测价值。65%～85% 的患者有 CA19-9 和 CA125 的升高，但是胆道梗阻明显可引起假阴性，当解除胆道梗阻后，若 CA19-9 及 CA125 仍持续升高，提示胆管癌。AFP 对肝内胆管细胞癌的诊断有一定的意义，尤其是合并慢性肝病的患者。对于高度疑似肝外胆管癌患者，建议行 IgG$_4$ 检查与自身免疫性胆管炎鉴别，避免不必要的手术切除。

3. 影像学检查

（1）超声显像：腹部超声检查是首选的检查方法，超声科能显示胆管内及胆管周围的病变，可鉴别肿块与结石，且根据肝内外胆管是否扩张初步确定梗阻的部位，也可评价门静脉受侵程度。

（2）螺旋 CT 及磁共振检查：增强 CT 或 MRI 是胆管癌诊断评估最重要也是首选的方法，能很好地显示肝门部肿瘤与肝动脉或门静脉的关系，提示肝内胆管细胞癌的特有征象、扩张的胆管和肿大的淋巴结，完成肿瘤特征、主要血管、淋巴结、胆道的受累情况、卫星病变和远处转移等多项评估，在术前可切除性评估中具备很高的准确性。

4. 内镜检查

（1）EUS 和 IDUS：超声内镜检查可以更好地观察远端肝外胆管、局部淋巴结和血管，EUS-FNA 可评估肝门淋巴结病变和邻近肝脏病变（尤其是肝左叶）并引导细针对病灶和淋巴结穿刺行活组织检查，相比 ERCP 创伤小，费用低，可准确进行穿刺活检，但缺点在于行 EUS-FNA 后肿瘤有沿穿刺针道种植转移的潜在风险。IDUS 可经十二指肠乳头插管沿导丝置入，可准确确定肿瘤的纵向范围、评估肿瘤是否侵及门静脉及肝右动脉，但胆道镜的发展已有替代 IDUS 的趋势。

（2）ERCP：十二指肠镜下 ERCP 是获得组织学诊断的首选方法（图 18-2），并能进行胆道引流。ERCP 可行胆道细胞学检查，采用刷检、活检、FNA、支架细胞学检查，可明显提高诊断率，但一般阳性率比较低，为 30%～40%。随着内镜技术的日新月异，ERCP 下的检查方法，如胆道镜（SpyGlass）、共聚焦激光显微内镜（CLE）、窄

带成像（NBI）和染色内镜，对肿块可进行准确取样和诊断，但其价格昂贵，临床操作困难，在基层医院未广泛普及。

5. 其他检查方法　PET-CT 可协助判断肿块的良恶性、是否存在远处转移，但对胆管黏液腺癌可表现假阴性，因其费用昂贵，在临床普及比较困难。新的细胞学技术如数字化影像分析（DIA）或荧光原位杂交（FISH）技术用于胆管刷检的细胞学评估，可提高胆管癌诊断的灵敏度。

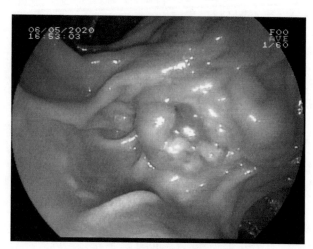

图 18-2　ERCP 诊断为远端胆总管癌
取检病理提示恶性肿瘤

四、分期及分型

遵循 AJCC 第 8 版癌症分期系统采用 TNM 分期方法进行肿瘤分期。根据胆管癌的发病部位分为肝内胆管癌和肝外胆管癌（包括肝门部和远端胆管癌），肝门部胆管癌采用 Bismuth-Corlette 分型，Ⅰ型肿瘤位于肝总管，左右肝管汇合部通畅；Ⅱ型肿瘤侵及左右肝管汇合部，累及左右肝管开口；Ⅲ型肿瘤侵及肝内一、二级肝管，其中累及右肝管者为Ⅲa 型，累及左肝管者为Ⅲb 型；Ⅳ型肿瘤侵及左右一级肝管。

五、治疗

胆管癌的治疗是需要多种方法、多个学科共同协作的，针对胆管癌的诊疗应加强多学科诊疗团队模式，促进多学科交流合作。胆管癌的治疗方法主要有外科手术根除、肝移植术、胆管引流

（ERCP、PTCD）、TACE、射频消融、放射治疗、全身化疗、光动力疗法、免疫治疗等多种手段，对每个患者必须强调个体化治疗。针对不可切除或转移性的胆管癌患者的主要姑息性治疗方案有：①系统治疗；②局部治疗；③放化疗；④支持治疗；⑤免疫和靶向药物的临床试验。因胆管癌难以早期诊断，大多数无法根治性切除，姑息性治疗可以改善患者预后及生活质量，延长生存期，目前主要治疗方向是恢复胆道通畅、解除胆道梗阻、缓解黄疸和瘙痒，控制肿瘤的进展及并发症的发生。

1. 手术治疗　胆管癌治疗的首选方法之一是根治性切除手术，但只有 20%～40% 的患者可以实现 R0 完整肿瘤切除，手术治疗也是唯一的治愈方法，R0 切除是影响胆管癌预后的重要因素，作为预后及复发的重要预测因子之一，有研究表明胆管癌切缘阴性和阳性的 5 年生存率分别为 39.8% 和 4.7%，具有明显统计学差异。

（1）手术基本原则：①术前评估为可切除，可不行术前活检。②推荐先行诊断性腹腔镜探查，术中探查应首先评估肝内病灶分布、淋巴转移及远处转移情况，进一步探查必须确认局部可切除性。③ R0 切除是手术治疗的目标。④针对肝门部胆管癌，常规行尾状叶切除；根据血管侵犯情况常规行门静脉和（或）肝动脉的切除和重建，胆道重建为 Roux-en-Y 肝管空肠吻合；远端胆管癌常规行胰十二指肠切除术和消化道重建。⑤应进行肝门区域淋巴清扫。⑥肝内多发病灶多为肝内转移，应根据病灶分布及肝门区淋巴转移情况选择手术方式。⑦根据术中冷冻检测确保切缘阴性。

（2）术前准备：针对胆管癌患者术前准备主要有 CT/MRI 等影像学检查评估可切除性、切除范围并测定剩余肝脏体积，完善肝功能储备功能评估（Child-Pugh 分级、MELD 评分等），CEA、CA19-9 等检测。对针对合并黄疸的患者，建议根据是否合并胆管炎、总胆红素水平、患者全身状况、需切除肝脏体积、是否保留胆道、手术方式等指标综合评估，术前可采取 PTCD 或 ENBD/ERBD 方法进行减黄处理。

（3）肝移植治疗胆管癌仍有争议，有研究表明，针对早期、肿瘤直径 ≤ 2cm 的肝内胆管癌，以及肿瘤直径 ≤ 3cm，无肝内或肝外转移，淋巴结阴性，可考虑行肝移植治疗，联合新辅助化疗，5 年无复发生存率可达 65%。

2. 姑息引流治疗

（1）胆道引流：胆管癌最常见的并发症就是因肿瘤压迫或阻塞引起胆道梗阻，研究表明胆道支架置入术与外科胆肠吻合术在重建胆汁引流和缓解阻塞性黄疸方面取得同等效果，且具有病死率更低、并发症少、平均住院时间短的优势。胆道引流的适应证包括顽固性皮肤瘙痒、需要降低胆红素准备化学治疗和处理胆管炎。目前解除胆道梗阻的治疗方法主要是经内镜或经皮经肝穿刺胆道置入胆道金属或塑料支架。

经十二指肠镜 ERC 胆道支架置入术已成为恶性阻塞性黄疸的首选方法，尤其适用于肝门部及远端胆管癌的胆道引流治疗。适应证：阻塞性黄疸常伴有食欲缺乏、恶心、瘙痒、复发性胆管炎、伤口不易愈合以及肾衰竭等症状，晚期癌症或不能外科根治需行化学治疗的患者。但对于无症状性梗阻患者行术前支架置入仍存在争议，建议若在 1～2 周行手术治疗则不进行胆管引流术，超过 3 周不能行手术治疗且出现上述症状或胆管炎，强烈建议置入支架引流。对于胆红素明显升高和术前接受放化疗可行 SEMS 置入。

对远端胆管癌和 Bismuth-Corlette Ⅰ 型的肝门部胆管癌，通常首选内镜下 ERC 放置单侧支架即可达到引流胆汁、缓解胆道梗阻的目的，而对于选择金属支架还是塑料支架，覆膜支架还是裸支架，可根据支架功效、畅通期、是否需要再干预、是否希望取出支架、患者期望的生存期、经济状况、胆管梗阻程度等方面综合考虑，对比两种支架的短期治疗效果相当。

（2）支架置入术：对 Bismuth-Corlette Ⅱ 型、Ⅲ 型、Ⅳ 型的肝门部胆管癌和肝内胆管癌，首选内镜下 ERCP 胆道支架置入术，原则：应引流约 50% 的肝实质（如果有潜在的肝功能障碍应 ≥ 50%）；仅在能引流时注射对比剂；仅引流健康肝段；肿瘤累及或萎缩的肝段应避免进入或引流；健康肝的扩张胆管应引流。如有可能，应对所有病例进行组织取样，至少要进行细胞学检查。

1）在 ERCP 失败的情况下，内镜下的治疗还可选择 EUS 引流。建议在 EUS 引导下充分显示肝内胆管和胆总管行胆道穿刺定位内引流术，在胃内行左肝管穿刺，通过对接技术完成乳头插管后经 ERCP 操作放置支架，或直接于狭窄段放置支架，或行左肝管胃架桥式吻合支架置入。插管成功后应在梗阻段近端注射对比剂，可显著减少进入未引流胆管的可能性。

2）金属支架和塑料支架之间的选择应根据是否有切除可能和使用消融治疗判断，做到个体化选择。因覆膜金属支架有阻塞同侧和（或）对侧肝内胆管的可能，建议肝门部和肝内病变置入裸支架。对于预期生存期不超过 3 个月，建议置入塑料支架可能性价比更好。若需置入多支支架，建议考虑胆管括约肌切开并使用球囊或扩张探条扩张狭窄段。

3）选用单侧支架还是双侧支架存在很大争议，一般情况下引流肝脏的 25%～30% 即可缓解梗阻症状，对于 Bismuth-Corlette Ⅱ～Ⅳ型肝门部胆管癌患者使用内镜下放置双侧支架通畅期和再介入率均优于单侧，但单侧或双侧胆道支架引流均安全有效。双侧金属支架可有并列式（side-by-side，SBS）和套入式（stent-in-stent，SIS）两种放置方式，因 SBS 与 SIS 两种手术方式的技术可行性、支架通畅时间以及不良事件发生率相当，故选择主要基于患者具体情况、操作困难程度、胆管扩张程度及术者的手术经验水平来决定。

（3）经皮经肝穿刺胆道造影（percutaneous transhepatic cholangiography，PTC）支架置入术：指在超声或放射引导下准确定位肝胆管，将穿刺针和导丝经皮经肝穿刺肝胆管，经导丝放置鞘管，从中放置导管到达狭窄段以完成外引流。在外引流 2～6 周后，待胆管到皮肤的窦道成熟，再次手术置入支架达到内引流作用。在支架置入成功后，大多数患者可在 24 小时后拔除外引流管。

1）适应证：肝内胆管或肝门部胆管癌，尤其是 Bismuth-Corlette Ⅳ型肝门部胆管癌；十二指肠狭窄、手术造成解剖结构改变（Roux-en-Y 胃旁路手术或胆肠吻合术）、胆管狭窄、乳头受肿瘤侵及或位于十二指肠憩室内造成插管失败；不适用于肝内胆管未见扩张，或出现肝内多处转移、腹水等情况。

2）PTC 主要采用经皮单通道双支架置入和经皮双通道双支架置入两种手术方式。PTC 支架置入最好选择 SEMS，因与塑料支架相比，SEMS 通畅期长且不需要重复扩张狭窄段，一旦支架堵塞，新的支架可放置在堵塞的金属支架内而不需要取出原有支架。对于肝门部的高位梗阻，PTC 置入多个支架更能充分引流，达到更好的退黄效果。另一方面，PTC 可直接置管行体外引流，达到快速短暂的引流。

3）研究表明 PTC 与外科引流手术、ERCP 引流相比，放置成功率、相关并发症和致死率无明显差别。PTC 常见的并发症主要有腹痛、出血、感染、气胸、胆瘘、胰腺炎及肝脓肿等，发生概率较高，一般作为无法行内镜治疗的补救措施。

3. 全身化疗　对于已经发生转移的晚期胆管癌或进行手术切除后辅助治疗，全身化疗是一种主要的治疗方案，也可行术前化疗，使肿瘤降期获得部分手术机会。

（1）目前针对胆管癌术后，主要根据淋巴结转移及切缘状态决定系统治疗方案，主要有辅助化疗和放化疗。对于 R0 切除、无淋巴结转移的肝内胆管癌，可考虑观察随访、进行系统治疗、临床试验；肝外胆管癌还可行以氟尿嘧啶为基础的放化疗。对于 R1 切除或淋巴结转移的胆管癌患者，必须进行系统治疗或以氟尿嘧啶为基础的放化疗或临床试验。对于 R2 切除的同晚期胆管癌患者，胆管癌辅助化疗推荐卡培他滨单药治疗，也可采取其他联合方案，如氟尿嘧啶类＋铂类、卡培他滨＋铂类、吉西他滨＋铂类等联合用药以及单药氟尿嘧啶、吉西他滨（仅肝内胆管癌）。

（2）对于不能手术切除或伴有转移的进展期胆管癌，建议行多学科讨论确定治疗方案，可联合多种治疗方案进行综合姑息治疗，而全身化疗是其中主要的治疗手段，对于首次化疗的一线方案为吉西他滨联合顺铂方案，也有研究提出将吉西他滨联合替吉奥作为晚期胆管癌的一线治疗，其疗效与前者相当。其他二线治疗方案与术后辅助化疗类似，而对于二线治疗方案的选择，以及单纯化疗、放疗及放化疗的疗效，仍需要大量前瞻性随机试验来评估疗效。

4. 经导管动脉化疗栓塞（transcatheter arterial chemoembolisation，TACE）　把化疗药物与栓塞剂混合在一起，经肿瘤的供血动脉支注入，广泛用于肝细胞癌的临床治疗，目前也开始用于胆管癌的治疗，主要是肝内胆管癌及 Bismuth-Corlette Ⅲ型、Ⅳ型的肝门部胆管癌。因胆管癌的血供不够丰富，可采用药物性洗脱微球、颗粒性栓塞剂等，一般建议联合其他治疗方法来控制肿瘤，如 TACE 联合射频、微波、冷冻等消融治疗，也可联合二期外科手术切除、分子靶向药物、免疫治疗、系统化疗等。

5. 放射治疗　主要分为外放疗和内放疗两种方法，适用于无手术切除机会或局部消融治疗适应证或不愿接受有创治疗的患者。

外放疗原则为综合考虑肿瘤照射剂量、周围正常组织耐受剂量及所采用的放疗技术。外放疗对局限性转移灶及控制病灶出血有益。胆道肿瘤的 SBRT 一般剂量为 30 ～ 50Gy/3 ～ 5F，姑息性体外放疗（external beam radiotherapy，EBRT）适用于控制症状或预防转移性病变（如脑或骨）。

内放疗主要是通过内镜 ERC 或 PTC 方法行胆道内放射性粒子支架（如 ^{125}I、^{192}Ir）或通过 TACE 置入放射性碘化油、^{90}Y 微球、^{131}I 单克隆抗体等进行局部放射治疗。研究表明与单纯置入胆道支架相比，胆道内放射性粒子支架置入联合外放疗患者的中位生存期明显延长。临床上可以将放疗与其他疗法相结合，配合胆道支架，延长胆道通畅时间及患者生存期。

6. 光动力疗法（photodynamic therapy，PDT）　通过给患者静脉注射光敏剂后，然后使用激光照射激发光敏剂产生活性氧，造成肿瘤细胞的凋亡坏死，血卟啉衍生物是目前临床上胆管癌治疗常用的光敏剂，主要用于不可切除肝外胆管癌。治疗方式主要有术前行 PDT、PDT 联合胆管支架、PDT 联合化疗。

术前 PDT 治疗可使肿瘤分期降期，让部分胆管癌患者获得手术机会，且无明显并发症；ERCP 介导 PDT 联合胆管支架置入治疗较单纯支架治疗可明显缓解胆管癌患者症状，降低胆红素水平，提高支架通畅时间，同时达到缩小肿瘤、延缓肿瘤生长的抗肿瘤作用，可成为体质差、不可耐受手术的老年患者一种替代姑息治疗方案。一项前瞻性研究指出对晚期胆管癌患者施行胆道射频消融与 PDT 两种方案进行对比，两者总生存期无明显差异，但 PDT 的费用明显高于射频消融，且并发症的发生率高于射频消融。PDT 联合化疗优于单纯实施 PDT，对比 PDT 联合替吉奥化疗与单纯行 PDT，前者中位生存期明显长于后者，提示PDT 联合替吉奥可提高患者生存率、延长生存期。PDT 联合支架置入、化疗作为晚期胆管癌的姑息性治疗方案，安全有效，但也有一些不可避免的并发症，如最常见的是光过敏和皮肤灼伤，但症状一般较轻微，多表现为皮疹、肿胀或灼热感，偶有胆管炎的发生。

7. 射频消融（radiofrequency ablation，RFA）　PTCD 或 ERCP 用于不可切除胆管癌的姑息性治疗，ERCP 介导 RFA 联合支架置入术对不可切除胆管癌的治疗是安全有效的，且效果显著优于单独金属支架置入，可明显延长支架通畅时间，改善生活质量。另外，其也可用于胆管癌出血的止血治疗。RFA 的常见并发症有疼痛、胆管炎、胆囊炎、肝脓肿、出血、穿孔等，发生率相对比较低。RFA 可作为一种安全有效的姑息性治疗方法，临床上可联合其他治疗方案，达到缓解胆道压力，延长支架通畅时间，减少并发症及患者痛苦，延长患者生存时间的目的。

8. 免疫治疗和靶向治疗　随着科学技术的发展，更加强调个体化精准治疗，对于晚期胆管癌推荐行微卫星不稳定性（MSI）、错配修复缺陷（dMMR）检测和基因检测，以确定是否适合免疫治疗及靶向治疗。约 68% 的晚期胆管癌患者可能存在分子改变，针对 MSI/dMMR、程序性细胞死亡配体 1（PD-L1）的过度表达或高水平的肿瘤突变负荷（TMB）晚期胆管癌患者，可进行免疫治疗，有纳武单抗和伊匹单抗处于临床试验中。在靶向治疗方面，靶向抑制剂包括 EGFR 抑制剂、HER-2 抑制剂、IDH-1 抑制剂、MEK 抑制剂及 FGFR2 抑制剂等均有相关报道，尤其是 IDH-1 和 FGFR2 途径，如艾伏尼布、埃罗替尼、曲美替尼、达拉非尼、恩曲替尼、培米加替尼等，大部分处于临床试验中。已有针对 PD1/PD-L1 的单克隆抗体帕博利珠单抗被批准用于显示 MSI/dMMR 的晚期胆管癌患者。对于靶向检测提示潜在遗传异常，建议患者尽可能进入靶向药物临床试验中治疗。

（丁　斌）

第八节　胆囊癌变风险及外科诊疗

伴有慢性炎症的胆石症是诱发胆囊癌最常见的危险因素，研究认为较大的结石患者的胆囊癌发病率明显高于其他患者。胆囊壁钙化（瓷化胆囊）是胆囊慢性炎症的结果，也被认为是胆囊癌的危险因素，据估计，瓷化胆囊患者中有 22% 会发生胆囊癌。然而，一些报道表明，瓷化胆囊患者发生胆囊癌的风险低于以上数据，仅 7% ~ 15% 的患者后期诊断为胆囊癌。其他危险因素包括胰胆管连接异常、胆囊息肉 > 1cm、慢性伤寒、原发性硬化性胆管炎及炎性肠病。胆囊腺肌瘤病也是一个潜在的危险因素，尽管有些争议。预防性胆囊切除术可能对胆囊癌高危患者是有益的。有慢性胆囊炎或胰胆连接不良病史的患者更容易罹患微卫星不稳定性高（MSI-H）的胆囊癌，在 13% 的胆囊癌病例中发现 HER2/neu 过表达。

一、诊断

胆囊癌常在晚期被诊断出来，因为肿瘤侵袭性强，并且早期常无症状，胆囊癌在发现时往往已经发生扩散及转移。另一个导致胆囊癌诊断时已到晚期的因素是患者通常的临床表现是类似胆绞痛或慢性胆囊炎的临床表现。因此，胆囊癌的确诊通常是因胆囊良性疾病而行胆囊切除术时偶然发现，或更常见的是在有症状的胆囊结石行胆囊切除术后病理检查时发现胆囊癌。在一项针对 1995 ~ 2005 年单中心接受根治性切除术的 435 例胆囊癌患者的回顾性研究中，123 例（47%）患者确诊方式为在腹腔镜胆囊切除术后偶然发现胆囊癌。胆囊癌的其他临床表现或诊断还包括在超声检查中发现胆囊占位、胆道梗阻伴黄疸或慢性右上腹部疼痛。胆囊癌患者出现黄疸提示预后不良；出现黄疸的患者也提示肿瘤分期较晚（96% vs. 60%；$P < 0.001$）和明显较低的疾病特异性生存期（6 个月 vs.16 个月；$P < 0.000\,1$；研究报道，在 82 例胆囊癌合并黄疸的患者中，手术可切除率很低，仅为 7%，手术切缘阴性的患者更少，仅为 5%，没有患者可达到 2 年生存期。

有胆囊肿块或疑似胆囊癌疾病的患者的初检时包括肝功能检查和肝脏储备评估。胸腹部及盆腔 CT 或 MRI 检查评估肿瘤是否穿透胆囊壁，是否有淋巴结或远处转移，以及肿瘤是否直接侵犯其他脏器，如胆道系统或重要的血管。尽管 PET 扫描在评估胆囊癌患者中的作用尚未确定，来自回顾性研究的新证据表明，对于有可能切除疾病的患者，PET-CT 有助于发现隐匿性的区域淋巴结转移和远处转移。对于表现为黄疸的患者，额外的检查应包括胆道造影，以评估肿瘤是否侵犯肝脏和胆道。非侵入性 MRCP 优于 ERCP 或 PTC。

CEA 和 CA19-9 检测可纳入初始检查，并可与影像学检查结合。血清 CEA > 4.0ng/ml 或 CA 19-9 水平 > 20.0U/ml 可能提示胆囊癌。而 CA19-9 具有较高的特异度（92.7% vs. 79.2%），其敏感度往往较低（50% vs. 79.4%）。然而，这些标志物对胆囊癌并不特异，CA19-9 在其他原因的黄疸患者中也可能升高。

二、外科手术治疗

所有可切除的胆囊癌患者的手术方法是相同的，切缘阴性的根治性切除仍是胆囊癌患者唯一可能治愈的手术方法。最理想的切除包括胆囊切除和肝切除（ⅣB 和 Ⅴ段），以及周围淋巴结清扫。淋巴结清扫应包括肝门淋巴结、胃肝韧带、十二指肠后区淋巴结，不应常规切除胆管。根据肿瘤的分期和位置、肿瘤侵犯的深度、与邻近器官的接毗邻程度，一些患者可能需要进行扩大肝切除（ⅣB 和 Ⅴ段以外）和胆管切除以获得切缘阴性。

简单的胆囊切除术对于 T1a 的肿瘤患者是足够的，其长期生存率接近 100%。胆囊切除联合肝切除和淋巴结切除可改善 T2 或更高级别肿瘤患者的生存。对于 T1b 肿瘤患者，根治性切除术是否优于单纯胆囊切除术尚存争议。一些研究表明，根治性切除术可提高 T1b 和 T2 肿瘤患者的肿瘤特异性生存期，而 T3 肿瘤患者的生存期并没有获益。其他研究表明，扩大切除和淋巴结清扫对生存期的益处仅见于有局限性肝侵犯和局部淋巴结累及的 T2 和部分 T3 的患者。

经验性的扩大肝脏切除术和胆管切除术均可增加并发症的发病率，但患者生存期未获益，并且胆管切除术并没有提高患者淋巴结清扫率，1990 ~ 2002 年接受胆囊癌手术的 104 例患者行多因素分析表明，较高的 T 和 N 分期、低分化和胆总管受累率是疾病特异性生存期较差的独立预测因素。AFS-GBC-2009 研究报道，在偶然发现胆囊癌的患者中，胆管切除术的术后并发症发病率为 60%。然而，对于这些患者，对于边缘呈阳性的患者，由于残留病变的存在，建议在再次切除时行共同管切除术。考虑到这些数据，建议只有在获得阴性切缘（R0 切除）的前提下，才应进行扩大肝切除（Ⅳ B 和 Ⅴ 段以外）。胆管切除术应仅在有黏附性淋巴结疾病、局部侵袭性疾病或可获得切缘阴性的情况下进行。低分化、T3 或更高分期肿瘤或胆囊切除术后切缘阳性肿瘤患者，建议采用胆囊切除术和肝段切除术及淋巴结切除术。

手术禁忌证包括肝门以外的远处淋巴结转移［最常见的是腹腔轴或主动脉 - 腔静脉沟 (胰腺后)］或远处转移性疾病（最常见的是肝脏和腹腔）。此外，有些肿瘤因局部肝门及其血管和胆管结构的侵犯而不能切除。

在病理检查中偶然发现胆囊癌的患者中，如果边缘是阴性的，则可以长期观察，因为这些肿瘤没有穿透肌肉层，为 T1a 病变，并且单纯性胆囊切除术后的长期生存率接近 100%。对 122 名偶然确诊的胆囊癌患者的数据分析发现，再次切除（胆囊切除术后）时肝受累与 T2 肿瘤患者的 PFS 和疾病特异性生存期降低相关，T1b 肿瘤患者没有这一表现。如上所述，对于 T1b 或更高分期病变的患者，建议行肝切除术和淋巴结切除术伴或不伴胆管切除。偶然发现胆囊癌的患者行再次切除以获得阴性切缘的手术方式目前被推荐，因为这些患者中有相当大比例被发现存在肝脏和胆总管内的残余病灶。此外，尽管缺乏随机试验，与单纯胆囊切除术相比，再次切除通常可改善生存期。

对于影像学检查发现可疑肿块的患者，学者推荐胆囊切除术联合肝切除术和淋巴结切除术（伴或不伴胆管切除术）。在大多数情况下不需要组织活检，建议在最终切除前用腹腔镜探查以排查诊断不明确的患者，如果病理证实为癌症，可以在先行胆囊切除术（包括术中冷冻切片），然后再进行最终切除。胆囊癌患者的黄疸被认为是手术的相对禁忌证，这些患者的预后通常较差；只有极少数局部淋巴结阴性的患者可以从完全切除中获益。对于黄疸患者，如果怀疑胆囊癌，只有在完全切除可行的情况下才应进行手术。这些患者应该在手术前仔细评估，黄疸患者术前考虑胆道引流。然而，胆道梗阻患者应该谨慎，因为引流并不一定可行，可能带来新的并发症。

（杨学文）

第九节　十二指肠乳头肿瘤的内镜治疗

十二指肠乳头肿瘤是壶腹肿瘤的一部分，相对少见，中老年人高发。文献记载的尸检结果表明，十二指肠乳头肿瘤人群发病率为 0.04% ~ 0.12%。随着消化内镜的应用和肿瘤筛查工作的普及，其患病率有逐渐上升趋势。在一些特殊人群如家族性腺瘤性息肉病（familial adenomatous polyposis, FAP）人群中发病率也明显升高。

十二指肠乳头来自肠上皮或胰胆管被覆上皮，大多数为腺瘤或腺癌。根据病变起源分为两种主要的组织学亚型，肠型和胰胆管型。良性肿瘤以腺瘤最常见，但因有恶变倾向，被认为是癌前病变。癌变概率预计为 26% ～ 65%。其他病理类型如神经内分泌肿瘤、间质瘤、神经节和副神经节细胞瘤也可见到。由于十二指肠乳头肿瘤部位特殊，可在早期出现临床症状如黄疸、胰腺炎等。另外，也时常在内镜和影像学检查中意外被发现，使得一部分十二指肠乳头肿瘤往往发现早，预后好。因此对于发现的十二指肠乳头肿瘤，应积极治疗。

十二指肠乳头肿瘤传统的治疗手段为外科手术，方式为胰十二指肠切除术和十二指肠乳头局部切除术。优点是完整切除率高，复发率低，缺点是创伤大，并发症发生率高。随着内镜技术的进展，对于早期的、非浸润性的十二指肠乳头肿瘤，内镜下乳头切除术（endoscopic papillectomy，EP）有着微创、可达治愈性切除的优点，长期治愈率约为 80%，复发率约 33%，并发症发生率为 9.7% ～ 20%，死亡率为 0.09% ～ 0.3%。因而逐渐成为一种普通外科手术的替代治疗。

目前关于 EP 的诊疗指南主要有 2015 年美国胃肠内镜学（ASGE）《壶腹部及十二指肠腺瘤的内诊治疗指南》和 2021 年欧洲胃肠内镜学会（ESGE）《壶腹部肿瘤内镜处理指南》，本节旨在结合既往文献和现有指南对 EP 现状进行回顾。

一、术前评估

1. 临床表现　乳头肿瘤患者早期通常没有症状，最多的临床症状是无痛性黄疸，约占患者 2/3，与胆汁引流受肿瘤影响有关，尤其小的内生型腺瘤，可引起严重的黄疸，常被误判为乳头癌。其次可分别表现为上消化道出血，如黑便、大便隐血阳性，与肿瘤自发出血有关。当乳头肿瘤巨大，导致十二指肠梗阻时，可表现为恶心、呕吐、餐后饱胀。乳头肿瘤影响胰腺引流时，可表现为急性胰腺炎。还可有一些非特异症状，如发热、腹痛、腹泻、疲劳、体重下降等。由于乳头肿瘤可导致胆汁淤积，有些患者可伴有胆总管结石，这种情况在胆总管结石患者的诊疗过程中需要引起重视。

2. 影像及内镜检查　对乳头腺瘤进行诊断的

目的是通过综合评估，选择适宜的治疗方法，进而筛选出适合内镜下切除的病变。由于腺瘤中往往隐藏着癌，即使内镜下活检也难以排除。常需要联合超声、CT、MRCP、常规内镜、EUS、内镜下活检等多重方法（图 18-3，图 18-4）。

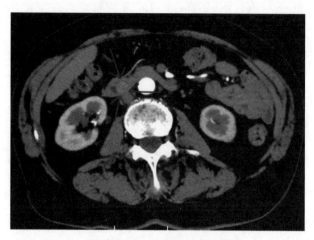

图 18-3　十二指肠乳头腺瘤
CT 提示乳头结节影，强化明显

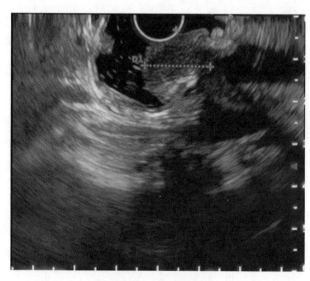

图 18-4　十二指肠腺瘤
EUS 提示肿瘤与十二指肠肌层边界清晰，未累及肌层，无管内生长

由于经腹超声对于壶腹病变的识别能力有限，主要用于存在阻塞性黄疸的患者，用来初步排除胆囊及胆管结石、胆胰肿瘤。CT 的优势在于可以发现淋巴结、肝、肺、骨、腹膜等部位的转移病灶，有着较高的准确性，但其对于乳头肿瘤的分期并不敏感，尤其较小的肿瘤受限于分辨率难以发现。MRCP 对于乳头和壶腹周围组织分辨率更高。乳头癌在 MRI 中通常表现为明显的低密度病灶，还

可以观察到"双管征"或者胆管单独扩张，有助于发现管内生长。PET-CT 对于远处转移有着较高的敏感性。

众所周知，前视内镜由于切线视角的影响，有时不能对乳头进行全面观察。尽管透明帽辅助前视内镜可以显著改善对乳头的观察，甚至在黏膜微血管和表面结构的观察方面优于十二指肠镜，但十二指肠镜对乳头的观察视角仍是最佳的，有助于更好地评估乳头肿瘤内镜切除的可行性。因此，2021 年欧洲胃肠内镜学会《壶腹部肿瘤内镜处理指南》推荐对于乳头肿瘤的观察使用十二指肠镜。

乳头肿瘤的内镜下良性特征为：表面或边缘规则，外观柔软，可移动。恶性特征：外观为溃疡型，瘤体僵硬，可见自发出血或质地脆，病变局部有凹陷成分，侧向发育病变抬举不良。染色内镜和色素增强内镜可以进一步提高诊断的准确性，尤其在 EP 操作前，可以进一步明确病变边界，提高完整切除率。

为了进一步明确诊断，往往需要内镜下活检，但是常规的活检准确率较低，对于癌和腺瘤的鉴别准确性约为 70%。有报道，单纯活检组织学低估率可达 30%。组织学低估，使得治疗方法选择不足。组织学高估，使得治疗过于激进，增加了风险。为了增加准确率，通常建议活检不少于 6 块。对于乳头内生长的肿瘤，建议在括约肌切开后进行深部活检，但有报道认为这样做并不增加其敏感性。

EUS 可获得肿瘤大小、位置、病变范围、是否有淋巴结转移等详细信息，是目前最好的 T 分期方法。一项荟萃分析显示，EUS 对于 T1 期乳头肿瘤的合并敏感度和特异度分别为 77% 和 78%，与 MRCP 相当或略优。同时对恶性淋巴结的发现也优于 CT。对于内生型的乳头肿瘤或乳头内浸润时，常规活检往往阴性，此时 EUS-FNA 与 EUS-FNB 可作为首选的进一步检查。敏感度为 82.4%，特异度为 100%，准确度为 88.8%。但 EUS 目前仍缺乏规范的诊断标准和技术存在参差，受操作者经验影响较大。IDUS 在诊断准确度、敏感度和特异度方面与 EUS 相似或略优，需与 ERCP 联合进行，还可以指导活检。

ERCP 可提供一个联合其他检查治疗方法的平台，对于使用了 MRCP、EUS 仍对于管内生长判断困难的患者，术中造影可提供动态胆胰管影像进一步判断。ERCP 可以联合 IDUS，为乳头肿瘤的管内生长、T 分期提供信息。结合乳头括约肌切开，可提高部分患者活检的阳性率。对于需要胆胰管支架置入者，ERCP 则是必需的操作。

二、EP 的适应证与技术细节

1. 适应证 2021 年 ESGE《壶腹部肿瘤内镜处理指南》推荐的 EP 适应证为：

（1）直径最大为 20 ～ 30mm 的乳头腺瘤。

（2）直径在 40 ～ 60mm 的乳头侧向发育型肿瘤（laterally spreading tumors of the papilla，LST-P）。

对于 20 ～ 30mm 大小的腺瘤，可以达到 R0 切除，完整切除率最高，组织病理学评估效果最佳，有利于降低 EP 术后的复发。对于内镜切除困难的情形，如憩室内乳头，肿瘤直径 > 4cm 和胆胰管管内生长 > 20mm 者推荐外科手术。EP 术后病理结果显示为 T1 期腺癌者，建议追加胰十二指肠切除术。

直径在 40 ～ 60mm LST-P 也可以通过 EP 联合内镜黏膜切除术（endoscopic mucosal resection，EMR）达到治愈性切除，治愈率与病变局限在乳头者相当。因此，ESGE 也将 LST-P 作为 EP 的适应证，但同时强调了其出血风险。2021 年 ESGE 对于 LST-P 的定义为：侧向生长的乳头肿瘤越过乳头顶点超过 10mm，或包含有乳头外成分，累及十二指肠壁。对于表浅的非乳头部位的十二指肠表浅肿瘤，2021 年 ESGE 同时推荐了 EMR 和内镜下黏膜剥离术（endoscopic submucosal dissection，ESD）两项技术作为选择。对于面积较大的肿瘤，要完整切除，需采取 ESD，但是由于解剖部位和操作技巧等原因，仅推荐有经验的专家完成。EMR 被推荐为一线方法。对于较大的肿瘤，往往需要分片 EMR（piecemeal EMR）。可以预见的是，分片切除与偏高的术后残留和复发相关。由于十二指肠降部存在较高的淋巴血管侵犯和淋巴结转移风险。因此，需要严密的术后随访。

扩大适应证问题：对于 T1 期，高度怀疑恶性的乳头肿瘤主张进行外科手术治疗。但是近年一些小型研究结果认为，对原位癌（Tis）和分化较好没有管内生长的 T1 期癌（T1a）进行选择性内镜治愈性切除也是可行的。对于高龄和（或）较多合并症的患者，基于多数乳头腺瘤进展缓慢的原因，如果患者没有黄疸等临床症状，在权衡手术风险与获益情况下采取随访观察也不失为一种合理的选择。

诊断性治疗问题：对于病变边界线不清，诊断不明确，经过内镜、活检及影像学检查之后仍不能判定是否能达到治愈性切除的患者，若将 EP 作为诊断性治疗，可提供准确的组织学诊断和分级，这样不仅能对肿瘤提供 T 分级和淋巴脉管侵犯分级，还不影响下一步追加外科治疗。

2. 技术细节

（1）黏膜下注射 / 直接圈套切除：EP 的实质是使用内镜切除来自十二指肠乳头及其周围的黏膜和黏膜下肿瘤。经典的方法类似于 EMR，使用圈套器电凝切除。这项技术由 Suzuki 等于 1983 年首次提出，1993 年 Binmoeller 等正式发布英文报道。关于切除前是否行黏膜下注射，一直没有定论。注射的理由是可根据病变抬举情况帮助判断良恶性，有助于肿瘤边界的识别，预防热损伤。但越来越多的文献认为，对于常规大小，局限在乳头范围的良性肿瘤，黏膜下注射在术后并发症方面如出血、胰腺炎、复发等并无优势。相反，乳头病变的中心部位受胆胰管的约束，难以被抬举，黏膜下注射会影响圈套器对于中心部位的套取，增加不完整切除率，甚至有报道认为黏膜下注射可增加术后胰腺炎的风险。因此 2021 年 ESGE《壶腹部肿瘤内镜处理指南》推荐常规 EP 前无须进行黏膜下注射。而对于 LST-P 型病变，推荐联合黏膜下注射，注射方法及注射液体可参考经典 EMR 方法。可先在黏膜下注射后分片切除乳头周围的病变，将乳头部位孤立出来，留到最后行乳头部位的整块切除。切除的电流，以爱尔博（ERBE）电外科工作站为例，推荐选择 Endocut Q 模式，效果 3。研究表明，这种设置可以减少术中即刻出血和术后早期出血。套取乳头病变后，将圈套器

收紧，可通过观察病变的移动性，推拉圈套器观察病变相对于十二指肠壁是否游离，是否存在相对独立的活动度，若是，再进行切除。

病变切除后，首要的问题就是标本回收。标本对于肿瘤的分期和评估至关重要。由于十二指肠降部解剖位置的特殊性，病变极易移位至水平部以下，导致标本难以回收及丢失。因此，一旦病变切除脱落，应避免更换器械，立即使用圈套器把标本回收至球部或以上部位。应避免使用负压吸引回收标本，这样会使标本破损而影响病理评估。

（2）残留病变的处理：病变残留大致有两种类型，一种是圈套不完整导致的边缘残留，还有肿瘤管内生长所致的管内残留，以胆管常见。对于边缘残留，目前最常用的是氩离子凝固术（argon plasma coagulation，APC）。其优势在于既可以消融残留病变，又能对出血进行处理。因为有诱发胰腺炎及胆管狭窄的风险，应避免在胆胰管开口处使用氩离子凝固术。另一种残留类型即管内残留，胆胰管均可发生，以胆管内多见。管内生长＞10mm 的情况 ESGE 推荐外科手术治疗。有学者尝试采取 EP 联合内镜下射频消融术治疗。有多中心的回顾性小型研究认为采用管内射频消融术，也是有效安全的。常见并发症为继发的胆胰管狭窄，少见的为腹膜后脓肿，均经过内镜得到成功治疗。

（3）胆胰管支架和括约肌切开：一般来说，EP 术后置入胰管支架主要是出于降低术后胰腺炎的目的。这方面的研究并不多，多数来自预防 ERCP 术后胰腺炎的研究，只有一项小样本的 RCT 研究支持 EP 术后胰管支架预防胰腺炎，其原理与预防乳头开口水肿及热损伤对胰管引流的影响有关。EP 术后可能会面临胰管选择性插管困难，反复尝试插管也会诱发胰腺炎及出血，为了便于识别胰管开口，可在胰管显影时使用加入了亚甲蓝的对比剂。也可在术前使用非甾体抗炎药（NSAID）栓剂纳肛或者术后使用乳酸林格液强力水化治疗作为替代。

胆道支架的置入一般有三种情况；①作为姑息性胆道梗阻的治疗。推荐使用自膨式金属支架（SEMS），对于是否覆膜不做推荐。ERCP 和

EUS-BD 均可作为支架置入的方法。②作为外科术前临时引流。术前引流的情况限于存在胆管炎、严重瘙痒，施行新辅助化疗或手术延迟时，仍推荐使用 SEMS。③管内生长的肿瘤在使用热消融术后预防胆道狭窄及引流不畅。对于术中出血或术后早期出血风险较高的患者，为预防胆管炎，胆管支架也应考虑，如果胆管不扩张，推荐塑料支架。

一般不常规推荐括约肌切开术。下列情况可考虑胆道括约肌切开术。一是有管内生长的患者，为了便于使用圈套器套取管内肿瘤及使用球囊协助暴露管内肿瘤时，切开范围应尽量大。二是存在出血和早期出血高风险的患者，为预防术后胆管炎时使用。

三、EP 相关并发症

EP 的早期并发症主要包括胰腺炎（4% ～ 20%）、出血（2% ～ 30%）、穿孔（0 ～ 4%）和胆管炎（1% ～ 2%）。胰腺炎的预防已如前述。严重程度评估、治疗与其他类型胰腺炎原则相似。由于十二指肠乳头部位血管丰富，EP 的出血相对常见，一项系统回顾显示术后的合并出血率为 10.6%。治疗方法包括肾上腺素注射、氩离子凝固术、止血夹等多种方法及其联合。需要强调的是，止血操作是一把双刃剑，其可以引发穿孔和胰腺炎。因此，止血操作应适度进行。对于内镜及保守治疗无效的患者，血管栓塞术和挽救性外科手术治疗应常规作为储备方案。穿孔多伴随着出血或胰腺炎，有时容易混淆。由于穿孔多发生在腹膜后，症状体征往往不典型。因此，提倡预防为主。一旦怀疑存在穿孔，应及时进行 CT 检查，可根据发现时机、全身状况等情况选择外科干预或内科保守治疗。胆管炎相对少见，多与出血、胆道引流不畅有关，多数保守治疗有效。延迟并发症多为胆胰管狭窄，绝大多数可以通过内镜和保守治疗缓解。

四、术后随访

患者需住院进行治疗，术后应禁食，禁食时

限没有明确，应个体化。2015 年 ASGE 的指南推荐为 3 ～ 4 小时，但应个体化。可参考食管、胃及十二指肠 ESD，禁食 24 小时后，先给清亮液体，再进流食，持续 3 ～ 4 天。每日静脉使用 PPI 两次。是否使用预防性抗生素尚无定论，可参考 ESD，包括术前预防性抗生素的使用。

EP 达到治愈性切除的范围在 52% ～ 92%。尤其是巨大病变，残留和复发并不少见，往往需要多次操作才能完全切除。有研究报道 EP 后中位随访时间 19 · 65 个月，复发率为 0 ～ 33%。2021 年 ESGE 发布的指南推荐使用十二指肠镜对 EP 术后患者进行监视随访。一般为术后 3 个月、6 个月和 12 个月内。之后每年 1 次，持续至少 5 年。胰管支架可在术后 2 周取出，也可在首次随访时取出。内镜观察重点在术后瘢痕及其周围区域，是否常规进行活检没有定论。有研究认为内镜观察结合窄带光成像（NBI）对于复发的诊断敏感度可达 89%，特异度为 97%，对于复发的阴性预测值为 97%。CT、EUS 和血清学检查在 EP 随访方面与内镜观察相比没有优势，因此，目前推荐内镜随访为主。

对于随访中的残留或复发，一般病变很小，再次内镜干预相对容易，干预方法包括内镜切除和消融。之后按照 EP 术后常规再次进行随访。

总之，EP 已经成为乳头腺瘤的一线治疗方法，随着技术、设备的进步，研究经验的积累，技术日趋成熟。有关围术期的管理评估、切除技术、并发症的治疗以及随访日渐规范。但是，EP 术仍然有着较高的并发症发生率，对于技术及其医疗中心团队的整体要求较高。因此，建议此项技术应由经过培训的有经验的专家在有胰十二指肠切除术和放射介入团队支持下完成。

（张荣春）

参考文献

樊代明，2021. 整合肿瘤学：基础卷. 北京：世界图书出版公司.
樊代明，2021. 整合肿瘤学：临床卷. 北京：科学出版社.
黎莹，马冬，2018. 胰腺癌分子靶向治疗疗效分析. 胃肠病学和肝病学杂志，27(1): 43-46.

宋沂林，刘泽杰，杨静，等，2017.胰腺癌免疫治疗进展.现代肿瘤医学，25(10): 1651-1655.

周玉保，吴军，张道权，等，2016.经内镜单双侧胆管引流治疗肝门部恶性梗阻的系统性评价.中华消化内镜杂志，33(1): 49-53.

Abdelhafez M, Phillip V, Hapfelmeier A, et al, 2017. Cap assisted upper endoscopy for examination of the major duodenal papilla: a randomized, blinded, controlled crossover study (CAPPA Study). Am J Gastroenterol, 112(5): 725-733.

Balaban EP, Mangu PB, Khorana AA, et al, 2016. Locally advanced, unresectable pancreatic cancer: American Society of Clinical Oncology clinical practice guideline. J Clin Oncol, 34(22): 2654-2668.

Bear AS, Vonderheide RH, O'Hara MH, 2020. Challenges and opportunities for pancreatic cancer immunotherapy. Cancer Cell, 38(6): 788-802.

Beger HG, Warshaw AL, Hruban RH, 2018. The Pancreas: An Integrated Textbook of Basic Science, Medicine, and Surgery. 3th ed. New York: John Wiley & Sons Ltd.

Caplin ME, Pavel M, Ruszniewski P, 2014. Lanreotide in metastatic enteropancreatic neuroendocrine tumors. N Engl J Med, 371(16): 1556-1557.

Chathadi KV, Khashab MA, Acosta RD, et al, 2015. The role of endoscopy in ampullary and duodenal adenomas. Gastrointest Endosc, 82(5): 773-781

Christenson ES, Jaffee E, Azad NS, 2020. Current and emerging therapies for patients with advanced pancreatic ductal adenocarcinoma: a bright future. Lancet Oncol, 21(3): e135-e145.

Farges O, Fuks D, Boleslawski E, et al, 2011. Influence of surgical margins on outcome in patients with intrahepatic cholangiocarcinoma: a multicenter study by the AFC-IHCC-2009 study group. Ann Surg, 254(5): 824-829.

Fujimori N, Osoegawa T, Lee L, et al, 2016. Efficacy of endoscopic ultrasonography and endoscopic ultrasonography - guided fine - needle aspiration for the diagnosis and grading of pancreatic neuroendocrine tumors. Scand J Gastroenterol, 51(2): 245-252.

Hijioka S, Hara K, Mizuno N, et al, 2016. Diagnostic performance and factors influencing the accuracy of EUS - FNA of pancreatic neuroendocrine neoplasms. J Gastroenterol, 51(9): 923-930.

Ho WJ, Jaffee EM, Zheng L, 2020. The tumor microenvironment in pancreatic cancer - clinical challenges and opportunities. Nat Rev Clin Oncol, 17(9): 527-540.

Hopper AD, Bourke MJ, Williams SJ, et al, 2010. Giant laterally spreading tumors of the papilla: endoscopic features, resection technique, and outcome (with videos). Gastrointest Endosc, 71(6): 967-975.

Huai JP, Ding J, Ye XH, et al, 2014. Inflammatory bowel disease and risk of cholangiocarcinoma: evidence from a meta-analysis of populationbased studies. Asian Pac J Cancer Prev, 15(8): 3477-3482.

Hyun JJ, Lee TH, Park JS, et al, 2017. A prospective multicenter study of submucosal injection to improve endoscopic snare papillectomy for ampullary adenoma. Gastrointest Endosc, 85(4): 746-755.

Imhof A, Brunner P, Marincek N, et al, 2011. Response, survival, and long - term toxicity after therapy with the radiolabeled somatostatin analogue [^{90}Y - DOTA] - TOC in metastasized neuroendocrine cancers. J Clin Oncol, 29(17): 2416-2423.

Ito K, Fujita N, Noda Y, et al, 2012. Impact of technical modification of endoscopic papillectomy for ampullary neoplasm on the occurrence of complications. Dig Endosc, 24(1): 30-35.

Iwasaki E, Minami K, Itoi T, et al, 2020. Impact of electrical pulse cut mode during endoscopic papillectomy: Pilot randomized clinical trial. Dig Endosc, 32(1): 127-135.

James PD, Tsolakis AV, Zhang M, et al, 2015. Incremental benefit of preoperative EUS for the detection of pancreastic neuroendocrine tumors: a meta - analysis. Gastrointest Endosc, 81(4): 848-856.e1.

Kandler J, Neuhaus H, 2018. How to approach a patient with ampullary lesion. Gastroenterology, 155(6): 1670-1676.

Klein A, Qi Z, Bahin FF, et al, 2018. Outcomes after endo scopic resection of large laterally spreading lesions of the papilla and conventional ampullary adenomas are equivalent. Endoscopy, 50(10): 972-983.

Liu D, Sun B, 2021. NCCN clinical practice guidelines: pancreatic cancer (2020v1) update interpretation. Journal of Clinical Surgery, 29(1): 20-22.

Mukkamalla SKR, Naseri HM, Kim BM, et al, 2018. Trends in incidence and factors affecting survival of patients with cholangiocarcinoma in the United States. J Natl Compr Canc Netw, 16(4): 370-376.

Murad SD, Kim WR, Harnois DM, et al, 2012. Efficacy of neoadjuvant chemoradiation, followed by liver transplantation, for perihilar cholangiocarcinoma at 12 US centers. Gastroenterology, 143(1): 88-98. e3; quiz e14.

Murphy JE, Wo JY, Ryan DP, et al, 2019. Total neoadjuvant therapy with FOLFIRINOX in combination with losartan followed by chemoradiotherapy for locally advanced pancreatic cancer: a phase 2 clinical trial. JAMA Oncol, 5(7): 1020-1027.

Neoptolemos JP, Kleeff J, Michl P, et al, 2018. Therapeutic developments in pancreatic cancer: current and future perspectives. Nat Rev Gastroenterol Hepatol, 15(6): 333-348.

Nevala-Plagemann C, Hidalgo M, Garrido-Laguna I, 2020. From state-of-the-art treatments to novel therapies for advanced-stage pancreatic cancer. Nat Rev Clin Oncol, 17(2): 108-123.

Raymond E, Dahan L, Raoul JL, et al, 2011. Sunitinib malate for the treatment of pancreatic neuroendocrine tumors. N Engl J Med, 364(6): 501-513.

Razumilava N, Gores GJ, 2014. Cholangiocarcinoma. Lancet, 383(9935): 2168-2179.

Reni M, BaLzano G, Zanon S, et al, 2018. Safety and efficacy of preoperative or postoperative chemotherapy for resectable pancreatic adenocarcinoma (PACT-15): a randomised, open-label, phase 2-3 trial. Lancet Gastroenterol Hepatol, 3(6): 413-423.

Reyngold M, O'Reilly EM, Varghese AM, et al, 2021. Association of Ablative Radiation therapy with survival among patients with inoperable pancreatic cancer. JAMA Oncol, 7(5): 735-738.

Ridtitid W, Schmidt SE, Al-Haddad MA, et al, 2015. Performance characteristics of EUS for locoregional evaluation of ampullary lesions. Gastrointest Endosc, 81(2): 380-388.

Roa I, de Toro G, Schalper K, et al, 2014. Overexpression of the HER2/ neu gene: a new therapeutic possibility for patients with advanced gallbladder cancer. Gastrointest Cancer Res, 7(2): 42-48.

Rustagi T, Irani S, Reddy DN, et al, 2017. Radiofrequency ablation for intraductal extension of ampullary neoplasms. Gastrointest Endosc, 86(1): 170-176.

Terashima K, Demizu Y, Hashimoto N, et al, 2012. A phase I/ II study of gemcitabine concurrent proton radiotherapy for locally advanced pancreatic cancer without distant metastasis. Radiother Oncol, 103(1): 25-31.

Triponez F, Sadowski SM, Pattou F, et al, 2018. Long-term follow- up of MEN1 patients who do not have initial surgery for small ≤2cm nonfunctioning pancreatic neuroendocrine tumors, an AFCE and GTE study; association francophone de chirurgie endocrinienne & groupe d'etude des tumeurs endocrines. Ann Surg, 268(1): 158-164.

Vanbiervliet G, Strijker M, Arvanitakis M, et al, 2021. Endoscopic management of ampullary tumors: European Society of Gastrointestinal Endoscopy (ESGE) Guideline. Endoscopy, 53(4): 429-448.

Versteijne E, Suker M, Groothuis K, et al, 2020. Preoperative chemoradiotherapy versus immediate surgery for resectable and borderline resectable pancreatic cancer:rResults of the dutch randomized phase III PREOPANC trial. J Clin Oncol, 38(16): 1763-1773.

Xia MX, Cai XB, Pan YL, et al, 2020. Optimal stent placement strategy for malignant hilar biliary obstruction: a large multicenter parallel study. Gastrointest Endosc, 91(5): 1117-1128. e9.

Yao JC, Shah MH, Ito T, et al, 2011. Everolimus for advanced pancreatic neuroendocrine tumors. N Engl J Med, 364(6): 513-523.

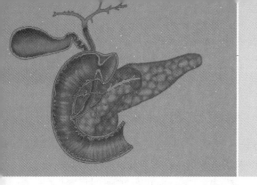

第19章 胆胰疾病诊治进展之六：先天性病变和其他

第一节 胆道树先天性囊性病变

胆道树先天性囊性病变是指以胆管发育不良为特征，导致胆道系统节段性扩张或真正的囊肿形成，最终影响胆道树的一组复杂疾病。这组疾病的共同特点是发病率低、先天性起病和独特的发病机制。在这类疾病中，大多数是由胆管板（一种起源于肝内胆管的胚胎结构）的异常发育所驱动的，称为胆管板畸形（ductal plate malformation，DPM）。根据囊性病变发生部位的不同，可将这组疾病分为多囊肝、Caroli病及Caroli综合征、胆总管囊肿3类。

一、多囊肝

多囊肝（polycystic liver disease，PLD）是一种常染色体显性遗传性疾病，发生在两种不同的遗传疾病背景下，分别为常染色体显性多囊肝（autosomal-dominant polycystic liver disease，ADPLD）及继发于常染色体显性多囊肾（autosomal-dominant polycystic kidney disease，ADPKD）的多囊肝。在PLD患者中，ADPKD比ADPLD更常见，ADPKD和ADPLD的患病率分别为1∶（50～1000）和1∶10万。患者临床表现多样，影像学下表现为肝脏多发囊肿。部分患者因肿大的肝脏压迫腹部其他器官而出现相关并发症，需行手术干预。

1. 病因 PLD发病与基因突变密切相关，

根据不同的模型，囊肿既可以是胆囊胆管细胞的增殖的结果，也可能是邻近肝母细胞的募集和胆道细胞分化所致。PLD以成人囊肿生长为特征，肝胆细胞的增殖是其基础。目前已发现9种与PLD相关的基因，包括 *PKD1*（约78%）、*PKD2*（约15%）、*GANAB*（约0.3%）、*PRKCSH*（约20%）、*SEC63*（约15%）、*SEC61B*（约1%）、*ALG8*（约3%）、*LRP5*、*PKDH1*。

ADPKD是由 *PKD1*（80%～85%）或 *PKD2*（10%～15%）突变引起的。85%的ADPKD患者肝脏同时受到影响。*PKD1* 及 *PKD2* 编码多囊蛋白 -1（PC1）和多囊蛋白 -2（PC2），PC1和PC2形成一个功能复合物调节细胞内钙稳态，PC1是一种机械和化学感受器，而PC2是一种非选择性钙通道。多囊蛋白参与多种细胞的增殖、凋亡、自噬等过程，而囊肿的形成与细胞增殖密不可分，因此功能性多囊蛋白的水平是囊肿形成的关键，在肝脏上表现为PLD。在动物实验模型中，PC1对囊肿发生有明显的促进作用。

ADPLD是几个基因突变的结果，目前已知的包括最常见的 *PRKCSH*、*SEC63*、*SEC61B*、*GANAB*、*ALG8* 和 *LRP5* 等。除了 *LRP5* 之外，所有这些基因的产物参与编码位于内质网的蛋白质，而LRP5是Wnt信号通路中的Fz跨膜受体偶联的共同受体。Wnt通路涉及许多发育过程，在促进细胞增殖方面有重要作用。此外，PC1还参与控制 Wnt 信号通路，这可能与 *LRP5* 突变有关。

　　PKHD1 基因编码纤维囊蛋白，这种纤维囊蛋白是一种位于纤毛基底部和着丝粒中的受体样蛋白，主要存在于肾脏集合管、肝脏及胰腺导管上皮，关于它的功能还远未清楚，目前已知的是它可以调节细胞形态、细胞黏附和增殖，同时还是膜结合受体。研究发现其可以降低 PC1 水平及激活 PC2 钙通道，推测其与囊肿的形成有关。

　　此外，也有研究者认为 ADPKD 囊肿来源于胆管错构瘤中扩张的胆管，而后者是胚胎发育后期小叶间胆管的胆管板畸形，所以 ADPKD 的发生也与胆管板畸形有关。

　　2. 发病机制　肝囊肿的形成与细胞增殖有关。胆管细胞的原发性纤毛从顶膜延伸至管腔，感受细胞外渗透压、机械、化学等变化，并将这种变化通过特异性受体及通道传递至细胞内，从而调节细胞的增殖、分化等。PC1 或 PC2 缺陷的胆管细胞通过改变钙离子浓度，增加 cAMP 的产生，从而激活 PKA（蛋白激酶）依赖的细胞增殖和高分泌。同时，增加的 cAMP 通过 mTOR-ERK 1/2-HIF1α 介导途径刺激血管内皮生长因子（VEGF）分泌。VEGF 对囊性胆管细胞和血管内皮细胞具有自分泌和旁分泌增殖作用，导致囊肿扩张和囊周血管化。此外，胆管细胞还可以通过分泌和再吸收调节胆汁组成，基因缺陷的胆管细胞分泌功能亢进及再吸收功能障碍会导致液体积聚，积累的胆汁酸也可刺激胆管细胞的增殖，从而对肝囊肿的发生起到重要影响。

　　3. 临床表现

　　（1）症状：PLD 患者多无症状，也不推荐常规监测。其临床表现与囊肿的数量、体积、位置及囊肿进展有关。当肝脏因囊肿逐渐增大时，逐渐出现各类症状，症状与肝大对脏器的压迫有关，包括食管、胃、肠道和肺等器官。根据肝脏的形状和体积，轻度 PLD 可出现背部或腰部疼痛，重度 PLD 可出现呼吸困难、早饱、胃食管反流、腹胀、食物摄入减少导致体重减轻和肌少症等症状。部分 ADPKD 患者除肝囊肿外还伴有肾脏、卵巢、蛛网膜等部位囊肿，因此可出现相关区域囊肿症状。

　　（2）体征：轻度 PLD 患者体征常不明显，

重度 PLD 患者肋下可触及肿大的肝脏，部分可有轻压痛。PLD 患者肿大的肝脏还可压迫肝静脉或下腔静脉导致静脉流出梗阻。

　　（3）并发症：PLD 患者并发症包括囊肿出血、感染或破裂等，且 ADPKD 中比 ADPLD 更常见。

　　1）囊肿出血：多发生于大的孤立性囊肿（＞11cm），表现为上腹部或侧腹的急性疼痛。影像学上典型表现为囊内纤维蛋白丝和血栓引起的囊内不均匀性改变。当怀疑为囊腺瘤或囊腺癌时，超声、CT 或 MRI 有助于鉴别良、恶性。治疗通常是保守应用镇痛药。症状严重的患者，可考虑手术切除囊肿。

　　2）囊肿感染：表现为右上腹疼痛和发热，未经正确处理，可转化为肝脓肿，甚至形成败血症危及生命。诊断的金标准是囊内引流液行病原学检查。大多数囊内感染是由肠内细菌跨肠屏障移位引起的，大肠埃希菌及克雷伯菌是最常见的病原体。治疗需要以病原学培养为指导，使用敏感抗菌药物，培养结果未出现前，可行经验性抗感染治疗。抗生素治疗效果不佳，可联合囊液引流。

　　3）囊肿破裂：是罕见的并发症，通常与囊肿出血、创伤和囊肿快速生长等诱因有关。临床表现以严重腹痛为特征，并可出现血流动力学不稳定。影像学检查显示肝周有游离积水，肝脏内常有残余囊肿。及时诊断及治疗十分关键，治疗手段包括腹水穿刺引流和手术治疗。肝脏体积相关的并发症根据受压部位不同可导致几种不同的症状。

　　4）其他：PLD 并发症可根据压迫部位的不同导致几种不同的症状，较为严重的是压迫肝脏血管及胆管，出现门静脉闭塞、布 - 加综合征、下腔静脉受压等并发症，导致周围性水肿和腹水、门静脉高压并脾大、阻塞性黄疸等，需要行个体化治疗。

　　4. 辅助检查　PLD 诊断依靠影像学检查，包括超声、CT、MRI 等，囊肿在未引起严重并发症时，通常肝功能未发生明显变化，因此难以通过实验室检查发现或筛查 PLD。

　　PLD 患者在超声检查下出现肝大，肝内有多个均匀、无回声、充满液体、边界清楚的圆形区域，CT 或 MRI 下囊肿无增强，边界清楚，囊壁呈低密度。此外，影像学检查还有助于 PLD 的鉴别诊断。

5.诊断及鉴别诊断

（1）诊断：影像学检查提示肝大，并伴有一个或多个节段或弥漫性分布在整个肝脏的囊肿，数目≥10个，囊肿大小可自针尖大小至8～10cm不等，即可考虑PLD。诊断为PLD患者需考虑有无出血、感染、破裂、肝脏血管及胆管压迫综合征等并发症。

（2）鉴别诊断：PLD需与单纯性肝囊肿、肝脓肿、肝血管瘤、肝脏良恶性肿瘤进行鉴别，通常行超声、CT、MRI等检查即可进行鉴别。

6.治疗　PLD无肝衰竭、恶变等严重并发症的风险，因此，无症状的PLD不需要任何治疗。有症状性肝大的PLD患者需要以减小肝体积为目的进行治疗，缓解症状，以提高患者生活质量。主要的治疗手段包括药物治疗及手术治疗。

（1）药物治疗

1）生长抑素类似物：是目前唯一能够减少肝脏体积的药物。生长抑素类似物抑制囊性胆管细胞cAMP的产生，导致液体分泌和增殖减少。目前有试验针对奥曲肽及兰瑞肽等进行研究，发现注射长效生长抑素类似物6个月至3年，肝脏体积减小，继续注射生长抑素类似物，不能使肝脏体积持续缩小，但会控制囊肿体积不会进一步增大。对于生长抑素类似物的安全性，目前除胆囊结石、腹泻、恶心、呕吐、头晕、头痛以外，尚未发现有其他严重不良反应。

2）熊去氧胆酸（ursodeoxycholicacid，UDCA）：多项研究表明UDCA能抑制肝囊肿形成，这可能与其降低肝脏中的胆汁浓度及抑制胆管细胞的增生有关。目前，已有临床试验证实UDCA在PLD患者中的治疗价值，且评估其安全性，尚未发现除腹泻和大便次数增加以外的其他不良反应。

3）血管内皮生长因子2（VEGFR-2）抑制剂：VEGFR对囊性胆管细胞及血管内皮细胞具有自分泌和旁分泌增殖作用，这种作用会加强囊肿的生长及囊内液体的积聚，而VEGFR-2抑制剂可以通过抑制VEGF通路来达到延缓囊肿生长的目的。多项动物实验证明这一结论，但尚需更多的研究证实其临床应用价值及安全性等问题。

（2）手术治疗

1）囊肿穿刺引流＋硬化疗法：治疗方法为在超声引导下抽吸出囊肿内液体，并注入硬化剂，使囊壁上皮细胞失去分泌、增殖的功能，从而达到抑制囊肿生长的目的，通常硬化剂选用无水乙醇、聚桂醇等。此种方法主要针对直径＞5cm的囊肿，可以明显改善症状且安全性高，但疗效维持时间不够理想，术后复发的可能性很大。

2）经导管动脉栓塞术（transcatheter arterial embolization，TAE）：因为囊肿内液体的分泌来自肝动脉，并且囊肿血供也主要是肝动脉而非门静脉，所以通过介入手术选择性栓塞肝动脉，一方面可以减少囊液的积聚，另一方面可以通过阻断囊肿供血动脉使囊壁缺血坏死，囊液来源被阻断，囊肿缩小，甚至消失。这种手术的难点在于栓塞剂的安全性及栓塞动脉的选择，手术较复杂，需要更多的临床研究及经验的积累。

3）囊肿开窗术：主要是通过腹腔镜或开腹手术，打开囊肿、切除囊壁、引流囊液，这种手术的优点是能快速缓解症状，维持时间较囊肿穿刺引流＋硬化疗法长。但开窗术有腹水、出血、胆汁外漏等并发症发生风险，此外，行开窗术的患者有约25%出现症状反复、囊肿复发的现象。

4）局部肝切除术：适用于囊肿相对集中的PLD患者，对于反复出现严重症状及穿刺效果不佳的患者，局部肝切除长期效果良好，但也存在剩余肝脏体积过大或未切除囊肿过多的情况导致术后效果不佳。对于囊肿分布相对不集中的患者，有学者提出采用肝局部切除＋囊肿开窗术治疗，一来可以减少囊肿数目，防止术后复发或手术效果不佳，二来可以通过切除部分肝脏，给剩余的肝实质留出生长空间并有效缓解症状。这种手术方式可以很好地保护肝脏功能并在相对较长的时间内改善患者生活质量。同样，其也存在术后胆瘘、出血、感染、腹水等并发症发生风险。

（3）肝移植：对于有肝巨大、严重营养不良、低血清白蛋白、肌减少、反复出现如囊肿感染等并发症或门静脉高压等严重PLD患者，可考虑行肝移植治疗。合并严重肾衰竭的患者应考虑肝肾联合移植。PLD患者肝移植术后5年生存率可达90%，肝肾联合移植患者5年生存率也可达85%，且移植后患者生活质量得到明显改善。但由于肝源匮乏、围术期风险高、术后需要长期服用免疫抑制药物等原因，移植术需要慎重选择。

（4）其他：基因治疗是基于 PLD 是一种常染色体显性遗传性疾病，可通过纠正致病基因来达到治疗目的。但目前关于 PLD 的致病基因还未完全了解，且基因治疗手段也未成熟。

二、Caroli 病

Caroli 病即为先天性肝内胆管扩张症，又称为交通性海绵状胆管扩张症，是由先天性原因导致肝内胆管节段性或弥漫性扩张所致，现发现该病是一种常染色体隐性遗传病，与胆管板发育畸形有关。既往将其归类为先天性胆总管囊肿 Todani 分型中的 V 型，但近些年有部分学者提出 Caroli 病病因及机制与传统的先天性胆总管囊肿不同。典型的 Caroli 病仅伴有肝内胆管的囊状扩张，又称为 I 型 Caroli 病，当合并先天性肝纤维化（CHF）或门静脉高压时，称为 Caroli 综合征，即 II 型 Caroli 病，Caroli 综合征比单纯性 Caroli 病发病率更高。Caroli 病易合并胆管结石及胆管炎，Caroli 综合征还可出现脾大、出血等并发症，严重者需手术治疗。

1. 病因及机制　Caroli 病是一种常染色体隐性遗传性疾病，目前发现与胆管板畸形有关。胆道系统在妊娠第 8 周从前肠腹侧内胚层的肝憩室开始发育。肝内胆管上皮起源于前肠腹侧内胚层头部，而胆道树的肝外部分起源于前肠腹侧内胚层的尾部。在肝实质中，肝母细胞与较大门静脉分支周围间质相接触，并像袖套一样缠绕门静脉的肝内分支，形成的这种原始胆道结构，即为"胆管板"。胆管板在第 12 周开始从肝门向外周方向进行重塑，这是一个渐进延伸的过程，逐渐形成肝门区胆管、小叶间胆管、毛细胆管等，这一过程一直持续到胚胎发育后期，有些胎儿甚至在出生后重塑过程尚未完成。胆管板重塑受到一个名为"平面细胞极性"的机制调控，使细胞有丝分裂定向进行，并在胆管平面内维持管状结构。这一过程是胆管板和间质细胞在大量生长和转录因子的控制下相互作用、精心调控，刺激细胞迁移和胆管细胞分化。当调控出现缺陷时，这一机制导致胆管异常扩张或断开，导致胆道囊性或囊肿

样病变。胆管板重塑在早期受到影响时，肝门区胆管影响最大，导致 Caroli 病、Caroli 综合征或胆总管囊肿形成，而影响胆管板重塑后期阶段时，小叶间胆管受累最大，引起慢性肝衰竭。

2. 临床表现　Caroli 病可出现于任何年龄段，但好发于儿童或青少年。胆管囊性扩张本身可无症状。当合并胆管炎、胆管结石病时，临床上可出现发热、腹痛等症状。伴有肝纤维化或门静脉高压的患者还可出现脾大、上消化道出血等症状。此外，Caroli 病尤其是 Caroli 综合征常伴随各种其他脏器囊性纤维化疾病，常见的有肾脏、胰腺等，因此可出现腰背部疼痛、肾功能异常、胰腺炎等合并症。少数患者还可合并胆管癌，有研究指出 Caroli 病胆管癌的发生率为 7%，发生风险是正常人群的 100 倍。

3. 辅助检查及诊断

（1）实验室检查：Caroli 病无合并症时无异常，有合并症时可出现相应异常，通常实验室检查信息不能作为诊断 Caroli 病的直接依据。

（2）影像学检查

1）超声：可显现肝内胆管囊肿大小及位置，肝内存在囊性无回声区，提示有胆管扩张，典型的 Caroli 病超声下肝内胆管扩张呈"串珠状"改变，在无回声区内还可能见到纤维血管束、结石、线性连接桥带或隔膜。

2）CT 及 MRI：相较于超声，CT 和 MRI 可以更好地显示血管系统和胆道树。在 CT 或 MRI 下，Caroli 病呈现肝内胆管囊状或梭状的扩张，可伴有结石。在增强 CT 或增强 MRI 上，还可出现"小点征"，又称为"中心点征"，形成原因是扩张的肝内囊状胆管中的纤维血管束强化显影。同时 CT 及 MRI 还可以发现门静脉高压、肝硬化及合并其他器官的囊肿。

3）ERCP：是诊断 Caroli 病的金标准，Caroli 病出现梭形扩张时，超声、CT 等诊断困难，而 ERCP 可以直视胆管，镜下显示囊和胆道的关系，以及肝内胆管树中的憩室状囊变，并可区分孤立的肝囊性变，同时还有解除胆道梗阻、建立通畅引流等治疗价值。但 ERCP 作为侵入性检查，有增加患胆管炎、出血、穿孔等的风险，因此，临床上应用会慎重考虑。

（3）组织病理学检查：Caroli 病还可行肝穿刺组织病理学活检，典型者镜下可见肝内胆管节段性或弥漫性扩张，畸形部分肝细胞可见散在点灶状坏死，偶见肝细胞及毛细胆管性淤胆，肝窦可有炎性细胞浸润。Caroli 综合征患者还可见程度不一的肝细胞纤维化，纤维化区域包含大量畸形的胆管和发育不良的门静脉分支。

（4）鉴别诊断：Caroli 病需与多囊肝、梗阻性胆道扩张等相鉴别；多囊肝患者在影像学上呈肝大，囊肿数目不少于 10 个，可压迫肝周血管或胆管而出现门静脉闭塞、布-加综合征等，囊肿分布在一个或多个肝段，无先天性肝纤维化；梗阻性胆道扩张的特点是以梗阻处为中心，规律地向外围扩张，常呈单发性，无局灶的囊性病变。

4. 治疗　Caroli 病作为一种先天性疾病，没有有效策略可以逆转疾病的进展，且单纯性 Caroli 病可无症状。因此，针对 Caroli 病的治疗方案主要为治疗并发症，包括药物、ERCP、手术等手段。肝移植是 Caroli 综合征的已知唯一可治愈的方法，但由于肝源短缺、术后长期免疫抑制等问题，适应证也相应缩窄，仅限于双叶受累，并伴有反复发作的胆管炎或门静脉高压症的患者。

（1）药物治疗：目前普遍认为熊去氧胆酸可治疗 Caroli 病患者，但作用有限，主要用于肝内胆管结石及胆管炎的治疗，以及预防发作。Ros 等肯定了熊去氧胆酸在 Caroli 病方面的疗效，但具体机制未知。抗生素则主要用于由 Caroli 病或 Caroli 综合征引起的胆管炎、肝脓肿、脓毒血症等，临床上根据情况，合理选用敏感抗生素治疗。

（2）内镜下治疗：ERCP 可通过内镜下碎石、取石等技术解除胆管梗阻，并通过放置支架及鼻胆管建立通畅引流，可以极大程度上缓解 Caroli 病患者由胆管结石或胆管炎等带来的症状，为后期手术争取时间。内镜治疗相较于手术而言，具有微创、风险小、围术期短等优点，但仍存在一些缺陷，包括①部分患者如受累胆管离肝门较远者手术效果不佳；②不能彻底解决胆管囊肿的问题，手术后胆管结石或胆管炎易复发；③反复的内镜下操作有增加胆管上皮恶性变的风险。对于门静脉高压引起的食管胃底静脉曲张患者，可考虑行食管静脉曲张套扎术，可以降低上消化道出血的风险。

（3）手术：是治疗 Caroli 病的重要手段之一，手术方式包括肝叶切除、胆肠吻合、肝总管空肠 R-Y 吻合术等。手术指征为：反复发作并发症而保守治疗无效、怀疑恶性病变及慢性肝衰竭等。对于单侧肝叶受累的患者，通过切除肝内囊性扩张及恶性病变的病灶，可防止并发症的复发。有肝外胆管扩张者，可一并切除，并行肝总管空肠吻合重建胆道引流。此外，门静脉高压的患者可行经颈静脉肝内门静脉分流术（TIPS）来减轻腹水、食管胃底静脉曲张及脾大等并发症，需要注意的是，TIPS 有增加肝性脑病发生的风险，同时还会延迟肝移植的时间。

（4）肝移植：对于双叶受累并伴有反复发作的胆管炎或门静脉高压症的患者，肝移植是唯一的治疗手段。伴有慢性肝衰竭的 Caroli 病患者，目前缺乏有效手段逆转肝硬化进展，因此，尽早行肝移植是预防肝硬化、肝恶性病变的最佳策略。肝移植后的 5 年及 10 年生存率可达 90% 及 78%，移植的不良预后主要与年龄较大及移植时的重复感染有关，并且肝移植后使用免疫抑制剂治疗也会增加感染风险。因此，建议尽量避免移植前行胆道侵入手术，以免增加感染风险，并且在移植前后预防性使用抗生素。此外，合并多囊肾并伴有肾衰竭的患者，可考虑行肝肾联合移植。

三、先天性胆总管囊肿

先天性胆总管囊肿（congenital choledochal cysts，CCC）又称先天性胆管扩张症，是一种以胆总管囊肿或梭状扩张并可伴有肝内胆管扩张的先天性胆道疾病。该病女性发病率高于男性，男女发病率之比为 1：4，亚洲人群发病率高于欧美人群，多在儿童期起病，约有 20% 发生在成年时期。根据胆管囊肿的部位、形状，Todani 等将其分为五型，这种分类方法目前被普遍使用。该病可合并肝总管结石、胆管炎、胰腺炎、门静脉高压、肝硬化、囊肿破裂、胆管癌等并发症，其中，以胆管癌为最严重并发症。治疗以手术为主，尤其是高度怀疑恶变者，应尽早手术，保守治疗可用于缓解症状。

1. 病因及机制　先天性胆总管囊肿病因不明，目前有假说认为与 DPM 有关，此外还有假说认为幼年期胆总管远端梗阻而胆管壁薄弱可引起胆总管囊肿。CCC 易合并癌变，具体癌变机制尚不明确，有假说提出胰胆管汇合异常引起胰酶回流至胆管，胆汁胰液混合后淤积在胆管中，引起炎症并损伤胆管上皮，这种慢性炎症及持续性损伤会引发细胞增殖异常，促进癌基因的激活，从而增加肿瘤形成风险。

2. 临床表现　CCC 病程数年无症状，一般是患者偶然行影像学检查后发现。有症状的患者，约 80% 在 10 岁前表现出可疑症状，通常是典型的 Charot 三联征、右上腹疼痛、可触及腹部包块，成年后症状常表现为腹痛、胰腺炎等。

3. 并发症　CCC 可由扩张的胆管导致胆汁淤积及继发性结石形成，引发急性胆管炎和胰腺炎，随后反复发作的炎症导致导管狭窄并进一步加重囊肿扩张。此外，胆总管和胰管远端的慢性炎症和胆结石导致了梗阻性蛋白栓的形成。40%～50% 的患者因复发性胆管炎和慢性胆道梗阻发展为继发性胆汁性肝硬化，出现门静脉高压。同时，CCC 本身能对门静脉施加机械压迫，即使没有形成胆汁性肝硬化，也可导致门静脉高压症。除此之外，Ⅲ 型病变受压可能有利于肠套叠形成。CCC 还可出现囊肿破裂并引发胆汁性腹膜炎的急腹症，好发于胆总管和胆囊管汇合处，这种囊肿破裂一般是自发性的，大多发生在婴儿，首发于 1%～12% 的患者中，发作原因可能是慢性炎症导致胆管脆性升高，当胆管压力增加时出现破裂。

CCC 最严重并发症是癌变，癌变率达 2.5%～26%，癌变较普通人群提前 20 年，且随着年龄增长，癌变概率也随之增高，最常见的癌变部位为胆管囊肿内壁及胆囊，所有类型的 CCC 均可发生癌变，但 Ⅰ 型和 Ⅳ a 型囊肿则与癌变关联性更强。此外，有报道称反复行胆管引流可增加癌变风险。

4. 辅助检查

（1）超声：可大致了解肝内外胆管有否扩张及其程度范围，并可判断有无并发结石。作为一种安全、有效、经济、无痛苦的检查，超声是好发于未成年人群的 CCC 的首选筛查方式。

（2）CT：相较于超声，诊断更加准确，可对胆总管扩张情况进行准确把握，包括形态、位置、程度等均可清晰反映出来，并清楚显示囊肿周围器官，可根据影像情况进行 Todani 分型，对术前手术计划制订、减少手术损伤、提高手术安全性有重要价值。

（3）MRI 及 MRCP：可以清晰完整地显示胆道系统，有效评估囊肿解剖位置、肝内受累情况及胆胰管交汇处有无异常，并且无侵入性检查带来的并发症风险，可以避免患儿接受放射性射线照射，是目前疾病诊断的金标准。

（4）ERCP：诊断价值同 MRCP。但作为有创检查，有胆管出血、胆道感染及胆漏等并发症发生风险，并且，ERCP 在扩张的胆管内注入对比剂，有增加囊肿直径或囊内压的风险。因此可作为无创成像失败或需要同时进行内镜治疗的第二选择。

5. 治疗　CCC 并发症较多，容易形成胆道感染、囊壁癌变等，甚至出现急性囊肿破裂危及生命。因此，该病确诊后应尽早手术，切除病灶，建立胆道通畅引流。目前手术采取囊肿切除，与传统的胆总管-囊-十二指肠吻合术相比，手术后复发可能性及胆道逆行性感染风险更低，此外，完全切除还可以避免恶性变性的风险。切除手术前判断胆管囊肿类型，不同类型的囊肿采取不同的手术方式，术中规避胆管残余囊肿，术后规避胆肠吻合口狭窄。

（1）手术类型

1）囊肿切除及胆道重建术：目前手术采用囊肿切除术 + 胆管空肠 Roux-en-Y 吻合术，与肝十二指肠吻合术相比，该术受胆汁反流影响较小，并且通过切除囊肿，可避免癌变，术后吻合口情况不复杂，术后感染及吻合口处狭窄可能性低。

2）腹腔镜手术：随着腹腔镜手术的成熟，腹腔镜在治疗 CCC 方面的价值也渐渐被发掘出来。在腹腔镜下，利用其放大功能可准确、无血剥离出囊肿，并在术中行胆道造影，将囊肿切除后行胆管空肠 Roux-Y 吻合术。该术手术切口小，术后恢复较快，逐渐受到青睐。但合并肝内胆管囊肿、狭窄及胰管内结石等情况时，腹腔镜手术无法兼顾这些问题，因此，术前应当做好充分评估。

3）机器人辅助手术：自 2006 年 Woo 等首次报道了机器人辅助腹腔镜手术成功救治一位 I 型胆总管囊肿患者后，机器人辅助腹腔镜的手术方式进入了大众视野。机器人辅助腹腔镜能够构建视觉三维成像，能更准确地把握距离，更精细地完成手术操作。有研究指出该手术方式术中出血量少、组织损伤较小，术后恢复快、愈合好。但目前机器人辅助手术的方式尚在经验积累阶段，相信随着机器技术的完善及手术医师操作技术的进步，机器人辅助腹腔镜技术在今后的 CCC 治疗中会取得佳绩。

（2）手术方式：先先天性胆总管囊肿手术方式见表 19-1。

表 19-1　不同类型胆总管囊肿及手术方式选择

类型		手术方式
I 型	胆总管囊性扩张	肝外囊性病灶切除术 + 胆囊切除术 + 肝管空肠吻合术
	I a 型：弥漫性胆总管囊性扩张	
	I b 型：局限性胆总管囊性扩张	
	I c 型：弥漫性胆总管梭状扩张	
II 型	肝外胆管憩室样扩张	憩室切除术或单纯囊肿切除术
III 型	胆总管末端囊性扩张	内镜下乳头括约肌切开术
IV 型	IV a 型：肝内外胆管多发性囊性扩张	根据胆管囊肿位置不同，采取不同的治疗措施
	IV b 型：肝外胆管多发性囊性扩张	肝外囊性病灶切除术 + 胆囊切除术 + 肝管空肠吻合术
V 型	肝内胆管单发或多发性囊性扩张（Caroli's 病）	肝段 / 肝叶切除或肝移植

（3）手术并发症：早期的囊肿手术后可能出现吻合口漏、出血、伤口感染、急性胰腺炎、胰瘘或胆瘘等并发症。随后，10% ～ 25% 的患者可出现良性吻合口狭窄，并再次出现胆道淤积、慢性炎症及相关并发症。最后，可能出现胆管癌。因此手术后应当长期随访，并行胆管癌的筛查。

因为即使是在胆管囊肿切除后，胆管癌发生风险仍高于一般人群，概率高达 14%，并且也是最常见的晚期死亡并发症。

（周中银）

第二节　胆漏的诊疗

胆漏（bile leakage）是指胆汁通过胆道系统的非自然腔道流出胆系至腹腔或体外，漏出的胆汁进入腹腔可引起腹腔内感染、水及电解质失衡、消化吸收不良等问题，严重时危及生命，手术、创伤、炎症、肿瘤等是导致胆漏的常见的病理因素。胆漏一旦发生，应及早处理。胆漏治疗的传统方法是保守治疗及外科手术，开腹手术创伤大，恢复期长，死亡率高，随着医疗技术的进步现在几乎均可以通过非手术方式解决。推荐早期转诊至肝胆外科经验丰富、内镜治疗技术娴熟并可行介入放射治疗的三级医院，能获得最佳治疗效果。目前，十二指肠乳头括约肌切开、ENBD 和支架置入术等内镜介入治疗已基本取代外科手术，成为多数术后胆漏患者的一线治疗方案。这些微创的内镜治疗方法能够降低或消除胆管与十二指肠之间的压力，使胆汁能够通过正常通道而非瘘口进入十二指肠，促进局部瘘口愈合。

一、病因

引起胆漏的原因很多，可以概括为医源性、外伤性及自发性三种，现将具体病因分析如下。

1. **医源性胆漏**　胆囊切除是医源性胆漏最常见的原因，传统外科开腹手术导致术后胆漏的发生率为 0.1% ～ 0.5%。随着微创技术的广泛开展，腹腔镜胆囊切除术在二级以上医疗机构广泛开展，成为治疗胆囊结石的首选治疗方法。腹腔镜手术的优势在于创伤小，可减少术后疼痛，缩短住院时间，更快恢复正常活动。但是腹腔镜胆囊切除术的广泛开展也导致了胆管损伤的发生率增加，达 0.5% ~ 3.4%。

胆瘘可能与以下因素有关：术中对解剖结构判断错误，在胆总管被误认为是胆囊管的情况下，过分牵拉胆囊，使胆囊管与胆总管被拉紧成一条直线，进而损伤近端胆总管甚至横断整个肝总管。胆囊炎处于急性期，夹子放置、缝线和结扎不准确。

按照 Strasberg 等所述，手术安全性的关键点在于能够在胆囊管及胆囊动脉进入胆囊时识别出来，进而安全地剪切和分离。然而，只有 20% ~ 30% 的胆管损伤能够在最初手术中被发现。早期症状因无特异性，往往被延误；患者经常出院后数天（多数在术后 1 周内）出现黄疸、引流管内出现胆汁、胆汁样腹水和（或）胆汁性腹膜炎症状。

尽管早期有各种胆管损伤的分类方法，Strasberg 分型是应用最为广泛的。与胆总管相关的胆道连续性是否存在，是内镜处理相关最重要的因素（表 19-2）。

表 19-2　胆管损伤的 Strasberg 分型及相应治疗

Strasberg 分型	损伤类型	治疗
A 型	胆囊管或迷走胆管漏	ERCP
B 型	分叶胆管结扎并梗阻：与胆总管分支相通	ERCP
	与胆总管分支不相通	外科手术
C 型	分叶胆管漏：与胆总管分支相通	ERCP
	与胆总管分支不相通	外科手术
D 型	肝外胆管侧壁损伤：胆总管壁小撕裂或灼伤	ERCP
	胆总管壁组织大块缺损	外科手术
E 型	胆总管横断：不完全性（胆管壁仍有连续性）	ERCP

胆总管探查术后常规放置 T 管，目的通常是引流，降低胆道压力，减少胆道感染。拔除 T 管胆漏的发生概率在 0.78% ~ 10%。T 管窦道的形成一般要 2 ~ 4 周，过早拔除 T 管或 T 管脱落可导致胆漏。此外，T 管安放技术不规范，T 管拔管时用力过猛撕裂胆管或窦道，胆总管末端有残余结石或其他原因导致的梗阻等均可导致胆漏。当患者营养不良，长期使用糖皮质激素，合并肝硬化、糖尿病等消耗性疾病时，机体愈合能力低下，有时即使延期拔管亦可导致胆漏，术中解剖胆总管过长导致胆总管供血障碍亦可导致胆漏。

（1）胆肠吻合术：术后主因吻合口缝合不够密集，吻合口狭窄胆汁流出受阻，胆管吻合口游离过多而造成局部缺血、创面感染等使吻合口愈合不良造成胆漏。高位肝管空肠吻合时，因操作间隙小、操作技术要求高更容易导致胆漏。

（2）肝脏手术：国外有学者研究发现，肝移植、肝叶切除等术后胆漏发生率达 3% ~ 27%。肝切除术后胆漏的易发因素包括患者高龄、肝左叶切除、胆管癌手术、手术时间长、切面涉及大肝管等。肝移植术后早期胆漏可由吻合口、胆囊管残端、放置 T 管，或肝移植活体供体或移植肝的创面引起。

（3）有创检查或治疗：近年来随着医疗技术的发展，ERCP、PTCD 等技术得到了大量开展，经皮经肝穿刺胆道造影可直接损伤肝内外胆管导致胆漏，内镜下逆行胰胆管造影联合内镜下括约肌切开术形成胆管周围胆漏或腹膜后胆漏，部分情况由取石网篮插入不当直接穿通胆管导致胆漏。

2. 创伤性胆漏　创伤可导致肝内外胆管破裂而致胆漏。创伤同时多合并肝脏等多脏器损伤而需行手术治疗，若术中断裂胆管结扎不稳固或未结扎，容易发生胆漏现象。

3. 自发性胆漏　胆道感染、结石等导致胆道水肿、坏死、破裂形成胆漏，肿瘤也可侵蚀胆道导致胆漏。

二、诊断

胆漏患者的诊断常根据其近期有肝胆手术或腹部创伤等相关病史，继而出现腹膜炎的症状、体征，伴有发热、恶心、呕吐等症状，结合辅助检查给予诊断。

三、临床表现

短期少量胆漏，一般无明显症状。胆漏量多者，可出现消化不良、电解质失衡、粪便颜色变浅，可出现腹痛、腹胀、恶心、呕吐、发热等临床表现，出现局限性、弥散性腹膜炎症状体征，严重时出现休克。

四、辅助检查

1. 常用检查　胆漏患者可出现血常规白细胞、血清结合胆红素、血清碱性磷酸酶增高，胆漏时间长可导致电解质紊乱、酸碱失衡及低蛋白血症；B超或CT检查可发现腹腔液性暗区；MRCP可清楚地显示腹腔胆汁聚集。经皮经肝穿刺胆道造影（PTC）、T管造影、ERCP能清楚显示胆道系统形态，能明确诊断，明确胆漏部位，同时可以治疗胆漏。

2. 腹腔穿刺　当临床表现提示胆漏可行诊断性腹腔穿刺，若穿刺出胆汁样液体可确诊，同时可留置引流管，引流胆汁减轻腹部症状和体征。

五、治疗

胆漏是一种严重的并发症，病死率可高达28.6%。临床医师应予以高度重视，积极予以干预。

1. 非手术治疗　在禁食、抗炎、营养支持治疗的基础上，持续腹腔引流，减少胆汁对腹腔脏器的炎性刺激，必要时加用生长激素和生长抑素，部分患者漏口能自行闭合。近年来，由于医疗技术的进步、微创技术的发展及普及，非手术治疗效果显著。

2. 经皮穿刺引流　对于胆漏量较少、来自胆囊床及变异胆管的胆漏者，可在B超或CT引导下行腹腔穿刺，通畅引流，这种方法痛苦小、操作方便、费用低廉，de Jong等对63例患者资料进行回顾性分析发现其临床成功率达69.8%，术后并发症发生率为6.3%，并发症主要有肝损伤、气胸、胸腔积液、胆道出血。Hoekstra等认为，经皮经肝穿刺胆道引流是肝脏手术、胆肠吻合术后胆漏的首选治疗方法。

3. 内镜下治疗胆漏　内镜下逆行胰胆管造影是诊断胆漏的金标准，也可对胆漏进行治疗。

（1）ENBD：是最常用的方法，可以避免奥迪括约肌切开，保留十二指肠乳头括约肌的功能，避免奥迪括约肌切开后的远期并发症，可以借助负压吸引充分引流胆汁，降低胆道内压力，具有可反复注入对比剂直接进行胆管造影、了解漏口闭合情况的优点；适合于各类肝内外胆漏的短期引流，ENBD是治疗胆漏的首选的安全、有效、微创的非手术方法。不足之处在于少数患者对鼻胆管不能耐受，有食管静脉中重度曲张者属禁忌，因胆汁引流出体外，部分患者会出现消化不良等症状，严重的还会导致水及电解质紊乱、黄疸。

（2）ERBD：经内镜胆道塑料支架置入可以通畅引流胆汁，促进胆漏愈合，可长期留置，由于ERBD恢复胆汁的正常流向，与ENBD比较不会引起水、电解质、酸碱失衡，有利于患者消化功能的恢复。缺点是不能动态造影观察漏口愈合情况，在胆漏停止后需再次行十二指肠镜检查取出支架，增加患者的经济负担及二次内镜操作的痛苦；并且塑料支架有移位、阻塞的风险，可能出现胆管炎、肝脓肿、胰腺炎；对于合并低蛋白血症、糖尿病、食管静脉曲张、胆道狭窄（尤其是恶性狭窄）的胆漏患者其作为首选治疗方法。国外有研究提示，放置自膨式金属支架可以减少其并发症。约10%胆漏患者通过单纯括约肌切开和（或）单根大口径支架置入不能缓解，可尝试置入多根塑料支架或放置全覆膜自膨式金属支架（fcSEMS），再于6个月后拔除。同时推荐行乳头括约肌切开，降低PEP风险。对于胆囊管或胆囊床迷走小胆管的胆漏，首次ERCP治疗成功，可不再需要二次ERCP了解胆道情况，直接经内镜取出支架即可，同样的方法也可用于右肝管或胆总管侧壁轻微损伤。如果胆漏发生于主胆道，二次 ERCP 是必要的，用于评估胆漏的愈合情况，以及发现继发胆道狭窄和胆道结石的可能。

（3）经内镜十二指肠乳头括约肌切开术：对于胆漏治疗，是否单独行胆道括约肌切开术而不放置胆道支架，仍有争议。

多数内镜医师认为，除非是胆管结石嵌顿，或可以做括约肌大切开（这通常必须在胆管扩张条件下完成，而年轻胆漏患者的胆管常不扩张），否则单纯的括约肌切开术是不够的。一般单采用乳头括约肌切开术的较少，多和 ENBD 或 ERBD 联合应用。国内胡冰等报道 8 例胆漏患者乳头括约肌切开术联合 ENBD 或 ERBD，治愈 7 例，成功率 87.5%。乳头括约肌切开术破坏了乳头括约肌的正常生理功能，十二指肠液、食物等可反流入胆道，反复引起胆管炎，可增加胆总管结石、胆管癌发生的风险，因此 40 岁以下的年轻患者一般不主张行乳头括约肌切开术。

4. 手术治疗　经非手术治疗失败，腹腔引流管无明显减少、患者腹膜炎体征加重、感染中毒症状加重、B 超提示腹水进行性增加、疑为胆总管撕裂伴活动性出血甚至胆管横断者均需及时手术。

（1）腹腔镜手术：腹腔镜本身亦可以作为胆漏的诊断及治疗的工具，对腹腔镜术后早期出现的胆漏，由于距离上次手术时间短、腹腔粘连轻，同时腹腔镜有放大作用，能清晰地发现并确切地修补漏口。国外文献报道腹腔镜是治疗腹腔镜胆囊切除术后胆漏患者的有效办法，腹腔镜有创伤小、术后痛苦小、恢复快、住院时间短、花费低、并发症少等优势，并可以有效降低病死率。若腹腔镜下不能解决问题，应及早采取其他方法，降低病死率。

（2）开腹手术：经非手术治疗失败者或不适合行再次腹腔镜手术的患者可选择开腹手术，但应由经验丰富的外科医师进行。手术中发生复杂胆管损伤，若手术医师在复杂胆道重建方面经验少，就不应术中即时修复，患者应尽快转至（最好 24 小时以内）有经验的胆道外科中心。应当避免在急性炎症期手术修复损伤的胆管，这种情况胆漏或胆道狭窄发生率高。手术以彻底冲洗腹腔、疏通胆道、充分引流为原则，根据胆漏的病情轻重、具体原因、大小、部位可选择不同的手术方式，如胆管原位修补、重置 T 管、胆总管空肠吻合等。累及汇合部的胆管损伤，发生早期和晚期并发症的风险高；手术治疗通常是胆肠吻合术，损伤近端胆管与空肠吻合，再行空肠 Roux-en-Y 吻合以防逆行性胆管炎。这类手术通常困难而费时。但再次开腹手术损伤大，病死率高。据 Corbett 等报道 T 管拔除后胆漏行再次开腹手术病死率达 6.67%，故尽量首选采用创伤小的手术方式。

术前应严格检测手术指征，选择合适的手术时机，如胆囊炎急性发作超过 72 小时应先采用非手术治疗；经积极抗感染及支持治疗后再择期手术。严重坏疽性胆囊炎患者，因为胆囊管局部炎症严重、难以剥离，可采用胆囊局部切除。腔镜手术医师应通过规范培训，考核合格，在有经验上级医师的带领下逐渐独立开展手术。手术医师应熟练掌握胆囊三角的解剖及各种变异、熟悉手术流程，术中做到解剖结构清晰可辨，术中谨慎操作。解剖分离胆囊三角时遵循 Peters 等总结的 4 条技术要点：①自胆囊颈向胆总管分离；②十二指肠牵开困难提示可能是在分离胆总管而不是胆囊管；③分离过多是在分离胆总管而不是胆囊管的另一迹象；④不断地辨认可能未被了解的结构，如有混淆，应改变肝门视野。

对于 T 管引流患者，在拔管前应常规夹闭 T 管并行 T 管造影，确认结石取尽 / 胆道通畅再行拔管，拔 T 管时忌用暴力。MRCP 作为非侵入性检查，很好地提供了胆管系统的成像，肝切除或肝移植前作为常规检查以便设计手术方案，这可以预防针对肝管汇合变异在手术解剖中造成损伤。如果术中损伤了变异的胆管，可通过损伤胆管的造影评估损伤类型和程度。在局部胆管横断的情况下，需要进行相应肝段的切除，这取决于残余肝脏体积和肝脏的储备功能，或者行胆管空肠 Roux-en-Y 吻合。

六、总结与展望

随着医学的进步、手术操作技术的提高和临床医师对手术并发症的重视，胆漏的发生在逐渐减少，医源性胆漏可以通过有效的围术期管理预防，减少再次外科手术的干预率。内镜治疗应作为术后胆漏的首选治疗方法，与外科手术和经皮胆道引流相比，ERCP 具有创伤性小、耐受性好、安全性高，并且可以在必要时重复进行的优点，不影响后续的手术操作。对于胆总管完全离断或结扎，必须外科手术干预。经皮胆道引流可适用于 ERCP 失败后，以及消化道重建后内镜无法到达乳头的患者。术后胆漏非常复杂，可能需要联合多种处理方式。及时诊断发现术后胆漏决定手术后胆管损伤的治疗效果。最后，内镜医师应当铭记，接受 ERCP 的患者应该严格随访，接受按期治疗，以避免因内镜下置入的支架留置过久，导致潜在致命的脓毒血症等并发症。

（李　虎）

第三节　胆管外伤的外科处理

胆管损伤按照部位可分为肝内、外胆管损伤；按照致伤原因可分为创伤性胆管损伤和医源性胆管损伤。

创伤性胆管损伤少见，常发生于交通事故、坠落、挤压、利器刺伤等，多为复合伤。医源性胆管损伤因腹部手术或介入、穿刺等造成，绝大多数发生于胆囊切除术，少数发生于胆道探查术、胃大部切除术、肝切除术等。

一、病因

胆囊切除术引起胆管损伤的常见原因：①解剖变异，危险的解剖因素如胆道解剖学变异、胆总管细长、肝十二指肠韧带松弛、胆囊动脉走行异常、Calot 三角脂肪堆积等；②局部病理因素，局部炎症粘连重、组织充血、水肿、脆弱、致密粘连、结石嵌顿 Mirizzi 综合征等；③手术操作失误，操作者经验欠缺 / 过度自信 / 盲目草率；④热源性损伤；⑤缺血性损伤。上腹部其他手术如肝叶切除术、胃大部切除术、肝移植术等。

二、诊断

术中及时发现胆管损伤很重要，主要特征：
1. 发现胆汁外漏。
2. 胆囊切除标本发现胆囊管处有 2 个开口。
3. 术中造影发现胆管连续性中断、对比剂外溢。
术后近期若出现以下表现，要考虑胆管损伤。

1. 持续腹痛、继而腹胀，且不缓解，应考虑是否有胆漏引起胆汁性腹膜炎可能。
2. 腹腔引流管引流出胆汁。
3. 术后早期出现持续低热、巩膜轻度黄染、舌苔黄褐、尿色深黄等应考虑阻塞性黄疸。
术后数周或数月出现以下表现要考虑迟发或隐匿性胆管损伤。
1. 稍晚出现阻塞性黄疸。
2. 反复发作的胆道感染。
3. 肝下或者肝周积液。对于怀疑胆管损伤，选择超声、CT、MRCP、ERCP 等明确诊断。

三、胆管损伤分类

中华医学会外科学分会胆道外科学组颁布的《胆管损伤的诊断和治疗指南（2013 版）》中所提出的分型更为实用。同时，根据胆管损伤的病变特征将其分为 4 类。a 类：非破裂伤（胆管壁保持完整的损伤，包括胆管挫伤以及因缝扎、钛夹夹闭或其他原因造成的原发性损伤性胆管狭窄）；b 类：裂伤；c 类：组织缺损；d 类：瘢痕性狭窄（胆管损伤后因管壁纤维化而形成的继发性胆管狭窄）。

四、处理

胆管损伤确定性治疗包括外科手术、内镜和（或）介入治疗，合理选择治疗方式依赖于对损伤部位、程度和类型的准确判断。胆管损伤的确定性治疗应由具有胆管修复经验的专科医师实施。

外科治疗方法：胆管损伤确定性手术方法包括胆肠吻合术（胆管空肠 Roux-en-Y 吻合、胆管十二指肠吻合、肝门肠吻合等）、胆管修补术、胆管对端吻合术、替代组织修复术、胆管结扎术、肝切除术和肝移植等。胆管损伤的分类包括①节段性胆管损伤或副胆管损伤（ABC）：< 3mm（结扎损伤胆管），≥ 4mm（手术修复）。②胆总管侧壁损伤（D）：直接缝合或 T 管引流。③胆总管离断损伤（E）：肝管空肠吻合术是大多数病例的最佳修复方法。

胆管损伤的治疗包括内镜和（或）介入治疗、外科手术，应根据损伤的部位、程度和类型进行准确判断，合理选择治疗方式。

1. 内镜治疗　轻度胆管损伤所引发的诸如胆囊管漏、胆囊床迷走胆管漏等，在有经验的胆道外科中心或内镜中心通过内镜治疗，有约 80% 的患者能够治愈，治疗手段主要是胆道内支架的置入和单纯的括约肌切开。但是，并不推荐内镜治疗作为严重胆管损伤和胆管损伤后胆管狭窄的治疗手段。同时，有研究也发现，内镜下支架置入在治疗胆管损伤后的良性胆管狭窄中需要反复更换支架，支架在更换 4 次后仍存在狭窄时最终选择手术治疗。因此，在内镜治疗中亦不推荐植入金属支架。《胆管损伤的诊断和治疗指南（2013 版）》推荐胆管损伤与损伤性胆管狭窄内镜支架治疗 1 年无效的患者应及时中转手术修复。

2. 手术治疗　胆管损伤的修复性手术应由有经验的胆道专科医师完成，遵循确定性修复、有效恢复生理功能、管道再通、预防狭窄的原则。同时，针对不同的损伤时间及损伤情况制订不同的治疗方案。

（1）术中发现胆管损伤的处理：术中发现的胆管损伤应由有经验的胆道外科医师行一期修复，如判断胆管损伤为< 3 mm 的裂伤可用 5/6-0 的可吸收缝线行缝合修补术；> 3 mm 的裂伤在行修补术的同时应置入合适型号的 T 管支撑，以防止修补后的狭窄，T 管留置时间应不少于 3 个月。更大的缺损或对端吻合张力较高，以及组织缺血则建议行 Roux-en-Y 吻合，但也有文献报道采用组织替代修补，如胆囊、胃壁、肝圆韧带替代行

胆总管损伤修补。如果术中发现胆管损伤为横断伤，则需用 5/6-0 的可吸收线行端端吻合，同时留置 T 管，T 管留置时间应不少于 6 个月。然而，有近 50% 的胆管损伤未能在术中及时发现，这部分患者应当天转诊至更大的医疗中心或由有经验的胆道外科医师当天行修补治疗，否则需在 3 个月后再行相关治疗。

（2）术后发现胆管损伤的处理：术后发现的胆管损伤的治疗应当是综合性的治疗，再次手术之前对于胆管损伤所引发的相关并发症的治疗十分重要，如胆漏、阻塞性黄疸、继发性肝损伤、腹腔感染等，对于胆漏、黄疸可采用介入的治疗手段得以解决，如超声引导下经皮穿刺置管、经皮经肝胆管引流术、内镜下逆行胰胆管造影术等均能达到良好的治疗效果。未能及时发现、明确诊断的胆管损伤多伴随肝损伤及不同程度的感染，如得不到及时有效的处理可继发胆汁性肝硬化、局域性门静脉高压、肝脓肿、肝衰竭、感染性休克、脓毒血症等。临床应及早明确诊断，积极观察病情变化，给予相应的保肝、抗感染治疗，尤其是抗感染治疗，一方面是积极治疗并发症，另一方面也为再次手术创造良好条件，因为无论是全身炎症反应状况，还是胆道感染或损伤局部的炎症状态，都是影响日后确定性修复手术预后的主要决定因素。胆道感染及由此引发的全身炎症反应综合征在胆管损伤中尤其是延迟发现的胆管损伤中时有发生，胆道感染的细菌菌群分布以革兰阴性菌为主，前 3 位是大肠埃希菌、克雷伯菌属、铜绿假单胞菌；而革兰氏阳性菌则以肠球菌属为主。临床抗生素的选择应以微生物培养及药物敏感结果为指导。但近年来耐药性逐年上升，故在选用抗生素时除一般使用的第二、第三代头孢菌素以外应考虑抗菌谱广、耐药率低的抗生素并做好相应监测，由于头孢哌酮舒巴坦在胆汁中有效药物浓度高，耐药率低，在《胆道外科抗菌药物规范化应用专家共识（2019 版）》中得到了推荐。

此外，对于术后发现的胆管损伤再次手术时机的选择也很重要，胆管损伤患者实施修补的最佳时机应在损伤发生后至少 3 个月，但每个患者的临床病理特征不同，确定性修复的时机取决于患者并发症处理及局部炎症得到有效控制的时间，

而不应以损伤发生的时间算起。《胆管损伤的诊断和治疗指南（2013 版）》推荐，术后 1～2 周发现的胆管损伤，如损伤局部无明显炎症可选择一期修复；胆管损伤合并腹腔感染、胆汁性腹膜炎、血管损伤等复杂的局面时应延期实施确定性修复，延迟修复的手术时机可选择在局部炎症和感染得到有效控制后 4～6 周。

3. 手术方式及注意事项　胆管损伤最终修复的外科手术包括胆管对端吻合术、胆管空肠 Roux-en-Y 吻合术、肝切除术等。手术应遵循"吻合、重建需建立在健康、无缺血、无炎症、无瘢痕的胆管基础上"的原则。临床医师应根据胆管损伤类型、胆道梗阻时间、既往胆道修复手术史、肝损伤程度、患者一般情况以及相关影像学检查结果仔细评估，了解有无肝内胆管狭窄，或合并肝内胆管结石等。增强 MRI 或 CT 检查也是必要的，可以提供胆管以外的其他重要信息，术前应了解有无合并动脉的损伤、局域性门静脉高压、肝实质的纤维化、肝脓肿、腹水等。通过综合分析确定最佳的手术修复方案。

（1）胆管对端吻合术：适于术中或术后早期发现的胆管损伤患者。修整或部分切除胆总管，充分游离胆管和十二指肠，将胆管上下端按显微外科要求进行胆管对端吻合，恢复胆道正常解剖关系。该手术方式符合生理要求，但也是备受争议的术式。Rossi 等认为胆管对端吻合术后 40%～50% 的病例在长期随访中出现狭窄复发，故应严格掌握手术的适应证。

（2）胆管修复术：①胆管自身修复，胆管部分损伤，局部 5/6-0 缝线缝合修复后，置入 T 管；②胃壁或带蒂胃壁瓣修复，胃壁修复有胃前壁覆盖修复和带蒂胃壁浆肌层修复胆总管壁部分缺损；③空肠壁或带蒂空肠瓣修复：空肠壁修复方法是 Roux-en-Y 空肠袢肠壁修复胆总管部分缺损，缝合缺口后缘，胆管内置经肝引流管，缝合完毕后，空肠将胆管缺损覆盖；④带蒂空肠瓣修复，适于胆管损伤狭窄经胆道造影示狭窄以下胆管正常者；⑤带蒂胆囊肝胆管修复，多用于胆管部分损伤狭窄，或肝内外胆管无结石或清除者。

（3）胆肠 Roux-Y 吻合术：胆肠吻合术是在延期修复以及修复后胆管狭窄中最常采用的胆管损伤后胆道重建的手术方式。吻合口近端和远端健康胆管的暴露是损伤修复的第一步，术中发现的胆管损伤通常容易显示近端和远端的胆管，但延迟修复的胆管损伤由于局部炎症会在肝门区形成纤维结缔组织瘢痕，近端胆管残端大多隐藏于肝门区深部，传统的方法很难在肝十二指肠韧带中寻及胆管残端，此时建议降低肝门板并沿Ⅳ段肝脏至横沟达到肝管的汇合处，从而探及近端胆管；如果粘连严重，在肝门区不能清楚地显示解剖和暴露肝门板，建议通过肝脏Ⅳ段后缘和横沟深入解剖肝实质直至肝管汇合区，然后显示近端胆管；此外，若不能通过门静脉前段及上段入路，则可考虑从肝后外侧十二指肠韧带沿门静脉前壁解剖至右肝蒂，定位右肝管；经典的途径是先找到左肝管，依据左右肝管在一个冠状平面的解剖要点，定位右肝管所在的冠状面，找到胆囊板，胆囊板的基底与右肝蒂的 Glisson 鞘的前壁关系紧密，切开胆囊板基底即打开了右肝蒂，进而定位右肝管。

（4）肝切除术：尽管绝大多数的胆管损伤可以通过内镜或手术的治疗手段达到治愈的目的，但是还是有部分复杂的胆管损伤需要通过肝切除才能达到治疗目的，这部分患者主要是因为胆管损伤合并血管损伤。因此，肝切除的适应证主要是合并同侧血管损伤造成肝实质缺血、肝萎缩，或损伤累及肝内胆管。这也是在行确定性修复术前一定要通过影像学检查仔细评估，包括血管、肝内胆管等相关评估的原因所在。

（5）肝移植：严重的胆管损伤可导致急性肝衰竭或因处理不当造成终末期肝病均可能最终需要肝移植治疗。在某些情况下，如感染性的急性肝衰竭患者不宜采用肝移植术，更多是采用常规的外科处理术式。择期肝移植术更适用于继发性胆汁性肝硬化导致的终末期肝病。

最后需要指出，在修复术前应当确认引流肝脏的主要肝管（左肝管，右前、右后支胆管）全部找到；选择胆管开口是完整健康的胆管进行吻合；任何一种修复重建均应采用精细的吻合技术，恢复胆管的完整及通畅性。无论是间断缝合还是连续缝合均应选用无创缝合针，缝合应严密，防止术后胆漏的发生；但不能为了防止胆漏而缝合得过于紧密,造成吻合口组织缺血,这样适得其反,造成胆漏。总的原则应当是单层缝合、针距均匀、边缘均匀、疏密得当、打结强度适中、无张力吻合。

（余鹏飞）

参考文献

董露露, 楚泽浩, 崔西春, 等, 2021. 达芬奇机器人与传统腹腔镜在治疗小儿先天性胆总管囊肿的对比研究. 中华小儿外科杂志, 42(1): 17-21.

樊代明, 2016. 整合医学: 理论与实践. 北京: 世界图书出版公司.

樊代明, 2021. 整合医学: 理论与实践 7. 北京: 世界图书出版公司.

范跃祖, 2014. 腹腔镜胆管损伤的外科处理. 外科研究与新技术, 3(2): 82-87.

楼文晖, 刘颖斌, 梁廷波, 等, 2017. 胰腺术后外科常见并发症诊治及预防的专家共识 (2017). 中华外科杂志, 55(5): 328-334.

任宾, 2019. 胆管损伤的外科处理. 临床肝胆病杂志, 35(12): 2627-2631.

余周军, 2012. 胆漏的诊治进展. 医学临床研究, 29 (3): 576-578.

孙志为, 付德庄, 莫一我, 等, 1999. 经内镜鼻胆鼻胰管负压引流治疗术后胆瘘和胰瘘. 中华消化内镜杂志, (2): 41-42.

曾建平, 2013. 胆管损伤的诊断和治疗指南 (2013 版). 中华消化外科杂志, 12(2): 81-95.

张磊, 楼文晖, 2017. 胰腺术后 B 级胰瘘的防治策略. 国际外科学杂志, 44(6): 420-423.

张普一, 2011. 肝胆手术后胆漏的相关因素的分析研究. 中国卫生产业, 8(34): 128, 130.

Alsomali MI, Yearsley MM, Levin DM, et al, 2020. Diagnosis of congenital hepatic fbrosis in adulthood. Am J Clin Pathol, 153(1): 119-125.

Baison GN, Bonds MM, Helton WS, et al, 2019. Choledochal cysts: similarities and differences between Asian and Western countries. World J Gastroenterol, 25(26): 3334-3343.

Bergmann C, Guay-Woodford LM, Harris PC, et al, 2018. Polycystic kidney disease. Nat Rev Dis Primers, 4(1): 50.

Bernts LHP, Echternach SG, Kievit W, et al, 2019. Clinical response after laparoscopic fenestration of symptomatic hepatic cysts: a systematic review and meta-analysis. Surg Endosc, 33(3): 691-704.

Bismuth H, Majno PE, 2001. Biliary strictures: classification based on the principles of surgical treatment. World J Surg, 25(10): 1241-1244.

Cannon RM, Brock G, Buell JF, 2011. A novel classification system to address financial impact and referral decisions for bile duct injury in laparoscopic cholecystectomy. HPB Surg, 2011: 371245.

Corbett CR, Fyfe NC, Nicholls RJ, et al, 1986. Bile peritonitis after removal of T-tubes from the common bile duct. Br J Surgery, 73(8): 641-643.

D'Agnolo HM, Kievit W, Takkenberg RB, et al, 2016. Ursodeoxy -cholic acid in advanced polycystic liver disease: aphase 2 multicenter randomized controlled trial. J Hepatol, 65(3): 601-607.

De Jong EA, Moelker A, Leertouwer T, et al, 2014. Percutaneous transhepatic biliary drainage in patients with postsurgical bile leakage and nondilated intrahepatic bile ducts. Dig Surg, 30(4-6): 444-450.

Fabris L, Fiorotto R, Spirli C, et al, 2019. Pathobiology of inherited biliary diseases: a roadmap to understand acquired liver diseases. Nat Rev Gastroenterol Hepatol, 16(8): 497-511.

Hariharan D, Psaltis E, Scholefield JH, et al, 2017. Quality of life and medico-legal implications following iatrogenic bile duct injuries. World J Surg, 41(1): 90-99.

He XD, Wang L, Liu W, et al, 2014. The risk of carcinogenesis in congenital choledochal cyst patients: an analysis of 214 cases. Ann Hepatol, 13(6): 819-826.

Hogan MC, Masyuk T, Bergstralh E, et al, 2015. Efficacy of 4 years of octreotide long-acting release therapy in patients with severe polycystic liver disease. Mayo Clin Proc, 90(8): 1030 - 1037.

Huang CS, Lein HH, Tai FC, et al, 2003. Long-term results of major bile duct injury associated with laparoscopic cholecystectomy. Surg Endosc, 17(9): 1362-1367.

Ishii H, Ochiai T, Murayama Y, et al, 2011. Risk factors and management of postoperative bile leakage after hepatectomy without bilioenteric anastomosis. Dig Surg, 28(3): 198-204.

Janssen MJ, Waanders E, Te Morsche RHM, et al, 2011. Secondary, somatic mutations might promote cyst formation in patients with autosomal dominant polycystic liver disease. Gastroenterology, 141(6): 2056-2063.

Kim H, Park HC, Ryu H, et al, 2015. Clinical correlates of mass effect in autosomal-dominant polycystic kidney disease. PLoS One, 10(12): e0144526.

Lalezari D, Singh I, Reicher S, et al, 2013. Evaluation of fully covered self-expanding metal stents in benign biliary strictures and bile leaks. World J Gastrointest Endosc, 5(7): 332-339.

Lasagni A, Cadamuro M, Morana G, et al, 2021. Fibrocystic liver disease: novel concepts and translational perspectives. Transl Gastroenterol Hepatol, 6: 26.

Luithle T, Szavay P, Fuchs J, 2013. Single -incision laparoscopic nephroureterectomy in children of all age groups. J Pediatr Surg, 48(5): 1142-1146.

Maddah G, Rajabi Mashhadi MT, Parvizi Mashhadi M, et al, 2017. Iatrogenic injuries of the extrahepatic biliary system. J Surg Res, 213: 215-221.

Munoz-Garrido P, Marin JJ, Perugorria MJ, et al, 2015. Ursodeoxy cholic acid inhibits hepatic cystogenesis in experimental models of polycystic liver disease. J Hepatol, 63 (4): 952-961.

Nakayama H, Masuda H, Shibata M, et al, 2003. Incidence of bile leakage after three types of hepatic parenchymal transection. Hepatogastroen-terology, 50(53): 1517-1520.

Porath B, Gainullin VG, Cornec-LeGall E, et al, 2016. Mutationsin GANAB, encoding the glucosidase II α subumit, causeautosomal-dominant polycystic kidney and liver disease . Am J Hum Genet, 98 (6): 1193-1207.

Robinson TN, Stiegmann GV, Durham JD, et al, 2001. Serra AD, Kumpe DA. Management of major bile duct injury associated with laparoscopic cholecystectomy. Surg Endosc, 15(12): 1381-1385.

Sahajpal AK, Chow SC, Dixon E, et al, 2010. Bile duct injuries associated with laparoscopic cholecystectomy: timing of repair and long-term outcomes. Arch Surg, 145(8): 757-763.

Soares KC, Kim Y, Spolverato G, et al, 2015. Presentation and clinical outcomes of choledochal cysts in children and adults: a multi-institutional analysis. JAMA Surg, 150(6): 577-584.

Spirli C, Morell CM, Locatelli L, et al, 2012. Cyclic AMP/ PKA-dependent paradoxical activation of Raf/MEK/ERK signaling in polycystin-2 defective mice treated with sorafenib. Hepatology, 56(6): 2363-2374.

Srinath A, Shneider BL, 2012. Congenital hepatic fbrosis and autosomal-recessive polycystic kidney disease. J Pediatr Gastroenterol Nutr, 54(5): 580-587.

Strazzabosco M, Fabris L, 2012. Development of the bile ducts: essentials for the clinical hepatologist. J Hepatol, 56(5): 1159-1170.

Tam YH, Lee KH, Sihoe JDY, et al, 2010. Initial experience in children using conventional laparoscopic instruments in single incision laparoscopic surgery. J Pediatr Surg, 45 (12): 2381-2385.

Tang ST, Yang Y, Wang Y, et al, 2011. Laparoscopic choledochal cyst excision, hepaticojejunostomy, and extracorporeal Roux-en-Y anastomosis: a technical skill and intermediate-term report in 62 cases.

Surg Endosc, 25(2): 416-422.

Ten Hove A, De Meijer VE, Hulscher JBF, et al, 2018. Meta-analysis of risk of developing malignancy in congenital choledochal malformation. Br J Surg, 105(5): 482-490.

Verbeeck S, Mekhali D, Cassiman D, et al, 2018. Long-term outcome of transjugular intrahepatic portosystemic shunt for portal hypertension in autosomal-recessive polycystic kidney disease. Dig Liver Dis, 50(7): 707-712.

Wills ES TeMorsche RHM, van Reeuwijk J, et al, 2017. Liver cyst gene knockout in cholangiocytes inhibits cilium formation and Wnt signaling. Hum Mol Genet, 26(21): 4190-4202.

Wiseman K, Buczkowski AK, Chung SW, et al, 2005. Epidemiology, presentation, diagnosis, and outcomes of choledochal cysts in adults in an urban environment. Am J Surg, 189(5): 527-531; discussion 531.

Zhang B, Wu D, Fang Y, et al, 2019. Early complications after laparoscopic resection of choledochal cyst. Pediatr Surg Int, 35(8): 845-852.

Zhang JL, Yuan K, Wang MQ, et al, 2017. Transarterial embolization for treatment of symptomatic polycystic liver disease: more than 2-year follow-up. Chin Med J (Engl), 130(16): 1938-1944.

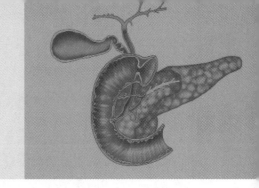

第20章　整合医学与胆胰疾病的研究方向

当前，胆胰疾病的防治仍存在诸多的挑战。在肿瘤方面，早期筛查和干预的方法仍不成熟；在炎症方面，阻断重症化发展和慢性纤维化的手段仍较欠缺；在内镜治疗领域，智能化和自动化技术的应用仅刚刚开始。上述问题的解决有待于突破现有的诊疗常规，需要依靠基础医学、信息科学、设备制造等领域的最新进展，新方法、新策略也需要在大规模人群中完成真实的评价。以整合医学作为指引，注重以人为本，突破常规地实现产学研有机整合，将有望在多个方面提高胆胰疾病的防治和研究水平。

一、胆胰系统肿瘤的早诊早治

胆胰系统肿瘤包括胰腺癌和胆管癌等，是预后最差的几种肿瘤之一。仅约20%的胰腺癌和约40%的Ⅲ/Ⅳ型肝门部胆管癌在发现之时可行根治性手术切除，而无法切除的进展期胰腺癌和肝门部胆管癌的生存期多不足一年。因此，胆胰系统肿瘤的早期诊断对于提高生存率尤为关键。近年来，由于消化道内镜筛查的普及，食管、胃及结直肠的早癌筛查取得了长足进步，从上、下消化道早癌筛查的经验可以看出，投入足够的精力进行胆胰肿瘤的早诊早治肯定是有价值的。

1. 高危人群界定方面　胆管癌发生率明显升高的情况包括 PSC、APBJ、肝内胆管结石和寄生虫感染。已经发现的胰腺癌高危因素包括高危基因突变、新发糖尿病及胰腺囊性肿瘤性病变。尽管 CEA 和 CA19-9 可用于胆胰肿瘤的诊断，但在早癌筛查方面并不推荐；类似的是，很多研究揭示了不同类型的血清生物标志物可用于胆胰肿瘤的诊断、疗效判定和预后评估，但在大规模的早

癌筛查方面的研究极少。单一因素在早癌筛查方面均有其局限性，联合的多因素高危预测模型可能有其价值。早癌人群的数量积累、更多有价值危险因素的发现、深度学习的算法可能会提高早癌预测模型的效果。

2. 筛查方法方面　早癌的特点是病变微小且患者缺少相应的症状，因此对检测方法的敏感性有较高的要求。在早期胆管病变方面，新型胆道镜操作较为简便，图像分辨率逐渐提高，能够对胆管系统进行邻近、实时、直视下的观察。如能进一步减少其检查的费用，则有较大潜力用于胆管早癌的筛查；其不足之处在于，需要借助十二指肠镜进行，因此仅适用于接受 ERCP 的高危人群。在胰腺早期病变方面，EUS 是目前最为敏感的方法，即便是对于毫米级的微小病变也有较好的显示效果，结合微泡造影增强及 EUS-FNA 的取检，可获得更加准确的诊断信息。EUS 目前已经用于胰腺癌发病高危患者的筛查研究，其不足之处是设备昂贵、学习该技术的周期较长，当前掌握该项技术的内镜医师仍为少数且操作经验差别较大，限制了其广泛应用。

3. 治疗的微创化方面　ESD、EMR 已经成为消化道早癌的标志性的微创治疗技术，而在胆胰早期病变的治疗方面尚有待加强探索。光动力治疗（PDT）、射频消融（RFA）治疗和近距离放疗等已经用于胆管癌的姑息治疗，初步研究显示与单纯保守治疗相比，上述治疗可明显延长患者的生存期。PDT 和 RFA 能否治愈早期胆管癌目前还缺少相应研究。在胰腺肿瘤性囊性病变的治疗方面，已有不少研究探索了 EUS 引导下的无水乙醇消融、射频消融、化疗药物注射和聚桂醇硬化治疗的效果，将来有必要探索这些新型治疗方法在

胰腺早癌中的治疗价值。

4.整合研究策略　从上面可以看出，高危人群的合适界定、筛查方法的推广应用、治疗手段的安全微创是胆胰系统肿瘤早期发现和治疗的关键。准确的预测模型有赖于将不同来源的、有价值的高危因素进行整合分析；良好的筛查方法不仅要考虑到其诊断方法的敏感性，也要考虑到其性价比和安全性，需要从大规模人群应用的角度进行整体考量；新的胆胰早期肿瘤的微创治疗方法不仅需要和传统标准方法进行对比和整合，还要以患者为中心，结合个体的遗传差异、身体状况和经济学因素进行整合决策。

二、胆胰炎症和癌前病变不良结局的干预

在胆胰炎症性疾病方面，早期的重症化和晚期的慢性纤维化仍是当前治疗的难点；在癌前病变方面，先天性胆管囊肿和黏液性胰腺囊腺瘤的癌变风险显著增加，缺少有效的预防进展策略。

1.急性胰腺炎和胆管炎的重症化预防　急性胰腺炎是多种原因导致的胰腺无菌性炎性，而急性胆管炎多是胆道梗阻或免疫力低下导致的感染性炎症。两者同属于急性炎性疾病，可分为轻症和中重症/重症等。轻型的胰腺炎和胆管炎治疗效果良好，经对症处理、解除梗阻或抗感染后多可达到完全治愈，对患者的危害不大。但有10%～20%患者表现为重症的胰腺炎或化脓性胆管炎，到目前为止仍有较高的死亡率。一旦发生重症化，常伴随单个或多个器官的衰竭或功能不全，如重症胰腺炎易出现急性呼吸窘迫综合征、急性肾衰竭，而化脓性胆管炎常表现为感染性休克、凝血机制障碍等。胆胰炎症进展为重症化后，往往治疗措施相互矛盾（如大量补液和心肺功能不全、抗凝与出血），缺少特异性的治疗药物，住院时间长，花费巨大，死亡率仍然居高不下。

在急性胰腺炎方面，早期的干预有可能降低重症化的危害。编者等于2016年发表在 *Lancet* 杂志的多中心随机对照研究表明，早期应用吲哚辛栓可减少 ERCP 术后胰腺炎约50%的发生数，并且其重症的比例也相应减少。重症化预防更重要的时机是在急性胰腺炎发作的早期，如6～12小时。有观点认为早期大量补充乳酸林格液有可能减少重症并发症的发生，但尚缺乏相应的高质量证据；另外有研究表明早期使用塞来昔布可减少重症胰腺炎的出现，而在急性胰腺炎早期使用吲哚美辛栓剂的预防重症化的工作也在开展中。目前认为，胰腺腺泡细胞的自噬异常、钙稳态失衡、炎症级联放大乃至细胞因子风暴等可能是急性胰腺炎重症化的主要机制，基于这些机制已有若干药物进入了临床前期和临床试验阶段，可以预测在未来的5～10年相关药物的有效性有望得到验证。

胰腺炎症重症化的分子通路调控网络和免疫微环境调节异常复杂，找出其中的核心调控分子和调控点是未来研究的关键。或许可以从 ERCP 术后胰腺炎的研究历史中得到一定启发，在长达30余年的研究中，研究者针对可能的发病相关因素探索了生长抑素、激素、抗生素、肝素、蛋白酶抑制剂、他克莫司和细胞因子单抗等药物，但其效果均不令人满意；取得突破的是在1997年丹麦的一个研究小组发现，有一组化合物（包括吲哚美辛）可作为磷脂酶 A2 的抑制剂，而磷脂酶 A2 作为众多参与胰腺炎调控网络分子中的一员，起初并不被研究人员看好，近期的磷脂酶 A2 抑制剂可有效预防胰腺炎的进展则表明磷脂酶 A2 是 ERCP 术后胰腺炎发病的关键调控点。

2.慢性胰腺炎和硬化性胆管炎的纤维化预防　胰腺的纤维化是众多胰腺炎症或损失性因素长期作用的共同结果，其中星状细胞的活化及细胞外基质成分的增多是胰腺纤维化的主要原因。胰腺作为重要的内外分泌器官，是食物消化吸收所不可或缺的。然而，胰腺的外分泌胰酶和主要内分泌激素（如胰岛素）可以人为进行补充，使得即便在纤维化伴随90%的胰腺实质破坏的情况下，也可以大致维持胰腺的功能。然而，慢性胰腺炎还会带来其他的临床问题，大多数慢性胰腺炎患者会出现胰腺实质的钙化或者胰管结石，导致难以忍受的疼痛，部分患者胰管内张力增加，继发出现假性囊肿、脾静脉血栓等，需要体外震波碎石、内镜治疗甚至外科手术干预。

硬化性胆管炎也是各类原因所致的慢性胆道

炎症的共同结果。硬化性胆管炎的处理较为棘手，一旦出现胆道梗阻的表现时，没有特异有效的药物，需要进行反复的狭窄段球囊扩张或支架置入治疗；当狭窄累及肝内多支胆管时，内镜治疗或者介入治疗的效果欠佳，慢性胆管炎所致的长期梗阻最终会出现胆源性肝硬化，最终需要肝移植的治疗。

慢性损伤所致的异常修复是机体纤维化的共有机制，如术后瘢痕、心肌病、肝硬化、肠梗阻及胆胰系统的纤维化等。不同器官的成纤维细胞活化（胰腺和肝脏的星状细胞）在纤维化中发挥了关键的作用，阻断这一进程的意义重大。尽管近年来在成纤维细胞活化和纤维化介质释放的分子机制方面取得了显著进展，相应的针对性干预措施疗效仍不满意。一般认为，早期纤维化是可逆性的改变，早期去除损失因素可能是当前最有效的治疗方法。例如，戒酒、抗病毒治疗和内镜早期解除胰管内高压或胆道梗阻等。一旦纤维化进展为晚期，大量细胞外基质沉积超过了机体的自清除能力，当前的治疗措施往往无法奏效。近年来，CART 在肿瘤治疗（特别是血液系统）中取得了突破性的进展，有研究者将 CART 系统中靶向肿瘤的 ScFv 替换成靶向活化成纤维细胞的特异性 ScFv 片段，在心肌病和肝纤维化的动物实验中取得了良好的效果，这可能为胆胰系统的纤维化治疗提供一些借鉴。

3. 胆胰囊性病变的癌变预防　先天性的胆总管囊肿、黏液性胰腺囊腺瘤分别是胆囊 / 胆管癌和胰腺恶性肿瘤的高危病变，两者的癌变机制尚不十分明确。胆总管囊肿常合并胆胰管合流异常，因为缺乏括约肌的约束，胰液可直接进入胆道，胰腺的酶原在胆汁的作用下激活，对胆管形成长期的刺激，易于出现癌变；另外，因为胆总管囊肿与发育异常有关，十二指肠壶腹部是胆管和胰腺的起源部分，也不除外胆总管囊肿的胆管存在未分化的上皮细胞，也可能是癌变的基础。胰腺黏液性囊肿因为分泌的黏液堵塞主胰管或者分支胰管，长期刺激可增加癌变的风险，而分支型胰腺导管内乳头状黏液瘤（BD-IPMN）和黏液性囊腺瘤（MCN）分别有部分患者有 *KRAS* 或 *GNAS* 基因的突变，也可能为胰腺恶性病变多基因突变

发生癌变的重要一环。

胆总管囊肿目前推荐的策略是进行手术完整切除囊肿以预防癌变的发生，然而，大多数囊肿的病变延伸至壶腹部周围，切除胰头部的囊肿部分有一定的难度，并且术后并发症的风险增加；而进行 ERCP 十二指肠乳头括约肌切开后，可改变胰液的流向，减少或阻断胰液进入胆道后，理论上可减少胆道肿瘤的发生。然而，目前还缺少相应的证据。如上文所述，目前已有多种方法用于黏液性囊肿的消融治疗，约有 50% 的黏液性囊肿长期随访可以达到完全消退。然而，囊肿的消退并不等于癌变概率的降低。对于接受局部消融治疗的胰腺囊腺瘤患者，治疗后长期随访以监测囊腺癌和胰腺癌的发现风险显得十分必要。

4. 整合研究策略　在深入理解胆胰炎症和癌变进展机制的基础上，做到有的放矢地主动预防是未来整合预防的重点。

（1）多靶点阻断：如同肿瘤的发生是多分子突变、多步骤逐步累积的渐进性过程一样，重症化、纤维化和癌前病变的进展可能也是多个关键分子和细胞水平的共同作用结果，如在 ERCP 术后胰腺炎的研究方面，单用 NSAID 能够减少约一半的胰腺炎发生事件，但更好的预防效果则可能有待于更多靶点的联合干预。多靶点协同干预的机制研究和临床疗效评估的难度更大，值得投入更大的精力。

（2）多阶段处理：尽管早期干预的效果最为理想，但多数患者一经发现即处于不可逆的晚期状态，如暴发性的重症胰腺炎、原发性硬化性胆管炎等，在控制原有疾病的同时，晚期的干预策略往往以次生伤害的处理为主，病因治疗相对作用不大；然而，在病情稳定的情况下，应积极探索阻遏进展的方法。

（3）多层面干预：应当看到，在炎症的重症化、慢性化和癌前病变的进展过程中，尽管始动过程多发生于某一特定的细胞（如急性胰腺炎的腺泡细胞、慢性胰腺炎的星状细胞及胆管囊肿的胆管上皮细胞），但在中后期会出现免疫细胞、成纤维细胞以及细胞外基质微环境的复杂作用，因此不仅需要以特定细胞的关键分子为靶点，也需要针对微环境特定细胞进行综合的干预。

三、胆胰疾病内镜治疗的自动化和智能化

1. 达芬奇手术系统与胆胰疾病　达芬奇手术系统是美国在 2000 年左右推出的腔镜系统,目前在全世界装机已经超过 5000 台,其在泌尿外科、妇产科手术中得到了广泛的应用,在消化外科的胆囊切除、直肠癌根治和胰十二指肠切除方面也有大量应用。达芬奇手术系统推出的初衷之一是为了远程手术。近年来,随着 5G 技术的落实,高带宽、低时延的通信手段已可满足对远程手术精准操作的要求,已有越来越多的远程手术通过达芬奇手术系统实现。达芬奇手术系统主要由医师操控台、床旁机械臂和影像处理平台 3 部分组成。在手术中,医师基于屏幕影像做出判断,然后通过操控台进行操作(如分离暴露、切割、缝合、止血等),这些动作通过数字化处理后实时地通过机械臂系统作用于人体内器官。

在大量手术的实施过程中,影像数据和基本动作数据得以积累,在自动控制技术、深度学习理论和算法长足进步的基础上,机器人系统可能首先在简单手术基本操作中实现自动化,可以预见人机协作的智能化融合将可能在复杂的手术中得以利用。

2. 胆胰内镜操作与自动化前景　软式内镜在胆胰疾病的治疗中也发挥了重要的作用。ERCP 和 EUS 是当前标志性的胆胰疾病的内镜治疗技术,其治疗分别需要熟练掌握十二指肠侧视镜、扇扫超声内镜以及相关附件的使用。

在 ERCP 方面,通过十二指肠乳头进行选择性胆胰管插管是其初始和限速步骤,也是学习ERCP 操作最困难的地方。在插管时,需要将乳头括约肌切开刀的头端伸出十二指肠镜外,进入乳头开口后,朝向 11 点推进或用导丝探查,整个操作过程由医师通过内镜的大小旋钮、抬钳器、镜身的进退旋转以及附件的进退 / 松紧进行控制。与腔镜手术类似的是,内镜手术过程中医师也是根据实时的内镜图像判断 / 决策下一步的动作,以胆管假想轴线为靶向目标调整内镜和附件的角度和深度,最终实现进入胆管的目的。尽管胆管插管这一过程涉及精细的、动态的反馈调节,并

且胆道假想线的判断有一定的主观性,但随着同一操作视频数据的大量积累(我国目前每年完成的 ERCP 数量约为 30 万例),专家医师的判断以及动作将可能被机器学习、模仿和逐渐取代。此外,简单的取石和支架置入等操作均是基于 X 线影像进行,内镜医师需要推送附件至准确的部位,助手需要维持导丝的稳定、辅助附件的操作,X 线远期对人体的危害尚不能忽视,因此开发基于 X 线影像的自动化附件操作装置有较为重要的价值。

在 EUS 中,医师在胃体中上部、十二指肠球部和十二指肠降段进行胰腺和胆道系统的三站式扫查,扫查的过程较为标准化,多以标志性血管(如脾脏动静脉、门静脉、肠系膜上动静脉等)或者特征性结构为基础,分别显示胰腺的体尾部、头颈部和钩突部,典型的正常胰腺实质呈现“盐 - 胡椒”样回声。人工智能(AI)图像识别技术已经成功用于识别胰腺典型的 EUS 影像研究。胆胰系统的 EUS 扫查已经在各个大型医院有广泛的开展,大规模病例数量的积累是智能化图像识别和扫查自动化的基础。另外,EUS 引导下的常规操作,如 EUS-FNA、胰腺假性囊肿引流、EUS 引导下腹腔神经节阻断术完全基于超声影像进行,操作上更具直观性,与 ERCP 插管相比,其自动化的难度相对较小。

3. 整合研究策略

(1)遵循由简入繁:胆胰疾病的内镜治疗属于高级内镜治疗技术,一开始即以此作为切入点有其难度,内镜自动化和智能化操作理应先从胃镜和结肠镜开始由机器辅助 - 人机协同逐步过渡到机器人完成操作。在人体内进行胃肠镜操作类似于开车,而基于多种图像设计的自动驾驶技术已经逐步成熟,可以预测类似的技术将在人体胃肠镜操作中得到推广应用,在此基础上开发胆胰高级内镜治疗将成为可能。

(2)高质量数据积累是关键:开发内镜自动化操作系统不仅需要海量的视频和图片数据,也可能需要开发专门的系统以采集内镜医师操作相关的数据进行机器学习。尽管单一的大规模内镜中心每年完成的消化内镜术数量可超过 10 万例,但胆胰内镜治疗性操作相对有限,据估计我国目前每年完成的数量约为 100 万。因此很有必要进

行多学科的合作，如建立消化疾病国家临床医学中心等，获取大规模统一标准的数据。此外，需要重视数据的质量，避免大数据领域所谓的"无用输入，无用输出"问题。

（3）拥抱 AI 领域的进展：近年来，AI 领域在计算机视觉、受限语言理解、自适应人机交互等方面取得了长足的进步，在数据挖掘、深度学习、生成对抗、众包决策支持等方面的辨别能力不断增强，自主学习、迁移学习、强化学习和持续学习等技术也在不断改进，相信这些进步将会促进胆胰疾病内镜诊治的自动化和智能化的进程。

（潘阳林）

参考文献

樊代明 , 2016. 整合医学 : 理论与实践 . 北京 : 世界图书出版公司 .

樊代明 , 2021. 整合医学 : 理论与实践 7. 北京 : 世界图书出版公司 .

樊代明 , 2021. 整合肿瘤学 : 基础卷 . 北京 : 世界图书出版公司 .

樊代明 , 2021. 整合肿瘤学 : 临床卷 . 北京 : 科学出版社 .

Aghajanian H, Kimura T, Rurik JG, et al, 2019. Targeting cardiac fibrosis with engineered T cells. Nature, 573(7774): 430-433.

Amor C, Feucht J, Leibold J, et al, 2020. Senolytic CAR T cells reverse senescence-associated pathologies. Nature, 583(7814): 127-132.

Aslanian HR, Lee JH, Canto MI, 2020. AGA clinical practice update on pancreas cancer screening in high-risk individuals: expert review. Gastroenterology, 159(1): 358-362.

Beyer G, Habtezion A, Werner J, et al, 2020. Chronic pancreatitis. Lancet, 396(10249): 499-512.

de Rooij T, Klompmaker S, Abu Hilal M, et al, 2016. Laparoscopic pancreatic surgery for benign and malignant disease. Nat Rev Gastroenterol Hepatol, 13(4): 227-238.

Lee PJ, Papachristou GI, 2019. New insights into acute pancreatitis. Nat Rev Gastroenterol Hepatol, 16(8): 479-496.

Luo H, Zhao L, Leung J, et al, 2016. Routine pre-procedural rectal indometacin versus selective post-procedural rectal indometacin to prevent pancreatitis in patients undergoing endoscopic retrograde cholangiopancreatography: a multicentre, single-blinded, randomised controlled trial. Lancet, 387(10035): 2293-2301.

Mäkelä A, Kuusi T, Schröder T, 1997. Inhibition of serum phospholipase-A2 in acute pancreatitis by pharmacological agents in vitro. Scand J Clin Lab Invest, 57(5): 401-407.

Mederos MA, Reber HA, Girgis MD, 2021. Acute pancreatitis: a review. JAMA, 325(4): 382-390.

Pereira SP, Oldfield L, Ney A, et al, 2020. Early detection of pancreatic cancer. Lancet Gastroenterol Hepatol, 5(7): 698-710.

Tyson GL, El-Serag HB, 2011. Risk factors for cholangiocarcinoma. Hepatology, 54(1): 173-184.

Wang AY, Yachimski PS, 2018. Endoscopic management of pancreatobiliary neoplasms. Gastroenterology, 154(7): 1947-1963.

Zhang J, Zhu LR, Yao LW, et al, 2020. Deep learning-based pancreas segmentation and station recognition system in EUS: development and validation of a useful training tool (with video). Gastrointest Endosc, 92(4): 874-885. e3.